内蒙古自治区肿瘤生物治疗协同创新培育中心项目支持

常见肿瘤分子诊断研究进展

主　　编　贾永峰

副主编　施　琳　云　芬

编　　者　（按姓氏笔画排序）

丁　枫（内蒙古医科大学）

王　利（内蒙古医科大学）

王敏杰（内蒙古医科大学）

云　芬（内蒙古医科大学）

包玉龙（内蒙古医科大学）

任彦妮（内蒙古自治区人民医院）

刘　洋（内蒙古医科大学）

刘　霞（内蒙古医科大学）

陈　琛（大同市第一人民医院）

陈永霞（内蒙古自治区肿瘤医院）

施　琳（内蒙古医科大学）

贾永峰（内蒙古医科大学）

编写秘书　包楠丁（内蒙古医科大学）

杨宏坤（内蒙古医科大学）

娜　仁（内蒙古医科大学）

张国文（内蒙古医科大学）

科学出版社

北　京

内 容 简 介

分子诊断技术是一项日新月异的诊断技术，肿瘤标志物主要用于疾病的早期诊断及筛查。肿瘤分子诊断技术已经成为医学发展的重要领域，其可以准确地检测人体内的遗传物质，对疾病的精确诊断及发病机制的研究具有重要作用。全书共分为五章，对肿瘤分子诊断及常见肿瘤标志物的研究进展、检测方法等做了系统的介绍。

本书适合于医院和医学院校相关领域工作人员参考阅读。

图书在版编目（CIP）数据

常见肿瘤分子诊断研究进展 / 贾永峰主编.—北京：科学出版社，2020.11

ISBN 978-7-03-066922-3

Ⅰ.①常… Ⅱ.①贾… Ⅲ.①肿瘤–分子生物学–实验室诊断–病理学–研究 Ⅳ.①R730.43

中国版本图书馆 CIP 数据核字（2020）第 224125 号

责任编辑：周 园 / 责任校对：郭瑞芝
责任印制：李 彤 / 封面设计：陈 敬

科 学 出 版 社 出版
北京东黄城根北街 16 号
邮政编码：100717
http://www.sciencep.com

北京凌奇印刷有限责任公司 印刷
科学出版社发行 各地新华书店经销

*

2020 年 11 月第 一 版　　开本：787×1092　1/16
2023 年 11 月第二次印刷　　印张：15　1/2
字数：387 000

定价：**168.00** 元
（如有印装质量问题，我社负责调换）

前　言

　　肿瘤是危害人类健康的重大疾病，从世界范围来看肿瘤的发生发展不容乐观，肿瘤诊断所面临的形势也极为严峻。由于个体差异，肿瘤的诊断极为复杂。影像学技术如超声、CT、MRI、PET 等可能会存在一定的滞后性，并且由于辐射等原因不能作为肿瘤实时监测的常规手段；穿刺活检、刮片、TCT 等细胞学检查易受人为因素的影响，可能会出现一定的假阳性或假阴性，且对肿瘤的分型较难判断；病理学检查是现阶段肿瘤诊断的金标准，但组织采集的过程有一定的难度，并且无法对标本进行质量控制，同样不能作为对肿瘤进行实时监测的手段。随着临床诊疗技术的发展，临床医师对肿瘤诊断的精确性要求大大提高，不但要求有全面的定性诊断，也要求有准确的定量诊断。因此，传统的诊断技术已不能满足临床的需要。

　　随着细胞分子生物学理论和技术的发展，一种利用分子生物学方法来检测患者体内遗传物质的技术——分子诊断技术应运而生。通过肿瘤分子诊断技术，可定性定量地检测肿瘤患者体内遗传物质的分子结构和表达水平，将分子特征检测和形态学观察进行有机结合和分析，从而得出准确的诊断信息，使临床医生能够结合其他资料确定个体对肿瘤的易感性，进行肿瘤的快速预测、早期诊断、分期分型、预后评估，选择最有益于患者的个体化治疗方案并进行疗效监测以提高患者的生存率。分子诊断技术应用非侵入性无创取材，且可重复取材进行检测，减少患者的身心负担。相比于影像学、病理学等诊断方法，分子诊断属于病因诊断，针对性更强，敏感度更高，取材一般不受组织或时间的限制，更加快速、经济。分子诊断作为一项日新月异的诊断技术，已经成为医学前沿发展的重要领域之一，越来越多地应用于临床诊断当中。

　　全书编写工作历经两年余，全体参编人员付出了艰辛的劳动，在此对编者们致以衷心的感谢。尽管我们力求本书精准实用，但难免有疏漏之处，尚有需要完善的内容，敬请各位同行、专家不吝赐教，在此表示感谢。

贾永峰

2019 年 5 月

目　　录

第一章 绪 论

第一节 肿瘤分子诊断概述

对于疾病，准确的诊断是预防和治疗的主要依据。基于疾病表型的变化的传统诊断方法，即体格检查、影像学检查、内镜检查、电生理检查、病理学检查及实验室检查等，难以从深层次上揭示各种临床疾病状态，鉴于此，迫切需要一种从疾病本质上进行准确、高效诊断的技术。随着细胞分子生物学理论和技术的发展，人们对疾病的认识已经从宏观世界进入微观世界，利用分子生物学方法检测患者遗传物质结构或表达水平的变化，从而对疾病做出诊断。因此，一种新型技术应运而生——分子诊断。

临床分子诊断技术作为临床预测诊断的主要方法，是当代医学发展的重要前沿领域之一。该技术在分子水平上研究和探索疾病的发生和发展，在感染性疾病、遗传病、组织配型、法医学、肿瘤等各个领域中的应用与日俱增，具有敏感度高、特异性强、适应性广、取材方便等特点。在感染性疾病中，分子诊断技术对病原体检测快速高效，为临床提供细菌、真菌及病毒等的感染信息，还能对患者早期、快速治疗提供更多重要的证据。在遗传病中，由遗传物质的变化或者携带某些致病基因引起的疾病的诊断更依赖分子诊断技术。在遗传性疾病的诊断、新生儿筛查、产前筛查和植入前筛查方面，分子诊断技术都起着重要的作用。应用细胞遗传学的高分辨显带技术、荧光原位杂交（fluorescence in situ hybridization，FISH）技术、聚合酶链反应（polymerase chain reaction，PCR）、基因芯片及测序等技术，使各种遗传性疾病、染色体疾病和单基因疾病的诊断和定位更加准确。

对于人类来说，肿瘤仍是危害健康的主要疾病，肿瘤的发生和发展从世界范围来看都是不容乐观的，肿瘤诊断所面临的形势也极为严峻。由于肿瘤是在体内外多因素作用下，多基因参与，经过多途径演化而发生的，因此几乎每个患者来源的肿瘤标本、每个标本的不同区域，甚至同一区域的不同肿瘤细胞都存在很大差异，这就是肿瘤的异质性。肿瘤的异质性决定了肿瘤诊断的复杂性。由于肿瘤要生长到一定的体积才能被检查发现，影像学技术如超声、CT、MRI、PET可能会存在一定的滞后性，另外，由于辐射等原因也不宜作为肿瘤实时监测的常规手段。穿刺活检、刮片、液基薄层细胞学检查(thin-prep cytology test，TCT)等细胞学检查虽然取材方便、诊断也比较迅速，但容易受人为因素的影响，可能存在某些假阳性或假阴性，且很难判断肿瘤的分型。作为现阶段肿瘤诊断的金标准——病理检查，主要依赖于病理医师的经验和训练，根据组织结构、细胞排列、细胞异型性等进行判断，对细胞组织起源、细胞的良恶性、细胞分化分级及播散范围等做出定性诊断，并可直接准确地反映肿瘤细胞学和分子生物学特征，从而为肿瘤的确诊和分型提供证据。但是病理检查属于有创检查，有伴随出现并发症的风险。肿瘤组织的不均一性也为组织采集的过程带来一定的难度且无法对标本进行质量控制。另外，与影像学检查一样，它也不能用作对肿瘤的实时监测。由于临床诊疗技术的提高，临床医师对病理诊断的精确性要求大大提高，不但要求有全面的定性诊断，也要求有精准的定量诊断。因此，传统的组织细胞病理学诊断目前较难满足临床需要。

相比于上述肿瘤诊断的检查方法，分子诊断技术在对肿瘤进行诊断时则是非侵入性取材，甚至可重复取材进行检测，减少患者的身心负担。此外，用于分子诊断的标本较匀质，在一定程度上可有效克服肿瘤的异质性。分子诊断结果对于患者来说可能会更早地发现早期肿瘤，也就能更早地进行治疗，减轻患者痛苦及经济负担。分子诊断技术是一种定性和定量的方法，用于检测肿瘤患者遗传物质、生物组分的分子结构和表达水平。将分子特征检测和形态学观察相结合，可获得准确的诊断信息。在此基础上，临床医师根据肿瘤的组织分类、分子分型、侵袭转移范围、细胞分化程度、特异性分子靶标改变等信息，制订合理的、有针对性的治疗方案，以最大限度地提高治疗效果，改善患者的预后。

肿瘤分子诊断基于患者的 DNA、RNA 或蛋白质分子作为核心检测目标。随着肿瘤分子生物学的发展，分子生物学基本理论、基本知识、基本技术和方法被用于检测肿瘤相关基因的存在，分析基因结构的变异、表达情况及表观遗传特点等，提供与肿瘤发生发展相关致病基因（包括内源基因和外源基因）及患者的抗肿瘤药物代谢的相关基因信息，使临床医生能够结合其他数据确定个体对肿瘤的易感性，对肿瘤进行早期诊断、分期分型、生物学行为分析、预后评估，选择对患者最有益的个体化治疗方案，并进行疗效监测从而改善患者的生存率。肿瘤分子诊断具有以下四个特点：①可以直接检测患者基因，属于病因诊断，相比其他技术具有更强的针对性；②敏感度高，可用于肿瘤早期诊断，预防肿瘤的发生发展；③特异性强，以基因分析为基础；④取材一般不受组织或时间限制，且更加快速、简便、经济，并可重复检测。

肿瘤的发生发展有迹可循，肿瘤相关标志物的检测对肿瘤的分子诊断及治疗具有非凡意义，越来越多的人力和物力在寻找可能与肿瘤发生发展过程相关的新分子标志物作为肿瘤标志物（tumor marker，TM）。从 1846 年第一个肿瘤标志物本周蛋白（Bence-Jones protein，BJP）被发现至今，在这 170 多年的研究中，已经陆陆续续发现多达百余种肿瘤标志物，这些分子标志物由于其不同的生化或生理功能而用于检测相关疾病及肿瘤。

随着分子生物学技术的不断发展和进步，各种基因芯片，如单核苷酸多态性、突变分析芯片，差异表达芯片和比较基因组杂交芯片等多种高密度微阵列芯片，以及测序等现代生物学技术被用于研究、探索与肿瘤相关的生物标志物，并用于肿瘤的临床诊断和治疗指导。个体化用药使用芯片技术，实现了从候选基因到全基因组研究的飞跃。测序技术在肿瘤基因诊断中发挥着越来越重要的作用，特别是在肿瘤分子分型及个体化治疗方案选择的过程中。分子显像技术能够在细胞、基因和分子水平上实现对生物体内的生理或病理过程的非入侵性、实时、动态的在体成像，从而使机体内的肿瘤可以被早期发现和精确定位。另外，肿瘤分子诊断突破了单纯的诊断范畴，承担起为患者个体化治疗提供更多依据的责任，在肿瘤研究领域中日渐彰显重要作用。除了由癌基因、抑癌基因及其产物异常表达所产生重要类别的一些抗原和生物活性物质外，肿瘤生物标志物所囊括的种类也越来越多，单核苷酸多态性、基因组、转录组（包括 mRNA、tRNA、rRNA 及 lncRNA 等）和蛋白质组等都包括在肿瘤标志物的类别中。

1. 基因组水平生物标志物　一部分癌症发生是因为 DNA 在复制过程中发生随机突变，并且很大一部分癌症可能仅仅因为"运气不好"而发生。此外，环境中的致病因素可导致 DNA 损伤。正常细胞具有 DNA 修复系统和细胞周期检查点，以监测和修复 DNA 分子损伤,这是维持染色体稳定性不可或缺的机制。持续的慢性损伤或先天性缺陷,特别是与 DNA 修复和细胞周期检查点相关的变异,如点突变、插入、缺失、重排、DNA 双链断裂基因扩增和染色体不稳定性等,会打破损伤和修复之间的平衡,并导致 DNA 分子的结构或拷贝数变化,大多数 Lynch 综合征(也称为遗传性非息肉性结直肠癌,HNPCC)患者存在微卫星不稳定性(microsatellite instability,MSI),即微卫星序列(一种 2~6bp 的高度多态性 CA 二核苷酸的短串联重复序列)长度的改变。MSI 主要由 DNA 错配修复基因 MLH1 和 MSH2 突变引起。MSI 在蛋白质编码序列中引起移码突变,使抑癌基因(tumor suppressor gene,TSG)失活或癌基因表达,进而引发恶变。MSI 与明确的临床病理学特征相关,并具有预后意义,相关基因可以作为生物标志物候选分子。除 Lynch 综合征外,大约有 15%散发性结直肠癌,以及胃癌和子宫内膜癌也观察到存在 MSI,并且大部分与 MLH1 基因的高甲基化修饰相关。

基因融合是肿瘤发生的重要驱动因素。染色体重排可导致基因之间的编码或调节序列的交换。基因融合与肿瘤表型之间有密切关联,是理想的肿瘤生物标志物,同时也是重要的肿瘤分型、预后标志和治疗靶点。例如,高亲和力神经生长因子受体(TRKA 蛋白)NTRK1 激酶区基因与肌球蛋白磷酸酶结合蛋白 MPRIP 或 CD74 基因融合,TRKA 蛋白自磷酸化激活下游信号通路,导致细胞变为癌细胞。NTRK1 基因融合突变存在于多种实体瘤中,美国食品药品管理局(FDA)2018 年 11 月批准上市的新药拉罗替尼(larotrectinib)就是 NTRK1 基因融合的靶向药物,其治疗后的缓解率高达 75%。

2. 转录组水平生物标志物 转录组学侧重于不同细胞或组织的基因表达谱和转录本序列,可以表征细胞的生理和病理状态。

可变剪接(alternative splicing,AS)是重要的转录后加工事件,人类超过 90%的转录本可以选择性拼接,利用有限的编码序列产生丰富的蛋白质多态性。肿瘤细胞可以利用 AS 去除某些外显子或保留内含子,导致异常蛋白异构体和抑癌基因功能障碍。

无义介导的 mRNA 衰变(nonsensemediated mRNA decay,NMD)是快速消除突变 mRNA 的重要组成机制。除突变 mRNA 外,NMD 还降解多种非突变的转录物,并且 NMD 途径受多种细胞应激反应调节。肿瘤细胞的异常生长和代谢速度导致肿瘤细胞微环境中显著缺氧,造成活性氧生成和氨基酸剥夺,这些环境压力会抑制 NMD 并促进肿瘤发展。因为适应微环境对于肿瘤发生至关重要,并且由于 NMD 靶向许多突变的肿瘤抑制基因转录物,NMD 的调节可能对癌症具有特别重要的意义。

3. 蛋白质组水平生物标志物 蛋白质是直接发挥生物功能的大分子,对于协调细胞的活动必不可少,同时也是细胞状态的动态指标。转录、翻译后的多肽经过折叠,组装成特定空间结构才具备生物学功能;此外,翻译过程也受到调控,蛋白质在持续的病理刺激下可能会重新折叠甚至降解,因此基因组或转录组检测不能准确反映蛋白质组水平事件。

4. 表观遗传水平生物标志物 凡是由 DNA 序列突变以外的其他机制调节的稳定、可遗传的基因表达变化,都属于表观遗传学范畴,它的内容包含了 DNA 甲基化、组蛋白修饰和各种非编码 RNA 等的相互作用,以调节基因表达,控制细胞表型。

研究最广泛和最深入的表观遗传学变化类型是 DNA 甲基化，它在肿瘤的发展中起关键作用。CpG 岛（CpG island，CGI）主要分布在基因的启动子和外显子区域，富含 CpG 二核苷酸，长度为 300~3000bp，是 DNA 甲基化修饰调控的重要部位。此外，一些 CpG 二核苷酸散落分布在 CGI 的侧翼序列（2~4kb）形成 CpG 岛岸。环境刺激可引起 CGI 或岛岸的胞嘧啶发生甲基化或去甲基化修饰，并与组蛋白修饰相关，重塑染色质空间构象，使抑癌基因失活或激活癌基因。然而，研究发现 DNA 甲基化的频率高于基因序列变化的频率，有时甚至是抑癌基因失活的唯一机制。一项早期研究显示，人类 CGI 和岛岸的数量超过 2800 万，并且分布广泛，覆盖了 40%~60% 的致癌基因和抑癌基因的启动子。

根据 DNA 元件百科全书计划（ENCODE）的一项研究，非编码 RNA 占 RNA 转录模板的 98%。它们可以作为维持细胞稳态的调节剂或导致细胞恶变的驱动因子。

微 RNA（microRNA，miRNA）长 18~22 个核苷酸，是研究最充分的非编码 RNA。单链 miRNA 可与 Argonaute 蛋白结合形成 RNA 沉默复合物（RNA-induced silencing complex，RISC），特异性结合靶 RNA 的 3′非编码区（3′UTR），导致靶 RNA 的降解或翻译抑制。miRNA 可以同时调节几种转录本，而同一转录本可以通过几种 miRNA 调节，从而建立一个复杂的调控网络，有助于肿瘤的发生发展。截至 2018 年 10 月，miRNABase（v22.1）中收录了多达 2815 种人类 miRNA。

最近，长链非编码 RNA（long noncoding RNA，lncRNA）迅速成为癌症研究的焦点，因为它们参与了所有"组学"领域的调控，与转录因子（如 P53、MYC）、级联反应调控元件（如 Notch）、miRNA、circRNA 相互作用，并且它们具有一定的组织特异性，可以帮助确定肿瘤分型和组织来源。

对于大多数恶性肿瘤，组织与细胞病理学检查都可以给出准确的诊断，但一些分化差、组织细胞特征不明显、原发灶来源不明的肿瘤及一些罕见肿瘤的诊断，则需要分子病理学的信息帮助诊断。上皮组织、间叶组织、造血源性的肿瘤及神经源性或胶质源性肿瘤，通常保持与其组织起源细胞相似的细胞骨架中间丝，如上皮源性的细胞角蛋白（cytokeratin，CK）、间叶组织源性的波形蛋白（vimentin）、结蛋白（desmin）、胶质源性的胶质细胞原纤维酸性蛋白（glial fibrillary acidic protein，GFAP），通过免疫组织化学法鉴别这些标志物的表达，即可区分肿瘤的组织起源或有助于寻找原发病灶。需要注意的是，肿瘤细胞存在分化差异，且受周围微环境的影响，细胞骨架中间丝的鉴定也可能无法满足需要，需借助更多的标志物明确诊断。如钙网膜蛋白（calretinin）鉴别间皮瘤，白细胞共同抗原（leukocyte common antigen，LCA）CD45 鉴别淋巴瘤，癌胚抗原（carcinoembryonic antigen，CEA）鉴别腺癌。越来越多的肿瘤标志物被发现和应用，不但认识、阐释了肿瘤不同生物学行为，并且可以基于分子标志物反映的生物学行为对肿瘤进行分子分型研究。然而，大多数的肿瘤标志物具有一定的局限性，难以兼顾敏感性和特异性。大多数肿瘤标志物可以存在于良性肿瘤、胚胎组织中，在提高检出率的同时，出现假阳性的概率也增加了，因此，在临床诊疗中，应采用多种肿瘤标志物联合使用的方法，并结合影像学检查、患者临床表现等综合指标，提高肿瘤诊断的准确性。

第二节　肿瘤分子诊断的发展及现状

一、肿瘤分子诊断的发展

1761 年,意大利 Morgani 医生通过 700 多例尸检,肉眼观察到了病变器官的大体变化,并详细记录了下来,认为不同的疾病都是由相应器官的病变引起的,提出了器官病理学的概念。随后,各种理化方法在病理组织上的应用开创了"组织病理学"时代。光学显微镜技术的发明和应用,则帮助 Virchow、Schwann、Schleiden 创立了细胞病理学,将病理学研究深入到微观世界中。细胞病理学的诞生使人们对疾病的认识发生了又一次飞跃。至此,病理学以器官、组织、细胞水平上的形态学诊断在医学发展中发挥了不可磨灭的作用,奠定了疾病诊断的"金标准"。

20 世纪 50～60 年代,Watson 和 Crick 发现了 DNA 分子的双螺旋结构,促进了生命科学理论方法的创新和完善。与此同时,现代科学技术在各学科间的发展与渗透逐渐形成了细胞生物学、分子生物学、现代免疫学、遗传学、医用物理学等新兴学科,也促成了分子病理学的问世。病理学向分子水平纵深发展的同时,也向其他学科横向发展,形成了超微病理学、免疫病理学、遗传病理学、社会病理学等分支。医学的快速发展为分子病理学的发展提供了难得的机遇,也赋予了现代病理学更高的责任和使命,不仅要从组织和细胞形态中鉴别疾病,还要在分子水平上揭示疾病的发生、发展和转化规律,把对疾病的认识深入到基因水平,帮助指导临床治疗和疗效判断。

分子生物学的发展促进了整个生命科学的发展,促进了分子诊断学的发生和发展。分子诊断学的发展大致可以分为四个阶段:①分子诊断学的诞生应追溯到 1978 年,Kan 等学者利用液相 DNA 分子杂交技术对 α-地中海贫血进行基因诊断,它标志着分子生物学技术进入基因诊断时代,这是分子诊断的初始阶段,所能检测的遗传病种类非常少,主要利用 DNA 分子杂交的方法来进行遗传病的基因诊断。②1983 年 PCR 技术被发明之后,由于只需要简单的操作,因此在普通实验室条件下就可扩增大量靶 DNA 序列,它突破了先前研究中靶 DNA 不易获取的瓶颈,在分子生物学技术领域引发了一场革命。PCR 技术由于具有操作简便、快捷、适用性强等优点,已被广泛应用于分子生物学领域。③应用以生物芯片技术为代表的高通量密集型技术。根据在芯片上的不同探针,生物芯片分为基因芯片、蛋白质芯片、组织芯片等。传统的核酸印记杂交具有技术复杂、自动化程度低、检测分子数少、通量低等缺点。然而,生物芯片技术可以同时在支持物上固定很多数量的探针,因此可以同时进行大量的检测和分析。生物芯片还可以进行基因表达谱分析、突变检测、多态性分析、基因组文库作图及杂交测序。由于生物芯片的工作原理和样品结果的处理方式不同,它远优于传统的检测方法,具有样品处理能力强、应用广泛、自动化程度高等特点,广阔的应用前景使其成为分子生物学技术领域的热点,极大促进了分子诊断学的发展。④第二代测序(next-generation sequencing,NGS)技术,能检测到未知疾病相关突变。NGS 通过序列比对和数据分析实现大规模并行 DNA 测序的同时还能测定多种遗传畸变。第一代 Sanger 法测序通量低、速度慢、成本高,目前的高通量第二代测序技术已逐渐取代第一代 Sanger 法测序。NGS 主要包括 Roche 454 焦磷酸测序,Illumina Solexa 合成测序、ABI SOLID 测序及 Lifeon Torrent 测序等,其优点为样本量小、高通量、高敏感性、低检测成本、短时间等，可进行靶向基因组测序，根据已知的致病基因设计合适的芯片，应用于癌症亚型的临床诊断与治疗；外显子组测序和基因组测序可用于确定未知病因的疾病检测突变信息的突变位点；转录组测序可用于研究细胞表现和功能；甲基化测序可用于研究表观遗传学标记信息。随着科学研究需求的提高及科技的进步，第三代测序技术单分子荧光测序（单分子实时 DNA 测序技术，测序过程无须进行 PCR 扩增）和第四代测序技术纳米孔测序（纳米孔单分子）也日臻完善。测序技术的快速发展也加速了该技术在临床分子诊断中的广泛应用。

二、肿瘤分子诊断的现状

分子诊断逐渐从实验室进入应用阶段，国内外关于基础研究和应用研究的报道迅速增加。我国的分子诊断研究从 20 世纪 80 年代中期以来即有了快速发展，流式细胞仪、分子杂交技术、测序技术及核酸扩增技术等，用于人类遗传疾病的基因诊断和产前诊断、肿瘤、感染性疾病（细菌、病毒感染）、多基因病、组织器官移植配型、性别鉴定、法医鉴定等各个方面中。目前在中国，免疫诊断和生化诊断所占市场份额高达 55%，分子诊断占比仅11%左右，且分子诊断的试剂及仪器的研发几乎被国外供应商垄断，国内替代产品在产业上游领域所占份额微乎其微。但中国分子诊断行业正处于蓬勃发展的时期，在人口老龄化、城市化、人民健康意识增强及政策支持的大背景下，中国的分子诊断技术正在升级，有望成为最有前景的体外诊断细分领域之一。

肿瘤分子诊断已然是肿瘤研究的热点，将分子生物学原理及技术应用在对肿瘤的研究，能提供肿瘤患者体内遗传物质的结构、表达水平的变化，表观遗传学改变和参与抗肿瘤药物代谢相关基因的结构及表达调控状况的资料。这些数据不仅有助于肿瘤的早期诊断及分期分型，还可预测肿瘤的生物学行为，结合传统影像学、实验室诊断、分子病理学诊断、临床症状和其他相关资料信息，有助于临床医师制订最有利于患者的个体化治疗方案。

第三节　肿瘤分子诊断的临床应用

肿瘤分子诊断的临床应用主要有以下几个方面：肿瘤易感基因的检测，肿瘤的诊断及鉴别诊断，肿瘤的预后判断及监测，肿瘤的个体化治疗。

一、肿瘤易感基因的检测

肿瘤易感基因检测主要是检测遗传物质的多态性，通过测序、基因分型等技术检测人体内的肿瘤致病基因或易感基因，评估受检者罹患肿瘤的风险，在早期阶段可以鉴定出体内发生的、可导致癌症的变化。肿瘤的发生主要是遗传因素和环境因素相互作用的结果，其中内因是遗传基因，与人体是否具有肿瘤易感基因有关。检测与人体肿瘤发生发展密切相关的易感基因，可检测出人体内是否存在肿瘤易感基因或家族聚集性的致癌因素。肿瘤易感基因检测特别适用于家族中有癌症患者、有相关慢性病史及有肿瘤相关高危因素影响的人群，它可以帮助这类人群提前知道自身是否存在肿瘤易感基因，并根据检测结果结合个人情况给出个性化的指导方案。

已知的肿瘤易感基因与相关肿瘤包括：Rb1 与视网膜母细胞瘤、BRCA1/2 与乳腺癌和卵巢癌、EGFR 与肺癌、BRAF 与黑色素瘤、K-ras 与胰腺癌、ras 与结肠癌、WT1 与肾母细胞瘤、p53 与 Li-Fraumeni 综合征、APC 与家族性腺瘤性息肉病、h MSH2 和 h MLH1 与遗传性非息肉性结肠癌、NF1 与神经纤维瘤病、VHL 与 von Hippel-Lindau 综合征、PTEN 与 Bannayan-Riley-Ruvalcaba 综合征等。除了检测高危人群中的易感基因外，还有检测正常人群肿瘤易感性的方法，如检测用于诊断Ⅱ型多发性内分泌肿瘤的 Ret 基因突变，分析 GST 基因型以确定个体暴露于致癌物时的致癌风险等。

二、肿瘤的诊断及鉴别诊断

由于肿瘤标志物的特异性和敏感性是有限的，肿瘤的分子诊断不能单独成为诊断肿瘤的依据。然而，肿瘤标志物的应用可以有助于某些肿瘤的细胞来源诊断及其鉴别诊断，如患者的前列腺特异性抗原（prostate specific antigen，PSA）升高可初步诊断为原发性前列腺癌，CEA 和神经元特异性烯醇化酶（neuron specific enolase，NSE）可区分胃肠道肿瘤是腺癌还是神经内分泌肿瘤，腺癌 CEA 为阳性，NSE 为阴性，神经内分泌肿瘤则 CEA 为阴性，NSE 为阳性。肿瘤标志物也具有一定的病理学诊断意义，如有研究表明，CEA 在肺腺癌中明显高于鳞状细胞癌，非小细胞肺癌明显高于小细胞肺癌。CA15-3 在肺癌组中的含量明显高于肺良性病变组和健康组，且肺腺癌组中最高，有一定鉴别诊断意义。对于原发性肝癌的诊断，甲胎蛋白（alpha-fetoprotein，AFP）由于来源不同，糖链结构也有所不同，对小扁豆凝集素和刀豆素的结合能力不同，由此分为结合型与非结合型 AFP。此种糖链结构不同的 AFP 称为 AFP 异质体（AFP variants，AFPV）。AFPV 的检测有助于鉴别 AFP 升高的原发性肝癌与肝脏非肿瘤性疾病（如急慢性肝炎、肝硬化等），结合型 AFPV 含量高者为原发性肝癌，非结合型 AFPV 高者则为肝脏非肿瘤性疾病。

可靠的肿瘤分子诊断技术［限制性酶切片段长度多态性（restriction fragment length polymorphism，RFLP）分析免疫球蛋白或 T 细胞受体基因重排］具有鉴别诊断作用，可以确定淋巴细胞增生和淋巴细胞性肿瘤及其克隆起源，并且这种分子病理分型比免疫学分型更准确。BCR 区基因重排的检测，可用于对慢性粒细胞白血病和急性粒细胞白血病的鉴别诊断。检测 N-myc 和 C-myc 的扩增和表达，在神经母细胞瘤和神经上皮瘤的鉴别诊断中具有应用价值，因前者 N-myc 明显扩增，而后者则为 C-myc 明显扩增。

肿瘤的早期诊断可发生在肿瘤转移和侵袭至其他组织器官前。各种遗传物质不稳定、异常基因的转录和翻译、变异的蛋白质生成和修饰都会提供肿瘤细胞生成的标志，即各种核酸或蛋白肿瘤标志物，使医师可以在肿瘤发生的初期就将其检测出来，实现早发现、早治疗。近年来，国内外有大量研究发现，肿瘤发生时，外周血液中循环 DNA 及 RNA 含量会增加，还含有由癌症细胞凋亡或死亡所释放的特殊 DNA 及 RNA。这些 DNA 及 RNA 包括肿瘤突变基因或异常甲基化片段，如 K-ras、p53 和 FHIT 突变基因，p16、APC、DAPK 基因甲基化片段等，可作为肿瘤分子诊断的标志物，用于肿瘤的早期发现、疗效监测和预后判断。

例如，K-ras 基因突变在胰腺癌、结肠癌和肺癌等肿瘤中，是具有较高发生率的分子事件，突变集中在第 12、13 和 61 编码子。采用细针穿刺活检材料检测胰腺癌第 12 编码子突变，检出率高达 100%。PCR-RFLP 方法用于检测结肠癌患者粪便中的 ras 基因突变，其检出率与肿瘤组织中相似，可用于筛选高危人群。

三、肿瘤的预后判断及监测

肿瘤基因的突变、扩增或过表达通常与肿瘤的预后密切相关。例如，p53 突变与多种肿瘤的预后相关，如乳腺癌、肝癌、结肠癌等，而 nm23 的状态与肿瘤转移相关。研究发现在分子水平上可以高度准确地判断肿瘤的生物学行为和预后。例如，Vogelstein 根据结肠癌相关基因的变化提出了结肠癌发生和发展的分子模型，并描述了癌基因激活、抑癌基因失活与肠上皮细胞增生、癌前状态、癌变和转移各阶段基因变化特征的关系。此外，文献中也提出了类似的分子模型用于胃癌、肝癌、肺癌等。肿瘤的预后是当今医学中的一个最关键的难题，大量研究表明，肿瘤的发生与体内 miRNA 的表达水平有着密切的关系。miRNA148 靶向的 39 个非翻译区中的单核苷酸多态性（single nucleotide polymorphism，SNP）可以改变结合强度，影响癌症的易感性和预后。miRNA22 和 T 淋巴瘤侵袭转移诱导因子 1（TIAM1）可能在结直肠癌的发生和发展中起调节作用，而低 miRNA22 水平与结直肠癌患者预后不良有关。miRNA3305p 可用于调节食管癌对新辅助放化疗的敏感性，miRNA33a 可抑制上皮-间质转化和转移，可能是非小细胞肺癌的预后指标，揭示 miRNA 可用作肿瘤预后的生物标志物。研究发现，CEA、CA12-5、CA15-3、CYFRA21-1 的水平可反映患者的预后，其值越高，一年生存可能性越低。有研究检测 44 例肺癌患者术后和复发后的肿瘤标志物 CEA、CA12-5、NSE 和 CYFRA21-1 的变化发现，在联合检测中，只要有三项或四项为阳性者，即可 100%确诊为肺癌术后复发，有两项阳性者确诊率为 70%，一项阳性者确诊率为 43%，联合检测肿瘤标志物对肺癌术后复发的诊断具有重要的意义。有学者研究了 137 例 I 期非小细胞肺癌患者，发现 CEA、SCC、CYFRA21-1 都与生存相关，CYFRA21-1 是独立的预后因子。目前认为 CEA 是肺癌特别是肺腺癌的病情发展、疗效判断和预后评估良好的肿瘤标志物，40%的小细胞肺癌患者和 60%的非小细胞肺癌患者血清中 CEA 的水平升高。

分子诊断对肿瘤的监测也起着非常重要的作用。有研究监测了 118 例非小细胞肺癌患者手术前后血清的 CEA 水平，I a～II b 期患者若术前 CEA 水平高于 $10\mu g/L$，复发可能性为 67%，若 CEA 水平低于 $10\mu g/L$，复发可能性小于 20%；而术后 CEA 水平超过 $5\mu g/L$ 和 $10\mu g/L$ 的患者分别有 55%和 70%会早期复发。但是有些非恶性病变如乳腺、肺脏、肝脏及肾脏的良性病变等都会导致 CEA 水平升高，所以 CEA 对于肺癌的诊断价值有限，可作为术后疗效和复发的监测指标。

四、肿瘤的个体化治疗

肿瘤发生和发展的不同阶段可能涉及不同基因的各种变化，基因和基因间的信号传递的变化与肿瘤临床治疗的敏感性密切相关，如果可以在分子水平上提供肿瘤基因改变的指标，这将对肿瘤的个体化和预测性治疗具有指导意义。如检测化疗药物疗效相关基因：化疗药物通常作用于快速分裂的细胞，抑制细胞 DNA 的合成和复制、微观形成和代谢的关键酶的活性。有临床结果表明，每种化疗方案只能使约 20%的患者获益。影响化疗疗效的因素有个体差异（即对化疗药物的敏感程度和对药物的耐受程度）及药物本身的毒性。

大量临床研究表明，每种化疗药物都有其相应的评价及作用的靶点，化疗药物的疗效主要与相关基因的表达水平相关，如表皮生长因子受体（epidermal growth factor receptor，EGFR）基因、鼠类肉瘤病毒癌基因（kirsten rat sarcoma viral oncogene，K-ras）、棘皮动物微管相关样蛋白 4-间变淋巴瘤激酶（echinoderm microtubule-associated protein-like 4-anaplastic lymphoma kinase，EML4-ALK）基因、人类表皮生长因子受体-2（epidermal growth factor receptor2，HER-2）基因、鼠类肉瘤滤过性毒菌致癌同源体 B（V-raf murine sarcoma viral oncogene homolog B，BRAF）基因、切除修复交叉互补基因 1（excision repair cross-complementation group 1，ERCC1）、核苷酸还原酶 M1（ribonucleotide reductase M1，RRM1）基因等。这些基因的表达水平和多态性可以科学地预测药物的疗效，改善药物的靶向性，为临床用药提供指导。

第四节 肿瘤分子诊断在精准医疗中的意义

一、精准医学概念

精准医学的概念起源于美国，是一种符合时代需要和科学技术发展的医学概念。2011年，美国医学界首次提出"精准医学"的概念。2015 年 1 月 20 日，奥巴马在美国国情咨文演讲中提出"精准医学计划"。美国提倡的"精准医学"概念基于人类发现改变某些基因可以导致某种疾病发生的机制。因此，通过改变某种疾病的基因，就可以预防或治疗这种疾病。2015 年 2 月，我国的 19 位专家组成了国家精准医疗战略专家委员会。2015 年 3月 11 日，科技部召开首次国家精准医疗战略专家会议，制订中国精准医学的发展战略性计划。

1. 美国精准医学的概念 美国国立卫生研究院（NIH）公布的精准医学概念为建立在了解个体基因、环境及生活方式基础上的新兴的疾病预防和治疗方法。该概念包含 2 个要点：一是决策依据，即精准医学是基于基因、环境和生活方式的基础之上；二是临床应用，即疾病治疗和预防。首先，NIH 精准医学是建立在对患者遗传学信息掌握的基础上。美国国家癌症研究所（NCI）也认为精准医学是利用个体疾病的遗传学信息来指导治疗的医学。因此，与遗传学信息有关的检测技术（如基因组学、蛋白质组学、代谢组学等）、生物信息学和大数据分析技术已成为精准医学发展的基础。其次，同一基因在不同环境和生活方式下，具有不同的基因表型，NIH 精准医学也充分考虑到外界环境对遗传表现的影响，综合分析用于患者疾病预防和治疗的决策。

2. 我国精准医学的概念 我国精准医学概念每个部分的内容都比 NIH 精准医学概念更加宽泛，认为精准医学是应用现代遗传技术、分子成像技术和生物信息技术，结合患者的生活环境和临床数据，实现精准的疾病分类及诊断，并制订个体化的疾病预防计划和治疗方案。与美国精准医学的概念相比，我国的概念更加强调精准医学决策所需的技术和基础，以及对疾病分类诊断的贡献。评价结果表明，除上述遗传信息相关检测技术外，分子标志物检测技术、分子影像技术也是临床疾病分类诊断的技术依赖；微创精准手术技术则是对精准医学诊断和治疗的重要补充。此外，中国的精准医学还强调患者的临床、心理特征和传统检查结果，旨在整合患者生理、病理、心理、社会特征和遗传学信息等资料，进行疾病预防、诊断、治疗，并指出其在疾病预后、评估、监测和护理中的应用。与以遗传学信息为基础的 NIH 精准医学相比，我国的精准医学根据国情扩展了技术支持和临床应用范围，凡促进疾病精细诊断和精确干预的技术手段，在理论上都可扩展到精准医学领域。

二、精准医疗与肿瘤

肿瘤是世界范围内主要致死疾病之一，肿瘤的早期诊断和有效治疗已成为各国生命科学研究的重点。精准医疗计划有助于清除"精准肿瘤"上的障碍，这些障碍主要为基因组异质性肿瘤、不明原因的耐药性、肿瘤监测反应及对肿瘤复发的了解有限。

目前肿瘤精准治疗的主要依据是发现与肿瘤遗传相关的易感癌基因，并可在分子水平上检测这些基因的变化，由此提供生物指标和信息，从而实现个体化和预见性的治疗。这些基因包括癌基因和抑癌基因，而癌基因的激活和抑癌基因的失活是肿瘤发生的关键因素。目前发现的癌相关基因已超过 400 个。这些癌相关基因的突变、扩增和过度表达，抑癌基因的缺失和低表达等形式特征变化，在肿瘤发生和发展的不同阶段，与肿瘤的发生、演进和转移密切相关。

1. 对基因突变的检测 基因突变可分为四种类型：点突变、移码突变、缺失突变和插入突变。肿瘤发生的主要诱因为癌基因和抑癌基因的突变，因此突变基因的检测对于肿瘤诊断而言，具有重大意义。目前，更为成熟的分子检测技术包括等位基因特异性寡核苷酸分析法、等位基因特异扩增法、突变体富集 PCR 法、杂合双链分析法、变性梯度凝胶电泳等。

2. 对基因扩增的检测 基因扩增是指基因的拷贝数和转录产物 mRNA 增加的现象。基因扩增有两种经典的检测方法：DNA 杂交（Southern 杂交）和 RNA 杂交（Northern 杂交）。然而应用最为广泛的检测方法是组织细胞原位分子杂交。近些年来，基因芯片技术发展迅速，其在肿瘤分子诊断中具有重要的应用价值。基因芯片可同时将大量的探针分子固定在固相支持物上，然后通过原位合成或合成点样等方式将待测的核酸片段与探针进行杂交，通过分析杂交信号来判断基因的变化。基因芯片具有检测效率高、自动化程度高、所需样品量少等优点，在很大程度上弥补了传统核酸印迹杂交的不足，但其也有一些不足之处，即技术复杂、成本较高、信号检测的敏感度和特异度有待提高。

3. 对基因表达量改变的检测 基因表达产物的检测包括蛋白质水平和 mRNA 水平，常用检测蛋白质的方法有酶联免疫吸附测定(enzyme-linked immunosorbent assay, ELISA)、蛋白质印迹法、流式细胞术、蛋白质芯片检测等，其中前两者最为常用。蛋白质芯片检测是近几年刚发展起来的新技术，蛋白质芯片中发展最快的是抗体芯片，它的技术越来越成熟，有些已经用于临床肿瘤检测。蛋白质芯片具有微型化、集成化和高通量化的优点，因此是很有前途的检测技术。近几年 mRNA 水平的检测，侧重于对 miRNA 的检测，常用的检测技术有 miRNA 芯片、第二代测序和实时荧光 PCR。miRNA 芯片具有自动化程度高、检测率高、检测速度快等优点，缺点是精确定量效果不是很理想。第二代测序具有高通量检测并分析核酸序列的优点，但其成本较高。实时荧光 PCR 有敏感度高、操作简单、所需样本量少、检测特异性强、自动化程度高等优点，但缺点是通量低，单管只能一次检测到一种 miRNA。

每种肿瘤的发生都与特定致癌基因的突变和相关信号通路的异常相关，该信息是确定药物治疗靶点和干扰途径的基础。近年来，许多医院开展了靶向治疗，分子靶向药物可作用于参与肿瘤发生、侵袭转移相关的蛋白质小分子，这些小分子是肿瘤信号通路中的关键因子。分子靶向治疗属于微创或非侵入性的治疗，其目的是有效控制肿瘤并减少肿瘤周围正常组织的损伤，具有高选择性、高特异性、低反应性的优点。这种新的生物治疗模式，通过找出可能导致细胞癌变的某些环节，如细胞信号转导通路、原癌基因和抑癌基因、细胞因子及受体、肿瘤异常血管形成、自杀基因等，并以其为标靶从分子水平来逆转肿瘤恶性生物学行为，从而抑制肿瘤细胞的生长。分子靶向治疗针对肿瘤细胞里的蛋白质分子，或核苷酸片段，或基因产物进行治疗。只有肿瘤细胞会受到攻击，对正常细胞的影响非常小，因此被称为"生物导弹"。其特异性很强，只针对癌细胞，因此具有更好的安全性和耐受性，化疗常见的不良反应很少见。可以说，分子靶向治疗将成为 21 世纪肿瘤治疗中最有希望的治疗方法。据研究统计，在临床前期和临床 I ～ III 期 600 多种肿瘤候选新药物中，30%以上的药物是针对个体化治疗的靶向药物。目前，已上市的靶向药物有十余种，主要分为抗体类药物和小分子药物。靶向药物克唑替尼是间变型淋巴瘤激酶的分子靶标，阿法替尼是 EGFR T790M 耐药突变的分子靶标，这两种靶向药物都取得了良好的疗效。

目前已有相应靶向药物的基因主要有 HER-2、EGFR、K-ras 原癌基因、B-raf、c-kit 及血小板衍化生长因子受体-α 基因等。

许多靶向治疗药物正在进行临床试验，有些已经上市。随着这些药物不断涌现，一些预测患者对药物反应的"伴随诊断"也应运而生。

第五节 液体活检在肿瘤分子诊断中的应用

近年来，在肿瘤的诊断和治疗过程中，特别是在肿瘤的分子诊断中，液体活检技术发展飞速，已成功应用于多种肿瘤的临床诊疗中，如靶向治疗、术后评估等，并有望引领医学肿瘤研究和临床实践进入一个新的时代。

液体活检也被称为流体活检或流体相活检，是对非固体生物组织（如血液、唾液、尿液等）进行取样和分析，采用高通量测序技术，过滤、捕获和富集体内肿瘤细胞的基因组信息，追踪肿瘤的下落，进行动态观察和治疗。作为体外诊断的一个分支，液体活检是指一种非侵入式的血液检测，能够监测肿瘤或转移灶释放到血液中的循环肿瘤细胞和循环肿瘤 DNA 碎片及肿瘤外泌体，它是一种用于检测肿瘤和辅助治疗的突破性技术。与传统的活组织检查不同，液体活检可通过非侵入性取样降低活检风险，有效延长患者的生存期；因为成本较低，可以更频繁地进行检测，更好地跟踪肿瘤和突变的持续时间。通过几周内进行多次液体活检，可验证癌症治疗药物的有效性，有助于对治疗后患者进行复发监测。

在 19 世纪，循环肿瘤细胞（circulating tumor cell，CTC）的发现使研究者对肿瘤和肿瘤生物标志物有了更深层次的了解。这些细胞群进入血液发生上皮-间质转化被认为是肿瘤转移和扩散最可能的原因之一。多年来，CTC 已经让科研人员更好地了解了癌症，但仍然有很多方面需要改进，特别是涉及肿瘤异质性、表面标记和检测方法的方面，例如基因表达模式，由于 CTC 具有较高的可变性，其临床价值尚未确定。CTC 检测的另一个挑战则与使用的技术有关。虽然 CTC 的液体活检已被 FDA 确认并批准作为多种癌症的有效判断预后方法，但临床应用尚不广泛。

除了 CTC 外，循环肿瘤 DNA（circulating tumor DNA，ctDNA）也是一种很有前途的肿瘤生物标志物，与 CTC 相比，其已成为更具有优势的选择。当肿瘤细胞死亡或发生凋亡时，许多细胞释放 ctDNA 进入血液，此外，CTC 也是 ctDNA 的另一个来源。血浆游离 DNA 或称 cfDNA，是双链且高度分散的，其中大多数长度为 150bp。因此，cfDNA/ctDNA 的检测更加容易。与 CTC 不同，ctDNA 直接暴露在血液中，不需要进行细胞隔离，使其更容易接触。ctDNA 检测具有假阳性率低、敏感度高、准确度高等特点，并且 ctDNA 半衰期短，可以实时反映肿瘤患者中相应基因的状态。ctDNA 在转移性肿瘤监测和肿瘤突变类型的检测等方面具有高精度、高敏感度、高特异度的优点。该技术的无创性和简便性使得它在肿瘤治疗、预后及肿瘤精准治疗等方面，给临床治疗和护理带来了质的飞跃。我们相信随着技术的进步，肿瘤的治疗会逐渐变得更加精准。

此外，近年来外泌体是液体活检的重要领域，在并驾齐驱的三大检测物中，由于外泌体具有 ctDNA 和 CTC 所不具备的优点，成为目前最理想的液体活检的分析材料。外泌体是由活细胞分泌的纳米级囊泡，是来自母细胞的蛋白质、核酸、代谢物等组分被生物膜包裹所形成的，它不仅携带有关母细胞和局部微环境的信息，还直接或间接调控接受细胞的功能和表型。虽然目前对外泌体的研究还处于初级阶段，外泌体的大部分工作还停留在科研阶段，随后的生物标志物未得到充分的开发和验证，诊断和治疗的开发较少，但液体活检的定性和定量研究是一个快速增长的市场，特别是基于外泌体的肿瘤测试已经进入市场。

综上所述，液体活检相比传统检测技术，具有敏感性、非侵入性、动态性等优势，被认为是最有前途的肿瘤检测技术之一。液体活检在肿瘤早期阶段就有较高的检出率，为患者早期治疗提供了机会；针对肿瘤演进的不同阶段，标志物也在进行调整，使该技术可以广泛应用；在癌症治疗后期，液体活检因其具有非侵入性和低风险性，可重复进行随访检查，评估治疗及预后情况。液体活检除了用于肿瘤筛查外，还可应用到其他方面，如非侵入性产前检测，就是一个可以广泛应用液体活检的领域，其通过对母体和胎儿的无细胞 DNA 进行分析比对，可检测胎儿是否携带遗传类疾病。除了产前检查外，液体活检在临床上还可用于器官移植及自身免疫性疾病的诊断和检测，可作为多种疾病的防治利器。

液体活检是一项具有挑战性的新技术。随着对液体活检的研究越来越深入，有很多的研究成果将有望实现成果转化，液体活检将成为肿瘤诊断的重要技术手段。随着技术的进一步改进，液体活检可以成为例行检查的一部分。可以预期，测试成本会随着技术的发展逐渐下降，液体活检将可作为患者的定期筛查项目。未来，不仅癌症患者，正常个体也将可以进行液体活检。液体活检要广泛进入临床应用也面临众多挑战，不仅需要提升检测技术敏感度和特异度、积累临床研究经验，建立相应的检测标准和建设规范的监管体系也是必要的。

（陈永霞）

参 考 文 献

陈长仁，何发忠，周宏灏，等，2015. 精准医学的基础研究与临床转化[J]. 中国药理学通报，31（12）：1629-1632.
樊向荣，2013. 早期胃癌分子诊断及靶向治疗进展[J]. 临床合理用药杂志，6（15）：7-8.
付婷婷，宋凯，2016. 分子靶向抗肿瘤药物的研究进展[J]. 药学研究，35（7）：412-415，424.

焦怡琳，王吉春，张群，等，2015. 中国在精准医学领域面临的机遇与挑战[J]. 中国公共卫生管理，31（5）：601-603.

马勇，2015. 认识医疗革命中的精准医疗[J]. 中国保健营养，25（6）：229.

齐晓伟，姜军，2013. Wilms 瘤基因 1 与实体肿瘤发生、演进关系的研究进展[J]. 中华外科杂志，51（5）：461-463.

徐速，李维，2015. 精准医学研究热点的双向聚类计量分析[J]. 医学与哲学（B），36（6）：1-5，34.

薛剑，娄加陶，2011. 肺癌分子诊断学研究进展[J]. 上海交通大学学报（医学版），31（3）：373-377.

易学明，2015. 初探精准医学时代医院管理的应对[J]. 医学研究生学报，28（10）：1009-1011.

郑晓文，王玉平，周永宁，2015. 肿瘤的分子诊断与靶向治疗概述[J]. 国际肿瘤学杂志，42（10）：756-758.

Abé T, Maruyama S, Yamazaki M, et al.2017. Proteomic and histopathological characterization of the interface between oral squamous cell carcinoma invasion fronts and non-cancerous epithelia[J]. Exp Mol Pathol, 102（2）：327-336.

Chanmee T, Ontong P, Konno K, et al, 2014. Tumor-associated macrophages as major players in the tumor microenvironment[J]. Cancers（Basel），6（3）：1670-1690.

Crowley E, Di Nicolantonio F, Loupakis F, et al, 2013. Liquid biopsy：monitoring cancer-genetics in the blood[J]. Nat Rev Clin Oncol, 10（8）：472-484.

De Sousa E Melo F, Vermeulen L, Fessler E, et al, 2013. Cancer heterogeneity—a multifaceted view[J]. EMBO Rep, 14（8）：686-695.

De Wever O, Van Bockstal M, Mareel M, et al, 2014. Carcinoma-associated fibroblasts provide operational flexibility in metastasis[J]. Semin Cancer Biol，25：33-46.

Dik E A, Ipehburg N A, Adriaansens S D, et al, 2015. Poor correlation of histologic parameters between biopsy and resection specimen in early stage oral squamous cell carcinoma[J]. Am J Clin Pathol, 144（4）：659-666.

Foy J P, Bazire L, Ortiz-Cuaran S, et al, 2017. A 13-gene expression-based radioresistance score highlights the heterogeneity in the response to radiation therapy across HPV-negative HNSCC molecular subtypes[J]. BMC Med, 15（1）：165.

Gingras I, Salgado R, Ignatiadis M, et al, 2015. Liquid biopsy：will it be the 'magic tool' for monitoring response of solid tumors to anticancer therapies?[J]. Curr Opin Oncol, 27（6）：560-567.

Heitzer E, Ulz P, Geigl J B, 2014. Circulating tumor DNA as a liquid biopsy for cancer[J]. Clini Chem, 61（1）：112-123.

Hendry S, Salgado R, Gevaert T, et al, 2017. Assessing tumor-infiltrating lymphocytes in solid tumors：a practical review for pathologists and proposal for a standardized method from the international immuno-oncology biomarkers working group：part 2：TILs in melanoma, gastrointestinal tract carcinomas, non-small cell lung carcinoma and mesothelioma, endometrial and ovarian carcinomas, squamous cell carcinoma of the head and neck, genitourinary carcinomas, and primary brain tumors[J]. Adv Anat Pathol, 24（6）：311-335.

Kamps R, Brandão R D, Bosch B J, et al, 2017. Next-generation sequencing in oncology：genetic diagnosis, risk prediction and cancer classification[J]. Int J Mol Sci, 18（2）：308.

Kan Y W, Dozy A M, 1978. Polymorphism of DNA sequence adjacent to human beta-globin structural gene：relationship to sickle mutation[J]. Proc Natl Acad Sci USA, 75（11）：5631-5635.

Lin C N, Wang C J, Chao Y J, et al, 2015. The significance of the co-existence of osteopontin and tumor-associated macrophages in gastric cancer progression[J]. BMC Cancer, 15：128.

Nielsen S R, Schmid M C, 2017. Macrophages as key drivers of cancer progression and metastasis[J]. Mediators Inflamm, 2017：9624760.

Petty A J, Yang Y, 2017. Tumor-associated macrophages：implications in cancer immunotherapy[J]. Immunotherapy, 9（3）：289-302.

Poninska J K, Bilinsk Z T, Franaszczyk M, et al, 2016. Next-generation sequencing for diagnosis of thoracic aortic aneurysms and dissections：diagnostic yield, novel mutations and genotype phenotype correlations[J]. J Transl Med, 14（1）：115.

Räihä M R, Puolakkainen P A, 2018. Tumor-associated macrophages（TAMs）as biomarkers for gastric cancer：A review[J]. Chronic Dis Transl Med, 4（3）：156-163.

Rizzo D, Lotay A, Gachard N, et al, 2013. Very low levels of surface CD45 reflect CLL cell fragility, are inversely correlated with trisomy 12 and are associated with increased treatment-free survival[J]. Am J Hematol, 88（9）：747-753.

Rushlow D E, Mol B M, Kennett J Y, et al, 2013. Characterisation of retinoblastomas without RB1 mutations：genomic, gene expression, and clinical studies [J]. Lancet Oncol, 14（4）：327-334.

Sánchez Y，Segura V，Marin-Béjar O，2014. Genome-wide analysis of the human p53 transcriptional network unveils a lncRNA tumour suppressor signature[J]. Nat Commun，5：5812.

Schilling C，Shaw R，Schache A，et al，2017. Sentinel lymph node biopsy for oral squamous cell carcinoma. Where are we now? [J]. Br J Oral Maxillofac Surg，55（8）：757-762.

Veldore V H，Patil S，Satheesh C T，et al，2015. Genomic profiling in a homogeneous molecular subtype of non-small cell lung cancer：an effort to explore new drug targets[J]. Indian J Cancer，52（2）：243-248.

第二章 肿瘤标志物

第一节 肿瘤标志物概述

恶性肿瘤是全球的公共卫生问题，根据世界卫生组织（WHO）的报道，2018 年全球预计有 1810 万癌症新发病例和 960 万癌症死亡病例。在我国，每 65 人当中就有 1 名癌症患者，每天有超过 1 万人，每年有超过 400 万人被确诊为癌症，每分钟有超过 5 人死于癌症。在新增的 1810 万癌症患者中，亚洲占将近一半，死亡的 960 万癌症患者中，亚洲占了将近 3/4。位于全球死亡率前几位的恶性肿瘤依次为肺癌、结直肠癌、胃癌、肝癌、乳腺癌。肺癌是男性中发病率和死亡率最高的恶性肿瘤，乳腺癌是女性中发病率和死亡率最高的恶性肿瘤。90%以上的恶性肿瘤在潜伏期时没有明显症状，一旦出现明显症状就医时大都已是中晚期，错过了最佳治疗时机。如果能将恶性肿瘤扼杀在早期甚至是潜伏期，可以大大提高治愈率及生存率，随着临床对肿瘤的早期发现、早期诊断和早期治疗，肿瘤标志物在近几十年迅速成为现代肿瘤学中发展最快的一个重要分支。

一、概　　念

肿瘤标志物指由肿瘤组织或肿瘤细胞产生的，或是宿主对体内新生物的刺激反应而产生入血或体液中的明显高于正常参考值的一类物质，与肿瘤的形成、发生发展相关，存在于肿瘤细胞的细胞质、细胞核甚至细胞膜，以及患者的体液、组织液和排泄物中，它可以通过免疫学、生物学或化学等方法检测。理想中的肿瘤标志物应当是肿瘤组织所特有，在肿瘤发生早期就可以检测到，可以反映疾病的预后，且不存在于正常组织中，但目前为止尚未发现正常组织中不存在的肿瘤特异性成分。有些肿瘤标志物也可存在于炎症、良性疾病、胚胎组织甚至正常组织中，故肿瘤标志物一般是将肿瘤患者和正常人相比，进行动态监测，以对比明显增高且有一定意义的一些物质。肿瘤标志物是肿瘤发生发展过程中产生的，因此肿瘤种类不同其产生的肿瘤标志物亦不同，一种肿瘤可以产生多种肿瘤标志物，而一种肿瘤标志物可能来源于多种肿瘤，故不能简单称之为肿瘤特异性标志物，其仅仅是与肿瘤相关的标志物，产生后分泌到体液和组织中，我们可以检测其在体液及组织液中的含量。

由于肿瘤标志物检测方法简便易行，对人体几乎没有损伤，仅需要少量的血液或者体液就可以检测到早期恶性肿瘤的踪迹，所以成为恶性肿瘤筛查的方法，具有高效、便捷、易于动态监测、微创、患者易接受等优点，适合于大规模的普查，已成为临床上广泛应用的恶性肿瘤辅助检查方法。

1978 年美国学者 Herberman 在 NCI 召开的人类免疫及肿瘤免疫诊断会上提出肿瘤标志物的概念，1979 年，在英国第七届肿瘤发生生物学和医学会议上，肿瘤标志物被正式确认并开始应用，到目前为止已有上百种，肿瘤标志物对恶性肿瘤的早期诊断、治疗及预后评估具有重要应用价值。肿瘤发生发展的早期，尚无明显的阳性表现，影像学检查包括 X 线检查、CT 检查、磁共振成像（MRI）检查、超声检查及内镜检查等对诊断帮助不大，而且容易延误病情。肿瘤在生长过程中可自身产生或刺激机体产生某些肿瘤标志物，此时我们可以通过测定血液中肿瘤标志物的含量进行临床判断,这对于恶性肿瘤的诊断、治疗,尤其是早期诊断具有重大提示意义。如何从无症状群体中筛查出早期肿瘤患者是临床急需攻克的难题。肿瘤标志物有以下用途:①肿瘤的诊断和鉴别诊断,如前列腺中酸性磷酸酶具有组织特异性,可以用于前列腺癌的诊断及判断转移癌是否来自前列腺或者其他组织;②监测肿瘤的疗效,动态检测肿瘤治疗前、中、后肿瘤标志物的水平可帮助了解治疗效果,监测肿瘤有无早期复发及转移,如肝癌监测 AFP、大肠癌监测 CEA、绒毛膜癌监测人绒毛膜促性腺激素(human chorionic gonadotropin,hCG)、前列腺癌监测 PSA 等;③肿瘤分类,如用 CEA 和 NSE 可区别胃肠道肿瘤是腺癌(CEA 阳性、NSE 阴性)还是神经内分泌肿瘤(CEA 阴性、NSE 阳性);④肿瘤分期,一般情况前列腺癌晚期患者血清前列腺酸性磷酸酶(prostatic acid phosphatase,PAP)明显高于早期,所以检测血清 PAP 水平可以辅助其分期;⑤确定肿瘤部位,主要是利用放射性核素标记的抗体与肿瘤抗原结合,通过扫描来定位肿瘤的部位,临床应用较少。理想的肿瘤标志物应具备以下条件:①特异度高,在筛选出的阳性群体中,肿瘤患者百分比较高,而阴性群体中,非肿瘤患者百分比较高,二者之和在150%以上时应用价值较大,超过 170% 被认为是较好的肿瘤标志物,超过 190% 被认为是肿瘤特异性标志物;②最好在血清中有较高的浓度而且与肿瘤病程相关,从而有利于疾病的诊断;③最好在肿瘤发生的早期即影像学改变发生前可被检出,如果是晚期那么应用价值有限;④标志物量的变化最好与肿瘤发生、发展及治疗的反应相关,可监测治疗效果、复发和转移,同时可以预测肿瘤对药物的敏感度,为临床选择化疗药提供依据;⑤检测方法简便,容易被患者接受。不同类型肿瘤细胞的肿瘤标志物不同,而同一种肿瘤细胞亦可出现不同的肿瘤标志物。肿瘤标志物为肿瘤的筛查和早期诊断开拓了新视野。

二、发 展 历 史

肿瘤标志物的研究应追溯到 1846 年生物化学家 Bence-Jones 从浆细胞瘤患者的尿中发现一种游离的免疫球蛋白轻链,将其称为本周蛋白,其作为诊断多发性骨髓瘤的依据,是最早被确认并应用的肿瘤标志物。1963 年科学家 Abelev 报道了 AFP 与小鼠肝癌的相关性,1964 年 Tatarinor 发现了 AFP 在人体原发性肝癌临床诊断中的价值,随后 1965 年加拿大学者 Gold 和 Freeman 发现 CEA 与人体结肠癌的关系后,肿瘤标志物的测定才真正应用于临床。自 1975 年 Kohler 及 Milstein 首次创建淋巴细胞杂交瘤技术制备单克隆抗体以来,更进一步促使肿瘤标志物在临床上的广泛应用。根据单克隆抗体具有特定的蛋白抗原决定簇,糖蛋白中有某些特异性糖基及糖脂等原理,相继发现了可应用于乳腺癌、胰腺癌、卵巢癌及消化系统肿瘤的多种肿瘤标志物,如 CA19-9、CA12-5、CA15-3 等。

三、分　类

肿瘤标志物由于来源和属性比较复杂,至今没有统一的分类方法。目前的分类方法有三种。

1. 按照来源　根据来源的不同可以将肿瘤标志物分为特异性标志物和辅助标志物。肿瘤的特异性标志物是指仅由某一种肿瘤所产生的特异性物质,如 PSA 是前列腺癌的特异性标志物;肿瘤辅助标志物是指在一类肿瘤发生时,这类肿瘤组织类型相似而性质不同,其水平都有升高。

2. 按照实验室检查方法 根据实验室检查方法的不同，可分为血清/血浆肿瘤标志物、组织/细胞肿瘤标志物。血清/血浆肿瘤标志物，是肿瘤细胞在发生、发展中产生的物质，所以也称为肿瘤细胞分泌物，与肿瘤的生长呈正相关，如果肿瘤生长被抑制，其产量也减少。目前应用较多的有蛋白类（AFP、CEA 等）、糖脂类（CA12-5、CA19-9 等）、酶类（NSE、PSA 等）。这些肿瘤标志物可以在肿瘤较小时被检测出来，有助于早期发现病灶。如在治疗后该指标明显降低，则提示疗效较好，反之，则提示疗效不佳。该类肿瘤标志物与 CT、MRI 等影像学检查手段相比的优点是反应灵敏、能更早地了解肿瘤的发生，缺点是准确性较低；因此一般需要联合检测几种标志物，并且动态观察其变化，同时结合临床表现。细胞肿瘤标志物是存在于肿瘤细胞膜表面或细胞内的某些特殊结构点，如 EGFR、血管内皮细胞生长因子受体（vascular endothelial growth factor receptor，VEGFR）、CD20、雌激素受体（estrogen receptor，ER）、孕激素受体（progesterone receptor，PR）等。此类肿瘤标志物的特点是多存在于肿瘤细胞表面而正常细胞上少，能够被某些特异性药物识别并与之结合，并成为这些药物的"靶点"，所以这类药物称为"靶向药物"，如 EGFR 抑制剂、抗血管生成治疗药物、雌激素拮抗剂等，已广泛应用于肺癌、胃癌、乳腺癌、淋巴瘤等恶性肿瘤的治疗。这些标志物需要直接检测肿瘤组织才能得出结果，因此只能在手术切除后检查肿瘤标本，为治疗方案及预后提供参考。

3. 按照化学性质和免疫学特性 按肿瘤标志物本身的化学性质和免疫学特性分类，包括以下几类：①胚胎抗原，发育阶段由胚胎组织产生的正常成分，在胚胎发育后期逐渐减少，胎儿出生后消失或微量表达。当有细胞癌变时，此类抗原又重新合成，可表达于细胞表面也可分泌或脱落至体液中，如 AFP、CEA 等。②蛋白类标志物，如热休克蛋白（heat shock protein，HSP）、细胞角蛋白 19 片段抗原 21-1（cytokeratin 19 fragment antigen 21-1，CYFRA 21-1）等。③糖类抗原，如 CA12-5、CA15-3、CA19-9 等。④酶类标志物，如碱性磷酸酶（alkaline phosphatase，ALP）、酸性磷酸酶（acid phosphatase，ACP）、PSA 等。⑤激素类标志物，如 hCG、降钙素等。⑥基因类标志物，如 EGFR 等。⑦其他类肿瘤标志物，如 ER、PR 等。

肿瘤标志物的评估标准从以下三方面计算：①敏感度（sensitivity），指在某种疾病的患者中出现阳性检测结果的频率，也就是真阳性率，敏感度越高，越能早期检出肿瘤患者，敏感度高的肿瘤标志物可用于肿瘤普查，敏感度=真阳性数/（真阳性数+假阴性数）×100%；②特异度（specificity），指在未患某种疾病的人群中出现阴性检测结果的频率，也就是真阴性率，有器官特异度，可用于特定肿瘤的诊断和鉴别诊断，特异度=真阴性数/（真阴性数+假阳性数）×100%；③准确度（accuracy）或有效率（efficiency），准确度=（真阳性数+真阴性数）/总测定数×100%。

（包玉龙）

第二节 胚 胎 抗 原

胚胎抗原是指在胚胎发育阶段由胚胎产生的正常成分，在胚胎发育后期逐渐减少，胎儿出生后明显减少甚至消失。但是当细胞发生恶变时，又会重新合成。

1. AFP 1963 年科学家 Abelev 报道了 AFP 与小鼠肝癌的相关性，随后 1964 年 Tatarinov 等首次发现肝细胞癌患者血清中 AFP 浓度升高，后经过反复的研究证实，AFP 是肝细胞癌最重要标志物之一，可用于肝癌的早期筛查、诊断及鉴别诊断、疗效评价、预后监测等方面。至今仍是肝癌最重要的肿瘤标志物。

AFP 是一种糖蛋白，属于白蛋白家族，分子量约为 70kDa，其分子结构中含有天冬酰胺结合的双链复合糖，由 590 个氨基酸组成。AFP 是主要由新生的幼稚肝细胞、卵黄囊和胃肠上皮细胞产生的一种单链糖蛋白。AFP 的编码基因位于 4 q11—q22。胎儿发育到 3 个多月时 AFP 占血浆蛋白总量的 1/3 左右。孕妇怀孕 3 个月后 AFP 开始逐渐升高，7～8 个月时浓度达到峰值，一般小于 400μg/L，随后下降，新生儿出生时血浆中 AFP 浓度仅约 40μg/L。两周后 AFP 主要被白蛋白替代，故血清中 AFP 大幅减少甚至消失，在 1 周岁时接近成人水平（小于 5μg/L）。AFP 具有很多重要的生理功能，可能在维持妊娠、调节脂肪酸尤其是花生四烯酸进入胎儿及免疫抑制等方面发挥作用。胚胎期 AFP 可通过脐带血进入母体血液循环中，因此妊娠期孕妇体内的 AFP 会呈阳性。AFP 可以通过神经管进入羊水导致羊水中 AFP 水平升高，因此可用于胎儿的产前筛查，如脊柱裂、神经管缺损、无脑儿等。另外，死胎、染色体异常等先天性畸形也可有 AFP 浓度的异常。成人的 AFP 由肝脏产生。目前 AFP 不仅广泛用于原发性肝癌的普查和诊断中，而且还用于疗效评价、复发转移等方面。

AFP 在血清中的半衰期约为 5d。当肝细胞发生恶变时，低甲基化作用使 AFP 浓度上升，随着病情的恶化，血清 AFP 的浓度急剧升高。AFP 是原发性肝癌最灵敏、最特异的肿瘤标志物，诊断阳性率为 70%～90%。可早于影像学 6 个月出现异常，AFP 在肝癌出现症状之前的 8 个月就已经开始升高，此时大多数肝癌患者属于早期，无明显临床症状，肿瘤也较小，经过手术治疗后，大部分患者生存率会得到明显的改善。如果血清 AFP 浓度大于 400μg/L 超过 4 周，或 200～400μg/L 超过 8 周者，同时结合影像学检查，如 B 超、CT、MRI 等可做出原发性肝癌诊断。没有活动性肝病证据，但 AFP 血清浓度维持 50～200μg/L 超过 8 周，应视为肝癌的高危人群。急、慢性病毒性肝炎和肝硬化患者血清 AFP 水平可以有不同程度升高，一般小于 1000μg/L，但不会持续很长时间，常为 2～3 周。肝癌患者血清 AFP 的浓度与肿瘤大小及病理分级有一定的关系。肿瘤体积越小，检测的阳性率越低。肿瘤分级为 I 级和 IV 级者 AFP 浓度相对较低，而 III 级 AFP 浓度最高。AFP 在其他病理类型的原发性肝癌中也有一定的阳性率，胆管细胞癌为 3%～5%，混合细胞癌为 17%～37%。肝外肿瘤中常见的生殖胚胎性肿瘤、卵巢癌、20% 的胃癌或胰腺癌、5% 的结直肠癌或肺癌患者血清中 AFP 浓度也可有不同程度的升高，一般小于 300μg/L，常不超过 2 个月，同时结合谷丙转氨酶较容易做出鉴别诊断。原发性肝癌在进行手术治疗后，如 AFP 浓度保持在术后水平，则提示病情稳定；如果 2 个月内未降至正常水平提示手术不彻底。所以，动态监测 AFP 浓度已成为判断是否为根治性手术的方法之一。但 AFP 对转移性肝癌的检测效果较差。

Purres 等在 1970 年对肝癌患者血清做淀粉酶凝胶电泳实验时，发现 AFP 有不同的移动率，因此提出 AFP 异质体的概念。不同的生理及病理情况下，AFP 含有其特异的糖链结构，使用植物凝集素来监测这些糖链的变化，将氨基酸序列相同而糖链结构的亚结构不同的 AFP 称为 AFP 异质体。相较于 AFP，尤其是 AFP 阳性但浓度很低的情况下，AFP 异质体可更好地应用于良恶性肝病的鉴别诊断，慢性肝病患者血清 AFP 异质体比例很低，而原发性肝癌患者血清 AFP 异质体比例较高。AFP 异质体浓度升高与血清 AFP 值关系不大，只要 AFP 阳性，AFP 异质体浓度就可能升高，且不受 AFP 诊断标准的限制。但 AFP 异质体的敏感性和特异性也未能达到完全理想状态，存在一定的假阳性或假阴性，尤其在急性病毒性肝炎中。

AFP 是由 3 种不同的异质体构成的异源糖蛋白，依据 AFP 对小扁豆凝集素（lens culinaris agglutinin，LCA）亲和电泳的反应性，AFP 被分为 3 种异质体即 AFP-L1、AFP-L2 和 AFP-L3。AFP-L1 是 AFP 的主要组成部分，AFP-L1 不与 LCA 反应，主要存在于脂肪肝、酒精性肝病、慢性肝炎等良性疾病中；AFP-L2 与 LCA 有中度亲和力，主要存在于孕妇、转移性肝癌、胚胎性肿瘤等肝外肿瘤中，其余的良、恶性肝病中不含 AFP-L2，所有 AFP-L2 在产生 AFP 的肝外肿瘤中有高度的特异性；AFP-L3 有 LCA 的结合活性，AFP-L3 对原发性肝癌的诊断有相当高的敏感度，它可以通过成像筛选在病变前 9～12 个月血清中检测到，在肝癌的早期由癌变肝细胞特异产生，主要在分子结构上含有 α-L-6 岩藻聚糖，可以与 LCA 发生特异性结合，能通过此特性将其检出。因此弥补了约 35% 的肝癌患者 AFP 呈低浓度持续升高，且在肝癌体积较小时升高不明显而不易诊断的缺点。AFP-L3 阳性提示肝细胞癌的恶性程度更高且多为低分化，且具有早期血管侵犯及发生转移的特性，核抗原 Ki67 阳性率也较高。在乙型病毒性肝炎、丙型病毒性肝炎及肝硬化的高危人群中 AFP-L3 异质体对于直径小于 2cm 小肝癌的阳性率为 35%～45%，因此有助于肝癌的早期诊断。随着肿瘤体积增大，检测的敏感性增加，对于直径大于 5cm 的肝癌的敏感度为 80%～90%。当 AFP-L3 的量大于 AFP 总量的 15% 时提示肝细胞癌。如果将检测临界值定为 10%，AFP-L3 诊断肝癌的敏感度可达 75% 左右，特异度可达 91.67%，准确度可达 82.5%，检测效果明显高于 AFP。

2. CEA 由加拿大学者 Gold 和 Freeman 等于 1965 年首次从结肠肿瘤和胎儿肠道中提取，是一种具有人类胚胎抗原特异度决定簇的酸性糖蛋白，属于非器官特异性肿瘤相关抗原。人类编码 CEA 的基因位于第 19 号染色体上，人体中可分泌 36 种不同的与 CEA 在分子结构、生化特性及抗原性等方面相似的糖蛋白，其中糖类主要包括甘露糖（mannose）、N-乙酰葡糖胺（N-acetylglucosamine）、半乳糖（galactose）、海藻糖（fucose）及唾液酸（sialic acid）等，称为 CEA 相关糖蛋白。CEA 的分子量 150～300kDa，由 641 个氨基酸组成，糖的比例占整个分子的 45%～55%。因胚胎期主要存在于胎儿的胃肠道黏膜、胰腺和肝脏而得名，在正常成人的肠道、肝脏和胰腺中因控制合成 CEA 的基因被阻断，所以含量较少。抑癌基因失活，原癌基因激活，细胞代谢异常，癌细胞会在体内增殖形成肿瘤。因 CEA 部分蛋白质结构与免疫球蛋白比较相似，属于免疫球蛋白超家族中的成员，具有同嗜和异嗜黏附功能，可引起机体的免疫反应。正常情况下，CEA 经胃肠道代谢，当发生肿瘤时，分布于细胞表面的 CEA 可由细胞膜脱落进入血液和淋巴循环，因此血清中可以检测到。结直肠癌及来源于内胚层的其他恶性肿瘤，如胰腺癌、肝癌、食管癌、胃癌等均可检测到 CEA 升高。但在一些良性肿瘤及内胚层发生的其他疾病中亦可有 10% 检测到 CEA 升高。因此 CEA 不是某一种癌的特异性抗原，而是一个广谱的肿瘤标志物。

CEA 在结构上与某些免疫球蛋白相关蛋白质相似，被认为是黏附分子。癌细胞之间有同质黏附，癌细胞与基质胶原之间存在异质黏附反应，该功能在肿瘤的生长侵袭和转移中发挥重要的作用。血液循环中 CEA 阳性的肿瘤细胞之间的同质黏附，可造成肿瘤细胞在血液循环中聚集黏附，形成瘤栓，同时黏附性会延长瘤栓在血管床的停留时间，增加了肿瘤转移的机会。异质黏附性会造成肿瘤细胞在继发部位的生长。肿瘤细胞表面的 CEA 可对抗淋巴因子激活的杀伤细胞的溶解、攻击，对肿瘤细胞起到保护作用。正常人血清 CEA 的浓度一般小于 5.2μg/L。CEA 是目前肿瘤标志物中研究及应用最为广泛的一种标志物，已经有 20 多年的历史。CEA 在恶性肿瘤中的阳性率分别为结肠癌 70%、胃癌 60%、胰腺癌 55%、肺癌 50%、乳腺癌 40%、子宫内膜癌 30%、卵巢癌 30%。由细胞分泌产生的 CEA 会进入局部体液和血液中，因此以上恶性肿瘤患者的血清及胸腔积液、腹水等可出现 CEA 的升高。膀胱癌患者尿液中 CEA 的浓度可作为判断预后的参考。甲状腺髓样癌患者监测血清 CEA 同时结合降钙素的测定，有助于疾病的诊断和复发的评估。一些良性疾病如直肠腺瘤性息肉、溃疡性结肠炎、胰腺炎、肝硬化等也有不同程度的 CEA 水平升高，但升高的程度和阳性率均较低。肺癌患者血清 CEA 水平明显升高，其中组织学类型中腺癌最高，鳞状细胞癌次之，小细胞肺癌最低，并且 TNM 分期越晚 CEA 水平越高。由于腺癌细胞可直接分泌 CEA 入血，所以腺癌患者 CEA 水平最高，CEA 在肺腺癌中阳性率可达 70% 以上。因而 CEA 作为肺腺癌的肿瘤标志物有一定的临床价值，是多种肿瘤转移复发的重要标志。CEA 具有较高的假阳性率和假阴性率，CEA 的主要代谢器官是肝脏，因此当某些肝脏疾病影响肝脏的代谢功能时，可影响 CEA 的清除，导致某些非恶性肿瘤的患者血清 CEA 水平升高。CEA 并不适合用于肿瘤的普查，因为其在多种恶性肿瘤中表达，且多在肿瘤的中晚期才可以检测到，所以作为诊断的意义不大。恶性肿瘤手术后 2～4 周开始定期检查，4～6 周内 CEA 应可降至正常，如 6 周后仍不能恢复正常，常提示肿瘤早期复发。定期动态监测 CEA 水平有助于分析疗效、判断预后、监测复发及转移。CEA 浓度升高较临床复发出现早 3～8 个月，常与其他肿瘤标志物 AFP、NSE、CA19-9、CA15-3、CA12-5 等联合检测以提高诊断率。

（王　利）

第三节　蛋白类标志物

1. 鳞状细胞癌抗原（squamous cell carcinoma antigen，SCCA）　是由鳞状细胞产生的一种特异抗原，分子量为 42～48kDa，与鳞状细胞癌（简称鳞癌）的发生发展紧密相关。1977 年 Kato 和 Torigoe 等从子宫颈鳞状上皮细胞癌组织中提取出肿瘤相关抗原 TA-4 的亚单位，SCCA 是其中的一种亚单位。根据 SCCA 等电点（isoelectric point，PI）的不同，可将 SCCA 分为中性 SCCA（PI≥6.25）和酸性 SCCA（PI<6.25）两类，SCCA 主要存在于鳞癌，大量表达的是酸性 SCCA，且酸性 SCCA 易被释放到细胞外。SCCA 在生物活性上属于丝氨酸蛋白酶抑制剂家族，基因位于染色体 18q21.3，由 2 个同源性比较高的基因 SCCA1、SCCA2 编码，其中 SCCA2 编码产物为酸性，仅见于恶性肿瘤细胞中，如子宫颈、肺等鳞状上皮细胞的细胞质内，特别在非角化鳞癌中含量丰富。SCCA1 抑制糜蛋白酶和组织蛋白酶的活性，起到抗凋亡的效应。SCCA2 可以抑制组织蛋白酶 G 和巨细胞糜酶的活性，从而保护上皮细胞免受这些蛋白酶导致的炎症损伤。所以 SCCA 在正常的鳞状上皮细胞中的功能是抑制细胞凋亡，参与分化，在肿瘤细胞中的功能是参与肿瘤细胞的生长，主

要用于鳞状上皮细胞来源的恶性肿瘤如宫颈癌、头颈部恶性肿瘤、食管癌、肺癌和泌尿生殖道恶性肿瘤的诊断和监测。正常人血清 SCCA 含量极微（<1.5μg/L），其是鳞癌的肿瘤标志物。血清 SCCA 的水平与肿瘤的分化程度相关。SCCA 诊断恶性肿瘤的特异性好但敏感性较低。SCCA 对肺癌具有高度特异性，有助于组织学分型，特别是对鳞癌。SCCA 在血清中的半衰期较短，仅为 72h，一般根治性手术 15d 或经放化疗 1 个疗程后，血清中 SCCA 水平可以降至正常，与治疗后消除了病灶，减少肿瘤细胞合成相关。SCCA 在食管癌患者中阳性率为 81.1%，且阳性表达与食管鳞癌的病理分级、临床分期呈正相关。肺部良性病变也可致 SCCA 水平升高，但一般不超过 20μg/L，上呼吸道感染患者的 SCCA 只是一过性的升高，病情好转后，SCCA 迅速降至正常值范围内。SCCA 同时也适用于头颈部癌、肺鳞癌、膀胱癌、宫颈癌的辅助诊断、治疗及复发监测。但是早期肿瘤患者血清 SCCA 升高不明显，故一般不用于筛查。

2. 热休克蛋白 90α（heat shock protein 90α，HSP90α）　1986 年 Ullrich 等首次发现纤维肉瘤特异性移植抗原 HSP90α，HSP90α 是一种在真核细胞中广泛表达的、ATP 依赖性的分子伴侣蛋白，分子量约为 90kDa。HSP90α 主要参与蛋白质的转运、折叠、维持蛋白质自身稳定及免疫应答，在应激状态下与靶蛋白形成复合体，提高其活性和功能从而增强细胞在应激情况下的耐受性，是细胞生存的关键。许多真核细胞中存在多种 HSP90 的同源蛋白，其中包括内质网（GRP94）、线粒体（TRAP1）和叶绿体特异的亚型。在细胞质中不同的基因编码了诱导型和组成型表达的 HSP90 的 2 个亚型，HSP90α 和 HSP90β，这两个亚型的氨基酸序列的一致性达 86%，相似性达 93%。细胞在正常生理情况下不向胞外分泌 HSP90α，当发生应激或恶变时，HSP90α 被分泌到细胞外，表达增加。2016 年 10 月 19 日，抗肿瘤蛋白质药物国家工程实验室主任、清华大学教授罗永章率领其科研团队，向世界首次证明肿瘤标志物 HSP90α 可用于肝癌患者的检测。血浆 HSP90α 浓度对肝癌的发生和发展阶段有良好的区分度，与肝癌的发生及进展有良好的相关性。临床公认的用于肝癌检测的标志物是 AFP，但敏感度仅有 50% 左右。HSP90α 作为肝癌的一个新的标志物突破了 AFP 的局限，敏感度约是 AFP 的 2 倍。当特异度为 90% 时，HSP90α 检测肝癌的敏感度为 93%，且不受肝癌病理分型的限制，不论是对于肝细胞癌、胆管细胞癌还是混合细胞癌均有较高的敏感度，最大的优点是在血清 AFP 阴性的肝癌患者中，HSP90α 的检出率高达 94%，弥补了 AFP 阴性时存在漏诊的不足，诊断早期肝癌的准确度为 91%。该检测为肝癌早期诊断提供了重要的依据，有望实现肝癌的"三早"（早发现、早诊断、早治疗）。此外，接受手术或介入治疗的肝癌患者血浆 HSP90α 浓度的变化可以反映患者病情的变化，二者具有高度一致性。当病灶增大，肿瘤进展时，血浆 HSP90α 水平显著升高；当病灶缩小时，血浆 HSP90α 水平降低，这对肝癌患者进行及时的病情监测和疗效评价，指导肿瘤个体化治疗具有重要的临床价值。罗永章教授自主研发的 HSP90α 定量试剂盒已获批在临床中使用，这是首个由我国科学家定义的肿瘤标志物，对提高我国肿瘤诊疗水平具有深远意义。同时 HSP90α 在除了肝癌的其他实体肿瘤和血液系统肿瘤中也持续高表达，与肿瘤的发生发展及预后相关，因此，血浆 HSP90α 将逐步应用于血液系统及实体肿瘤的早期诊断和疗效监测。

3. CYFRA 21-1　细胞角蛋白（cytokeratin，CK）是上皮细胞支架蛋白，已知的角蛋白有 20 种不同类型，这些支架蛋白具有不溶性。根据分子量及等电点可以分为 2 个亚群：

Ⅰ类（酸性蛋白）、Ⅱ类（碱性蛋白）。CYFRA21-1属于Ⅰ类角蛋白，分子量为40kDa，是角蛋白家族中最小的成员，其可溶性片段可与2株单克隆抗体（BM19.21和KS19.1）特异性结合。血清中检测到的 CYFRA 21-1 可作为上皮组织来源肿瘤的肿瘤标志物。CYFRA 21-1属于细胞角蛋白中间丝蛋白家族，不同来源的上皮具有特异的细胞角蛋白亚基，广泛分布于正常组织表面上皮，如汗腺、腺泡、乳腺导管、支气管上皮细胞、子宫内膜及输卵管上皮等部位。正常情况下，CYFRA 21-1 在骨髓、外周血及淋巴结中低表达甚至不表达，而上皮细胞及上皮细胞来源的恶性肿瘤中的肿瘤细胞死亡，将激活蛋白酶，加速细胞角蛋白的降解，释放大量可溶性的 CYFRA 21-1 入血，造成其组织液和体液中的浓度升高。一般正常人血清CYFRA 21-1 值小于 1.5μg/L，一旦大于 3.2μg/L 则可以认为阳性。CYFRA 21-1 是非小细胞肺癌的首选标志物，尤其是肺鳞癌，但由于敏感度较低，不能作为筛选及阳性诊断的标志物。CYFRA21-1 对肺癌的特异度约为 90%，对肺鳞状细胞癌的敏感度为 60%～70%，大细胞肺癌的阳性率约75%。血清 CYFRA 21-1 浓度与肿瘤生长趋势有关，可反映肿瘤的进展，对肺癌的临床分期有一定的参考价值，可与临床结合评价，为后续治疗提供依据，以及监测复发和转移。血清胃泌素释放肽前体（pro-gastrin-releasing peptide，pro-GRP）和NSE正常的小细胞肺癌患者的CYFRA 21-1 一般并不升高。血清 CYFRA 21-1 升高不是由于细胞崩解溢出导致，而是肿瘤细胞内蛋白酶活性增强分解角蛋白所致，所以不同于 NSE 会在患者化疗后出现一过性升高，因此可准确地反映化疗导致的肿瘤缩小。一些肺部良性疾病如慢性支气管炎、肺炎，及妇科良性疾病如卵巢良性肿瘤、子宫内膜异位症等，血清 CYFRA 21-1 浓度也有可能升高。CYFRA21-1 单项检测对肿瘤的早期诊断不敏感，缺乏器官或部位特异性，所以肺癌的诊断及鉴别诊断一般常需联合检测 P63、CK5/6、TTF-1、CEA、NSE 等其他肿瘤标志物。

4. 组织多肽抗原（tissue polypeptide antigen，TPA） 是 1957 年瑞士学者 Bjorklund 从肿瘤组织中分离出来不含糖和脂肪的蛋白质，为单链多肽，分子量为 17～45kDa。TPA 是 CK8、CK18 和 CK19 的循环多肽复合物，位于 CK18 上第 322～340 位氨基酸残基处。在上皮性肿瘤中表达增加，由增殖细胞（包括正常的细胞和肿瘤细胞）产生和释放，肿瘤细胞的增殖速度明显高于正常细胞，因此血清 TPA 浓度可直接反映肿瘤细胞增殖、分化、肿瘤分期及转移，是肿瘤增殖的非特异性标志物。上皮细胞分解后释放至邻近的外分泌腺管道，而恶性肿瘤细胞由于异常基因的激活，细胞在分裂过程中死亡而被分解，但是内容物不分泌至邻近的管道，而分泌至邻近的组织中，被蛋白酶消化释放入血液，引起血清 TPA 水平升高。且肿瘤的恶性程度越高，分裂速度越快，破坏的可能性就越大，持续地释放入血，血清 TPA 水平明显升高。TPA 对于肺癌的诊断并不具有特异性，胃癌、直肠癌、乳腺癌、胰腺癌、宫颈癌、前列腺癌及膀胱癌患者的 TPA 血清浓度均会升高。某些炎症性疾病如感染性疾病、肝炎和一些自身免疫性疾病，以及妊娠也可引起 TPA 的升高。TPA 常与一些肿瘤标志物联合使用，TPA 和 CA12-5 联合检测是诊断上皮性卵巢癌的理想组合，提高了上皮性卵巢癌早期诊断的阳性率。TPA 更重要的临床价值是用于肿瘤治疗后的疗效监测，以及发现肿瘤复发转移。

5. 膀胱癌抗原（urinary bladder cancer antigen，UBC） UBC 的本质是膀胱肿瘤来源的 CK8 和 CK18 片段的混合物。CK8 和 CK18 主要从肿瘤细胞直接释放，肿瘤与尿液的接触面积越大，释放的 CK 越多。与尿脱落细胞学检查相比，UBC 检测具有操作技术简便、敏感度（87%）和特异度（86.8%）较高的特点，是诊断膀胱肿瘤的一种较好的无创性辅助诊断措施，可用于临床评估治疗及预测复发和预后。目前已成为诊断膀胱癌应用较多的肿瘤标志物。膀胱炎、良性前列腺增生及贫血、高脂血症，以及一些内分泌系统疾病中，尿液 UBC 含量可增高。如果在 UBC 检测之前排除这些疾病对尿液中 UBC 含量的影响，则可以降低假阳性率。

6. 核基质蛋白-22（nuclear matrix protein 22，NMP-22）　　两名美国科学家 Berezney 和 Coffey 于 1974 年报道核基质蛋白，并认为其三维立体网是细胞核网状骨架结构的基础部分，在酶的作用下参与了细胞 DNA 的复制、转录及 RNA 加工处理和调控基因表达，与肿瘤的发生发展过程密切相关。NMP-22 是细胞有丝分裂装置蛋白的亚单位，哺乳动物的各种组织细胞中都可发现核基质蛋白。NMP-22 是一种尿路肿瘤潜在的肿瘤标志物。只有泌尿系统上皮肿瘤才会引起尿液中 NMP-22 升高，其有明显的组织特异性及肿瘤相关性。健康成人尿液中 NMP-22 的水平极低，膀胱肿瘤细胞的坏死、脱落，可引起尿液中 NMP-22 含量增高。正常情况下，NMP-22 保障核有丝分裂期间的染色体正确并均等分配到子代细胞中，但当细胞发生恶变时，恶性肿瘤细胞核中的遗传物质无法在有丝分裂末期完成正常分配，这时会急剧大量合成核内有丝分裂装置蛋白（nuclear mitotic apparatus protein，NuMA），作为 NuMA 亚单位的 NMP-22 的水平也会相应升高，大量肿瘤细胞凋亡后经细胞核释放，以可溶性复合物或片段的形式存在于尿液中，尿中 NMP-22 含量比正常成人增高 25 倍，尿中 NMP-22 的浓度与血清中 NMP-22 水平没有相关性，能在一定程度上反映膀胱癌的预后，以 10U/ml 为临界值。NMP-22 检测膀胱癌具有极高的敏感度（68%～100%），特异度达 78.5%，有些疾病如炎症、结石、良性前列腺增生会影响其检测。FDA 推荐将 NMP-22 作为潜在的或手术切除后的临床观察指标，但要排除由泌尿感染、尿石症、良性前列腺增生、近期留置尿管及接受器械检查等因素引起的尿液 NMP-22 升高。

7. 膀胱肿瘤抗原（bladder tumor antigen，BTA）　　BTA 还可以称为补体因子 H 相关蛋白。其先后经历了 3 代发展：Bard BTA、BTA stat 和 BTA trak。其中 BTA stat 是临床研究最多的膀胱癌标志物之一。正常膀胱上皮细胞不表达 BTA。膀胱肿瘤在基底膜表面生长，分泌的基底蛋白与基底膜表面的蛋白受体结合，复合物释放的蛋白水解酶破坏基底膜，穿破基底膜进入膀胱内，含基底膜的这些碎片聚集形成高分子复合物 BTA。BTA 诊断膀胱癌的敏感度约为 68%、特异度约为 74%，其敏感度明显高于 UBC，但特异度明显低于 UBC。某些良性疾病如尿路炎症、泌尿系结石等可增加尿路上皮细胞的脱落，使 BTA stat 浓度明显升高，造成结果假阳性，故尿常规检查应避开炎症期及亚硝酸盐。某些非尿路上皮泌尿系统恶性肿瘤如肾癌和前列腺癌等也可能通过肾小球滤过使尿液中 BTA stat 浓度升高。关于 BTA 与膀胱肿瘤生物学行为的关系，目前观点不一致，BTA 检测尚不能取代传统的尿细胞学检查，也不可单独用于膀胱肿瘤的诊断，可作为膀胱镜检查的重要辅助手段，适当减少膀胱镜检查的次数。

8. 透明质酸（hyaluronic acid，HA）　　也称玻尿酸，1940 年美国哥伦比亚大学眼科教授 Meyer 等首先将该物质从牛眼玻璃体中分离出来。HA 是一种酸性黏多糖，在与水分子结合以后可以形成黏弹性很高的物质，由 β-1,4-葡糖醛酸和 β-1,3-乙酰氨基葡萄糖结合的双糖重复单元构成。分子质为 10～10000kDa。HA 广泛存在人体内的皮肤和结缔组织中，参与人体的多种生理功能，如胚胎形成、细胞迁移增殖、炎症反应、组织再生等。HA 在肿瘤生成过程中在细胞表面形成保护层，使得肿瘤细胞免受宿主的免疫监控，还参与肿瘤转移和侵袭及促进血管生成，促进血管生成主要是通过促进内皮细胞有丝分裂实现。肿瘤患者 HA 升高是由于癌细胞增殖导致 HA 合成增加；如果癌细胞突破基底膜浸润到周围结缔组织也可导致 HA 释放。膀胱肿瘤在突破基底膜侵袭过程中释放的透明质酸酶分解 HA，分解产物随尿排出，导致尿 HA 水平升高。所以检测尿液 HA 的含量对膀胱癌的诊断有一定的辅助作用。

9. 膀胱特异性核基质蛋白-4（bladder cancer specific antigen-4，BLCA-4） 1996 年，Getzenberg 等发现了 9 种膀胱核基质蛋白，其中 6 种——BLCA-1、BLCA-2、BLCA-3、BLCA-4、BLCA-5、BLCA-6 只存在于膀胱癌组织中，而在正常膀胱组织中不表达。BLCA-4 是其中研究最早且研究较多的膀胱癌特异标志物，体内含量也较多。BLCA-4 是 ETS 转录因子家族中的重要成员之一，ETS 转录因子参与细胞凋亡、血管生成、癌变及局部扩散和转移。BLCA-4 诊断膀胱癌的敏感度为 96.4%，特异度达 100%，可作为膀胱癌特异的标志物。优点是尿液 BLCA-4 检测不受泌尿系其他疾病如泌尿系结石、泌尿系感染、前列腺增生等的影响，可用于正常人群膀胱癌的筛查。

10. 存活蛋白（Survivin） 1997 年 Altieri 等发现了 Survivin，Survivin 是继 Bcl-2 之后发现的凋亡抑制蛋白。Survivin 的分布具有明显的选择性，主要位于胚胎及分化未成熟的组织中，除在成人胸腺、生殖腺中仅有微量表达外，所有分化成熟的组织如外周血细胞、淋巴结、骨骼肌、肝、胰、脾、肾、肺、脑及心脏组织中均无表达。Survivin 虽然在正常组织中很少表达，但在多种肿瘤如乳腺癌、结肠癌、胰腺癌、前列腺癌、神经母细胞瘤、黑色素瘤和非霍奇金淋巴瘤等中过度表达。肿瘤细胞脱落到尿液并释放 Survivin，这时在患者的尿液中就可以检测到。Survivin 阳性与膀胱癌分级和分期显著相关，而在复发和进展方面无明显关系。

11. 血清铁蛋白（serum ferritin，SF） 1965 年由 Richter 等从恶性肿瘤细胞株中分离出来，是一种分子量约为 460kDa 的水溶性铁储存蛋白，由 24 个非共价键连接成亚单位，亚单位分为 H 和 L 两大类。胎儿和癌组织以 H 型多见，因此 H 型亚基被认为是一种具有癌胚蛋白特性的标志物。SF 参与细胞内代谢、细胞增殖和免疫调控，分布于全身各组织和体液中，主要存在于脾脏、肝脏和骨髓，是机体内铁贮存的主要形式，同时在机体需要时提供铁。正常人血清中含有微量的 SF。造成患者 SF 增高的原因主要是 SF 合成增加或者是清除减少如肺癌、急性白血病、肝癌、结肠癌、霍奇金淋巴瘤、乳腺癌和胰腺癌等。肝脏含铁量是体内贮存铁的 1/3，同时肝脏需要代谢清除血循环中的 SF，所以发生肝病时清除不完全可造成 SF 升高。肝癌患者 SF 升高一方面是由于肝癌细胞能合成和分泌铁蛋白，另一方面是由于肝细胞坏死，清除血循环中铁蛋白的能力降低，两个因素都可导致患者 SF 升高。因此 SF 被作为肿瘤标志物，但在临床中的特异性还没得到认同，在良性疾病如色素沉着、心肌梗死、肝炎、肝硬化时 SF 也会升高，可能是由于肝细胞坏死，贮存在肝细胞中的铁蛋白入血。SF 的特异性不足，所以单一 SF 增高不能作为诊断肿瘤的依据，常与其他肿瘤标志物或影像学诊断相结合。76% 的原发性肝癌患者血清铁水平升高，SF 与 AFP 联合检测可明显提高诊断的准确率。在 AFP 测定值较低的情况下，SF 的检测可作为补充参考。

12. β_2-微球蛋白（β_2-microglobulin，β_2-MG） 1968 年由美国学者 Berggard 和 Bearn 从肾脏病患者的尿液中分离出的一种物质。β_2-MG 是人体白细胞抗原的一个 β 轻链，由淋

巴细胞、血小板、多形核白细胞等正常的有核细胞合成的一种分子量仅为 11.8kDa 的低分子质量球蛋白，系由 100 个氨基酸残基组成的单链多肽，广泛存在于脑脊液、血液、唾液、尿液及初乳中，表达于大多数有核细胞表面。由于电泳时在 β_2M 区带显示，所以被命名为 β_2-MG。β_2-MG 的合成及释放量相对恒定，常以游离单体的形式存在于体液中，由于分子量小，可以很容易从肾小球滤过，几乎完全被近曲小管重吸收，转运至溶酶体完全分解，从有核细胞脱落进入血循环，导致血 β_2-MG 浓度增高，故尿中含量极微。肿瘤细胞可使 β_2-MG 合成增加，或肾小球滤过率下降时，血和尿中的 β_2-MG 水平均发生变化，故尿液 β_2-MG 是反映肾小球滤过功能减退或肾小管损害的一个常用标志物。多种恶性肿瘤如慢性淋巴细胞性白血病、淋巴瘤、肝癌、胃癌、多发性骨髓瘤发生时会产生 β_2-MG，血液中 β_2-MG 水平升高，可作为病情发展的监控指标。另外，β_2-MG 水平还可用于骨髓瘤患者分期。诊断时应排除由于某些炎症性疾病如急慢性肾盂肾炎、肾小管炎症或肾小球滤过功能减低所致的血清 β_2-MG 升高。另外，免疫性疾病如类风湿关节炎、系统性红斑狼疮等患者血清中 β_2-MG 水平升高。

13. α_1-微球蛋白（α_1-microglobulin，α_1-MG） 由肝脏和淋巴细胞合成，是一种分子量约为 33kDa 的低分子量糖蛋白。编码 α_1-MG 的基因位于第 9 号染色体长臂。α_1-MG 由具有 182 个氨基酸残基的多肽链组成，为一种疏水配体结合蛋白，属于 Lipocatin 超家族成员，广泛存在于人体各种体液及淋巴细胞膜表面。血液中 α_1-MG 有两种形式：一种是游离型，另一种是与 IgA 结合的结合型。游离型 α_1-MG 可自由通过肾小球滤过膜，但几乎全部被肾小球近曲小管重吸收和代谢，结合型 α_1-MG 不容易通过肾小球滤过膜，所以正常人尿液中可以检测到极少量的游离型 α_1-MG。当肾小球滤过功能受损时，肾小管重吸收和代谢能力降低、淋巴细胞激活或破坏释放，均可导致 α_1-MG 浓度增高。因此，α_1-MG 是评价成人肾小球滤过率的重要标志物之一。在肾病早期，肾小球发生轻微变化时，血清 α_1-MG 会有明显改变，由此认为 α_1-MG 反映肾小球滤过功能的敏感度和特异度优于 β_2-MG。一方面由于 α_1-MG 不受尿液 pH 的影响，α_1-MG 的稳定性较 β_2-MG 好，在室温下保存 4d 仍能保留 86.4%活性。另一方面 α_1-MG 在尿中的含量高于 β_2-MG，能提高测定的准确度，且操作方法简便、容易重复，是判断肾近端小管损害比较理想的标志物。尿液 α_1-MG 的浓度与病情严重程度呈正相关，临床上将 α_1-MG 值作为判断何时进行透析治疗及治疗后肾功能检测的指标。

14. 铜蓝蛋白（ceruloplasmin，CP） 是一种急性时相反应蛋白，是由肝脏合成的含铜的 α_2-糖蛋白，具有氧化酶活性，主要作用是将铜从肝脏运输到各组织，血清中 90%与铜结合运输，其余 10%与白蛋白（albumin，ALB）结合，还可以调节血浆铁离子水平、消除超氧阴离子，促进细胞生长和血管生成。其抗氧化剂作用可影响神经递质的合成并介导神经元的损伤。结核、硅肺、白血病及霍奇金淋巴瘤患者的血清 CP 均升高。

15. BJP 1994 年，Matsuura 等发现 BJP 能够水解人工合成的酰胺底物，具有酰胺裂解活性（裂解—CO—NH—键）。BJP 是单克隆免疫球蛋白（Ig）游离的轻链，分子量为 22.5kDa，由 213～216 个氨基酸组成，轻链分为 κ 型和 λ 型。BJP 分子小，可通过肾脏由尿液排出。正常人每天约合成 500mg 轻链，除了与重链形成完整的 Ig 分子外，大约 40%是游离状态。多发性骨髓瘤是浆细胞增殖形成的恶性肿瘤，骨髓中浆细胞克隆性增殖并聚集，分泌单克隆的免疫球蛋白或限制性 κ/λ 轻链（M 蛋白），BJP 是多发性骨髓瘤的特征性肿瘤标志物。肾损伤是多发性骨髓瘤患者常见的并发症，发病率为 25%～50%，是多发性骨髓瘤患者死亡的主要原因之一。骨髓瘤分泌的 BJP 可与肾小管中的 T-H 蛋白（Tamm-Horsfall glycoprotein，THP）结合形成 BJP 管型，直接损伤肾小管上皮细胞，最终形成骨髓瘤肾。BJP 偶见于淋巴瘤、白血病和其他恶性肿瘤患者。

16. 甲状腺球蛋白（thyroglobulin，Tg） 是由正常甲状腺组织中甲状腺滤泡上皮细胞合成的大分子糖蛋白，可以促进甲状腺激素的碘化合成，经水解后可生成甲状腺素和三碘甲状腺原氨酸。分子量约为 660kDa。正常人血清 Tg 的浓度为 3～40μg/L。Tg 的生物半衰期为 3～4d。Tg 的浓度主要受以下几个因素影响：甲状腺的大小、甲状腺的损伤程度，如放射线损伤、炎症、活检、外伤及激素如促甲状腺激素（thyroid stimulating hormone，TSH）及甲状腺球蛋白抗体等。在正常生理情况下，甲状腺的体积是影响血清 Tg 水平的最主要因素。甲状腺癌破坏甲状腺组织后，Tg 从甲状腺滤泡内溢入血液，同时肿瘤细胞本身也可产生 Tg，从而导致血 Tg 浓度升高。Tg 是与分化型甲状腺癌(differentiated thyroid carcinoma，DTC）密切相关的肿瘤标志物。甲状腺滤泡破坏、甲状腺功能亢进等良性甲状腺疾病，以及 DTC 细胞增生、转移和有效治疗后短期内被破坏凋亡等，都可导致血清 Tg 升高。Tg 诊断 DTC 复发或转移的敏感度为 88%～97%，特异度可以达到 100%。临床上将 Tg 作为 DTC 手术后和治疗后的主要判断指标，是随访监测 DTC 转移、预测 DTC 复发、选择后续治疗、疗效判断及预后评估的重要指标。甲状腺近全切术后残留甲状腺组织约 2g，血清 Tg 的浓度几乎很难测出，如发现术后血清 Tg 升高，可推断主要来源于复发或转移癌灶。对于进行 ^{131}I 治疗的 DTC，在 TSH 的刺激后（TSH>30mU/L）且无 Tg 抗体存在的前提下，检测 Tg 是判断 DTC 复发或残留的方便可靠的手段之一。良恶性疾病都会破坏甲状腺的正常结构和功能，大多数格雷夫斯病患者血清 Tg 升高，在抗甲状腺肿药物治疗后，患者血清 Tg 下降恢复至正常水平。格雷夫斯病患者经 ^{131}I 治疗后，血清 Tg 开始升高，1～3 个月缓慢升到峰值，随着疾病的缓解，血清 Tg 恢复正常。垂体瘤、普卢默甲亢，以及各种原因导致的甲状腺炎和缺碘患者的血清 Tg 都可升高。由于 hCG 和 TSH 的影响，妊娠后期的孕妇，血清 Tg 明显升高，产后第 1 个月血清 Tg 下降。新生儿在出生后的 1～96h 内血清 Tg 会出现暂时性升高。吸烟可引起血清 Tg 升高。慢性肾功能不全甚至是肾衰竭的患者由于肾脏清除排泄功能障碍，血清 Tg 水平也可升高。

17. 人附睾蛋白 4（human epididymis protein 4，HE4） 又称核心表位蛋白 2（WFD2），属于乳清酸性 4-二硫化中心蛋白家族，具有胰蛋白酶抑制剂的特性。该家族中的蛋白质还包括 SLPI、Elafn 和 PS20。1991 年德国学者 Kirchhoff 等在人附睾上皮细胞中最早发现 HE4 基因。HE4 是附睾特有的、与精子成熟有关的蛋白质。其基因位于染色体 20q12—q13.1 上，全长约 12kb，含有 8 个半胱氨酸组成的 4 个二硫键核心区域，由 5 个外显子和 4 个内含子组成，编码一个 13kDa 的蛋白质，在其成熟的糖基化形成时，分子量可达 20～25kDa。HE4 是附睾特异性、与生殖相关的蛋白质。后来发现在正常卵巢组织、上呼吸道和胰腺中也有微量表达。卵巢癌和子宫内膜癌患者血清中 HE4 水平升高，HE4 是卵巢癌相关肿瘤标志物。正常成人血清 HE4<150pmol/L。HE4 在卵巢癌早期诊断中具有一定的优势，对卵巢癌的敏感度约为 72%，特异度约为 95%。CA12-5 是美国临床生化科学院（NACB）推荐的卵巢癌诊断的首选指标，HE4 对卵巢良恶性肿瘤鉴别诊断的价值优于 CA12-5。HE4 及 CA12-5 的分布不同，二者具有互补性。HE4 联合 CA12-5 能最大限度降低漏诊率及误

诊率,增加诊断卵巢癌敏感性,提高对早期卵巢癌检测能力。所以联合检测 HE4 和 CA12-5 多用于盆腔肿瘤和卵巢癌的鉴别诊断。

18. S100 1965 年 Mooer 从牛脑中提取出一种神经系统特异性亚细胞蛋白片段,该蛋白片段能够溶解在 100%中性饱和硫酸铵溶液中,因而称为 S100 蛋白。S100 蛋白是分子量为 10.5kDa 的钙结合蛋白,是由 α、β 亚单位组成的二聚体。N 端的 EF-手型结构是 S100 的特征性结构域。其主要作用是促进细胞增殖和分化、调控细胞周期,通过激活多种酶和调节蛋白之间的相互作用实现。目前 S100 蛋白家族中至少 23 个成员已经被发现,其中 S100A1 和 S100B 属于最早期被研究的成员,主要存在于神经系统的细胞中,尤其是星形胶质细胞和黑色素瘤细胞,其他组织也有微量表达。S100 是黑色素瘤首选肿瘤标志物,恶性黑色素瘤患者,特别是Ⅱ、Ⅲ和Ⅳ期患者血清 S100 浓度的升高提示疾病的进展,连续监测 S100B 不仅可以帮助恶性黑色素瘤的诊断,而且对疾病的经过、预后和复发也有重要的参考价值。但 S100B 对早期恶性黑色素瘤的诊断价值不大,联合组织多肽特异性抗原(tissue polypeptide specific antigen, TPS)检测可提高早期诊断效果。S100 蛋白已经被临床作为中枢神经系统和血管来源损伤早期发现的一个敏感度较高的标志物,在艾滋病、阿尔茨海默病、痴呆相关性唐氏综合征、早老性痴呆及神经系统药物评价等方面发挥着举足轻重的作用。

19. EGFR 原癌基因 c-ErbB-1 的表达产物,是一种跨膜蛋白,广泛分布于哺乳动物几乎所有组织细胞的细胞膜表面,由细胞外的配体结合区、跨膜区和由酪氨酸激酶组成的细胞内区 3 个部分组成。属于酪氨酸激酶生长因子受体家族的成员。该家族还包括与之结构相似的受体酪氨酸激酶蛋白,分别为 HER-2(ErbB-2/neu)、HER-3(ErbB-3)、HER-4(ErbB-4)。其基因位于第 7 号染色体上。胞外区是配体结合的区域,与其结合的配体有表皮生长因子(epidermal growth factor, EGF)、转化生长因子-α(transforming growth factor-α, TGF-α)、B 细胞生长因子(B cell growth factor, BCGF)等。胞内区的酪氨酸激酶活化区域及 ATP 结合位点在调节细胞的生长、增殖及分化中起决定作用。胞外配体与受体结合后可促进 EGFR 同源二聚化或 HER-3/HER-4 异源二聚化,引起胞内酪氨酸残基自身磷酸化,最后活化的受体募集信号复合体并激发下游胞内信号转导通路,包括 PI3K/AKT 通路、STAT 通路和 RAS/RAF/MEK 通路,进而调节肿瘤血管生成,对肿瘤细胞的生长、发育有重要作用,血清检测其胞外段可作为肿瘤标志物检测用于临床。

20. 高尔基体蛋白 73(Golgi protein, GP73) 又称为 Golm1(Golgi membrane protein 1)或 Golm2(Golgi membrane protein 2)。GP73 是 2000 年发现的一种新的高尔基膜蛋白,基因位于第 9 号染色体,长度为 3042bp,在基因内部只含有 1 个开放读码框,长度为 1200bp,转录出 400 个氨基酸产物。因为分子量为 73kDa,所以命名为 GP73。GP73 蛋白富含酸性氨基酸,亲水性较好。GP73 是上皮细胞特异性的跨膜蛋白,GP73 微量表达在肝细胞门管区的胆管上皮细胞。当发生病变时,GP73 从高尔基体释放到细胞内及细胞表面,病毒感染及肝硬化形成假小叶时表达明显上调。GP73 的表达水平与疾病的分期有关,与疾病的分级无关。GP73 诊断原发性肝癌的敏感度为 69%~82%,特异度为 75%~97%。研究发现与 AFP 相比较,GP73 诊断原发性肝癌的敏感性及特异性均较高。GP73 在急、慢性肝脏疾病和肝癌中的表达机制不同。肝脏良性病变及其他转移性肿瘤切除后 GP73 水平无明显变化,手术治疗后的原发性肝癌患者的 GP73 水平会逐渐下降至正常水平,一旦复发,GP73

水平会再次升高，因此 GP73 可用于检测原发性肝癌的复发。GP73 水平与肿瘤体积、组织学类型、分化程度和血管侵犯均无明显关系。

21. 脱-γ-羧基凝血酶原（des-γ-carboxy prothrombin，DCP） 又称维生素 K 缺乏拮抗蛋白-Ⅱ（protein induced by vitamin K absence or antagonist-Ⅱ，PIVKA-Ⅱ）。1984 年 Liebman 首先在肝癌患者中发现 DCP 升高。DCP 是肝脏合成的一种维生素 K 缺乏依赖性凝血蛋白，与正常凝血酶原相比，DCP 的分子结构特点是其 Gla 结构域中的一个或多个 Glu 残基没有被完全羧化成为 Gla，从而失去凝血功能。在维生素 K 的辅助下，其谷氨酸氨基羧化形成 γ 羧基谷氨酸，具有凝血酶活性。当缺乏维生素 K 或摄入维生素 K 拮抗剂的情况下，肝细胞微粒体内维生素 K 依赖性羧化酶的活力下降，导致谷氨酸羧化障碍或羧化不全，从而形成异常的 DCP。在原发性肝癌中，由于癌细胞不能正常合成凝血酶原前体，致使凝血酶原前体羧化不足，从而生成大量的 DCP，但在健康人群血清中无法检测到 DCP，慢性肝炎患者血清 DCP 也为阴性，这也使得 DCP 能够作为原发性肝细胞癌临床诊断的有用指标，且能反映原发性肝细胞癌细胞的侵袭性。根据谷氨酸残基的数目不同，DCP 有多种异构体。DCP 诊断原发性肝细胞癌的敏感度约为 61%，特异度约为 81%。DCP 与肿瘤体积、血管侵犯及门静脉转移关系密切。随着肿瘤体积的增大，DCP 逐渐增高；肿瘤侵犯门静脉或发生肝内转移者 DCP 明显高于未发生门静脉侵犯及肝内转移的患者，一旦侵犯门静脉或发生血管转移，提示已处于肿瘤进展期，预后较差，在原发性肝癌患者中 DCP＞300mAU/ml 的患者的生存率明显低于 DCP＜300mAU/ml 的患者的生存率，借助 DCP 可以判断预后。

（刘　霞）

第四节　糖　类　抗　原

广义的糖蛋白包括两大类，一般把含糖类小于 4% 的糖蛋白称为狭义糖蛋白，把含糖类超过 4% 的糖蛋白称为黏蛋白，细胞膜表面都有大量的糖蛋白，当正常细胞恶变后，细胞表面的糖蛋白发生变异，形成一种和正常细胞不同的特殊抗原，即糖蛋白类抗原。

1. 癌抗原 12-5（cancer antigen 12-5，CA12-5） 1981 年 Bast 等将人卵巢浆液性囊腺癌细胞株 OVCA433 接种到小鼠身上，通过与淋巴细胞杂交，并由单克隆抗体 OC12-5 所识别而获得，所以其相应的抗原被命名为癌抗原 12-5（CA12-5）。CA12-5 是一种分子量约为 200kDa 的黏液性糖蛋白，含 24% 碳水化合物，主要存在女性生殖道上皮细胞表面，属于女性生殖系统肿瘤标志物，包括卵巢上皮癌、子宫内膜癌、宫颈癌、输卵管癌等，是研究最多的上皮性卵巢癌（浆液性）标志物，诊断卵巢癌的敏感度为 80% 左右。CA12-5 与子宫内膜异位症等良性疾病亦相关，所以特异度较低，阳性率为 82.2%，但阴性预测较差。其对胃肠道肿瘤的诊断也有一定的辅助意义。正常成人血清 CA12-5＜35U/ml，一旦升高至正常水平 2 倍以上应引起高度重视。临床上广泛应用于卵巢癌的早期筛查、辅助诊断、评估治疗及判断预后。卵巢癌术后患者临床症状完全缓解，如若血清 CA12-5 水平持续升高，虽然仍在正常范围内，但可预示疾病的复发，与临床或影像学相比，CA12-5 可以早 3～6 个月发现疾病复发。大量资料显示 CA12-5 水平与病情凶险程度相一致，故可用于病情监测和疗效评估。CA12-5 对卵巢癌的敏感性最高，尤其是浆液性癌，而其在黏液性肿瘤中几乎不存在，联合盆腔超声及其他肿瘤标志物可以提高早期筛查的特异度。绝经后妇女如果 CA12-5＞95U/ml，阳性预测值达 95%。卵巢癌患者经过一个化疗周期后，如果 CA12-5 水平能降至原来的 1/10，提示疾病有良好转归；相反持续升高表明预后不佳，CA12-5 是观察疗效、判断预后较敏感的肿瘤标志物。对其他非卵巢恶性肿瘤如乳腺癌、宫颈癌、胰腺癌、肺癌等的诊断也有一定的阳性率。良性妇科疾病如盆腔炎、卵巢囊肿、子宫内膜异位症和早期妊娠也可出现不同程度的血清 CA12-5 含量升高，但阳性率较低。CA12-5 在胃癌中的敏感度为 34.4%、特异度为 90.0%；在大肠癌中的敏感度为 54.1%，特异度为 90.5%。虽然对胃肠道肿瘤的敏感度均不高，但其特异度较高，有一定的临床指导诊断价值。在肝癌患者中 CA12-5 也有一定的表达，其血清阳性率高达 77.17%，是诊断肝癌高敏感度的肿瘤标志物之一。

2. 糖类抗原 19-9（carbohydrate antigen 19-9，CA19-9） 1979 年科学家 Koprowski 等以结肠癌细胞系 SW1116 为免疫原制备成单抗 NS19-9。结构为唾液酸化的 I 型乳糖系岩藻五糖，包括 6 个糖基。分子量为 50kDa。CA19-9 因能与胃癌及胰癌细胞发生特异性结合，故称为胃肠道肿瘤相关抗原。CA19-9 为细胞膜上的一种糖类蛋白，是许多黏膜细胞的组成成分，主要分布于正常人胰腺导管、胆管上皮、肝、肠等处。正常成人血清 CA19-9 小于 37U/ml，当发生肿瘤时，腺癌细胞产生并分泌 CA19-9，经胸导管引流到血液中，导致外周血中 CA19-9 水平的升高。CA19-9 在恶性肿瘤中广泛表达，但并非恶性肿瘤的特异指标。对胰腺癌敏感度最高（65%以上），特异度为 78%～94%，检测患者血清 CA19-9 已作为胰腺癌诊断的首选。胰腺癌患者晚期血清 CA19-9 浓度可达 40U/ml，阳性率为 90%左右。其次为胆管癌、胆囊癌等，阳性率约为 85%，CA19-9 对监测病情和复发有重要意义，但早期诊断价值不大。肝癌的阳性率为 65%。CA19-9 水平与患者手术治疗、放化疗紧密相关。在临床治疗胰腺癌的过程中，术前 CA19-9 水平对判断肿瘤预后有一定的指导意义，多数情况下 CA19-9 水平越低，提示预后越好。在根治性手术后，CA19-9 将在 2～4 周内恢复正常，如若手术不彻底有肿物残留，则往往不能恢复正常水平。对于进展或复发的肿瘤，血清 CA19-9 水平会明显升高，并且会早于临床及影像学表现。胃液或血清中联合检测 CA19-9 和 CEA，可提高诊断的敏感度和特异度。CA19-9 在胃癌诊断中的敏感度为 69.0%，特异度为 52.0%，阳性率约为 40%；在结直肠癌中的敏感度为 38.5%，特异度为 97.5%，阳性率约为 60%，术后 CA19-9 水平有所下降，表明 CA19-9 也可为胃肠道肿瘤患者的术后疗效的判断及监测肿瘤复发提供依据。肝硬化是由各种病因引起的肝脏慢性、弥漫性、进行性病变，肝细胞不断破坏和再生，CA19-9 水平随之上升，但当疾病治疗后好转时，CA19-9 血清值较前明显降低，其中大多数可恢复正常，因对于影像学、病理学检查无支持依据时，我们往往需要动态监测 CA19-9，若 CA19-9 的检测值呈进行性升高，考虑恶性肿瘤可能性大。并且在肝硬化晚期由于肝细胞的大片坏死或存在基因突变，也可使血清 CA19-9 水平升高，因此动态监测 CA19-9 有助于提高肝癌的早期诊断率。其他消化道炎症如急性胰腺炎、胆囊炎、胆汁淤积性胆管炎等，CA19-9 水平也有不同程度的升高。

3. 癌抗原 15-3（cancer antigen 15-3，CA15-3） 为 1984 年 Hilkens 和 Kufu 从人乳腺癌肝转移的肿瘤细胞膜上纯化提取的抗人脂肪球单克隆抗体（115DB）和单克隆抗体（DF3）

中鉴定出来的，故被命名为 CA15-3，是一种分子量为 300～400kDa 的高分子细胞膜黏蛋白（糖蛋白），由 MUC1 基因转录产生，故又称为多肽性上皮黏蛋白。CA15-3 广泛分布在乳腺上皮管腔内，是乳腺癌相关抗原。CA15-3 位于肿瘤细胞表面，当细胞癌变时，细胞膜上蛋白酶和唾液酶活性升高，细胞骨架被破坏，导致细胞表面抗原脱落，进入血循环，使血清 CA15-3 浓度升高。正常人血清 CA15-3 浓度为 22～30μg/mL。CA15-3 是检测乳腺癌的重要抗原，相关性较高，可作为乳腺癌辅助诊断、术后随访和转移复发的首选指标。多年来作为临床主要的乳腺癌标志物，优点是在乳腺癌的检测中敏感性与特异性方面均高于 CEA 和 TPA。30%～50%乳腺癌、80%转移性乳腺癌患者 CA15-3 升高。CA15-3 对早期乳腺癌的敏感度较低，为 20%～50%，晚期略有提升，对转移性乳腺癌的敏感度较高，阳性率可达 60%～80%。患者术后血清 CA15-3 下降速度与预后有关，下降速度快者预后好，反之预后较差，据此有助于判断患者预后。术后随访过程中如 CA15-3＞100U/ml，提示乳腺癌转移或复发的可能。与影像学检测方法相比，CA15-3 可提前数月发现复发及转移。CA15-3 虽然对乳腺癌的检测特异性较高，在判断实验室检测值时，如在临界值应结合影像学检测结果，其次 CA15-3 对蛋白酶和神经酰胺酶较敏感，因此标本应避免微生物污染。CA15-3 对其他恶性肿瘤也有一定的阳性率，如肺癌、胰腺癌、原发性肝癌、结直肠癌、卵巢癌、宫颈癌等。

4. 糖类抗原 242（carbohydrate antigen 242，CA242） 是 1985 年 Lindhoolm 等从人结肠腺癌细胞株 Colo205 单克隆抗体中发现的。在唾液酸化的路易斯抗原黏蛋白上可检测出 CA242 抗原决定簇，而此种唾液酸化的黏蛋白主要存在于胰腺、结肠中。因此 CA242 主要存在于胰腺、胆管和结肠恶性肿瘤细胞中，在正常人体组织及良性疾病中含量很少，是继 CA19-9、CA12-5 之后出现的另一种重要的胰腺癌相关标志物。正常人血清 CA242＜20U/ml。临床上多用于胰腺癌和结肠癌的诊疗分析。与 CA19-9 相比，CA242 的敏感度稍差些，但特异度较好，在一些良性疾病如胰腺炎、慢性肝炎及肝硬化中则很少升高，且 CA242 不易受胆汁淤积或胰管钙化，主胰管狭窄、阻塞，胆管细胞破坏等因素的影响。血清 CA242 水平升高见于 68%～79%的胰腺癌、55%～85%的大肠癌、40%的胃癌，用于这几种肿瘤的辅助诊断，有较好的敏感度和特异度。卵巢癌、肺癌、肝癌患者的血清 CA242 水平也可见轻度升高，临床中常与 CEA、CA19-9 等联合检测追踪病情，可提高早期诊断率。

5. 糖类抗原 50（carbohydrate antigen 50，CA50） 1983 年 Lindholm 等从抗人结直肠癌 Colo205 细胞株的一系列单克隆抗体中筛选出来的一株单克隆抗体，不与骨髓瘤细胞及淋巴细胞反应，所能识别的抗原称为 CA50。CA50 存在于细胞膜，也是一种糖脂抗原，主要成分是唾液酸酯和唾液酸糖蛋白。细胞癌变时，细胞内糖基转化酶失活或胚胎期时活跃的一些转化酶被激活，从而造成细胞表面的糖类分子结构的改变，导致 CA50 脱落，进入血循环后即可成为血清检测对象。正常人血清 CA50＜24U/ml。抗原决定簇存在于神经节苷脂和糖蛋白中，在临床应用中 CA50 同 CA242 类似，都作为胰腺癌和结直肠癌的肿瘤标志物，是最常用的糖类抗原肿瘤标志物，因其广泛存在于胰腺、胆囊、肝脏、胃、肠道、膀胱及子宫，同 CA19-9 相比肿瘤识别谱更广，因此也是一种广谱的肿瘤相关抗原。与 CA19-9 有一定的交叉抗原性，二者联合检测胰腺癌可以提高诊断率。在各类上皮性肿瘤如胆囊癌、肝癌、卵巢癌、胃肠道恶性肿瘤中的阳性率分别约为 94.4%、88%、88%、77%，可为临床提供参考。在一些良性疾病如胰腺炎、结肠炎、肺炎等患者的血清中也可检测到

CA50 的升高，但不会持续很长时间，随着炎症的好转会下降。

6. 糖类抗原 72-4（carbohydrate antigen 72-4，CA72-4）　1981 年由美国学者 Colcher 等通过乳腺癌肝转移的癌细胞膜免疫制备得到的一种肿瘤相关糖蛋白。生物学特性是由 CC49 和 B72-3 两株单克隆抗体识别的 TAG72 抗原。分子量为 400kDa。CA72-4 是一种高分子量的肿瘤相关黏液糖蛋白，是胃肠道肿瘤和卵巢癌相关的肿瘤标志物。血清 CA72-4 检测的阳性率与肿瘤的进展程度呈正相关，肿瘤体积越大浸润越深及淋巴结转移范围越大阳性率越高，可以较好地反映出肿瘤的负荷情况。CA72-4 是目前临床上应用较多的诊断胃癌的最佳肿瘤标志物之一，敏感度为 48%左右，有较高的特异度，可达 95%～100%。同时在结直肠癌的诊断及鉴别诊断中也起重要作用。正常人血清 CA72-4<6.9μg/L。因为 CA72-4 的半衰期较长，达 20d 左右，所以手术后短期内下降不显著。若与 CA19-9 及 CEA 联合检测，可以检测出 70%以上的胃癌。CA72-4 水平与胃癌的 TNM 分期有明显的相关性，Ⅲ～Ⅳ期患者的血清水平明显高于Ⅰ～Ⅱ期，有其他器官转移的晚期胃癌患者 CA72-4 水平在术后可迅速下降至正常。在 70%的复发病例中，CA72-4 浓度首先升高。与其他肿瘤标志物相比 CA72-4 最显著的优点是对于良性疾病的鉴别诊断有极高的特异度，在各种类型的胃良性病变中，阳性率仅为 0.7%。CA72-4 在大肠癌诊断中的敏感度为 34.1%、特异度为 93.4%，虽然敏感度较差，但特异度较好，因此在大肠癌辅助诊断中有一定指导意义。作为生殖系统、消化系统等的主要肿瘤标志物，卵巢癌的检测阳性率为 67%左右、结直肠癌的检测阳性率为 45%左右，胃癌的检测阳性率为 45%左右，乳腺癌的检测阳性率为 41%左右。临床上常用于胃肠道和卵巢恶性肿瘤的辅助诊断。

7. TPS　1957 年由 Bjorklund 等从人体 56 种肿瘤不溶性残余物中经免疫反应筛选出来的一种不含糖和脂肪的蛋白质，是 CK18 片段上与 M3 单克隆抗体结合的抗原表位，称为 M3 抗原决定簇，由 322～340 个氨基酸组成，分子量为 13kDa。正常人血清含量小于 55mU/ml。广泛分布于机体正常组织中，但含量极低，在上皮细胞及上皮源性恶性细胞中大量存在。在细胞周期的间期 DNA 合成期（S 期）和 DNA 合成后期（G_2 期）伴随着蛋白质和 DNA 的合成，在细胞增殖分裂期合成并释放入血液或体液中，因此 TPS 是判断肿瘤细胞分裂增殖指数的一个较为特异的指标，与正在分裂、增殖肿瘤细胞数目有关，联合其他肿瘤标志物常被用于肺癌、前列腺癌、乳腺癌、卵巢癌、肝癌、胰腺癌等的诊断及预后。TPS 不具有组织器官的特异性，在许多肿瘤中含量增高，为一种广谱的肿瘤标志物。TPS 在肿瘤尚未出现肉眼复发或转移时可活跃分裂增殖，在血清中 TPS 的含量与肿瘤体积无关，因此被广泛用于多种癌症患者治疗追踪的临床研究。在转移性乳腺癌患者中血清 TPS 阳性者占 87%，CA15-3 阳性者占 64%，CEA 阳性者占 49%。乳腺癌复发患者中有 85%的患者 TPS 升高，50%的患者 CA15-3 升高。TPS 与 CA15-3 联合应用可提高晚期乳腺癌发生转移的诊断率。在发生骨转移的情况下，TPS 明显增高。骨转移患者的 TPA 和 CEA 比软组织转移患者增高显著。人体内 TPS 主要通过肝脏代谢和肾小球滤过，因此肝、肾功能异常均可造成血清 TPS 升高。妊娠也可引起血清 TPS 升高。

8. 磷脂酰肌醇蛋白聚糖-3（glypican-3，GPC-3）　1997 年 Hsu 等在肝细胞癌患者中发现 GPC-3 高表达。GPC-3 是一种分布在细胞膜表面的硫酸类肝素糖蛋白聚糖，属于磷脂酰肌醇蛋白聚糖家族成员，其基因位于人类染色体 Xq26，基因编码含 580 个氨基酸残基的细胞外糖蛋白，富含半胱氨酸，无跨膜区，但在 C 端、N 端都有一个引导肽样结构，是一种分泌性蛋白。分子量为 66kDa。由核心蛋白和糖胺聚糖侧链组成，其作用机制是其羧基端接近细胞膜的区域含有两个硫酸乙酰肝素糖链，可参与调节多条信号通路，与其细胞分泌的多种细胞因子结合，对细胞生长、分化、肿瘤的形成和侵袭转移都有重要的作用。GPC-3 在正常人和肝炎、肝硬化患者的肝细胞中均不表达，被认为是肝癌早期诊断及鉴别诊断的较好的肿瘤标志物。在 40%～53% 的原发性肝癌患者中发现 GPC-3 高表达，且 GPC-3 阳性患者预后更差。其诊断原发性肝癌的敏感度为 53%，特异度为 77%。在 AFP＜100μg/L 的早期肝癌患者中，约 50% 的患者 GPC-3＞300ng/L。GPC-3 的敏感度高，特别是在 AFP 阴性的患者中其阳性率高，具有判断疗效及术后复发、转移的潜在价值。

（陈永霞）

第五节　酶类标志物

酶类标志物的优点为广泛存在于全身各个系统，应用范围较广，组织破坏后进入血液的酶类标志物的敏感性高；缺点是各个脏器的损伤、炎症和功能的改变都可以引起酶的异常，因此酶类标志物特异性不高。酶类标志物主要用于肿瘤的治疗和预后监测。

1. PSA　1979 年美国学者 Murphy 和 Wang 等首次报道了 PSA。PSA 是由人前列腺上皮细胞合成并分泌至精浆中的一种糖蛋白，由 240 个氨基酸组成的一种丝氨酸蛋白酶，分子量约为 33kDa 的单链糖蛋白。PSA 仅存在于前列腺组织中，所以具有器官特异性，活性主要受雄激素调节，正常男性血清中 PSA 的含量很低，一般小于 4μg/L，但不是特异性肿瘤标志物。正常成人生理情况下前列腺腺体分泌 PSA，然后通过腺体导管进入到精液中，精液中 PSA 的浓度是血清中的几万倍。人体结构中存在组织屏障，可以将前列腺的腺泡导管腔中的 PSA 阻挡进入血液循环系统，但前列腺发生疾病或进行物理检查如直肠后前列腺指诊、良性前列腺增生、前列腺炎、前列腺癌都会不同程度地破坏该屏障，PSA 渗漏到血液，导致血液中 PSA 含量显著增高。尤其是前列腺穿刺时会导致血清 PSA 快速升高，但一般 6 周后恢复至正常水平，因此血清检测应尽量在临床物理及器械检查之前。

PSA 主要用于前列腺癌的诊断、鉴别转移性腺癌的来源、判读预后和疗效，阳性率为 50%～80%。前列腺癌根治术后无瘤状态的金标准是 PSA 水平为零，由于血清中的 PSA 几乎全部是由前列腺上皮细胞产生的，前列腺癌根治术切除了全部的前列腺组织，如果肿瘤被根治，那么血清中的 PSA 会在 1 个月内下降为零。但是 PSA 容易受到多种因素如膀胱结石、尿潴留、导尿等影响，血清 PSA 水平会不同程度地升高。PSA 是临床用于评估前列腺癌术后复发转移和疗效的主要指标。PSA 在血液中以两种形式存在：将可以与 α_1 抗糜蛋白酶（α_1-antichymotrypsin，α_1-ACT）结合的称为结合前列腺特异性抗原（complexed prostate-specific antigen，C-PSA），另一种为游离前列腺特异性抗原（free prostate-specific antigen，F-PSA），C-PSA 含量约为 85%，F-PSA 含量约为 15%。F-PSA/C-PSA 值是鉴别前列腺良恶性疾病的有效指标。F-PSA/C-PSA＞0.25 多为良性疾病，F-PSA/C-PSA＜0.1 高度提示前列腺癌。C-PSA 浓度越高，F-PSA/C-PSA 值越小，前列腺癌可能性越大。但是当癌组织较小时，PSA 无明显改变，临床也一般不用 PSA 来作为前列腺癌的早期筛选指标。

PSA 正常范围上界随年龄上升而增加，40~49 岁为 2.5μg/L、50~59 岁为 3.5μg/L、60~69 岁为 4.5μg/L、70~79 岁为 6.5μg/L，60 岁正常人 PSA 水平升高速率为每年 0.04μg/L，快速增长者可以诊断为恶性肿瘤。处于 A~D₂ 期的 PSA 阳性的前列腺癌患者，PSA 浓度越高恶性程度越高：PSA>50μg/L，大部分患者伴有转移；PSA<20μg/L，很少有骨转移；PSA<10μg/L，几乎无转移。

2. NSE 神经源性细胞糖酵解过程中特异性分泌的一种蛋白酶，同时又兼有烯醇化酶的活性，因此称为神经元特异性烯醇化酶。分子量约为 87kDa。NSE 是神经元、神经内分泌细胞参与糖酵解过程中的关键酶，催化 α-磷酸甘油生成水和烯醇式磷酸丙酮酸，以多种二聚体的形式存在，如 αα、αγ、ββ 等。

NSE 来源于神经外胚层，主要存在于神经元、神经内分泌细胞的细胞质、感觉细胞内，与肿瘤细胞胺类代谢系统和细胞活动有关。当肿瘤细胞糖酵解增强时，可产生大量的乳酸和氧离子，而不利于肿瘤细胞的生长代谢。此时肿瘤细胞主要通过增加细胞膜 Na^+/H^+ 交换蛋白-1，将细胞内的 H^+ 泵出细胞外，细胞外的 Na^+ 泵入细胞内，保持细胞内 pH 的稳定以适应肿瘤细胞的生长代谢。NSE 除了在人脑组织中有一定的含量外，在来源于神经内分泌细胞的肿瘤组织中也存在异常的表达，因此，NSE 也是神经内分泌肿瘤的相对特异性辅助诊断的肿瘤标志物，如小细胞肺癌和神经内分泌肿瘤等，可用于鉴别诊断、病情监测、疗效评估和复发判定。小细胞肺癌因有神经内分泌细胞和胺前体摄取及脱羧（APUD）细胞的特征，可产生大量 NSE，其水平是其他类型肺癌的 5 倍以上，NSE 是近年来小细胞肺癌监测、辅助诊断的首选肿瘤标志物。诊断小细胞肺癌的敏感度为 70% 左右，特异度为 70%~80%，有助于小细胞肺癌与非小细胞肺癌的鉴别诊断。对小细胞肺癌的治疗效果和复发监测也有重要价值。治疗有效时 NSE 浓度逐渐降低至正常水平，复发时血清 NSE 浓度升高较临床出现复发症状早 1~3 个月，有些小细胞肺癌患者化疗后会出现血清 NSE 水平一过性升高，这是由于细胞的崩解导致的，注意不要误认为是疾病复发。NSE 不仅是一种肿瘤标志物，还可以作为中枢神经系统损害的指标及预后指标。正常人和良性疾病患者的平均 NSE 血清浓度为（4.2±1.1）μg/L。一般大于 13μg/L 则认为升高。NSE 的优点是不受性别及年龄的影响。感染性疾病和神经内分泌肿瘤如嗜铬细胞瘤、黑色素瘤、胰岛素瘤、视网膜母细胞瘤、类癌等的血清 NSE 浓度也可升高。某些实验操作也可导致 NSE 升高，如采血后停滞过长或发生溶血，因为 NSE 也可存在于红细胞、浆细胞及血小板中。

3. ALP 1986 年由 Fishman 等发现，是继 AFP 和 CEA 之后发现的胚胎发育期的肿瘤标志物，是在碱性环境（pH 9~10.5）中催化有机磷酸酯水解得到的酶，所以又称为碱性磷酸酶。主要存在于人体肝脏、骨骼、肾脏、小肠及妊娠期的胎盘等组织。它不是单一的酶，而是一组同工酶。分子量为 56kDa。目前已发现有 ALP1~6 共 6 种同工酶。其中 ALP1、ALP2、ALP6 均来自肝脏，ALP3 来自骨骼，ALP4 产生于妊娠期的胎盘组织，ALP5 源于小肠组织，其升高主要见于卵巢癌、胃肠道肿瘤、精原细胞瘤和霍奇金淋巴瘤等。正常人血清 ALP 40~150U/L。ALP 在 pH>7 的条件下将分解成磷酸盐类的物质。儿童 5 岁前、10~18 岁可高于正常人的 4 倍，此时期血中 ALP 浓度快速上升，骨形成速率加快，所以 ALP 可直接反映机体内骨代谢的活性。当骨骼发生病变时，ALP 活性大幅升高，骨内磷酸钙沉积增加时，成骨细胞合成、分泌 B-ALP 增加，因此对骨肿瘤及骨转移瘤的诊断和治疗效果的监测提供了一种更具特异性的血清学指标，尤其是高钙型的肿瘤患者。ALP 主要经肝脏向胆外排泄，当肝内或肝外胆管被结石或肿瘤阻塞时，或者肝细胞变性坏死，胆汁排泄受阻，胆管内压增高时，ALP 反流入血，导致血中 ALP 升高，最常见的是原发性肝癌和继发性肝癌，ALP 的含量升高，是判断肝癌转移较敏感的指标。临床上主要用于骨骼、肝胆系统疾病等的诊断和鉴别诊断。

4. ACP　是在酸性条件下（pH<7）可以水解磷酸酯类的磷酸酶，主要存在于细胞的溶酶体中。ACP 分为 5 种亚型，其中和人体相关的有 ACP1、ACP2、ACP3 和 ACP5。ACP1 存在于肾脏、肝脏、妊娠期的胎盘组织及红细胞内，所以称为红细胞酸性磷酸酶（erythrocyte acid phosphatase，EAP），ACP1 在正常子宫颈鳞状上皮几乎不表达，而在宫颈病变中明显升高，且与疾病的发展呈正相关。ACP2 在遗传性状和化学性质方面完全不同于 ACP1，也称为溶酶体酸性磷酸酶（lysosomal acid phosphatase，LAP），特殊性表现为可以将正磷酸单酯水解为乙醇和磷酸盐。ACP3 在前列腺中含量比其他组织高出 100～1000 倍，具有免疫特异性，最早被认为是前列腺癌的特异性肿瘤标志物，在前列腺癌的早期诊断和疗效评估方面具有指导意义。ACP5 是一种耐酒石酸酸性磷酸酶，它是哺乳动物体内存在的一种糖基化的单金属酶。ACP5 主要存在于破骨细胞中，如果血清 ACP 异常高表达则提示恶性肿瘤发生了骨转移，骨转移是前列腺癌较为特殊的转移途径。溶酶体酶可以通过胞吐也可以通过磷酸化与去磷酸化作用释放 ACP 破坏细胞，促进肿瘤细胞的解离、脱落和浸润，导致 ACP 活性增强发生转移。ACP 可反映细胞增殖活性。成年男性血清中 33%～50% 的 ACP 来自前列腺，而女性血清中 ACP 主要来自血细胞和破骨细胞。75% 已转移的前列腺癌患者血清 ACP 活性升高，可达正常人的 40 倍以上，而未转移的前列腺癌患者血清 ACP 水平可正常或略升高，肿瘤切除后 ACP 值恢复至正常。

5. PAP　是一种非特异的外核苷酸酶，分子量约为 100kDa。PAP 是由两个相同亚基构成的糖蛋白通过非共价结合形成二聚体，构成有活性的酶。在体内有两种存在形式，即分泌型前列腺酸性磷酸酶（secreted prostatic acid phosphatase，s-PAP）和跨膜型前列腺酸性磷酸酶（transmembrane prostatic acid phosphatase，tm-PAP）。tm-PAP 存在于非前列腺组织，如肝脏、神经组织的细胞膜上。tm-PAP 细胞外的 N 端部分与 s-PAP 结构完全相同。s-PAP 由成熟的前列腺上皮细胞合成并分泌，主要分布在精液和尿液中，参与精液的液化与生殖过程，产生和分泌受雄激素的调节，正常情况下血清中含量较低，正常人中参考值<2μg/L。PAP 是男性血清酸性磷酸酶的主要来源，是酸性磷酸酶同工酶之一，在酸性环境中活性最强，是细胞的溶解体和分泌物的正常成分，具有组织特异度。前列腺中 PAP 的活性比其他组织中的高 50～200 倍。1938 年 Gutman 等首次报道前列腺癌患者（尤其是已经发生骨转移的患者）血清中 PAP 浓度显著升高。此后 PAP 和 PSA 一样作为前列腺癌的肿瘤标志物。不仅前列腺癌细胞中的 PAP（内源性 PAP）释放入血，同样转移性前列腺癌患者体内 PAP 也释放入血使得其水平升高，故与 PSA 相比，PAP 可以更准确地反映肿瘤的微转移，另外 PAP 还是转移性雄性激素非依赖型前列腺癌免疫治疗的靶点。PAP 敏感度和特异度均较低，单纯的 PAP 增高应综合考虑其他因素，不适合用于肿瘤的筛查，主要用于前列腺癌的疗效监测。前列腺发生良性疾病如炎症和增生时，PAP 也有一定程度的升高。

6. α-L-岩藻糖苷酶（alpha-L-fucosidase，AFU）　即 α-L-岩藻糖苷水解酶，AFU 是一种溶酶体酸性水解酶，主要催化含岩藻糖基的低聚糖、糖蛋白及糖脂等生物活性大分子物质的分解代谢。血清中 AFU 的分子量为 270～390kDa。广泛存在于人体各种组织及体液中，如胎盘、胎儿组织、肝脏、脑、胰腺、肺、肾纤维细胞溶酶体内，以及血清、尿液、唾液、泪液等，其中以肝、肾等组织活性较高。新生儿 AFU 缺乏可使含岩藻糖基在组织中堆积，导致岩藻糖苷贮积病。这是早期对 AFU 检测的主要目的。方法是检测尿液和血液甚至是组织细胞中的 AFU 协助诊断。1984 年法国学者 Deugnier 等首先在原发性肝癌患者血清中发现 AFU 浓度升高，可能是由于肝细胞合成增加，释放入血，并提出把 AFU 作为诊断原发性肝癌的一种新的肿瘤标志物。其敏感度为 79%～81%，但假阴性率相对较高。血清 AFU 活性动态曲线对判断肝癌疗效、预后、复发有重要的意义，甚至优于 AFP。AFU 主要作为 AFP 浓度较低甚至是阴性的肝癌患者的补充检测手段，除了原发性肝癌，AFU 在女性生殖系统肿瘤如子宫内膜癌、卵巢癌、乳腺癌、其他肝癌、肺癌患者中也可升高，良性疾病肝硬化、慢性肝炎、消化道出血等也会有血清 AFU 轻度升高。

7. 淀粉酶（amylase，AMS）　是一种能将糖类水解的酶，分子量为 5.5～6.0kDa。胰腺有内、外分泌双重功能。AMS 有两种同工酶，分别是胰型和唾液型，主要来自胰腺和唾液腺。除了以上两个来源外，其他腹腔脏器如胃、胆囊、回肠等和女性生殖系统的卵巢、输卵管、乳腺等的提取物中都发现有 AMS 的活性，与胰腺、唾液腺内的含量相比虽然甚少，但当出现病变时，也会引起 AMS 的升高。正常成人血清 AMS 28～100U/L，随机尿液 AMS≤460U/L，24h 尿 AMS≤410U/L。不同部位的 AMS 来源不同，血液中 AMS 来自胰腺和唾液腺，尿液中 AMS 来自血液。生理情况下胰腺分泌的酶大部分进入十二指肠，仅有极少部分进入血液。AMS 主要被单核-巨噬细胞系统代谢，约 1/4 经肾脏排泄。急、慢性胰腺炎甚至胰头癌时，因胰腺部位有严重水肿，外分泌的胰腺管道受阻，致使胰腺外分泌进入血液循环，导致血清、尿液 AMS 同时升高，血清 AMS 升高较早，发病 6～8h 后开始增高，12～24h 达到高峰，2～4d 恢复正常。因此血清 AMS 要早于脂肪酶感知疾病的发生。检测血液中胰腺相关酶的活性，有助于对胰腺疾病的诊断和检测。血清 AMS 是临床常规检测与胰腺疾病相关的重要指标之一。

8. 脂肪酶（lipase，LPS）　是一种水解长链脂肪酸甘油酯的脂肪水解酶，主要由胰腺及周围脂肪组织分泌的共酯酶，具有较高的特异性。分子量为（2～6）×10⁵kDa。作为三酰甘油的水解酶，能催化三酰甘油降解为二酰甘油，最后形成单酰甘油及脂肪酸。脂肪酸是分子量为 47kDa 的糖蛋白。血清中的 LPS 主要来自胰腺，其他组织如胃、小肠黏膜、肺等也可极少量地分泌。LPS 与 AMS 相似，都是鉴别胰腺疾病的重要临床化学指标，临床上作为急性胰腺炎或者慢性胰腺损伤的判断依据，LPS 的敏感性及特异性均优于 AMS。特别是急性胰腺炎的患者，胰腺组织破坏，胰管阻塞，组织脂肪酶进入十二指肠，使得脂肪酶入血，由于脂肪酶在其他组织中含量极少，其他急腹症时 LPS 升高可能性较小，因此其对于急性胰腺炎的诊断具有更高的特异性，一般在发作后 12～24h LPS 的活性升高，24～72h 可达高峰，4～8d 降低。因为 AMS 升高较早，而 LPS 升高较晚，所以联合检测 LPS 及 AMS 可提高胰腺炎诊断的阳性率。

9. γ-谷氨酰转移酶（gamma-glutamyltransferase，GGT） 是一种结合于细胞膜上的糖蛋白，由大、小亚基组成，其中大亚基（重链）由 351 个氨基酸残基组成，与质膜结合，小亚基（轻链）由 189 个氨基酸残基组成。GGT 基因位于人类 22 号染色体上。正常人血清含量为 3～50U/L。广泛分布在人体的肾脏、胰腺、肝脏、脾脏和小肠组织中。参与许多化合物的代谢，如内源性、外源性异物及致瘤剂等。GGT 是体内 γ-谷氨酰循环中的关键酶，催化谷胱甘肽（glutathione，GSH）及其结合物的降解，生成半胱氨酰甘氨酸和 γ-谷氨酰残余物。胚胎期时 GGT 活性最高达到峰值，出生后迅速降低。血清中的 GGT 主要来自肝脏，主要存在于分泌和吸收功能强的细胞膜上，如胆管上皮、肝内小胆管等的细胞边缘，当肝脏发生病变时，该膜的通透性增加，导致新生的 GGT 入血，并以同工酶的形式存在。GGT 在诊断肝脏恶性肿瘤方面有较高的特异性，一方面可能是通过增加氨基酸特别是半胱氨酸的吸收和提高细胞内 GSH 的水平，使细胞获得选择性生长优势；另一方面可能是 GGT 氧化 GSH，产生了一系列自由基，诱导了脂质过氧化和氧化损伤，促进细胞癌变。在原发性肝癌及转移性肝癌中，阳性率均可达到 90%，在肝脏良性病变如病毒性肝炎、脂肪肝等中的假阳性率仅 3%左右。GGT 可与 AFP、AFU 等联合检测，用于原发性肝癌的早期诊断、鉴别诊断、疗效判断。

10. 乳酸脱氢酶（lactate dehydrogenase，LDH） 是细胞内糖酵解过程中一种重要的糖酵解酶，催化丙酮酸为乳酸和氧化 NADH 为 NAD^+。LDH 是一种四聚体酶，有 5 种同工酶，根据 M 亚基（LDHA 基因编码）和 H 亚基（LDHB 基因编码）比例不同分为 LDH1（H4）、LDH2（MH3）、LDH3（M2H2）、LDH4（M3H）、LDH5（M4）。LDH 及其同工酶广泛存在于机体所有组织细胞的细胞质内，尤其是心肌细胞和骨骼肌细胞。当组织或器官发生病变如恶性肿瘤糖酵解加速时，肿瘤细胞坏死，代谢转换率加速，细胞膜通透性增加，肿瘤细胞合成的 LDH 释放入血，引起血清 LDH 水平升高。但是 LDH 容易受多种因素影响，故其检查的特异度不高，临床应用较受限制。LDH 同工酶的发现，很大程度上提高了对恶性肿瘤诊断的特异度。LDH 同工酶较单一检测 LDH 结果价值更大，不同部位有各自特异性的 LDH 同工酶谱。发生癌变时 LDH 同工酶谱发生特异度改变，与恶性肿瘤的反分化即趋向胚胎组织（在胚胎时期主要以 M 亚基为主，随着胚胎的变大，H 亚基增加而 M 亚基减少或消失）的改变一致，M 亚基增加，H 亚基减少。导致血清 LDH 同工酶异常，且 M 亚基的增加与细胞恶性程度平行。在肝脏肿瘤、淋巴瘤、白血病等患者血清中 LDH 升高。

11. 胃蛋白酶原（pepsinogen，PG） 是胃蛋白酶的无活性前体，属于门冬氨酸蛋白酶家族，根据免疫原性不同分为胃蛋白酶原Ⅰ（PGⅠ）、胃蛋白酶原Ⅱ（PGⅡ）两个亚群，其中 PGⅠ主要由胃底腺的主细胞和颈黏液细胞分泌，存在于胃体、胃底；而 PGⅡ除由胃主细胞和颈黏液细胞分泌外，也可由邻近的十二指肠窦和 Brunner 腺上的清除黏液细胞产生。PG 的分子量为 42kDa。大部分 PG 经细胞分泌后直接进入消化道，在胃液的作用下活化成胃蛋白酶，约 1%经胃黏膜毛细血管进入血液中，故可以从血清中检测。PG 的全部来源几乎是胃，所以监测血清中的 PG 浓度能够反映出胃黏膜的功能变化。当胃底体黏膜发生萎缩时，颈黏液细胞和主细胞的数量减少，PGⅠ分泌明显下降，血清 PGⅠ含量下降，一般 PGⅠ浓度＜200ng/ml 对诊断重度萎缩性胃炎的特异度为 70%，敏感度为 80%；萎缩性胃炎伴胃底腺假幽门腺化生时，PGⅡ含量升高。PG 检测只适用于从萎缩性胃炎进展到胃癌的人群，而对无萎缩的胃癌患者不适用。当胃黏膜发生癌变时，致癌因子使干细胞中的 PG 基因突变，失去了分泌 PGⅠ的能力，而 PGⅡ主要在成熟的腺细胞产生，与癌细胞的分化关系不大，故 PGⅡ变化不明显，导致 PGⅠ/PGⅡ值下降。20世纪90年代，日本等国家开始通过测定血清 PG 来进行早期胃癌的筛查并预防干预。在2008年胃癌预防亚太共识意见中，将 PG<70μg/L 和 PGⅠ/PGⅡ值<3 作为胃癌的筛查标准。PGⅠ及 PGⅠ/PGⅡ对于萎缩性胃炎的评判、胃癌的早期筛查和诊断，以及术后疗效的监测都有重要的意义。

12. 肿瘤相关胰蛋白酶原-2（tumor associated trypsinogen-2，TAT-2） 1989年最早由 Koivunen 在卵巢癌的囊液中发现。胰蛋白酶原常见的类型有胰蛋白酶原Ⅰ及胰蛋白酶原Ⅱ两种类型，在疾病的发生发展中胰蛋白酶原Ⅱ较胰蛋白酶原Ⅰ发挥的作用更明显，由于胰蛋白酶原Ⅱ和肿瘤细胞的侵袭有密切关系，所以称为肿瘤相关胰蛋白酶原-2，属于丝氨酸蛋白酶类，分子量为25kDa。TAT-2 主要由胰腺以酶原的形式分泌到胰液中，并且在肠内被肠激酶激活，变成高活性的其他消化酶的激活剂，也可存在于胃肠外组织。TAT-2 是伴随着肿瘤的生长、发展过程产生和分泌的。由于 TAT-2 具有直接消化肿瘤周围的细胞外基质蛋白的作用，可在精氨酸和赖氨酸残基的羧基侧水解肽键，并且它可使丝氨酸和基质金属蛋白酶（matrix metalloproteinase，MMP）活化，再由 MMP 水解肿瘤组织周围的细胞外基质，促进恶性肿瘤的浸润和扩散。TAT-2 也能够激活蛋白酶激活受体-2（PAR-2），PAR-2 出现在不同的肿瘤细胞中，促进肿瘤的生长发育。胰腺癌患者胆汁中存在高浓度的 TAT-2，提示 TAT-2 可能与胰腺癌相关。TAT-2 是一个较广谱的肿瘤标志物，在胃癌、胆管癌、肺癌、前列腺癌和结直肠癌等恶性肿瘤中均有一定的阳性率。

13. 端粒酶（telomerase） 端粒是真核细胞染色体末端重复序列（TTAGGG）结构，由端粒 DNA 和端粒蛋白质构成，在稳定染色体、防止染色体末端融合等方面有着重要作用。端粒 DNA 复制的特点是每次正常细胞 DNA 复制过程中，细胞每分裂1次，染色体的3′端总有一段无法复制的 DNA，染色体3′端将持续丧失50~200bp，随着分裂次数的增加，当端粒缩短至临界长度时将不再保护染色体免受降解或重组，细胞停止分裂，进入静止状态，导致衰老和凋亡，所以端粒被称为正常细胞的"分裂时钟"。端粒酶是一种能延长端粒末端的核糖核酸蛋白酶，主要由端粒酶 RNA（TR）、端粒酶连接蛋白（TEP1）和人端粒酶逆转录酶（human telomerase reverse transcriptase，hTERT）3种成分构成，hTERT 是端粒酶发挥作用的核心部分。端粒酶以自身 RNA 为模板，端粒 DNA 为引物，通过反转录合成端粒 DNA 重复序列（TTAGG）稳定端粒的长度。端粒酶功能失调将影响细胞的生物学行为，包括细胞周期的稳定性、细胞增殖、癌变、凋亡和衰老。正常细胞不具有端粒酶活性，其仅存在于胚胎组织、生殖细胞和少数造血干细胞中。端粒酶的激活是细胞获得永生化及形成恶性肿瘤的一个重要步骤。1994年 Kim 等创立了 TRAP 法（端粒重复扩增方法）检测端粒酶活性，在大多数原发恶性肿瘤细胞及肿瘤衍生细胞中可以检测到端粒酶活性。恶性肿瘤细胞以某种方式激活了端粒酶，使端粒不能达到临界长度，因此细胞不能进入正常的凋亡，这样恶性增殖的肿瘤细胞克隆便形成，此时端粒酶检测阳性。端粒酶作为一种新的肿瘤标志物，与肿瘤的发生发展关系密切，被认为是迄今为止最有特异性和敏感性的肿瘤标志物及抗肿瘤治疗的新靶点。宫颈癌与人乳头瘤病毒（human papilloma virus，HPV）感染及端粒酶的激活紧密相关，宫颈癌中端粒酶阳性者可达70%左右，端粒酶可作为临床检测宫颈癌的一个重要的肿瘤标志物，为宫颈癌的早期发现及对疗效的评定提供参考价值。

（刘　霞）

第六节　激素类标志物

1. pro-GRP　胃泌素释放肽（gastrin releasing peptide，GRP）是 Mcdonald 等于 1978 年在猪的胃组织中分离出的一种羧基末端由 27 个氨基酸组成的肽类物质。GRP 只在正常成人的神经组织及肺的神经内分泌细胞中低表达。GRP 肽链端容易被分解酶裂解迅速降解，在血浆中的半衰期仅为 2min 左右，其活性部分在血液中不稳定，因此临床上一般很难检测。pro-GRP 是 GRP 的前体结构，pro-GRP 根据部分氨基酸的变异可分为三种具有共同 C 端序列（31～98）的分子亚型，pro-GRP 是 GRP 的基因编码产物，可反映 GRP 的表达水平，且可在血浆中稳定表达。具有神经内分泌功能的大细胞肺癌、小细胞肺癌、类癌及甲状腺髓样癌等神经内分泌肿瘤中 pro-GRP 多升高。pro-GRP 目前是临床上应用较多的小细胞肺癌早期诊断的肿瘤标志物，在肺癌和健康人群或良性病变患者血中浓度差异很大，可较敏感地反映病情。GRP 在小细胞肺癌的患者血清中的表达水平较高，小细胞肺癌肿瘤细胞可产生和分泌 GRP，且富含 GRP 受体，低水平 GRP 即可刺激小细胞肺癌细胞合成 DNA，以自分泌的调节方式影响自身肿瘤细胞组织的生长，或与周围细胞膜上相应的 GRP 受体结合促进肿瘤的增殖。因此认为 GRP 是小细胞肺癌的自主生长因子，是小细胞肺癌的重要产物，血 GRP 水平是小细胞肺癌重要的标志物。pro-GRP 对小细胞肺癌的灵敏度为 70%～90%，特异度为 70%～80%，因此用于小细胞肺癌的早期诊断有一定的意义。小细胞肺癌的 I 期、II 期的阳性率分别为 35% 和 50% 左右。pro-GRP 浓度、肿瘤特异度和器官特异度均较 NSE 等其他肺癌相关肿瘤标志物有优势，因此 pro-GRP 是小细胞肺癌早期诊断、鉴别诊断、复发监测及肿瘤转移较理想的肿瘤标志物。正常人血清 pro-GRP 浓度一般为 2～50ng/L，血清浓度大于 50ng/L 则认为升高。在小细胞肺癌患者中 pro-GRP 血清浓度升高明显，可达到（1673.9±706）ng/L。如果 pro-GRP 血清浓度大于 200ng/L，则应高度怀疑小细胞肺癌，其浓度越高，表明病情恶化越严重。肾功能可对血清 pro-GRP 浓度产生比较大的影响，如肾功能衰竭患者的 pro-GRP 血清浓度可高达 310ng/L，但一般仍低于小细胞肺癌患者，因此诊断时也要考虑排除肾小球滤过率降低所出现的血清 pro-GRP 升高的可能。

2. hCG　是胎盘合体滋养层细胞分泌的一种糖蛋白激素，在正常非妊娠情况下，细胞滋养层细胞仅合成少量的 hCG。hCG 由 α 和 β 肽链以非共价键的方式结合，α 亚单位由位于 6 号染色体的单一基因编码，分子量为 22kDa，由 92 个氨基酸组成，在 52 位和 78 位氨基酸的残基上有两个通过 N 键连接的寡糖侧链，分别为双分支型和单分支型。β 亚单位由 145 个氨基酸组成，分子量为 35kDa。其中 α 亚单位结构与卵泡刺激素（follicle-stimulating homone，FSH）、黄体生成素（luteinizing hormone，LH）基本相同；而 β 亚单位具有特异性，在游离状态下无活性，主要与激素及受体结合，与恶性肿瘤的分化、增殖转移及肿瘤微环境和免疫耐受等均有密切关联。hCG 与 LH 的 β 亚单位中 80% 的氨基酸同源，C 端的

28～30 位氨基酸是其特征。α-hCG、β-hCG 主要存在于血液和尿液中。hCG 的主要生理作用是延长孕妇黄体期，保证分泌足够的孕酮维持妊娠；同时还可以降低淋巴细胞对植物血凝素的反应，抑制免疫反应，使胚胎不被母体作为同种异体抗原而排斥。恶性肿瘤细胞表达的异位 hCG 的生物学活性主要取决于 β 亚基，胞嘧啶的甲基化丢失是癌细胞基因激活的原因之一。血清 β-hCG 是目前国际公认的睾丸肿瘤及胎盘和生殖细胞起源的滋养细胞肿瘤中应用最广泛、最重要的肿瘤标志物。70%非精原细胞性睾丸癌患者 β-hCG 升高不明显（常和 AFP 同时升高），10%精原细胞瘤患者 β-hCG 也有升高。滋养层细胞疾病是一组来源于胎盘绒毛滋养层细胞的疾病，包括葡萄胎、侵袭性葡萄胎和绒毛膜癌，常用游离β-hCG 指示。同时检测游离 hCG 和 β-hCG 能够用来鉴别分子疾病和滋养细胞肿瘤。正常参考值：男性血清＜5mU/L，非妊娠妇女＜7mU/L，妊娠妇女孕 6～8 周时为 530～180 000mU/ml，孕 9～12 周时为 10 000～320 000mU/ml，孕 6～9 个月时为 1000～190 000mU/ml，绒毛膜癌早期及葡萄胎时明显高于孕早期水平。葡萄胎时血清游离 β-hCG/hCG 的值最低，绒毛膜癌时最高，是由于游离 β-hCG 与未成熟的滋养层细胞相关。侵袭性葡萄胎及绒毛膜癌患者经过刮宫或化疗后，如果 hCG 下降不明显，提示治疗效果不佳；如果 hCG 先降低又升高，提示复发。同时 hCG 还可用于监测非滋养层细胞恶性肿瘤，如卵巢癌、子宫内膜癌、宫颈癌、乳腺癌等，这些肿瘤均可分泌异位 hCG，患者的血清或尿液中能检测到 hCG 升高。β-hCG 无法穿过血脑屏障，所以脑脊液中一旦出现 β-hCG，并且与血清中的比例超过 1：60，常提示恶性肿瘤发生脑转移。

3. TSH 是腺垂体嗜碱细胞分泌的糖蛋白，由 α 和 β 两个亚单位组成的异二聚体，分子量为 32kDa。α 亚单位含 96 个氨基酸，与 LH、FSH、hCG 的亚单位结构相同，称为共同亚单位；β 亚单位含 110 个氨基酸，主要决定着 TSH 的生物学和免疫学特性。正常人每天分泌 TSH 约 165mU，半衰期为 1h。TSH 经促甲状腺素受体及其偶联的 Gs 和 Gq 蛋白介导，全面促进甲状腺功能活动。TSH 主要功能是刺激甲状腺滤泡细胞生长发育、刺激甲状腺激素的合成分泌。TSH 的分泌主要受下丘脑分泌促甲状腺素释放激素和垂体促甲状腺细胞内 T_3 水平双重调节。促甲状腺素释放激素对腺垂体的刺激作用与血中 T_3、T_4 的反馈抑制作用相互抗衡，决定腺垂体 TSH 的分泌水平，维持外周血中 TSH 的稳态。下丘脑内的生长抑素、多巴胺和一些细胞因子也影响 TSH 的分泌。因此，多种因素均可影响血清 TSH 水平。正常成人血清 TSH 0.4～4.0mU/L，垂体瘤患者血清 TSH 升高。TSH 也可用于原发性和继发性甲状腺功能低下的鉴别诊断。原发性甲状腺功能低下时，血清 TSH 水平升高；而继发性甲状腺功能低下时，血清 TSH 水平降低。当甲状腺发生弥漫性肿大并伴有功能亢进时，血清 TSH 水平明显降低，甚至无法测出。TSH 也是甲状腺癌术后或放疗后的检测指标。

4. 儿茶酚胺类物质（catecholamine，CA） 是结构中都含有儿茶酚的一类物质的总称，是由肾上腺髓质嗜铬细胞中 $β_2$-羟化酶催化合成，属于胺类物质，包括肾上腺素（epinephrine，E）、去甲肾上腺素（norepinephrine，NE）、多巴胺（dopamine，DA）等。体内的 CA 主要来源于肾上腺、心、前列腺等的嗜铬细胞。CA 及其衍生物在嗜铬细胞瘤中明显升高。体内的 CA 代谢速度非常快，主要经尿液排出。因此检测尿液中 CA 的含量是诊断嗜铬细胞瘤的重要依据。变肾上腺素是儿茶酚胺的甲氧化代谢产物，检测尿液中的变肾上腺素浓度可间接地了解儿茶酚胺的分泌情况。

5. 香草基扁桃酸（vanillylmandelic acid，VMA） 是内源性儿茶酚胺肾上腺素和去甲肾上腺素的代谢产物。VMA 主要以游离的形式从尿中排出，能合成儿茶酚胺类的肾上腺髓质的嗜铬细胞及交感神经细胞均含有相同的酶。正常人尿液中 24h VMA 排出量为 4～7mg。神经母细胞瘤可产生大量的多巴胺、去甲肾上腺素、肾上腺素，这些儿茶酚胺不断释放并分解，通过尿液排出，其代谢产物在尿液中浓度明显升高，其中 VMA 较其他代谢产物升高显著，约有 70% 神经母细胞瘤患者的 VMA 水平增高，对于 IV 期神经母细胞瘤患者，VMA 与 3-甲氧基-4-羟基苯乙酸的比值可作为预后评价指标。对于神经母细胞瘤患儿，VMA 是一项重要的诊断指标。VMA 又可作为诊断嗜铬细胞瘤的首选标志物，嗜铬细胞瘤是一种能产生儿茶酚胺的肿瘤，肾上腺髓质是嗜铬细胞瘤最常发生的部位，但其变化不稳定，故宜联合检测 VMA 和变肾上腺素。3-甲氧基-4-羟基苯乙酸是多巴胺的主要代谢产物，对于神经母细胞瘤、儿童交感神经肿瘤，常选用 3-甲氧基-4-羟基苯乙酸作为诊断和随访的一种主要标志物。

6. 促肾上腺皮质激素（adrenocorticotropic hormone，ACTH） 是腺垂体分泌的含 39 个氨基酸的多肽，分子量为 4.5kDa，主要通过与其受体（ACTH-R）结合，激活 cAMP 信号转导通路调节肾上腺皮质类固醇激素的合成。ACTH 分泌具有明显的昼夜节律变化，早晨分泌量高，晚上分泌量低。ACTH-R 作为最小的蛋白偶联受体，具有七次跨膜结构，由 297 个氨基酸组成，属于褪黑素受体超家族（MCR）成员。由 MC1R、MC2R、MC3R、MC4R 和 MC5R 五个亚基组成，MC2R 即 ACTH-R。ACTH 通过与受体结合对下丘脑-垂体-肾上腺轴起着重要的调控作用，主要促进肾上腺皮质细胞内核酸和蛋白质的合成，对肾上腺皮质正常的结构和功能具有支持作用。因肾上腺皮质腺瘤中约 80% 为微腺瘤，影像学 CT 和 MRI 检出率较低，所以临床内分泌学检测血清 ACTH 较为重要。

7. 抗利尿激素（antidiuretic hormone，ADH） 又称血管升压素（vasopressin，VP），是一种多肽激素，生理情况下的主要作用是促进肾对水的重吸收，控制尿排出量。ADH 主要在下丘脑的视上核和室旁核合成，储存于神经垂体。ADH 的分泌受血浆晶体渗透压、血容量和血压变化的调节。ADH 与肾集合管细胞基底膜侧 ADH 受体结合，激活腺苷酸环化酶，使 cAMP 增多，后者激活 cAMP 依赖的 PKA，使其细胞质囊泡中的水通道蛋白磷酸化并嵌入管腔膜，增加对水的重吸收，导致低钠。2001 年有学者报道了抗利尿激素分泌失调综合征（syndrome of inappropriate antidiuretic hormone，SIADH），肺癌、胰腺癌等多种肿瘤均可引起血清 ADH 升高。SIADH 是 ADH 分泌异常增多的一种临床综合征，主要因为癌细胞合成 ADH 及类 ADH 多肽增多，不受正常调控机制的限制而自主释放 ADH，导致肺癌患者血清中 ADH 水平明显升高，可见于 7%～8% 的小细胞肺癌患者。

8. 生长激素（growth hormone，GH） 是一类蛋白质类激素，由腺垂体 α 细胞合成释放，其合成释放主要受下丘脑生长激素释放激素、胰岛素样生长因子-1（insulin-like growth factor 1，IGF-1）的调节，其次还受性别、年龄和昼夜节律的影响，睡眠状态下分泌明显增加。另受血糖、氨基酸、神经、代谢等诸多因素影响，通过血液传输到全身。其分子量为 21.5kDa，由 191 个氨基酸组成，在血液中的半衰期较短，仅 20～30min。正常成人血清 GH 男性<2μg/L，女性<10μg/L。GH 通过生长激素受体和 IGF-1 来发挥促生长作用，并对中间代谢与能量代谢有影响。肝脏是 GH 重要的代谢器官，90% 以上 GH 在肝脏内降解。糖尿病、甲状腺功能亢进或低下、慢性肝病后期及肾功能不全等均可使其代谢率降低。

血清 GH 升高最常见于垂体肿瘤，还可见于非垂体性诱因导致的增高，如肾功能不全、糖尿病、肺部肿瘤等，因此 GH 的检测有利于肾癌、肺癌及垂体瘤的联合诊断。

9. 降钙素（calcitonin） 是由甲状腺滤泡旁细胞合成和分泌的一种单链多肽激素，由 32 个氨基酸组成，分子量为 3.5kDa。与甲状旁腺素及维生素 D 协同调节机体钙磷代谢。它的合成与分泌受多种因素的影响：血液中的二价阳离子钙和镁等可引起血清降钙素浓度升高；胃肠道激素，如胰高血糖素、缩胆囊素和促胃液素等可促使降钙素分泌，其中以促胃液素的作用最强。正常人血清降钙素 10～20mg/L。血液中降钙素的半衰期不足 1h。血清降钙素测定可以作为有无肿瘤残余及复发的标志物，尤其对于甲状腺髓样癌，甲状腺髓样癌是起源于甲状腺滤泡旁细胞的恶性肿瘤，是甲状腺肿瘤中比较少见的一类恶性肿瘤，甲状腺髓样癌的肿瘤细胞和滤泡旁细胞均可合成和分泌降钙素，患者降钙素水平与肿瘤的大小呈正相关。正常成人血清降钙素 <100μg/L，甲状腺髓样癌患者血清降钙素水平通常高于 100ng/L，故降钙素可作为甲状腺髓样癌特异性标志物。对甲状腺结节患者采取血清降钙素检测筛查甲状腺髓样癌的优点如下：几乎所有的患者均伴有血清降钙素的明显升高；通过降钙素筛查选出的患者多处于早期阶段，预后较好，而通过影像学或其他手段等确诊的患者多属于晚期，很多已出现淋巴结侵犯或远处转移，预后较差。术后患者的随访中发现血清降钙素的改变早于临床症状。同时降钙素也可作为家族中的易感性因素用于家属的检测，并对肿瘤的诊断、疗效及有无复发判定有重要的参考价值。血清降钙素增高也可见于小细胞肺癌、乳腺癌等存在高钙血症或异位内分泌综合征的患者。

10. 甲状旁腺素（parathyroid hormone，PTH） 由甲状旁腺主细胞合成和分泌。PTH 是含有 84 个氨基酸的碱性单链多肽类激素。分子量为 9.5kDa。N 端的 34 个氨基酸片段发挥主要的生物学活性。PTH 是最重要的离子动态平衡调节剂。正常人血浆 PTH 浓度呈昼夜节律性改变，清晨 6 时最高，以后逐渐降低，下午 4 时最低，以后又逐渐升高，波动范围为 10～50ng/L。PTH 的半衰期为 20～30min。PTH 的主要作用是升高血钙降低血磷，调节血钙和血磷的稳态。PTH 的合成和分泌主要受甲状旁腺主细胞钙敏感受体调节，其对血钙变化极为敏感。临床上 PTH 可作为一种肿瘤标志物用于辅助诊断甲状腺髓样癌。

（王敏杰）

第七节 基因类标志物

1. HER-2/nue 也称 c-ErbB2，分子量为 185kDa，是继雌激素受体之后第二个乳腺癌预后因子，乳腺癌中常存在该区域的遗传不稳定性。HER-2/nue 表达在人胚胎时期，出生后逐渐下降，仅在极少数正常组织中微量表达。正常生理情况下处于静止状态，当致瘤因素刺激后，结构表达调控失常，被激活并具有活性，使细胞增殖活跃，发生恶变，在人类肿瘤中，HER-2/nue 的分子改变是正常基因产物的过度表达。HER-2/nue 位于人染色体 17q23，20%～40% 的乳腺癌患者中存在 HER-2/nue 扩增，尤其是浸润性乳腺癌。HER-2/nue 属于 EGFR/HER 家族。该家族成员的蛋白质结构由一个细胞外配体结合域、跨膜域和细胞内酪氨酸激酶域组成。HER-2/nue 与患者的预后密切相关，HER-2/nue 异常（包括基因扩增或编码蛋白质过表达）预后更差。HER-2/nue 可检测乳腺癌复发转移及作为治疗效果预测标记，对内分泌治疗、化疗或外科治疗的疗效进行预测，与多种治疗策略密切相关，补充 CA15-3 及 CEA 等标志物在检测肿瘤复发方面的不足。

2. p53 是一个研究较多的抑癌基因，其调控的基因多与细胞周期、肿瘤发生有关。p53 位于人类 17 号染色体，含 11 个外显子，其转录翻译编码的野生型 P53 蛋白由 393 个氨基酸残基组成，包含多个功能域。TF11D 是由 TATA 结合蛋白（TATA binding protein，TBP）和 TBP 结合因子（TBP-associated factor，TAF）结合而成的复合物，P53 蛋白与 TF11D 中的 TAF 结合，作用于下游基因启动子中的 TATA 框，达到转录调控功能。p53 是乳腺癌中常见的突变基因之一，且导致相应蛋白质产物和量的变化。p53 在乳腺癌中阳性率为 20%～60%，临床检测发现乳腺癌患者中 40% 有 p53 突变，9% 的患者血清中有 P53 蛋白增加，p53 与恶性肿瘤组织分级和淋巴结转移有关，是乳腺癌预后的可靠指标之一。

（刘　霞）

第八节　其他类标志物

血管内皮生长因子（vascular endothelial growth factor，VEGF）　是血管内皮细胞特异性的肝素结合生长因子，早期亦称作血管通透因子，可在体内诱导血管生成，是肝素结合活性的同源二聚体多肽，是已发现的促进血管生成效应最强的物质，在肿瘤细胞生长和新生血管建立过程中提供营养，并能促进内皮细胞分裂和血管重建，加速肿瘤新生血管的形成，血清中 VEGF 水平增高为肿瘤的生长、浸润和转移提供重要的诊断依据。可作为原发性肝癌术后肿瘤复发和预后的一个预测指标。

小　　结

肿瘤标志物在恶性肿瘤的诊断过程中只是起到一定的辅助作用，一般都不可能达到最理想的标准，肿瘤标志物在诊断恶性肿瘤方面，最大的问题在于其敏感性、特异性有限，而且物理及化学性状不稳定。由于恶性肿瘤细胞的特性，一种肿瘤细胞可能分泌多种肿瘤标志物，同时一种肿瘤标志物可存在于多种肿瘤细胞中，因而单项检测肿瘤标志物在肿瘤的诊断中意义不大，应多项联合检测。一般肺癌联合检测 CEA、NSE、CYFR21-1、SCCA、TTF-1；肝癌联合检测 AFP、FER、GP73、GPC3、AFU、HSP 等；胰腺癌联合检测 CA19-9、CEA、CA242、CA50、CA12-5、CA72-4；乳腺癌联合检测 CEA、CA12-5、CA15-3、HER-2、ER/PR、BRCA1/2；胃癌联合检测 CEA、CA19-9、CA72-4、PG、MG-Ag；结直肠癌联合检测 CEA、CA19-9、CA50、VEGF、CCSA-2、TPS；前列腺癌联合检测 PSA、PAP、TPS、Survivin、OPN；卵巢癌联合检测 CA12-5、HE4、CA72-4、S100、MSLN；睾丸肿瘤联合检测 hCG、AFP、NY-ESO-1；宫颈癌联合检测 SCCA、CA12-5、CA19-9、TPS、CEA；骨髓瘤联合检测 β2-MG、BJP 等；膀胱癌联合检测 TPA、NMP22。

当肿瘤标志物在正常参考范围内，也不能完全排除相关肿瘤，如 AFP 的阳性率为 80% 左右，意味着 20% 左右的原发性肝癌患者的 AFP 是阴性。因此，肿瘤的诊断不能单独依靠肿瘤标志物的检测。动态检测的意义大于单次结果。肿瘤标志物在肿瘤的早期诊断和治疗上仍有一定的指导意义，也是一个良好的术后监测及随访指标。但是到目前为止，真正理想的肿瘤标志物并不存在，有的肿瘤标志物虽然具有很高的特异度，但是敏感度又不够，如 PSA 作为前列腺癌的肿瘤标志物，具有高特异度，但敏感度却不高。肿瘤标志物在临床的应用有筛查、辅助诊断、预测治疗疗效及预后等。影响肿瘤标志物特异度及敏感度的因素有药物、吸烟、炎症、物理检测、妊娠等，出现阳性结果应综合考虑排除以上因素。

（刘　霞）

参 考 文 献

李凤巧，2013. PSA、CYFRA21-1、CA153、CEA 的联合检测在乳腺癌中的临床价值[J]. 医学理论与实践，26（2）：156-157.

李淑群，陈谦，喻亚群，等，2011. 肝细胞肝癌组织中 GP73 的表达变化[J]. 山东医药，51（2）：60-61.

李志刚，黄桂林，2012. 青年乳腺癌 VEGF-C 和 VEGFR-3 的表达及其与临床病理关系的研究[J]. 临床和实验医学杂志，11（11）：821-822，824.

连小兰，2014. 促甲状腺激素相关性甲状腺疾病[J]. 中国实用内科杂志，34（4）：325-327.

闫红霞，2012. 联合检测淀粉酶和脂肪酶对急性胰腺炎患者的诊断价值[J]. 中国现代医药杂志，14（9）：110-111.

Cao H，You D，Lan Z，et al，2018. Prognostic value of serum and tissue HE4 expression in ovarian cancer：a systematic review with meta-analysis of 90 studies[J]. Expert Rev Mol Diagn，18（4）：371-383.

Chen J T，Kotani K，2016. Serum γ-glutamyltranspeptidase and oxidative stress in subjectively healthy women：an association with menopausal stages[J]. Aging Clin Exp Res，28（4）：619-624.

Feng C C，Wu Z，Jiang H W，et al，2012. Urinary BLCA-4 level is useful to detect upper urinary tract urothelial cell carcinoma[J]. Actas Urol Esp，36（10）：597-602.

Fico A，Maina F，Dono R，2011. Fine-tuning of cell signaling by glypicans[J]. Cell Mol Life Sci，68（6）：923-929.

Giovanella L，Clark P M，Chiovato L，et al，2014. Thyroglobulin measurement using highly sensitive assays in patients with differentiated thyroid cancer：a clinical position paper[J]. Eur J Endocrinol，171（2）：R33-46.

Hamada K，Zhang T，Desaki J，et al，2010. Carrier cell-mediated cell lysis of squamous cell carcinoma cells by squamous cell carcinoma antigen 1 promoter-driven oncolytic adenovirus[J]. J Gene Med，12（6）：545-554.

Haruyama Y，Kataoka H，2016. Glypican-3 is a prognostic factor and an immunotherapeutic target in hepatocellular carcinoma[J]. World J Gastroenterol，22（1）：275-283.

Hu B，Tian X，Sun J，et al，2013. Evaluation of individual and combined applications of serum biomarkers for diagnosis of hepatocellular carcinoma：a meta-analysis[J]. Int J Mol Sci，14（12）：23559-23580.

Hu J S，Wu D W，Liang S，et al，2010. GP73, a resident Golgi glycoprotein, is sensibility and specificity for hepatocellular carcinoma of diagnosis in a hepatitis B-endemic Asian population[J]. Med Oncol，27（2）：339-345.

Huy N V Q，Van Khoa V，Tam L M，et al，2018. Standard and optimal cut-off values of serum ca-125, HE4 and ROMA in preoperative prediction of ovarian cancer in Vietnam[J]. Gynecol Oncol Rep，25：110-114.

Innao P，Pothisuwan M，Pengsa P，et al，2016. Does human epididymis protein 4(HE4)have a role in prediction of recurrent epithelial ovarian cancer[J]. Asian Pac J Cancer Prev，17（9）：4483-4486.

Jayaprakash P，Dong H，Zou M，et al，2015. Hsp90α and Hsp90β together operate a hypoxia and nutrient paucity stress-response mechanism during wound healing[J]. J Cell Sci，128（8）：1475-1480.

Jego G，Hazoume A，Seigneuric R，et al，2013. Targeting heat shock proteins in cancer[J]. Cancer Lett，332（2）：275-285.

Komatsu T，Oizumi Y，Kunieda E，et al，2011. Definitive chemoradiotherapy of limited-disease small cell lung cancer：retrospective analysis of new predictive factors affecting treatment results[J]. Oncol Lett，2（5）：855-860.

Kucera R，Topolcan O，Fiala O，et al，2016. The role of TPS and TPA in the diagnostics of distant metastases[J]. Anticancer Res，36（2）：773-776.

Lee M，Chang M Y，Yoo H，et al，2016. Clinical significance of CA12-5 level after the first cycle of chemotherapy on survival of patients with advanced ovarian cancer[J]. Yonsei Med J，57（3）：580-587.

Lv X L，Zhu Y，Liu J W，et al，2016. The application value of the detection of the level of tissue polypeptide antigen，ovarian cancer antigen X1，cathepsin L and CA12-5 on the diagnosis of epithelial ovarian cancer[J]. Eur Rev Med Pharmacol Sci，20（24）：5113-5116.

Matsue K，Fujiwara H，Iwama K I，et al，2010. Reversal of dialysis-dependent renal failure in patients with advanced multiple myeloma：single institutional experiences over 8 years[J]. Ann Hematol，89（3）：291-297.

Scaletta G，Plotti F，Luvero D，et al，2017. The role of novel biomarker HE4 in the diagnosis，prognosis and follow-up of ovarian cancer：a systematic review[J]. Expert Rev Anticancer Ther，17（9）：827-839.

Shimwell N J，Wei W，Wilson S，et al，2010. Assessment of novel combinations of biomarkers for the detection of colorectal cancer[J]. Cancer Biomark，7（3）：123-132.

Shinohara S，Kikuchi M，Suehiro A，et al，2015. Characteristics and prognosis of patients with thyroglobulin-positive and radioactive iodine whole-body scan-negative differentiated thyroid carcinoma[J]. Jpn J Clin Oncol，45（5）：427-432.

Tsai P L，Su W J，Leung W H，et al，2016. Neutrophil-lymphocyte ratio and CEA level as prognostic and predictive factors in colorectal cancer：a systematic review and meta-analysis[J]. J Cancer Res Ther，12（2）：582-589.

Usoro N I，Omabbe M C，Usoro C A O，et al，2010. Calcium，inorganic phosphates，alkaline and acid phosphatase activities in breast cancer patients in Calabar，Nigeria[J]. Afr Health Sci，10（1）：9-13.

Yikilmaz T N，Dirim A，Ayva E S，et al，2016. Clinical use of tumor markers for the detection and prognosis of bladder carcinoma：a comparison of CD44，cytokeratin 20 and surviving[J]. Urol J，13（3）：2677-2683.

第三章　常见肿瘤分子诊断标志物研究进展

第一节　消化系统
一、胃　癌

胃癌起源于胃部黏膜上皮细胞,可侵犯胃壁的不同部位,是消化系统常见的恶性肿瘤。在我国,胃癌的病死率排在各大恶性肿瘤的第二位,居所有消化系统肿瘤的第一位。胃癌发病有明显的地域性差异,在我国西北、东部地区胃癌发病率明显高于南方地区,男性女性发病率之比为 2∶1。*CA：A Cancer Journal for Clinicians* 发布的 2015 年全美癌症统计显示胃癌新发病例 24 590 例;男性 15 540 例,女性 9050 例;死亡人数 10 720 例,男性 6500例,女性 4220 例。2015 年中国癌症调查显示,我国 2015 年新发胃癌 679 100 例,其中男性477 700 例,女性 201 400 例;总计死亡 498 000 例,其中男性 339 300 例,女性 158 700 例。

由于胃癌早期症状不明显或轻微并且缺乏特异性,或症状与其他胃部良性病变类似,常常不能引起人们的重视,因此相当数量的胃癌患者确诊时已到中晚期,错过了最佳治疗时期。我们常在临床上提倡的早发现、早诊断、早治疗,即"三早"原则,对于提高胃癌患者的生存率有着极其重要的作用,这就凸显了寻找胃癌早期诊断和筛查方法的重要性。目前临床传统的胃癌确诊方法为结合典型的临床症状加各种影像学及内镜技术的应用。影像学技术主要包括高分辨率 CT、MRI、PET-CT,内镜技术为胃镜检查病理学镜下活检,其被视为胃癌诊断的"金标准"。但因为上述检查过程操作起来过于烦琐且检查费用高昂,并且对于一些空腔器官检测存在盲区,很难对恶性肿瘤做到早期发现和早期诊断。

1. CEA　是一种酸性糖蛋白,具有胚胎特性的抗原决定簇,在多种恶性肿瘤组织中均可检测出其表达。国内外研究者对其研究较早也较为透彻。一项荟萃研究对包括 14 651 名符合要求的受试者进行荟萃分析,比较 CEA 表达高低对于胃癌患者预后的影响,结果显示具有 CEA 阳性表达的患者较 CEA 阴性患者预后差,表明治疗前 CEA 的表达情况可能是影响胃癌患者预后的一个独立因素。回顾性分析肿瘤标志物 CEA、CA19-9 和 CA72-4与胃癌复发之间的关系,发现在早期胃癌患者中,术后 CEA 的复发敏感度可达到 40.0%,而在进展期胃癌患者中术后 CEA 复发敏感度可达到 100%;此外,多因素分析显示早期胃癌患者术后 CEA 表达水平增加是复发的独立预后因素。

2. VEGF　肿瘤内部及周围血管的生成是肿瘤组织迅速增殖、转移的必要条件。VEGF在浅表性胃炎及慢性萎缩性胃炎中阳性表达,但表达率较低;胃癌患者中 VEGF 阳性率上升显著。

有学者利用免疫组织化学法、高通量组织芯片技术检测上百例胃癌组织及正常对照组织中 VEGF、NRP1 及 CD44 的表达情况,发现上述三者在胃癌组织中的阳性表达率分别为 76.4%、66.7% 及 83.3%,而在正常胃组织中的阳性表达率分别为 15.4%、9.6% 和 21.2%,三者在胃癌中的表达正相关性显著。miRNA-874 的下调可通过调节信号转导及转录激活因子 3（signal transduction and activator of transcription 3，STAT3）促进肿瘤血管生成,抑制体外胃癌细胞系中 miRNA-874 的表达可使 STAT3 和 VEGF-A 蛋白表达显著增强,因此认为 miRNA-874 可以在体内抑制肿瘤生长和血管生成，可作为人类胃癌治疗的靶标，其表达与 STAT3 或 VEGF-A 水平呈负相关。

3. C-X-C 基序趋化因子配体 1（C-X-C motif chemokine ligand 1，CXCL1） 最早在研究黑色素瘤时被发现，是趋化因子家族中的一员，在神经系统中广泛表达，在诸多脑部病变如癫痫、神经退行性病变中作为重要的炎症介质而存在。体外构建 CXCL1 过表达细胞系后发现 CXCL1 在胃癌患者体内阳性表达率为 41.4%，并且可以增加胃癌细胞的迁移能力。体内实验结果表明 CXCL1 可以促进胃癌组织的生长，高表达的 CXCL1 往往预示患者预后不良。利用免疫组织化学法检测发现 CXCL1 在胃癌组织中过表达显著，虽然在健康的胃组织中也有表达，但水平远低于癌组织中。与无淋巴结转移者相比，有淋巴结转移者阳性表达率更高，并且 CXCL1 表达水平与肿瘤分化程度显著相关，因此认为其与胃癌的侵袭、转移能力有关。

4. TPA 广泛分布于机体组织及细胞中，但水平较低，是上皮细胞分解后的沉积物。在恶性肿瘤发生过程中由于异常基因的抑制被消除导致肿瘤细胞的分解破坏加速，进而导致 TPA 水平升高。胃癌患者中其阳性率比 CEA 高，日本已将 TPA、CA72-4 及 CA19-9 作为诊断胃癌的高价值肿瘤标志物，发现随着胃癌临床分期的增高，TPA、CA72-4 和 CA19-9 阳性表达率也逐渐增高，TPA 在 Ⅱ～Ⅳ期胃癌中的阳性率分别为 25.6%、56.4% 和 81.5%，均高于同期胃癌中 CA72-4 和 CA19-9 的阳性率，三者联合检测用于胃癌的早期诊断阳性率达到 75%，临床价值显著。在有关 TPA 与胃癌关系的研究中，有学者应用免疫组织化学法检测上百例包括胃癌与胃炎组织中 TPA 的表达情况，发现 TPA 在 Ⅳ 期胃癌患者中的阳性率达到了 90.9%，随着肿瘤临床分期的增高，TPA 的阳性表达率也随之增高，而在胃炎组织中均未见到 TPA 阳性表达病例，因此认为 TPA 对于胃癌的临床早期诊断和肿瘤分型均有一定的帮助。

5. 肿瘤特异性生长因子（tumor supplied group of factor，TSGF） 为恶性肿瘤及周边相应毛细血管的大量扩增提供了物质基础，能够分泌促进血管生成因子，并随着肿瘤的生长被逐渐释放到外周血液。因其只"服务"于肿瘤组织而对正常组织无促进血管生成的作用，故可以检测其在外周血中的浓度来达到预警恶性肿瘤的目的。检测胃癌患者、胃部良性疾病患者及健康人体内 TSGF、CEA、CA72-4 及 CA19-9 表达变化情况后，发现 TSGF 诊断胃癌受试者操作特征（receiver operator characteristic，ROC）曲线下面积达到 0.839（最佳临界值为 60.7U/ml），CEA、CA72-4 和 CA19-9 的 ROC 曲线下面积分别为 0.833、0.805 和 0.810（最佳临界值分别为 2.36ng/ml、3.06U/ml 和 5.72U/ml），上述四者联合检测对于胃癌的诊断敏感度达到 88.9%，准确度为 90.4%，用于早期胃癌诊断具有明显优势。相类似的研究同样选取了 TSGF、CEA、CA72-4 和 CA19-9 四种标志物，发现上述四者在胃癌组织中的表达水平均显著高于胃部良性疾病患者及健康对照组；TSGF 诊断胃癌的敏感度为 51.0%，特异度为 96.0%，准确度为 64.2%；四者联合检测对于胃癌的诊断敏感度、特异度及准确度分别可达到 90.8%、88.0% 和 89.9%，敏感度及准确度均高于四种肿瘤标志物单独检测的结果。

6. CA72-4 又称胃癌抗原，在胃癌的早期诊断中具有较高的敏感性和特异性，属于黏蛋白类糖类抗原。CA72-4 存在于多种恶性肿瘤组织中，是一种广谱肿瘤标志物。有文献报道 CA72-4 是胃癌中最敏感且特异性较高的标志物，其表达阳性与进展期胃癌、淋巴结转移及远处转移密切相关。有研究发现 CA19-9、CA72-4、CEA 及 AFP 诊断胃癌的阳性率分别为41%、32.6%、24.2%和8.4%，其中CEA在肝转移的胃癌患者中阳性更常见，CA19-9与淋巴结、腹膜等处的转移关系紧密；上述四者血清水平与患者3年累积生存率成反比。在32例行连续手术切除的胃癌患者（包括次全切、全切或姑息性胃切除术）中，发现胃癌患者淋巴结受累情况与外周血和腹腔冲洗液中CA72-4水平较高相关，而外周血CA72-4水平与浆膜侵袭性无明显相关性。

7. CA19-9　是Koprowski等在1979年发现的一种唾液酸化的乳-*N*-岩藻戊糖Ⅱ，首先被用于胰腺癌的诊断，并已被证实具有一定的临床意义。临床上普遍认为CA19-9高于200U/ml提示胃癌已处于中晚期，预后不佳。近年来临床主流研究将CA19-9与CEA结合或CA19-9、CEA与1~2种相关肿瘤标志物结合进行诊断性检测，以期提高检测准确性。

CA19-9与CEA、Ⅰ型胃蛋白酶原（PGⅠ）、Ⅱ型胃蛋白酶原（PGⅡ）及CA72-4结合用于胃癌检测，发现5种肿瘤标志物联合检测对于胃癌敏感度可达到89.4%，特异度达到68.5%，联合检测敏感度高于各单项标志物检测结果。另有研究发现CA19-9与CEA在胃癌患者体内表达水平普遍升高，且二者在有淋巴结转移患者体内表达水平显著升高，往往提示患者预后不良，但与肿瘤的分化程度无显著相关性。

在新辅助化疗的临床实践中，肿瘤标志物是非常重要的。对接受新辅助化疗胃癌患者体内CA19-9、CEA、CA72-4及CA12-5的表达变化情况进行检测及相关统计学分析，发现CA19-9和CA72-4均阳性的患者的中位总生存时间显著低于阴性患者；CEA、CA72-4和CA12-5三种肿瘤标志物在化疗后表达水平均显著降低，特别是在一些疾病控制的患者体内趋势更加显著，因此认为肿瘤标志物水平的变化对于癌症患者化疗的疗效判断有着一定的预测作用。

8. CA242　是经杂交瘤技术免疫小鼠获得的单克隆抗体所能识别的一种黏蛋白糖类抗原，主要表达于胚胎组织。消化道恶性肿瘤患者血清中其表达水平上升明显，而在正常组织中不表达或表达极低。笔者查阅大量文献认为目前CA242结合CA19-9、CEA、CA12-5和AFP是研究较为广泛的胃癌相关肿瘤标志物。徐明星等研究发现CA242与CA19-9、CA72-4、CEA联合检测用于胃癌的诊断敏感度和特异度分别为85%和62.5%，敏感度显著高于应用3项、2项或单项血清肿瘤标志物检测结果。

早些时候，利用包括CA242、CA19-9、NSE及AFP等在内的12种肿瘤标志物组成的检测系统来诊断胃癌，发现该系统对所研究胃癌患者的诊断率为35%；随着胃癌患者临床分期的增高诊断率也逐渐增高，Ⅳ期胃癌患者诊断率最高，达到了47.72%，因此认为该系统对于晚期胃癌的诊断有一定的价值。另有学者同样选取了CA242、CA19-9、CA72-4和CEA，观察四者在胃癌、慢性萎缩性胃炎及正常胃组织中的表达差异性，发现CA242、CA19-9、CA72-4和CEA在胃癌中较非癌组织中显著升高，CA242在Ⅲ、Ⅳ期胃癌中的阳性表达率分别为33.3%、42.9%，而当四者联合时，随着临床分期的增加阳性率同样逐渐上升，检测Ⅳ期胃癌阳性率可达到85.7%，高于Ⅲ期及Ⅰ~Ⅱ期的60.0%和42.9%。

9. MG-Ag　是位于糖链上的一种中性糖脂抗原和胃癌相关糖蛋白抗原组成的抗原决定簇，对胃癌敏感性较高，是一种胃癌的新型肿瘤标志物，可以被鼠源性抗人胃癌单抗MG所识别。目前市场上有将其加工过的试剂盒（MG7-IRMA）并且已经用于临床。通过检测MG-Ag在血清中的浓度，可以预测胃癌的分期，并且在胃癌根治术后血清MG-Ag水平显著降低。对MG-Ag与CEA、CA19-9、CA72-4在胃癌中的水平进行双项联合检测，结果显示 MG-Ag 与 CA72-4 联合检测对胃腺癌和胃恶性淋巴瘤患者的阳性率分别为 74.7% 和 62.5%；胃平滑肌肉瘤患者以 CA72-4 和 CA19-9 联合检测最佳，阳性率为 55.6%；未分化腺癌患者以 MG-Ag 与 CA19-9 联合检测阳性率最高，达 70.6%。对于胃癌的联合诊断，临床上同样有许多不同的组合，并且结果也有相应的差异；研究者也指出，MG-Ag 对于胃腺癌诊断阳性率高达 94.1%，未分化癌中 MG-Ag 同样表达较高，阳性率可达到 88.2%，若应用单项肿瘤标志物检测胃癌应首选 MG-Ag。此外，MG-Ag 与 CA19-9、CA72-4 联合用于胃癌的诊断时其敏感度、特异度及准确度分别可达到 81.3%、95.7% 和 89.5%；单项检测时 MG-Ag 诊断胃癌特异度及准确度均为各项标志物单项检测时最高，分别可达到 92.8%、78.1%。另有研究发现 MG-Ag 诊断胃癌的敏感度较 CEA 与 CA19-9 高，达到了 65.8%，准确度达到了 80.7%，也是三者最高；特异度最高的为 CEA（97.5%）；三者联合诊断胃癌的敏感度、特异度及准确度分别可达到 89.5%、90.0% 及 89.7%，诊断胃癌优势明显，或可成为早期诊断胃癌的一种有效手段。

10. 卷曲同源相关蛋白（recombinant frizzled related protein，FRZB） 是 sFRP 家族中最早发现的一员，其基因定位于染色体 2q31—q33。在胚胎发育方面 FRZB 的研究较多，而在肿瘤方面的研究目前也在逐渐增多。现已知其在结直肠癌、乳腺癌组织中由于其启动子的高度甲基化而低表达。FRZB 作为 Wnt 拮抗剂在发育中禽类的心脏房室（AV）心内膜垫中受限表达，并且可抑制心脏垫层中 Wnt-9a 介导的细胞增殖。

构建 FRZB 表达载体，人为地使 FRZB 过表达后转入 SGC-7901 细胞系后发现胃癌 SGC-7901 细胞系的增殖和侵袭能力显著降低；转染相应小干扰 RNA（small interfering RNA，siRNA）后 SGC-7901 细胞中 MMP-2、MMP-7 及 MMP-9 的表达均降低显著，因此认为 FRZB 对胃癌细胞侵袭能力的抑制是通过负性调控 MMP 来实现的。利用 GO 富集分析、分层聚类及热图展示等方法发现在弥漫型胃癌和肠型胃癌之间共有 4598 个差异表达的基因，FRZB 和 EFEMP1 可作为弥漫型胃癌患者独立的预后因素，而在肠型胃癌中并不能作为预后因素，因此可将 FRZB 和 EFEMP1 作为鉴定胃癌患者亚型的特异性预后因子。

11. 再生基因 4（regenerating family member 4，Reg Ⅳ） 其编码的蛋白属于 Reg 家族的一个分泌型蛋白，其在功能上类似于凝集素、抗凋亡因子。正常情况下 Reg Ⅳ 在消化系统主要表达于胰腺、十二指肠、空回肠等部位，在正常胃组织中不表达或低表达，而在胃癌中的表达明显增加。有学者对 4 个原发性胃癌及 1 个相关的淋巴结转移性胃癌样本进行了基因表达系列分析（serial analysis of gene expression，SAGE），发现了一些可能参与胃癌侵袭和转移的基因；进一步实验发现过表达频率较高的基因（以肿瘤组织/正常组织＞2 为标准）有 COL1A1（78.3%）、CDH17（73.9%）、APOC1（67.4%）等，Reg Ⅳ 也达到了 47.8%，并且经过定量逆转录聚合酶链反应（quantitative reverse transcriptase-mediated PCR，qRT-PCR）分析还发现在 46 个胃癌样本中有 30.4% 的样本显示出了高水平的 Reg Ⅳ 表达，而其在非癌组织中并没有表达。通过 qRT-PCR 检测胃癌组织与匹配的非癌组织中相关 miRNA 的表达，发现 miRNA-24 在胃癌组织中显著下调，并且与肿瘤分化相关；还发现 Reg Ⅳ 是 miRNA-24 的靶标，miRNA-24 可以通过结合其 3'非翻译区来调节 Reg Ⅳ 表达。在研究胃癌及癌旁正常组织中 Reg Ⅳ、CCL7 的表达变化情况时发现 Reg Ⅳ 在胃癌组织中的阳性表达率为 59.72%，CCL7 阳性率为 56.94%，分别显著高于癌旁组织中的 19.44% 和 27.78%；TNM Ⅲ、Ⅳ期胃癌中 Reg Ⅳ 阳性率达到了 84.62%，明显高于 0～Ⅱ

期的45.65%，表达差异显著。CCL7在TNM Ⅲ、Ⅳ期胃癌中阳性率达到了76.92%，同样高于0～Ⅱ期的45.65%，并且与淋巴结转移、浆膜浸润情况等显著相关，认为在胃癌的发生发展过程中Reg Ⅳ与CCL7具有重要的临床预测作用。

12. p53　众所周知，p53基因的突变是多种人类肿瘤最常发生的基因改变。许多研究表明抑癌基因p53的突变与多种消化道肿瘤的发生密切相关，并且是胃癌发生发展的重要影响因素。p53的突变与胃癌细胞的增殖、转移、分化、浸润血管程度及预后等因素显著相关。在研究胃癌中p53与MK-1的表达情况并探究二者与临床病理特征的关系时发现p53在48%的胃癌患者体内过表达。在这20例患者中，15例为管状腺癌，5例为印戒细胞癌，p53过表达的患者中男性居多；MK-1在50%的胃癌患者中阳性表达，在贲门肿瘤、大体积肿瘤（肿瘤直径>3cm）及具有多个淋巴结转移的胃癌患者体内MK-1表达更加普遍，表明二者与胃癌的进展显著相关。此外p53与cerbB-2在胃癌组织中过表达显著，而nm23在胃癌组织中低表达；三者的表达情况与肿瘤的分化程度、TNM分期及生存率等相关。利用免疫组织化学SABC法检测P53蛋白、热休克蛋白60在胃癌中的表达情况时发现二者在胃癌中的阳性率分别为68.9%、81.3%，而在健康胃黏膜中几乎不表达或表达极弱，p53的表达情况与胃癌发生部位、TNM分期等显著相关，但二者表达情况并无显著相关性，因此研究者认为二者可能通过不同的途径参与胃癌的发生发展。

13. 存活蛋白（或称存活素，Survivin）**基因**　Survivin是由Ambrosini等在人类基因组库中筛选克隆出来的，位于染色体17q25，基因全长15kb，含有4个外显子和3个内含子。Survivin基因编码产生一个由142个氨基酸组成的分子量为16kDa的蛋白质，是抑制凋亡基因家族（IAP）的新成员。Survivin是至今发现作用最强的凋亡抑制因子，能抑制各种刺激诱导的细胞凋亡，类似Bcl-2的功能，且有独特的生物学特性，拥有与IAP家族其他分子的同源序列而成为肿瘤基础与临床研究领域的新热点。国内外的很多研究证实Survivin基因在常见的肿瘤组织中均有不同程度的表达，而且检测外周血清发现其表达水平与肿瘤的发生发展关系密切，对临床诊断和判断预后有重要意义。低甲基化的Survivin基因会造成其高表达，而高表达的Survivin基因在体内可以发挥抗凋亡作用，并会使肿瘤细胞避免凋亡，导致肿瘤细胞的异常增殖。有学者为了探究Survivin、p16及Rb基因在胃癌中甲基化的改变，提取上百例胃癌患者外周血样本，利用甲基化特异性PCR检测三者启动子区域甲基化变化情况，发现胃癌病例组Survivin基因甲基化为6%，而健康对照标本中没有发现甲基化，病例组和对照组差异不显著；胃癌组Rb基因启动子区甲基化改变为17.9%，对照组仅为1例；甲基化改变率最高的为p16基因，胃癌组中达到了72.6%，而健康对照组中有1例甲基化改变。因此Survivin和Rb基因甲基化的改变对于胃癌发生的影响需进一步深入研究。

Survivin在胃癌组织中的阳性表达率达到38.7%，明显高于癌旁组织中的14.8%，并且在胃黏膜组织中无阳性表达；进一步的研究表明Survivin与临床分期、淋巴结转移情况并无显著相关性，而与分化程度相关，低分化组胃癌中Survivin阳性率可达到60.0%，而高分化组中仅为27.6%，差异显著。相类似的，有研究发现Survivin与C-myc在胃癌组织中表达阳性率分别为79.17%和70.83%，均高于癌旁组织的8.33%、4.17%，并且与肿瘤的分化程度、TNM分期及淋巴结转移情况显著相关。利用蛋白质印迹法检测胃癌细胞中DEC1、Survivin和Bcl-2的表达水平并通过免疫组织化学法研究DEC1和Survivin表达与胃癌患者预后的关系，观察到低氧诱导的 DEC1 表达可以通过 Survivin 的转录上调使得胃癌细胞免于凋亡；此外，DEC1 与 Survivin 的表达水平与胃癌患者的预后呈负相关性，二者表达水平的增高往往预示胃癌患者预后不良。在 50 例胃腺癌患者体内 Survivin 基因在胃腺癌组织中的阳性率达到了 56%（28 例），而在正常胃黏膜组织中均不表达；进一步研究发现在 Survivin 阳性的胃癌患者体内 Bcl-2 阳性患者达到了 16 例，提示二者在胃癌中表达具有一定的相关性。Survivin 在胃癌中的表达对于胃癌具有一定的预测作用，值得进一步更加深入的探究。

14. 信号转导及转录激活因子（signal transduction and activator of transcription，STAT）是在研究干扰素（interferon，IFN）诱导基因转录时首次发现的一类 DNA 结合蛋白，该家族由 STAT1、STAT2、STAT3、STAT4、STAT5α、STAT5β 及 STAT6 共 7 个成员组成，所有 7 个 STAT 家族成员均由包括 N 端结构域、卷曲螺旋结构域、DNA 结合结构域等在内的 6 个结构域组成。其中 STAT3 表达最为广泛，是 STAT 家族的重要成员，STAT3 蛋白由 750～795 个氨基酸组成，分子量为 89～92kDa，包括三种亚型即 STAT3α、STAT3β、STAT3γ，编码 STAT3 蛋白的基因位于人类 17 号染色体上。

利用免疫组织化学法分析了 311 例手术切除的胃癌样本中的 STAT3 活化及其下游分子如 MMP-9、MMP-10 和 VEGF 等之间的相关性，发现 26.1% 的患者检测出磷酸化的 STAT3（p-STAT3），进一步的下游分子检测过程中发现 STAT3 的激活与 MMP-9 和 MMP-10 表达显著相关，并且和胃癌患者的预后关系密切，无 STAT3 激活的胃癌患者与激活患者相比具有更优的生存指数。另有研究发现 p-STAT 的阳性表达率为 79.2%，而其在相应正常胃黏膜组织中的阳性表达率为 18.2%，p-STAT3 与 Survivin 在低分化、侵及浆膜、有淋巴结转移及临床分期Ⅲ～Ⅳ期的胃癌组中的表达分别高于高中分化、未侵及浆膜、无淋巴结转移及临床分期Ⅰ～Ⅱ期的胃癌组中的表达。

为了探究胃癌组织中 STAT3、Survivin 和 Reg Ⅳ 的表达情况及临床意义，利用免疫组织化学法检测胃癌、癌旁组织及正常胃黏膜组织中上述三者的表达情况，发现 STAT3、Survivin 及 Reg Ⅳ 在胃癌中的阳性率分别为 74.29%、75.71% 和 52.86%，高于癌旁组织中的 14.29%、10.00%、14.29% 和胃黏膜正常组织中的 10.00%、6.67% 和 13.33%；STAT3 表达情况与胃癌组织的分化程度、浸润深度等临床病理参数显著相关，而与患者性别、年龄等无相关性。

15. 视网膜母细胞瘤易感基因（retinoblastoma succeptibility gene，Rb） 与细胞增殖、细胞周期的调节及转录的调控有关。如果 Rb 基因失活，相应细胞周期将会失去调控，原癌基因将会大量增殖，导致肿瘤的发生。在研究 EB 病毒相关胃癌中 Rb 基因与包括 CyclinD1、CDK4 在内的肿瘤标志物的关系时检测发现 EBVaGC 中 Rb 阳性的患者达到了 70%，但未发现 Rb 表达水平与肿瘤的分化程度、肿瘤大小、浸润深度等指标具有相关性。

研究上皮细胞来源的骨膜素（periostin，PN）在胃癌中扮演的生物学功能及其相关分子机制的实验中，研究者发现胃癌组织中的腺周骨膜素较正常胃黏膜显著下调，并且首次证明了上皮细胞衍生的骨膜素可以通过 Rb/E2F1/p14（ARF）/Mdm2 信号通路稳定 P53 和 E-钙黏蛋白，从而在胃癌的发生发展过程中发挥抑癌作用。胃癌中 MCM2 的标记指数平均为 62.14，而 Rb 蛋白标记指数平均为 23.12，Rb 蛋白标记指数在正常胃黏膜组织、非典型增生组织及胃癌组织中逐步下降，但 MCM2 正好相反，二者表达呈负相关；Rb 标记指数、MCM2 标记指数与临床分期、浆膜浸润情况、术后有无复发、有无肝转移等指标均显著相关,Rb 表达的下降及 MCM2 表达的逐步上升常常提示胃癌具有预后不良的发展趋势。

16. 原癌基因 Bcl-2　即 B 细胞淋巴瘤白血病 2 基因,是目前研究得最为深入的凋亡抑制基因之一,蛋白定位于核膜、线粒体膜、粗面内质网等膜性结构上,其存在于染色体 18q21,该基因包含 2 个内含子和 3 个外显子。Bcl-2 家族可划分为三个亚类,分别以 Bcl-2、Bax 和 Bik 为代表。在正常人体内凋亡信号会导致 Bcl-2/Bax 复合体分离,游离的 Bax 与线粒体结合并在其表面形成孔隙,释放出细胞色素 c,从而活化天冬氨酸特异性半胱氨酸蛋白酶 Caspase-3 及 Caspase-9,导致细胞死亡。Bcl-2 有调节钙离子浓度的功能,并与 Bax 结合形成二聚体,活化 ras 等多种信号通路从而参与恶性肿瘤的形成与发展。

总结近几年 Bcl-2 研究成果,结合其他肿瘤相关基因标志物共同研究发病机制和对肿瘤的影响及预后成为主流趋势。利用免疫组织化学及蛋白质印迹法检测 Bcl-2 与 Src、RACK1 在胃癌及癌旁组织中的表达情况,发现在胃癌组织中 Bcl-2 与 Src 表达升高,阳性率分别为 85%、67.5%,明显高于癌旁组织中的 23.75% 和 21.25%,而 RACK1 在胃癌组织中的表达较癌旁组织降低显著;胃癌中 RACK1 表达与 Bcl-2、Src 表达呈负相关,而 Bcl-2 与 Src 表达无明显相关性。为了评估胃癌细胞中 Bcl-2 和 BID 的表达水平与胃癌患者临床病理学参数之间的关系,通过免疫组织化学法检测 88 例胃癌患者中 Bcl-2 和 BID 的表达情况,发现 Bcl-2 在 55.7% 的胃癌患者体内表达阳性,BID 表达阳性的患者达到了 53.6%;Bcl-2 蛋白表达与胃癌的临床分期、Lauren 肠型及局部淋巴结转移情况等临床参数相关。另外 B7-H4 可以下调通过线粒体信号通路诱导人胃癌细胞系 MGC-803 细胞凋亡并通过激活 Caspase-3 和 Caspase-9 改变 Bax/Bcl-2 值,有利于细胞凋亡。

17. miRNA　利用 miRNA 芯片技术检测胃癌组织中 miRNA 的表达情况,发现 miRNA-374b*、miRPlus-E1212、miRNA-338-5p、miRNA-297、miRNA-21、miRNA-135b 和 miRNA-18a 在胃癌中较正常胃黏膜组织表达上调超过 2 倍,而 miRNA-29b-2*、miRNA-1260、miRPlus-E1241、miRNA-S1-5p、miRNA-148a、miRNA-29c、miRNA-647、miRNA-196b* 和 ebv-miRNA-BART5 具有超过 2 倍的表达下调;进一步研究还发现 miRNA-21 在 70.8% 的胃癌组织中表达上调显著,明显高于胃部非癌上皮组织。在研究不同类型胃癌(主要研究的是肠型胃癌及弥漫型胃癌)中 miRNA 的表达情况时发现,miRNA-886-3p 在两种胃癌亚型中表达水平较为接近,均表达增高;miRNA-27a 在肠型胃癌中较弥漫型胃癌中具有更高的表达水平;miRNA-494 及 miRNA-145 在弥漫型胃癌和肠型胃癌中表达水平均下调明显。从 164 例胃癌患者和 127 例年龄、性别匹配的无肿瘤对照组中取出血清样品并对血清样品进行 Solexa 测序、初筛,发现胃癌组中有 19 种 miRNA 表达明显上调,PCR 进一步鉴定了 5 种血清 miRNA,分别为 miRNA-1,miRNA-20a,miRNA-27a,miRNA-34 和 miRNA-423-5p,表达水平与肿瘤的分期有关,并且上述 5 个血清 miRNA 在两组血清样本中的 ROC 曲线下面积分别为 0.879 和 0.831,显著高于 CEA 和 CA19-9。

现已证实包括众多 miRNA 和 lncRNA 在内的 RNA 调节基因表达并且都与癌症进展相关。为了探究 miRNA-141 和 lncRNA-H19 之间的相关性及其在胃癌中的作用,采用 qRT-PCR 检测 H19 和 miRNA-141 在胃癌中的表达,发现 H19 可促进胃癌的增殖、浸润,而 miRNA-141 则具有抑癌作用,二者在胃癌组织中的表达情况相反;进一步的研究发现 H19 具有调节 miRNA-141 靶基因 ZEB1 的功能,使我们更进一步地认识了肿瘤标志物在癌症发生发展过程中的作用。

（1）miRNA-21：位于染色体 17q23 处，是第一个被鉴定出的哺乳动物 miRNA，也是人类肿瘤中最常见、研究最多的 miRNA 之一，在多种恶性肿瘤中表达升高。qRT-PCR检测 46 例胃癌组织和相应正常胃黏膜组织中 miRNA-21 的表达水平发现有 67.4%（31 例）的胃癌患者组织中 miRNA-21 表达水平升高。研究者同时还检测了 200 多例胃癌组织中PDCD4 的表达情况，发现 PDCD4 与 miRNA-21 在胃癌中的表达存在显著的负相关性，而miRNA-21 与 PDCD4 mRNA 的表达无明显相关性，并且还发现 36.4%的胃癌组织中 PDCD4启动子区域具有高甲基化改变。有学者研究发现在组织中高表达的 miRNA-21 与胃癌肿瘤直径和临床分期有关，但高表达或低表达的 miRNA-21 与胃癌患者及健康对照组之间的生存曲线没有显著区别，该发现提示我们血清 miRNA-21 或可作为检测胃癌患者肿瘤负荷的一个实用生物标志物。另有研究发现 miRNA-21 在胃癌组织中较癌旁组织表达水平显著增高，胃癌组织中 miRNA-21 过表达占到 95.6%；胃癌组织与癌旁正常组织比较 miRNA-21表达上调约 5.92 倍，并且发现 miRNA-21 表达水平与淋巴浸润情况显著相关，而与胃癌病理分型、临床分期等临床特征之间并无明显相关性。

（2）miRNA-155：是新近发现的癌基因 B 细胞整合集簇的表达产物，在临床上多种实体恶性肿瘤中表达升高。为了研究 miRNA-21、miRNA-145 及 miRNA-155 在我国胃癌患者体内的表达改变情况，利用逆转录酶 PCR 法检测上述三者的表达情况（以 U6 作为内参照基因），发现 miRNA-21 和 miRNA-155 在检测的胃癌标本中表达水平明显高于配对的非癌组织表达水平，而 miRNA-145 在癌组织和非癌组织中的表达水平差异并不显著。生物信息学分析和荧光素酶报告基因检测发现 miRNA-155 可直接与转化生长因子-β 受体 2（TGF-βR2）mRNA 的 3'-UTR 结合，并且调控 TGF-βR2 发生在蛋白质层面而不是 mRNA水平；进一步研究发现胃癌组织中 miRNA-155 表达上调，并且会抑制 TGF-βR2 的表达，进而促进胃癌细胞 SGC7901 的增殖和迁移，因此 miRNA-155 在胃癌分子层面的调控作用或为胃癌的治疗提供潜在靶点。通过体外细胞转染实验，检测可以当作预测 miRNA-155-5p表达情况的标靶基因 SMAD1、STAT1 及 CAB39 等五个基因在内的表达情况时发现miRNA-155-5p 过表达可显著抑制上述基因在 MKN-45 和 BGC-823 两种胃癌细胞系中的表达，并且 SMAD1、STAT1 和 CAB39 可作为预测 miRNA-155-5p 的标靶蛋白，但需要证明miRNA-155-5p 在胃癌中的明确角色还需要后续大量的实验。此外收集包括 71 例胃癌在内的近 200 例符合条件研究标本，提取外周血 miRNA 并测定 miRNA-155 表达情况，发现胃癌患者血浆中 miRNA-155 表达量明显高于胃炎及健康对照组体内的表达水平，但胃癌患者血浆中 miRNA-155 的表达量与患者的性别、年龄、不同的临床分期、淋巴结转移情况、远处脏器转移情况等相关性并不显著。

（3）miRNA-140：是一种在软骨增生、发育及骨关节炎发生过程中起重要作用的小RNA。最近几年关于 miRNA-140 的研究表明其与一些恶性肿瘤的发生发展有关，但就目前而言，miRNA-140 在胃癌中的表达情况及相应的作用机制还不是很清楚。选取胃癌细胞系 BGC-823、SGC-7901、HGC-27 及正常细胞系 GES-1，检测并比较 miRNA-140 的表达水平后发现 SOX4 是 miRNA-140 的预测靶标，miRNA-140 在胃癌组织和细胞系中表达下调，并且在 HGC-27 中表达水平最低。过表达 miRNA-140 后可抑制 HGC-27 细胞的活力和集落形成能力并导致 G_0/G_1 停滞。相较于正常胃组织，miRNA-140 在胃癌组织中表达水平明显下调，可作为一种抑癌因子；利用 Transwell 实验测定 miRNA-140 表达上调、下调后的细胞系侵袭能力，发现过表达的 miRNA-140 胃癌细胞系侵袭能力显著下降，或可作为胃癌诊断及治疗的新靶点。

（4）miRNA-124：拥有多个靶基因，并且参与调控细胞的生长、分化及凋亡。在多种肿瘤中 miRNA-124 发挥抑癌基因的功能，如膀胱癌、肺癌、乳腺癌和前列腺癌，国外一些学者经过研究已知 miRNA-124 在肝癌及宫颈癌中有低表达趋势。研究显示 miRNA-124 在 MKN-74、MKN-28、MGC-803 等在内的 5 种胃癌细胞系中均较正常细胞系 GES-1 中的表达降低，组织中检测也发现 miRNA-124 在胃腺癌组织中表达下调，有可能是胃黏膜恶性转变的重要证据；其与胃腺癌患者组织学分级、TNM 分期等临床特征密切相关，而与患者的年龄、性别及肿瘤大小无关；具有较低水平 miRNA-124 表达的患者其生存期较高表达患者明显缩短，提示其与胃癌患者的预后也显著相关。有关甲基化方面的研究发现 miRNA-124a DNA 甲基化在胃癌中达到 71.7%，明显高于癌旁组织中的 11.7%，甲基化程度与肿瘤的生长部位、组织学类型并无多大关系，而与肿瘤直径、分化程度等指标显著相关；通过免疫组织化学法检测出胃癌组织中 Rb 蛋白、周期蛋白依赖性激酶 6（cyclin-dependent kinase 6，CDK6）蛋白阳性率分别为 85%、81.7%，miRNA-124a 甲基化程度与 Rb 蛋白、CDK6 蛋白的表达呈正相关。

（5）miRNA-363-3p：是 miRNA-2a 家族的成员之一，可以影响转录水平，已有一些报道证实其在多种类型的肿瘤细胞中发挥重要的作用。目前对于 miRNA-363-3p 较为新颖的研究主要集中在以下几个方面：miRNA-363-3p 相关调控通路参与了肌动蛋白细胞骨架的调控，对于卵巢癌预后有一定的指导作用。miRNA-363-3p、miRNA-200b-3p 与 miRNA-30c-1-3p 是胃肠道间质瘤中 SNAI2 的上游转移相关 miRNA，可通过介导 SNAI2/CDH1 轴在体外促进胃肠道间质瘤的转移。

有关 miRNA-363-3p 在胃癌中的作用机制国内外的相关研究少之又少，检测不同类型胃癌细胞系、组织中 miRNA-363-3p 表达情况，发现除 AGS 外，包括 HGC-27、MGC-803 及 MKN-45 在内的 6 种细胞系中 miRNA-363-3p 均较 GES-1 表达下调明显，与胃癌细胞的分化程度有关；在 HGC-27 细胞系中转染 miRNA-363-3p mimics 后较对照组细胞活力明显受抑且凋亡增加。使用 miRNA-363-3p mimic（一种 miRNA-363-3p 模拟物，使 miRNA-363-3p 在胃癌细胞中人为过表达）并研究其在胃癌体外细胞系中的表达情况及其对于癌细胞侵袭作用的影响，发现 miRNA-363-3p 在胃癌组织中低表达，使 HGC-27 细胞系中的 miRNA-363-3p 过表达后可以显著抑制肿瘤细胞生长、迁移及侵袭的能力。对 miRNA-363-3p 进行大量研究也许能使其成为胃癌新的诊断及治疗靶点，为胃癌的临床治疗提供帮助。

18. lncRNA　利用肿瘤基因组图谱测序分析相关 lncRNA 在胃癌中的差异表达情况，共发现了 61 个胃癌中具有异常表达的 lncRNA（包括 46 个表达上调，15 个表达下调），不同亚型下的 lncRNA 也具有差异性表达；HOTAIR 表达升高较为明显，而与正常胃部组织相比，ANRIL、GAS5 表达并无多大差异；并且鉴定出了 16 个具有预后价值的 lncRNA（AC004870.4、CYP4A22-AS1、CTD-2377D24.6、RP11-10A14.5、RP11-328K4.1、HOXA-AS4、RP11-497G19.1、RP11-1029J19.4 高表达时提示患者预后较好，AP000695.6、AC093850.2、RP11-400N13.3、RP11-148L24.1、RP11-1069G10.1、CTB-113P19.4、RP11-417E7.2、

AC002398.12 高表达时提示患者预后不良）。

另外对包括 3 例胃癌淋巴结转移、1 例正常淋巴结在内的 4 例淋巴结进行 lncRNA 表达分析，以表达变化差异 6 倍者视为差异表达，发现胃癌淋巴结转移中 353 个 lncRNA 表达上调，464 个表达下调；进一步 PCR 检测发现胃癌淋巴结转移中 OR3A4、LOC84740、FCGR1C 及 C21orf96 四种 lncRNA 表达上调显著，其中 C21orf96 上调最为明显，而 MSTO2P、LOC344595、TUG1、TYW3 和 KRT8P10 表达下调显著。众所周知，幽门螺杆菌的感染对于胃癌发生至关重要。在检测幽门螺杆菌感染的胃上皮组织中 lncRNA 表达变化情况的研究中，检测发现 23 个 lncRNA 表达上调明显（XLOC-000461、XLOC-000620、XLOC-000789、XLOC-000877 及 XLOC-000883 等），21 个表达下调显著（XLOC-014388、XLOC-007875、XLOC-009280、XLOC-004122 和 XLOC-002077 等）。

（1）STAT3：有关 STAT3 在胃癌方面的研究较少。利用体外实验探究 STAT3 表达与胃癌病理学方面的关系时，发现较癌旁正常组织，胃癌组织中 STAT3 表达显著增高，表达情况与临床病理分期高低呈正相关；进一步干扰 STAT3 表达后发现 BGC-823 胃癌细胞系增殖、侵袭转移等能力均受到抑制，而当 STAT3 过表达时胃癌细胞的增殖、迁移和侵袭能力明显增强，提示 STAT3 在胃癌的发展过程中具有一定的生物学作用。

（2）胃癌高表达转录物 1（gastric carcinoma high expressed transcript 1，GHET1）：lncRNA-GHET1 在胃癌细胞中表达显著增高，并且表达量与肿瘤直径、肿瘤浸润程度呈正相关，与胃癌患者生存率呈负相关，而与年龄、性别及远处转移等指标并无显著相关性；功能分析试验表明敲减 GHET1 后可显著抑制胃癌细胞的增殖，当 GHET1 过表达时对于胃癌细胞的增殖有促进作用。相类似的，为了探究 GHET1 在胃癌发生发展过程中所起的作用，利用 qRT-PCR 检测 GHET1 在胃癌中的表达情况，发现其较正常胃组织中表达显著增高，并且与胃癌侵袭程度、临床分期呈显著正相关，提示其在胃癌的进展过程中发挥作用。

（3）肝癌高度上调因子（highly upregulated in liver cancer，HULC）：通过 qRT-PCR 检测胃癌患者体内 lncRNA-HULC 所发挥作用的研究过程中，发现该方法在检测胃癌过程中作用可靠，并且发现 HULC 在胃癌组织中显著高于正常胃组织及良性息肉中的表达水平，而后两者表达水平均无显著差异；当选取 1.4525 作为 HULC 诊断胃癌的临界值时，ROC 曲线下面积为 0.888，高于 CEA 及 CA72-4 的 0.694 和 0.514，因此利用 qRT-PCR 检测 lncRNA-HULC 对于胃癌早期预警优势显著。另有学者研究发现 HULC 诊断胃癌 ROC 曲线下的面积为 0.769，体外实验表明过表达的 HULC 促进 SGC-7901 细胞的增殖和侵袭作用显著，进一步的研究发现，其抑制自噬可显著促进 HULC 细胞的过度表达，提示我们 HULC 可能在胃癌的发展过程中具有重要的生物学功能。

二、结 直 肠 癌

结直肠癌在全球范围内已经成为危害全人类的常见恶性肿瘤之一，也是消化系统较为常见的恶性肿瘤，我国结直肠癌发病率占消化道恶性肿瘤疾病的 1/3。其癌变部位可发生在直肠、乙状结肠、横结肠、升结肠、降结肠、盲肠，尤以直肠和乙状结肠在临床最常见。*CA：A Cancer Journal for Clinicians* 发布的 2015 年全美癌症统计显示结直肠癌已经成为消化系统发病第一位的恶性肿瘤，新发病例 93 090 例，其中男性新发病例 45 890 例，女性 47 200 例；死亡 49 700 例，已居于消化系统恶性肿瘤死亡率首位，其中男性 26 100 例，女性 23 600 例；

死亡率与发病率均位于所有恶性肿瘤的第三位（均为 8%）。2015 年中国癌症调查显示我国 2015 年新发结直肠癌病例 376 300 例，其中男性 215 700 例，女性 160 600 例；总计死亡 191 000 例，男性 111 000 例，女性 80 000 例；男性死亡病例中，死亡病例数最多的年龄段为 60～74 岁，达到 90 900 例，其次为 45～59 岁年龄段；就发病例数而言，城市地区的 263 200 例远高于农村地区的 113 100 例，东部地区发病例数 125 600 例，远高于其他地区；就死亡例数而言，城市与农村地区差别较大，城市地区死亡例数为 126 600 例，远高于农村地区的 64 500 例，东部地区死亡例数最高，达到 62 700 例。

结直肠癌发病原因目前尚未明确，但国内外多数学者认为与高脂肪及低纤维饮食习惯及某些肠道疾病如息肉病、血吸虫病、溃疡性结肠炎等有关。大体来说，结直肠癌的病因可分为环境因素与饮食因素。环境因素包括生活环境空气的污染、周围生活环境的改变。饮食因素包括高脂肪及低纤维饮食，多食熏制、腌制食物等均已被证明与大肠癌发病有直接关系。此外，结直肠癌的发病与运动似乎也有着一定的关系，多参加体育锻炼的人群结直肠癌发病率显著低于运动量较小人群。结直肠癌患者早期症状隐匿，一些典型临床表现为腹痛、腹胀、消化不良，进而出现排便习惯改变，便前腹痛，后出现排便性状改变如黏液便或黏液脓性血便；当肿瘤溃烂、出血、毒素吸收后，常出现贫血、低热、乏力、消瘦、水肿等症状。具体来说，左半结肠癌、右半结肠癌及直肠癌表现均有一定差别，如右半结直肠癌主要表现为贫血、腹痛、食欲不振及恶心呕吐，左半结直肠癌主要表现为腹泻、便秘、便血及肠梗阻导致的大便性状改变。直肠癌由于癌变部位较低，主要表现为便血及排便习惯的改变，往往与"痔"相混淆，直肠癌常为"便中混血"，而痔疮多表现为"便后滴血"。此外，还应注意结直肠癌与其他炎症性肠病如克罗恩病、溃疡性结肠炎等的鉴别。

临床对于结直肠癌的诊断依据包括典型临床表现、有无家族史及肠镜诊断，如需进一步明确诊断，可在肠镜检查时进行组织病理活检，进而明确患者是否为结直肠癌。利用肿瘤标志物进行分子诊断对于结直肠癌的早期诊断主要有以下两点优势：①分子诊断因其简便易行，可以避免传统的检查方法如结肠气钡餐双重造影或结肠镜检对患者身心造成的伤害，使患者更易接受；②结直肠癌的形成可能需要 10 年左右的时间，内镜下可辨认的腺瘤发展成具有侵袭性的恶性肿瘤需要 5 年左右的时间，因此相较于传统诊断结直肠癌的方法，分子诊断技术特别是肿瘤分子诊断技术对于结直肠癌的早期诊断更具优势。

1. CEA　早在 1965 年，研究者 Gold 等首次证明 CEA 在结直肠癌中存在，并证明与结直肠癌的发生发展具有显著相关性。1976 年首次发现术前检测结直肠癌患者外周血 CEA 水平与结直肠癌的分期有显著相关性，并且术前测定 CEA 水平具有良好的预后作用。CEA 是目前美国国家综合癌症网络（NCCN）唯一推荐用于结直肠癌肝转移的肿瘤标志物。有研究显示 CEA 表达水平在结直肠癌肝转移患者体内增高显著，与上述理论一致。包括 CEA、CA19-9 在内的 4 种标志物经过新辅助化疗后表达水平可降低显著，并且 CEA 表达水平与结直肠癌肿瘤直径、是否转移有着一定的正相关性。内源性 CEA 对于结直肠癌细胞是否具有影响的研究中发现其可抑制结直肠癌细胞的凋亡并促进转移性肿瘤生长。将 CEA 与人软骨糖蛋白-39、CA72-4 三者联合检测用于结直肠癌的早期临床诊断，发现与对照组比较，结直肠癌患者组上述三种肿瘤标志物水平升高明显，三者联合检测结直肠癌阳性率可达到 86.05%，而对照组仅为 26.92%，因此认为三者联合检测对于结直肠癌的诊断具有很高的价值。有研究为了探究相关血清肿瘤标志物对于消化道恶性肿瘤的检测价值，联合检测 AFP、CEA、CA19-9 及 CA72-4 在各类型消化道恶性肿瘤中的表达，发现四者联合检测可提高消化道肿瘤检测的敏感度；CEA 与 CA19-9、CA72-4 联合检测有助于结直肠癌的早期诊断，诊断阳性率可达 82.9%；CEA 对于消化道恶性肿瘤检测的敏感度从高到低依次为结直肠癌、胰腺癌、胃癌、肝癌，而 CEA 单项用于结直肠癌亚组诊断的敏感度 42.9%，特异度可达到 91.6%。

2. CA19-9　CA19-9 在消化道恶性肿瘤及胰腺癌患者外周血中表达升高明显，对胰腺癌、胆道恶性肿瘤及肠道恶性肿瘤的预后判断、治疗效果观察、转移判断等具有重要的临床意义。将 CEA、CA19-9、CA242 及巨噬细胞抑制因子 MIC-1 联合检测应用在老年结直肠癌患者诊断中时发现老年中晚期结直肠癌患者（Ⅲ+Ⅳ期）中上述 4 种肿瘤标志物水平明显高于早期患者（Ⅰ+Ⅱ期）外周血水平，四项联合检测对结直肠癌诊断的敏感度为 93.47%，特异度为 94.59%；进一步 ROC 曲线分析表明 MIC-1 相较于其他三者具有更好的诊断价值。利用放射免疫分析法及蛋白芯片法检测肿瘤标志物 CA19-9、CEA 的阳性率，发现两种方法 CA19-9 阳性率分别为 31% 和 26%，CEA 分别为 26% 和 38%，因此对于结直肠癌患者临床辅助治疗、判断预后均有帮助。

3. CA50　有研究将 CA50 与 CA19-9 联合检测，探讨其在结直肠癌患者中的临床应用价值，结果发现 CA50 敏感度为 37.5%，特异度 76%；CA19-9 敏感度为 43.75%，特异度 60%；CA50 灵敏度较 CA19-9 有所降低，但特异度高于 CA19-9；二者联合检测以二者均阳性为标准，敏感度为 35%，均低于二者单独检测水平，但特异度可达到 90%。仅一项阳性为标准时敏感度为 45%，特异度为 58%。因此二者各有独特之处，在临床中应灵活应用。在检查手段方面，有学者将多层螺旋 CT 与相关肿瘤标志物 CA50、CA19-9、CA242、CA72-4 联合用于临床早期诊断，若单独用上述肿瘤标志物联合诊断大肠癌阳性率达 93.75%，特异度为 91.25%；肿瘤标志物联合多层螺旋 CT 检查阳性率可达 100%，特异度仍为 91.25%，对于大肠癌的诊断效力有明显提高。

4. VEGF　已证实 VEGF 在包括结直肠癌在内的多种肿瘤的生长、侵袭、转移及预后相关过程中发挥重要作用，并且可抑制其相关通路，一直是肿瘤治疗的热点。通过 RT-PCR 分析上百例结直肠癌标本中 VEGF-C、VEGF-D 的表达情况，发现结直肠癌患者 VEGF-C 阳性表达率为 46.8%，VEGF-D 阳性表达率为 29.5%，二者表达与肿瘤浸润深度、淋巴管受侵及淋巴结转移等因素呈正相关，并且发现 VEGF-C、VEGF-D 阳性表达组患者的生存期明显短于阴性组，因此认为二者可能与结直肠癌患者的预后有关。检测 VEGF 和 Heregulin 在结直肠癌组织中的表达情况，发现二者在结直肠癌组织中的蛋白表达产物高于癌旁及远处正常组织，VEGF 相关基因及其蛋白产物可因 Heregulin 的过表达而上调，二者可共同促进结直肠癌的浸润。另有研究发现结直肠癌患者 VEGF 和 IGF-1 阳性率明显高于对照组，并且术前二者水平均高于术后；IGF-1 和 VEGF 在结直肠癌细胞增殖、迁移等过程中扮演重要角色，患者外周血 IGF-1 和 VEGF 表达水平与结直肠癌的发病密切相关。

5. 前梯度同源蛋白 2（anterior gradient 2，AGR2）　AGR2 是近年来发现的一个与众多腺癌发生、发展相关的基因，作为一个潜在的肿瘤标志物近几年来研究热度逐渐上升。研究表明结直肠癌患者外周血中 AGR2 mRNA 及肠道干细胞标志物 LGR5 升高显著，高表达 AGR2 的结直肠癌患者无进展生存时间有降低趋势，即使在早期肿瘤患者中也是如此，因此认为 AGR2 和 LGR5 表达量增高往往提示结直肠癌患者预后不良。在结直肠癌的死因中，是否具有淋巴结转移是一个很重要的因素，但目前学术界对于大肠癌中淋巴结转移的肿瘤标志物研究成果少之又少。通过对条件培养基及联众细胞株中的上千种蛋白质表达情况的鉴定，发现 AGR2 在结直肠癌细胞株 SW480 及 SW620 中表达具有差异性，认为其是一种差异表达蛋白，在 SW620 中可以检测到 AGR2 更高的表达，而 SW620 由淋巴结转移而来，提醒 AGR2 可能参与结直肠癌的淋巴结转移行为。

6. 低氧诱导因子-1（hypoxia-inducible factor-1，HIF-1）　已有相关研究证明 HIF-1 与结直肠癌细胞的侵袭及转移密切相关，过表达 HIF-1 可以促进 MMP、UPAR 等基因的转录及表达。为了探究 HIF-1 在结直肠癌中的表达及相关临床意义，利用免疫组织化学法和免疫印迹法分析包括正常肠黏膜组织、增生性息肉及癌组织在内的多种组织中 HIF-1α 的表达情况，发现与正常肠黏膜、增生性息肉及低级别腺瘤相比，高级别腺瘤中均有一半的 HIF-1α 过表达；与癌前病变相比，所有接受检测的结直肠癌组织中均观察到显著的细胞核 HIF-1α 过表达，但是其水平与淋巴结转移并无显著相关性。在 HIF-1 与肿瘤血管形成方面的研究中发现其与结直肠癌的侵袭性相关，结直肠癌中 HIF-1α 的阳性率为 69.2%，而在非肿瘤黏膜中阳性率为 43.6%，细胞核及细胞质为主要阳性表达区。

7. 结肠癌特异性抗原-2（colon cancer-specific antigen，CCSA-2）　是近几年新发现的结直肠癌相关血清及组织肿瘤标志物。有研究表明结直肠癌患者术后 7d 外周血中 CCSA-2 水平明显低于术前，复发并转移的患者其水平将会再次升高，并且复发患者外周血水平显著高于未复发患者水平，因此认为 CCSA-2 对结直肠癌的诊断及预后的判断具有重要价值。通过检测上百例结直肠癌血清样本及数量相近的对照样本中 CCSA-2 的变化情况，发现除 CCSA-3 和 CCSA-4 外 CCSA-2 是又一个诊断结直肠癌敏感度、特异度均较高的肿瘤标志物，并且将 10.8μg/ml 定为 CCSA-2 的截止点，在该截止点 CCSA-2 的敏感度和特异度分别为 97.3%、78.4%。我国有学者参考 CCSA-2 的截止点 10.8μg/ml 这一数据测得大肠癌患者中总体敏感度为 95.9%，特异度为 89.5%，ROC 曲线下面积为 0.98；非进展期腺瘤敏感度为 44.4%，进展期腺瘤敏感度可达到 100%，因此 CCSA-2 在区分进展期腺瘤及非进展期腺瘤方面也有一定的帮助。另有学者将 CCSA-2 与 IMP1、P62、Koc 及 PTN 联合检测用于结直肠癌的早期诊断，发现上述 5 种肿瘤标志物在结直肠癌患者外周血中含量高于结肠腺瘤患者和正常人，结直肠癌患者中 TNM 分期越高上述标志物含量也越高；上述标志物与肿瘤组织中的促凋亡基因及促增殖基因的表达具有相关性，MTS1、Caspase-3 及 Bax 在结直肠癌患者体内表达显著低于腺瘤组织，与外周血肿瘤标志物表达呈负相关，而 Bcl-2、Survivin 和 Livin 表达情况与外周血肿瘤标志物表达呈正相关。

8. 组织多肽特异性抗原（tissue polypeptide specific antigen，TPS）　TPS 在临床上对肺癌具有较好的辅助诊断价值。为了研究 TPS 在预测结直肠癌患者复发方面的价值，有研究检测 178 例符合实验要求的患者术前、术后外周血中 CEA 和 TPS 浓度并进行评估，发现利用 TPS 浓度预测复发准确度达到了 80.85%，CEA 监测复发准确度为 89.4%，若将二者其中之一或者全部上升作为复发监测的标准，预测复发准确度可达到 95.74%，二者联合检测对于结直肠癌复发的检测具有重要意义，并且可增加检测结直肠癌复发的敏感度。另有研究联合检测 TPS、CEA 及肿瘤 M2 型丙酮酸激酶（tumor M2-pyruvate kinase，Tumor M2-PK）并探讨联合检测在结直肠癌诊断中的价值，发现联合检测准确度为 94.8%，敏感度为 95.9%，特异度为 93.3%，三项指标均高于 3 种肿瘤标志物单项检测结果；当 TPS 单独用于结直肠癌的诊断时，敏感度可达到 82.4%，特异度为 70.0%，准确度为 76.9%，3 项指标均优于 CEA 和 TumorM2-PK。类似研究表明 CEA+TPS+OPN 阳性率为 97.62%，高于 TPS+OPN 组合的 90.48%、CEA+TPS 组合的 85.71% 及 CEA+OPN 组合的 71.43%，三者联合检测 Youden 指数为 0.71，Kappa 值为 0.75，说明联合检测对提高结直肠癌的检出率效果显著；值得注意的是，TPS 与 OPN 的组合 Youden 指数为 0.71，Kappa 值为 0.71，不亚于 CEA、TPS 与 OPN 的组合。

9. MMP 家族　是一类具有多个亚型的肽链内切酶。研究发现 MMP-7 基因启动子多态性可促进结直肠癌患者肿瘤的恶性增殖、局部浸润和淋巴结转移，但研究者也指出，MMP-7 启动子多态性的临床意义尚未明确，应加入更大的群组研究并进行相应的分析以明确。MT1-MMP 在结直肠癌组织中表达显著高于癌旁组织及正常黏膜部分，MMP-2、MMP-9 基因表达显著低于癌旁组织及正常黏膜部分，并且表达情况与肿瘤浸润深度、静脉入侵情况及肝转移具有显著相关性；因此检测 MMP-2 基因的表达情况被认为是结直肠癌肝转移的一个预测性肿瘤标志物。利用免疫组织化学 SP 法检测发现 SLC12A5 和 MMP-7 在癌旁组织中的阳性率分别为 32.50% 和 27.50%，而在结直肠癌组织中的阳性率可达到 87.50% 和 80.00%，差异显著；二者与癌症肝转移、浸润深度等有关。

10. 程序性死亡蛋白配体-1（programmed death ligand-1，PD-L1）　蛋白质分子在正常组织中几乎不表达或表达量很低，而在一些恶性肿瘤中存在，如肺癌、卵巢癌、结直肠癌、肾癌及黑色素瘤等肿瘤细胞表面。相关前沿研究推测 PD-1/PD-L1 axis 作为一个肿瘤相关免疫检查点表达升高可以使肿瘤细胞具有逃逸免疫应答的能力，帮助肿瘤细胞逃避免疫介导的杀伤进而促进肿瘤细胞的增殖及侵袭转移。目前临床上 PD-1 与其配体 PD-L1 介导的信号途径正成为免疫干预手段之一。NCCN 最新出版的治疗方针表明对于 PD-L1≥50% 且 EGFR/ALK/ROS1 阴性的患者，一线治疗方案可直接选用 PD-1 单抗 Keytruda 治疗。有学者借鉴肿瘤基因组图谱，并以复旦大学附属肿瘤医院患者为样本，研究结直肠癌肿瘤细胞中 PD-L1 和肿瘤浸润淋巴细胞（tumor infiltrating lymphocytes，TILs）中 PD-1 对于结直肠癌早期诊断的价值，发现 PD-1 及 PD-L1 的联合高表达对于结直肠癌患者具有更好的诊断价值，二者通过 X-tile 程序确定的临界值分别为 4.40 和 2.92，当二者表达水平较高时往往提示患者具有较好的总生存期（overall survival，OS）；对于结直肠癌患者来说，TILs-PD-1 及 TCs-PD-L1 与 OS 和无病生存期（disease-free survival，DFS）具有相关性，可作为结直肠癌患者的一个独立的预后要素。

11. 黏蛋白 1（mucin 1，MUC1）　MUC1 分子量大于 200kDa，广泛分布于多种正常黏膜中，是黏蛋白家族中被研究较多的一员。美国国家癌症研究所已将 MUC1 列为 75 种具有肿瘤相关抗原潜能蛋白质的第二位，仅次于 WT1 的 0.81，达到了 0.79。利用免疫组织化学法检测包括 126 例结直肠癌在内的近 150 例组织中两者的表达情况，发现 MUC1 在正常人肠道黏膜组织中并不表达，而在结直肠癌中的阳性率为 42.1%，MUC2 在正常人肠道黏膜组织中阳性率可达到 100%，在结直肠癌中的阳性率为 36.5%；进一步研究发现 MUC1、MUC2 与肿瘤的浸润深度、有无淋巴结转移及 Dukes 分期呈正相关，与肿瘤的分化程度负相关性显著，MUC1 的表达上调或者 MUC2 的表达下调可能参与了结直肠癌的进展过程。

12. 富含丝氨酸/精氨酸的剪接因子（serine/arginine-rich splicing factor，SRSF）　SRSF

作为癌症发展驱动因素的直接作用研究并不十分透彻；分析结直肠癌和肺癌中几种剪接因子的基因拷贝数，发现编码剪接因子 SRSF6 的基因在结直肠癌和肺癌中过表达显著，结直肠癌中 SRSF6 蛋白的基因拷贝数为 37%，远高于 SRSF2、SRSF9 的 17%；敲减 SRSF6 可显著抑制肺癌及结直肠癌肿瘤细胞的致瘤能力；SRSF6 在永生性肺上皮细胞中的过表达可增强肿瘤细胞的增殖能力，避免了化疗诱导的细胞死亡。有一项研究证实 SRSF6 在结直肠癌中高表达显著，并可通过调控紧密蛋白 ZO1 来促进肿瘤的转移。另有研究发现 lncRNA-LINC01133 在结直肠癌中可被 TGF-β 下调，并且可抑制结直肠癌中上皮-间质转化（epithelial-mesenchymal transition，EMT）和转移；SRSF6 与 LINC01133 可直接相互作用，对于结直肠癌中的 EMT 现象及转移具有促进作用。

13. 黑素瘤抗原编码基因（melanoma antigen encoding gene，MAGE）　MAGE 早在 1987 年时即被发现，其在除睾丸以外的大多数正常组织中均表达沉默，而在多种肿瘤性病变中被激活，目前已知 MAGE 家族有 6 个亚家族，共 23 个成员。利用 PCR 法检测结直肠癌患者外周血中 MAGE-A3 mRNA、MAGE-A6 mRNA 及 MAGE-A10 mRNA 的表达，发现与健康组相比，结直肠癌患者 MAGE-A6 mRNA 阳性率达 80.00%，MAGE-A10 mRNA 阳性率为 28.57%，远高于对照组的 13.33% 和 0；男性患者 MAGE-A6 mRNA 表达水平高于女性，且有淋巴结转移的患者水平显著升高。另有研究表明 MAGE-1 mRNA、MAGE-3 mRNA 在结直肠癌组织中有着 18.5% 和 33.9% 的表达率，58.3% 的标本至少有一种抗原基因的表达，而在癌旁正常组织中未见二者表达；MAGE-1 mRNA 启动子去甲基化率为 29.2%，MAGE-3 mRNA 达到 47.7%，因此检测二者的表达及去甲基化率对于结直肠癌的诊断有一定的帮助。

14. 粪便隐血试验（fecal occult blood test，FOBT）　目前临床上最常用的普查方法为联苯胺法，普及率相对较高，早期诊断结直肠癌的敏感性较高，但特异性较低。有学者将粪便隐血试验与 APC、K-ras 及 P53 结合并比较用于临床，发现 FOBT 对于结直肠癌诊断的敏感度、特异度分别达到 51% 和 97%；分子诊断敏感度与特异度分别为 66% 和 93%；当 FOBT 与分子诊断相结合时敏感度、特异度可分别达到 94% 与 90%，优势明显。利用分析粪便中 DNA 甲基化基因的方法检测结直肠癌，结果显示单基因筛查结直肠癌敏感度为 62%，特异度可达到 93%，多基因筛查敏感度为 82%，特异度为 89%；多基因甲基化检测结直肠癌相较于单基因检测优势明显，为早期检测结直肠癌又增添了一个新的思路。

15. 微卫星不稳定性（microsatellite instability，MSI）　MMR 对校正 DNA 复制过程中发生的错误配对起着至关重要的作用，MLH、MSH2、MSH6 及 PMS2 共同组成这一修复系统。众所周知，DNA 错配修复系统缺陷从而导致基因组不稳定是微卫星不稳定的主要特征，这其中 MLH1 启动子甲基化可导致散发的结直肠癌，MMR 基因突变可以导致遗传性非息肉病性结直肠癌，即 Lynch 综合征。

研究显示 PD-L1 在结直肠癌微卫星高度不稳定组（MSI-H）中的阳性率为 75.8%，而在微卫星低度不稳定组（MSI-L）及微卫星稳定组（MSS）中仅有 9.3% 的阳性率，差异显著，表明了 PD-L1 在一部分结直肠癌中具有阳性表达，MSI-H 中阳性率显著高于其他两组。有学者研究已证实，在 181 例具有微卫星不稳定性和突变的结直肠癌患者中，9% 的患者 PD-L1 过表达，与年龄、是否为女性、肿瘤体积及级别有关，并且与 CD8 增加、TBET 阳性肿瘤浸润淋巴细胞变化等有关。

利用免疫荧光 PCR 扩增收集到 150 例无家族史的结直肠癌患者标本，检测包括 BAT25、BAT26 等在内的 5 个标准微卫星位点并观察其病理特征，经 Logistic 回归分析 MSI-H 表型与结直肠癌病理特征的相关性，发现在研究的 150 例病例中有 13.33%患者具有 MSI-H 表型，MSI-H 表型患者具有低度分化、较为明显的组织异质性，并发现 MSI-H 对非家族性结直肠癌检测的敏感度及特异度可以达到 70.0%与 99.2%。另外在研究 37 例结直肠癌患者 MSI 与病理学特征之间的相关性实验中，研究者发现 MMR 基因缺陷的患者与肿瘤分期、肿瘤生长位置、组织学和性别相关，35.1%患者 MLH1 表达缺失，13.5%患者 MLH2 表达缺失，5 例患者二者表达均丧失；MLH1 与 MLH2 表达丧失与 CD34 的低表达显著相关。

目前已经证实 MSI-H 是结直肠癌有效的预后标志物。有研究表明，与 MSS 相比，具有 MSI-H 的结直肠癌患者 12 个月后复发风险显著降低但生存率并无显著差异，而在所研究的 34 个 MSI-H 突变的结直肠癌患者体内具有 β2-MG 突变的患者占 29.4%，因此认为 MSI-H 具有较好的预后，β2-MG 突变或许对于 MSI-H 结直肠癌患者预后较为有利。相类似的，有研究从 1125 例结直肠癌患者（包括 660 名结肠癌患者和 465 名直肠癌患者）中筛选出 106 例 MSI-H 肿瘤患者，发现 MSI-H 肿瘤患者与 MSS/MSI-L 肿瘤患者具有更长的无病生存期及总体生存期；MSS/MSI-L 肿瘤患者接受 5-氟尿嘧啶化疗后往往预后较好，而 MSI-H 患者的预后与其并无显著相关性。

16. 肿瘤转移抑制因子基因家族 于 1988 年被发现，目前研究范围较广，但近几年研究结果较少。现已发现其家族成员共有 9 个，包括 nm23-H1 至 nm23-H9，这其中 nm23-H1 至 nm23-H4 广泛分布在肝、肾、脑、胰及前列腺等器官组织中，nm23-H7 至 nm23-H9 主要分布在睾丸中，蛋白产物为核苷酸二磷酸激酶，并借它来发挥作用。

应用免疫组织化学 SP 法对近 200 例结直肠癌样本进行分析，发现 nm23 与 P53 两种蛋白质与结直肠癌分化程度、有无淋巴结转移具有显著相关性，nm23 在结直肠癌男性患者中的阳性率为 79.03%，女性患者中的阳性率为 83.33%。有报道显示 P27 在结直肠癌肿瘤组织内、正常黏膜组织中的阳性率分别为 50%、84.52%，Ki67 在肿瘤组织内、正常黏膜组织中的阳性率分别为 60.71%、10.71%，nm23 在肿瘤组织内、正常黏膜组织中的阳性率分别为 58.33%及 83.33%；结直肠癌中 P27 与 nm23 表达降低，而 Ki67 表达升高，因此检测三者对于结直肠癌的早期诊断、预后均有一定的帮助。

先前有报道显示肝癌中 nm23-H1 表达水平较低，经过经导管动脉栓塞化疗（transcatheter arterial chemoembolization，TACE）后 nm23-H1 与 TIMP2 的表达水平均升高，并伴随着可切除肝肿瘤组织患者生存期的延长。另有学者探究 nm23-H1、Survivin、MMP-2、VEGF 和 Flt-1 在结直肠癌中的表达情况，发现上述五者阳性率分别为 55.5%、62.5%、66.7%、61.1%及 79.2%，nm23-H1 表达与结直肠癌患者有无淋巴结转移、TNM 分期相关，认为其与结直肠癌的进展密切相关。

17. 端粒酶 作为重要的生物标志物和治疗靶点，端粒酶已被广泛关注。有学者利用免疫组织化学 SP 法检测结直肠癌组织、癌旁组织、息肉组织和正常黏膜组织中端粒酶及 PTEN 的表达情况，发现端粒酶在结直肠癌组织中的阳性率达到了 80%，癌旁、息肉和正常组织中分别为 22.22%、19.12%和 0；PTEN 在癌组织中的阳性率仅为 20%，而在正常黏膜组织中可达到 80%，由癌组织、癌旁到正常组织阳性率逐渐升高，二者表达差异性显著。

另有研究发现 hTERT mRNA 在结直肠癌组织中表达明显高于正常组织，且与有无淋巴结转移、临床分期均相关；进一步研究发现 hTERT mRNA 表达水平较高的患者往往预后较差。

18. miRNA　2012 年，相关报道首次提及基于 64 种 miRNA 做成的微阵列系统，分析肿瘤起源部位及可能会发生转移的原始部位，敏感度达到 90%。现已证明 miRNA 在肿瘤的发生、发展及转移过程中既有"癌基因"作用，也可发挥"抑癌基因"的作用。

miRNA-143 和 miRNA-145 是较早在结直肠癌中发现的异常表达的 miRNA，并且证明与结直肠癌的发生发展关系密切。与正常结直肠组织相比，miRNA-143 和 miRNA-145 在肿瘤组织中及癌前病变组织中表达下调。利用半定量 RT-PCR 技术研究 miRNA-143 和 miRNA-145 在结直肠癌组织和 DLD-1、SW480 及 COLO-201 三种细胞系中表达情况，发现上述标志物表达均下调显著；当细胞处于增殖期时，miRNA-143 表达下调，凋亡期时表达上调；将每种前体 miRNA 转染到人结直肠癌 DLD-1 和 SW480 细胞后对细胞生长的抑制作用明显。近几年有许多研究表明相当一部分 miRNA 在结直肠癌中表达异常，并且其可以通过各种生物学途径参与结直肠癌的浸润、转移及多种生物学进展。miRNA-34a 与 SNAIL 参与 EMT 反馈环路的形成，异位 miRNA-34a 可诱导间质细胞上皮转化和 SNAIL 的下调；此外，转录因子 SNAIL 和 ZEB1 可结合到 miRNA-34a/b/c 启动子的 E 盒中，从而抑制 miRNA-34a 和 miRNA-34b/c 的表达。

为了探究粪便中 miRNA 是否可作为结直肠癌可靠的预警肿瘤标志物，有研究通过 qRT-PCR 筛选粪便样品中涉及结直肠癌起始和进展的 13 种 miRNA，发现 miRNA-19-b-3p、miRNA-20a-5p、miRNA-21-3p、miRNA-92a-3p 及 miRNA-141 治疗前水平显著高于治疗后，其中 miRNA-20a-5p、miRNA-21-3p 和 miRNA-141 治疗后水平与正常对照组相当，因此这 3 种 miRNA 可被视为结直肠癌二级预防新的可靠工具。

（1）miRNA-21：所有肿瘤 miRNA 中 miRNA-21 是我们了解最完善的一个。与正常结直肠组织相比，其在结直肠癌及腺瘤组织中表达上调显著。腺瘤组织和高分期结直肠癌组织中 miRNA-21 的表达水平显著增高；除了 miRNA-21 外，miRNA-20a、miRNA-106a、miRNA-181b 及 miRNA-203 在结直肠癌组织中也显著高表达；高表达的 miRNA-21 常常提示患者预后不良，且可作为一个预测生存的临床指标之一。另有研究发现 miRNA-21 对于结直肠癌具有很好的识别作用。TNM 分期越高的患者 miRNA-21 表达水平越高，区分结直肠癌及健康对照组时的敏感度、特异度、阳性和阴性预测值分别为 82.8%、90.6%、96.3% 和 60.8%（临界值 0.0019）。从筛选的角度来看，血清 miRNA-21 水平可以从健康对照受试者中可靠地区分晚期腺瘤性息肉患者，临界值为 0.0013 时敏感度、特异度、阳性和阴性预测值分别为 76.8%、81.1%、76.7% 和 81.1%。

（2）miRNA-101：作为一个新兴的肿瘤标志物目前研究相对较少，但已证实在许多恶性肿瘤中异常表达。当前研究表明已知 miRNA-101 的靶基因有 EZH2、Mcl-1、Fos 及 COX-2 等。检测结直肠癌患者外周血 miRNA-101 及 COX-2 mRNA 表达情况，发现随着肿瘤分化程度的降低 miRNA-101 表达下调，而 COX-2 mRNA 表达则上调，二者负相关性显著，因此认为二者在结直肠癌的发生发展过程中扮演着重要的角色。将抑制 miRNA-101 的 SW480 细胞标记为 A 组，B 组为转染进无意义的空质粒，不做处理的为 C 组，结果发现转染后 A 组细胞增殖数明显高于后两组，G_1 及 G_2/M 期细胞比例均较后两组降低，因此认为受到抑制的 miRNA-101 可通过调节细胞周期明显促进结直肠癌细胞系的增殖。

（3）miRNA-141：检测 miRNA-31、miRNA-335、miRNA-206、miRNA-141、miRNA-126、miRNA-200b、miRNA-200c、miRNA-21、let7a、let7b 和 let7c 分别在连续局部结直肠癌、肝转移结直肠癌和其他器官转移性结直肠癌中的表达情况，发现与连续局部结直肠癌相比，肝转移结直肠癌和其他器官转移性结直肠癌中观察到 miRNA-141 和 miRNA-21 的表达显著上调，在肝转移结直肠癌和其他器官转移性结直肠癌中观察到 miRNA-126 表达下调，let-7a 在其他器官转移性结直肠癌中表达上调；血清 miRNA-126 敏感度 77.78%，特异度为 68.97%（$\log_{10}^{RQ}=-0.2005$），将 miRNA-141 临界值设置为 $\log_{10}^{RQ}=-0.2285$ 时，敏感度为 86.11%，特异度为 76.11%，AUC 为 0.8279。这一研究提示我们外周血 miRNA-141 连同其他几种标志物或可成为预警早期结直肠癌肝转移的有效生物标志物。另有研究表明 miRNA-141 在结直肠癌患者外周血中表达量显著高于正常组织，与肿瘤组织分化程度呈负相关，而与浸润深度、TNM 分期、淋巴结转移情况及远处转移等呈正相关，表明 miRNA-141 可能在结直肠癌发生及进展过程中发挥癌基因的作用，有望成为结直肠癌诊断的一个新的标志物。

（4）miRNA-4487：当前对于 miRNA-4487 的研究甚少，笔者查阅大量文献仅发现 miRNA-4487 表达可被甘草素下调，进而使得 PTEN 和 TIMP2 两个靶基因的表达上调。有研究利用 miScript SYBR Green PCR 检测出 215 种 miRNA 在结直肠癌中表达下调，验证研究中发现与正常对照组比较，早期结直肠癌患者粪便中 miRNA-4487 和 miRNA-1295b-3P 的表达水平明显降低。

（5）miRNA-338-3p：对于 miRNA-338-3p 在结直肠癌中的研究热度逐年增加；其定位于染色体 17q25.3，该位点为多种恶性肿瘤的突变"热点"，并且突变后的表型与肿瘤侵袭转移等生物学行为息息相关。成功构建慢病毒 pLV-THM-miRNA-338-3p 和 pLV-THM-miRNA-338-3p-抑制剂两种类型载体，发现慢病毒 pLV-THM-miRNA-338-3p 转染的 SW620 细胞中 miRNA-338-3p 的表达显著增加，miRNA-338-3p 过表达时抑制了 SW620 细胞中 SMO 蛋白的表达，并明显抑制 SW620 细胞的增殖能力。此外 miRNA-338-3p 的表达情况与结直肠癌的分期有关，TNM Ⅲ、Ⅳ期患者的表达情况低于 Ⅰ、Ⅱ期患者，miRNA-338-3p 对于结直肠癌细胞具有潜在的抑制作用。另一个类似研究利用实时荧光定量 PCR 测定 4 种人结直肠癌细胞系（Lovo、HT-29、HCT116 及 SW620）中 miRNA-338-3p 的表达情况，发现上述 4 种细胞系中 miRNA-338-3p 均较正常对照组（人脐静脉内皮细胞）表达水平显著降低，SW620 细胞系中转染 pre-miRNA-338-3p 后可抑制结直肠癌细胞系中 SMO 蛋白的表达，进而增强结直肠癌肿瘤细胞的侵袭和转移。

19. lncRNA

（1）HOX 转录反义 RNA（HOX transcript antisense RNA，HOTAIR）：利用 TRIzol、TRIzol LS 分离上百例包含结直肠癌及正常组织中的 RNA 并进一步经 PCR 检测 HOTAIR 的表达情况，发现与正常组织相比结直肠癌患者外周血及组织中 HOTAIR 的表达增高显著，表达水平与临床分期呈正相关；利用血清 HOTAIR 诊断结直肠癌时敏感度为 65.96%，特异度可达到 85%。另有相关研究同样发现 HOTAIR 在结直肠癌患者血清中的表达情况显著高于健康对照组，而结直肠癌患者肿瘤组织和相邻黏膜组织中 HOTAIR 水平无差异；进一步研究发现结直肠癌患者肿瘤组织中 HOTAIR 水平较高时往往预后较差，HOTAIR 表达水平与结直肠癌患者预后相关，可作为结直肠癌患者预测预后的重要标志物。

（2）SNHG20：成功构建 LoVo/5-FU（对 5-FU 抵抗的细胞系）后发现该细胞系中 SNHG20 表达增高显著；沉默 SNHG20 时细胞株对于 5-FU 的敏感性显著增加；SNHG20 还可使 PTEN 蛋白表达下调而使 p-AKT 及 p-PI3K 表达上调，因此 SNHG20 对于结直肠癌化疗敏感性的影响显著。相类似的研究发现与正常组织相比，在所研究的 107 例结直肠癌患者中 SNHG20 表达明显上调，SNHG20 的高表达与结直肠癌患者晚期 TNM 分期显著相关并且与患者的预后也有着一定的关联；敲减 SNHG20 可显著抑制结直肠癌细胞的增殖、侵袭和迁移能力。

（3）AK093987：国内外对于 lncRNA-AK093987 在结直肠癌中的表达、功能及作用机制的相关报道较少。分析包括 65 例结直肠癌在内的 80 例组织并检测 AK093987 表达情况，发现结直肠癌组织中 AK093987 表达显著高于癌旁及正常组织，与肿瘤分期、有无淋巴结转移等显著相关；转染后的 si-AK093987 可显著抑制结直肠癌细胞的增殖，因此认为 AK093987 可导致结直肠癌患者预后不良，可作为诊断结直肠癌并判断预后的重要标志物。

（4）LINC00152：对于 LINC00152 的研究主要集中在胃癌方面。先前有研究筛选出 65 个差异表达的 lncRNA（以变化倍数 2 为上调标准），并且发现在结直肠癌中差异表达的 lncRNA 包括 LINC00152 在内共 6 个；LINC00152 在结直肠癌组织中阳性率可达到 63.48%，而在癌旁组织中为 9.57%，Ⅲ、Ⅳ期癌组织中阳性率可达到 77.27%，明显高于Ⅰ期（27.78%）和Ⅱ期（45.28%）；预测结直肠癌的敏感度、特异度分别为 72.1% 和 65.4%（cut off 值为 3.1 时）。而另一项研究发现结直肠癌患者肿瘤组织及癌旁正常组织中有 25 个 lncRNA 表达差异显著，这其中 LINC01296、LINC00152 和 FIRRE 高表达患者相较于表达较低者生存率明显升高，因此认为这些 lncRNA 与结直肠癌患者的预后具有相关性。

三、肝　癌

原发性肝癌是指发生在肝细胞或肝内胆管上皮细胞的恶性肿瘤。根据临床病理类型，可将肝癌分为肝细胞癌、胆管细胞癌及混合型肝癌，临床上所说肝癌主要指肝细胞癌，其占到肝癌发病率的 90% 以上，是肝癌最主要的病理亚型，在临床较为常见。肝癌具有高侵袭性、高转移率及高复发率的临床特点，严重威胁着人类健康。在我国及全世界范围内发病率和死亡率不断上升，并且成为最近 10 年发病率增长最快的恶性肿瘤，5 年生存率不足 10%，已经成为恶性程度最高的肿瘤之一。CA: A Cancer Journal for Clinicians 发布的 2015 年全美癌症统计显示肝癌及肝内胆管细胞癌新发病例 35 660 例，其中男性 25 510 例，远高于女性的 10 150 例；其中死亡 24 550 例，男性 17 030 例，同样远高于女性的 7520 例；这其中，肝癌及肝内胆管细胞癌发病例数占到全身恶性肿瘤发病的 3%。2015 年中国癌症调查显示，我国 2015 年新发肝癌病例 466 100 例，其中男性 343 700 例，女性 122 300 例；总计死亡 422 100 例，男性 310 600 例，女性 111 500 例；男性发病人数及死亡人数最高年龄段均为 45～59 岁，分别为 130 400 例、111 900 例，其次均为 60～74 岁年龄段；女性死亡人数最高年龄段为 60～74 岁，达到 44 800 例；从发病情况来看，肝癌目前已经跃居我国消化系统恶性肿瘤的第三位（仅次于胃癌、食管癌），全身恶性肿瘤的第四位（居于肺癌、胃癌、食管癌之后），东部地区发病人数 125 600 例，高于其他地区发病例数；死亡例数已居于消化系统恶性肿瘤的第二位，全身恶性肿瘤的第三位，农村死亡例数 237 000 例，高于城市地区的 185 100 例，东部地区死亡 115 800 例，高于其他地区。

各类慢性肝炎病毒尤其是乙型肝炎病毒（hepatitis B virus，HBV）和丙型肝炎病毒（hepatitis C virus，HCV）的感染、药物使用不当、黄曲霉毒素及其他各类因素引起的肝纤维化改变及肝硬化已经成为引发肝癌最主要的危险因素。目前专家们预测 2015～2020 年该疾病到达平台期。肝癌起病隐匿，早期临床症状并不突出，常在肝硬化的基础上发生，或以转移病灶的症状为首发表现；常见症状有肝区疼痛、肝大、疲乏无力、黄疸、腹水及消瘦、发热、食欲不振等全身性表现；典型体征表现为肝掌、蜘蛛痣、性激素失调导致的男性乳房发育、下肢水肿等。并发症如肝性脑病、肝癌结节破裂出血及上消化道出血等，其中上消化道出血迅猛，如果早期得不到有效的控制常常导致患者短时间极大量出血而危及生命，因此对于中晚期肝癌患者避免上消化道大出血是治疗的关键。目前临床上诊断肝癌的金标准是肝穿刺或组织检查，但早期肝癌或小肝癌由于病灶微小，且对于患者来说有一定的创伤性，穿刺活检取组织的难度很大，不易被多数患者接受。影像学对于肝癌诊断来说可以起到很好的补充作用，而且其无创的检查方法可以被广大患者所接受，但由于诊断结果相对来说不是很典型，且部分检查项目价格昂贵，难以当作首选检查手段。因此找到一种能够及早发现肝癌细胞发生、发展及转移，提高预测及诊断的准确性的临床预警方法在当下显得尤为重要。将分子诊断学结合肿瘤标志物应用于肝癌就是一个潜在的、热门的技术。

1. AFP 是糖蛋白的一种，人类在胎儿期就具备了合成 AFP 的能力，AFP 现已广泛应用于临床并成为临床早期诊断肝癌的重要指标之一。目前 AFP 能在患者出现明显的临床症状前 8～11 个月就被检测到异常表达，因此用于原发性肝癌早期预警、诊断及预后判断均有一定的优势。但一些常见肝脏疾病如肝炎、肝硬化及其他恶性肿瘤如胃癌、睾丸癌、乳腺癌、部分结肠癌、直肠癌等恶性肿瘤也会引起 AFP 不同程度的升高，提示临床上 AFP 升高存在一定的假阳性率。AFP 诊断肝癌的敏感度报道各不相同，基本在 33%～85%，临床上确诊肝癌经典方法是将其与影像学结合来综合判断。一些分化程度较高或分化较差、恶性程度较高的患者也会出现 AFP 不升高的现象；AFP 作为筛选工具在临床上存在假阳性及假阴性现象，且灵敏度及特异度不甚理想。因此最新研究表明在临床上要对 AFP 检测结果进行正确的评估，若 AFP 阴性应考虑是否有漏诊可能。对 5 例 AFP 阴性肝癌患者癌组织标本进行免疫组织化学法检测，发现 HepPar-1、CD34 及 Villin 均为阳性，包括 CD10、CK20、CK7 在内的几种标志物均为阴性，因此当 AFP 阴性但高度怀疑患者为肝癌时，可以联合 HepPar-1、CD34、CD10 三种一线抗体作为诊断肝癌的依据；此外 Villin、CK20、CK7 及 GCDFP15 等也可作为排除诊断的标准。有学者搜集包括 452 例肝癌患者的上千例病例进行研究，发现 AFP 大于 20ng/ml 水平时检测肝癌的敏感度为 70.1%，特异度为 89.8%；肝硬化并且未携带丙型肝炎病毒者 AFP＞59ng/ml 或更高水平时诊断肝癌更加准确；以肝硬化水平鉴定肝癌 HIV 阳性患者较阴性患者准确度明显提高。结合当前查阅有关 AFP 早期诊断肝癌的相关文献，总结 AFP 有以下几点不足：①诊断肝癌敏感性不足；②存在假阳性，AFP 不仅在肝癌患者外周血中水平升高，还在妊娠妇女、肝炎病毒导致的肝炎及一些其他类型恶性肿瘤如胃癌、睾丸癌、乳腺癌、部分结肠癌、直肠癌等中也可升高；③存在假阴性，查阅历年相关文献发现 AFP 诊断肝癌阳性率大多在 70%以下，一些肝癌患者症状明显但 AFP 检测阴性。有学者认为肝癌患者早期因肿瘤体积较小释放 AFP

不能达到临床确诊肝癌的标准，并且约 30%的肝癌患者外周血 AFP 为低表达水平。

尽管 2011 年美国肝癌指南指出血清 AFP 对于肝癌的早期诊断价值有所降低，美国肝病研究学会、NCCN 及欧洲肝脏研究学会在近几年各自出版的指南中弱化了 AFP 对于肝癌早期临床诊断及预后生存的能力，但目前亚洲还是将其当作一个早期诊断肝癌可靠实用的肿瘤标志物，就目前结合我国现有的医疗资源来说，检测 AFP 对肝癌的诊断仍有其独特的优势。

2. AFP 异构体（AFP-L）　包括 AFP-L1、AFP-L2 及 AFP-L3。AFP-L3 可以与 LCA 结合，称为 LCA 结合型 AFP，仅在肝癌患者中表达。AFP-L1 存在于肝炎、肝硬化患者血清中，特别是在二者活动期含量大大增加；AFP-L2 在孕妇血清中升高明显。使用随机效应模型对相关研究的系统综述进行整理，总计 12 篇文章被纳入荟萃分析当中，发现 AFP-L3 对于肝癌的早期诊断敏感度为 48.3%，特异度为 92.9%，两项检测指标均较高；另外 AUC 为 0.7564，DOR 为 12.33，因此可作为肝癌患者早期诊断的标准之一。另有研究发现 AFP-L3、AFP 及 GP73 在肝癌患者中的阳性率各自为 58%、72%和 68%，三者在肝硬化患者中的阳性率各自为 8.9%、25.3%及 74.7%；AFP-L3 诊断肝硬化特异度高达 91.1%，诊断肝癌敏感度为 58%；当 AFP、GP73 和 AFP-L3 联合时诊断肝癌敏感度可达到 88%，高于其他组合及 3 种标志物的单项检测水平；三者的临床意义在于能较好地区分肝硬化及肝癌，AFP-L3 可以与 AFP 和 GP73 进行良好的补充，有助于临床上肝癌的鉴别诊断。通过系统文献检索进行了包括 4465 例符合要求病例在内的 15 项研究，来评估肝癌患者治疗前外周血中 AFP-L3 表达较高时与 OS 和 DFS 之间的关系，发现肝癌患者外周血具有较高 AFP-L3 水平时提示 OS、DFS 均较差；亚组分析表明 AFP-L3 表达水平较低时与治疗前及预后均有关联，可作为肝癌患者预测预后的一个重要的标志物。

3. GP73　是最新发现的 II 型高尔基体跨膜糖蛋白，是一种潜在的肝癌外周血肿瘤标志物，近年来发现与肝细胞癌关系密切。除肝癌患者 GP73 升高外，病毒性肝炎、肝硬化患者也会伴随 GP73 不同程度的升高。研究表明在多种肝细胞癌细胞系中发现 GP73 同样高表达，并且测得 GP73 表达增高时癌细胞的侵袭、转移能力大大增强；GP73 表达增高的细胞系上皮钙黏素（E-cadherin，E-cad）表达下调而神经钙黏素表达上调，敲减 GP73 可以发现肝癌细胞侵袭及转移能力明显降低；进一步 Kaplan-Meier 生存分析显示高表达患者往往预后不良，生存期明显缩短，提示 GP73 作为肝癌肿瘤标志物具有很强的检测性。将 GP73 与 GPC3 联合用于肝癌的检测是近几年研究的热点，利用 ELISA 法检测肝癌及肝硬化患者体内 GP73 与 GPC3 表达水平，并用 qRT-PCR 法检测同标本中 GP73 与 GPC3 各自 mRNA 表达水平，发现 GP73 与 GPC3 在肝癌患者中表达量显著高于肝硬化患者外周血中的表达量，而检测肝癌患者及肝硬化患者 GPC3 mRNA 和 GP73 mRNA 表达水平发现并不能很好地将二者区分开来，因此认为 ELISA 法检测上述二者为临床早期诊断肝癌、区分肝癌与肝硬化的首选。通过大量队列研究 GP73 和 AFP 在有关肝癌早期诊断方面的价值，并将二者的敏感性及特异性做一定比较，发现在肝癌的预测价值方面 GP73 确实是一个有价值的肿瘤标志物：以 8.5ng/ml 为临界值，GP73 诊断肝癌的敏感度、特异度可达到 74.6%和 97.4%，AFP 以 35ng/ml 为临界值时敏感度及特异度分别为 58.2%和 85.3%；与健康对照组相比，肝癌患者的 GP73 水平升高非常明显，虽然 HBV 携带者和肝硬化患者的 GP73 水平有所升高，但仍远远低于肝癌患者水平；进一步的研究表明 GP73 联合 AFP 能进一步增加发现肝癌的概率，敏感度和特异度也有所增加。综上所述，我们可以发现 GP73 是一个具有应用于临床前景的肿瘤标志物，特别是在肿瘤标志物联合检测方面 GP73 已经表现出了一定的潜力，但不应否认要继续加大对其的基础性研究及临床可靠性方面的检测。

4. GPC3 是膜性硫酸乙酰肝素类糖蛋白超家族中的一员，其结构由糖、蛋白质及脂类构成，基因定位于人类染色体 Xq26.10，全长约 900kb，是人类已知的基因组中最大的基因之一，其结构由 7 个内含子和 8 个外显子组成，硫酸乙酰肝素蛋白聚糖是其编码的蛋白质前体。GPC3 在肝癌患者中高表达，在胎儿肝脏内表达也可升高。一些学者研究发现 GPC3 激活后可参与多种信号通路促进肝癌细胞的恶性增生及转移。利用免疫组织化学法来确定 GPC3、HSP70 和谷氨酰胺合成酶（GS）在肝癌患者组织中的表达情况，发现 GPC3 诊断肝癌的敏感度为 57.5%，特异度达到 95%，HSP70 分别为 57.5% 和 85%，GS 分别为 50% 和 90%；进一步探究不同组合诊断肝癌的敏感度和特异度：GPC3 与 HSP70 联合检测两者分别为 40% 和 100%，GPC3 与 GS 联合检测两者分别为 35% 和 100%，HSP70 与 GS 联合检测两者分别为 35% 和 100%，GPC3、HSP70、GS 三者联合检测的敏感度和特异度分别为 25% 和 100%。

GPC3 作为一种诊断肝癌的生物标志物有着巨大的前景，但是没有可靠的试剂盒可用于临床检测；基于之前的相关研究，通过循环筛选方法鉴定配对抗体，现已开发了用于检测血清 GPC3 的双抗体三明治化学发光免疫测定法，利用检测外周血中 GPC3 及 CK19 进行肝癌诊断，通过该检测法发现 GPC3 在诊断肝癌时敏感度可达到 54.2%，特异度高达 99.4%；与健康者对照或相关肝脏病变相比肝癌患者 GPC3 水平升高明显，GPC3 与 CK19、AFP 联合检测肝癌敏感度可达到 90.6%，优势明显。另将 GPC3 与 AFP 联合用于肝癌的检测，发现 GPC3 检测肝癌敏感度、特异度分别为 58.88%、94.16%，AUC 为 0.71；GPC3 与 AFP 联合检测肝癌敏感度为 91.59%，特异度为 89.61%，AUC 为 0.92，敏感度及诊断价值均高于二者单项检测结果，总体来说联合检测优势明显并且可以相互补充；值得一提的是，在该项研究中发现一名健康受试者 GPC3 水平偏高但肝功能无异常，且乙肝病毒表面抗原、影像学检查均无异常，1 年后出现了体积较小的癌肿病灶，病理活检确诊为原发性肝癌，因此认为 GPC3 在肝癌早期预警方面或许有着巨大的潜力。

5. GGT 由大、小两个亚基组成，小亚基上有酶活性中心，其本质上是一种含有天冬氨酰的糖蛋白，正常人体中肾脏含 GGT 最多，肝脏、胰腺次之。已有基础研究证实在肝癌中 GGT 的等电点为 3.8。最新研究表明 GGT 在原发性肝癌患者外周血中阳性率为 75.00%，远远高于对照组的 8.33%；GGT 与 AFP、AFU 及 D-二聚体联用于原发性肝癌检测阳性率可达到 88.33%。在肝癌患者外周血清中测得 GGT、ALP 及 AFP 三者阳性率分别为 86.66%、76.66%、65.00%；三者联合检测阳性率高达 98.33%；而上述三者在肝炎病组的阳性率分别为 31.76%、21.67% 和 8.33%，健康对照组上述三者的阳性率最高的 GGT 仅为 3.33%，因此 GGT、ALP 和 AFP 在诊断原发性肝癌及鉴别诊断方面具有很大的优势，值得进一步大样本深入的研究。

6. AFU 广泛存在于哺乳动物的组织、细胞内，是一种溶酶体酸性水解酶，参与含有岩藻糖基的有机大分子的降解代谢，包括许多糖脂及蛋白质。正常肝脏组织发生癌变时，会刺激 AFU 大量合成，并释放入血。为了探究 AFU、AFP-L3 在肝癌患者疾病进展过程中的意义，采用比色速率法及发光免疫分析法分析两者的表达，发现 AFU 在肝癌患者体内阳性率为 87.00%，而在非肝癌患者和健康者外周血中的阳性率仅为 9.26%、3.00%，在预测肝癌方面具有很大的优势。评估预后的研究中，在实施外科切除手术的肝癌患者中检测其外周血 AFU 浓度发现其表达水平明显降低；术前 AFU≤35U/L 的肝癌患者预后较好，并且术前 AFU 水平也可用于检测肝癌的治疗效果，因此认为 AFU 可作为肝细胞癌手术切除评估预后的指标。另有学者将 AFU、腺苷脱氢酶（ADA）及 5'-核苷酸酶（5'-NT）用于肝癌患者的诊断，发现三者诊断肝癌的敏感度分别为 86.9%、67.0%和 83.0%，三者联合检测肝癌的敏感度可达到 93.0%，对于新型肿瘤标志物诊断肝癌领域有了更好的补充。

7. DCP 又称血清蛋白凝血酶原，是一种异常的凝血酶原，1984 年由 Liebman 等最早发现，并研究证实肝癌患者血浆中 DCP 升高明显（过表达人数占总人数的 91%，异常凝血酶原的平均水平为 900ng/ml），而在慢性活动性肝炎或涉及肝脏的转移性癌中表达水平仅为 10ng/ml、42ng/ml，最早提出将其作为肝癌肿瘤标志物的可能。最近几年，临床上有关测定 DCP 的方法也在不断更新，美国及日本等一些国家采用化学发光法测定 DCP 可将敏感度及特异度提高很多，也使我们看到了新技术在分子诊断学方面的重要性，目前我国也在加紧引进该项技术，笔者了解到一些一线城市的医院已经开始使用该技术。荟萃分析探究 DCP 在肝癌诊断中的作用时，发现使用 Meta-DiSc 1.4 软件进行相关指标计算（共包括 12 项研究），DCP 诊断肝癌的总体敏感度、特异度、阳性似然比及阴性似然比分别为 71%、84%、6.48 和 0.33，ROC 曲线下面积为 0.893，在诊断肝癌时准确度适中，但下一步仍需要更大样本量及更加详细的实验设计来验证。孕妇外周血清 DCP 含量多有升高，但无临床意义；正常人体组织表达很低。在联合检测方面有相关研究指出 DCP 与 AFP 没有很大的关联性，但在肝癌患者外周血检测中可以起到互补的作用，并将 DCP≥100mAU/ml、AFP≥100ng/ml 及 AFP-L3≥10%（AFP-L3 是 AFP 异构体 3 所占的百分比，当其数值≥10%时，较其他标志物诊断肝癌的准确性高）作为判定肿瘤标志物是否为阳性临界点。对于 DCP 联合 AFP 在肝癌早期诊断方面有较为细致的研究：将临界值定为 45.6mAU/ml 时 DCP 诊断肝癌敏感度、特异度分别为 73.3%和 87.1%，二者联合检测对于原发性肝癌检测结果阳性率与诊断金标准一致，其特异度为 90.24%、敏感度为 91.30%、Kappa 值为 0.815，3 项指标均明显优于单项检测时的结果。

8. CA12-5 是目前在临床上应用比较成熟的一种肿瘤标志物，在多种恶性肿瘤中高表达，较典型的是在卵巢癌时患者外周血 CA12-5 水平升高明显，而在正常人卵巢组织中不表达或低表达。检测肝癌患者体内包括 CA12-5 在内的 4 种标志物表达情况并进行评估，结果显示 CA12-5 阳性率为 30.4%，CA12-5 与 AFP、CEA 及 CA19-9 联合检测肝癌阳性率可达到 81.9%，高于任何一项标志物单独检测的结果，且外周血 CA12-5 浓度升高可在临床上确诊肝癌前 3～6 个月检测到，与其他肿瘤标志物联合检测可大大提高对肝癌早期诊断的阳性率。相类似的研究中，CA12-5、CA19-9 及 AFP 联合检测肝癌患者外周血阳性率为 78%，CA12-5 与 CA19-9、AFP、FER 四项联合检测阳性率为 85.4%，CA12-5 与 CA19-9、AFP、CEA、CA72-4，NSE 联合检测肝癌阳性率高达 91.1%。

9. CA19-9 是目前应用于临床消化道恶性肿瘤较为常见的肿瘤标志物，在原发性胆汁性肝硬化、慢性肝炎等肝脏疾病中也有表达升高现象。CA19-9 对于肝癌有较高的阳性检出率，并且与肝癌细胞类型有关，对于胆管细胞癌的临床早期诊断有一定的价值；原发性肝癌与转移性肝癌患者外周血 CA19-9 阳性率分别为 56.5%、59.5%，表达水平明显高于健康人，检测肝癌患者外周血 CA19-9 具有重要的临床价值。肝癌及胆管癌诊断方面，有学者将 CA19-9 及 AFP、AFU 对于肝癌及肝胆方面疾病的联合检测进行了深入细致的研究，发现在诊断肝胆恶性肿瘤时以 CA19-9 联合 AFP、AFU 检测敏感度最高，可达到 93.8%，Youden 指数为 0.72；以 AFP、AFU 组合诊断肝癌最好，CA19-9 与 AFU 联合检测诊断胆管癌效果佳。

10. CA72-4　属于黏蛋白类癌胚抗原，在肝癌早期分子诊断方面研究热度适中，临床上将其当作一个非特异性肿瘤标志物。尽管其在正常成人及一些良性病变中也有低表达现象，在一些消化道恶性肿瘤中表达升高明显，但在肝癌患者外周血中亦有升高，联合其他标志物对肝癌的早期诊断也有一定的诊断价值。有学者在研究原发性肝癌患者外周血肿瘤标志物变化过程中发现 CA72-4 诊断阳性率为 35.4%，而 CA72-4 联合 AFP、CYFRA21-1 时阳性率可达到 95.4%；对于肝癌的诊断有一定的价值。相类似的研究表明，CA72-4 经 TACE 治疗前阳性率为 64.44%，高于治疗后水平；并且与肿瘤直径也有关系，肿瘤直径 ≥5cm 的患者外周血 CA72-4 表达高于直径 <5cm 的患者，相关性分析研究表明 CA72-4 与 AFP 呈正相关。对于 CA72-4 在肝癌中表达也存在争议，国内学者对 AFP、CEA、CA19-9、CA12-5 及 CA72-4 进行研究，发现肝癌组患者外周血 CA72-4 平均表达水平及阳性率均低于非肝癌患者，CA72-4 在健康体检组中阳性率为 10.78%，而肝癌组仅为 6.62%，因此对于肝癌的早期诊断无很大帮助，而与其他 4 种标志物联合检测肝癌敏感度、特异度分别为 71.32% 和 72.69%，对于肝癌的诊断有一定的意义。各个学者做出的结果有差异很常见，可能是多方面原因造成的，但 CA72-4 是否真的不适用于肝癌分子层面的早期诊断，仍需要临床及基础医学的大量实验数据来验证。

11. 鳞状细胞癌抗原（squamous cell carcinoma antigen，SCCA/SCC）　又名 TA-4 抗原，属于丝氨酸蛋白酶抑制剂超家族中的卵清蛋白亚家族，本质上是一种丝氨酸蛋白酶抑制剂。包括同源性高达 92% 但性质及作用均不相同的 SCCA-1（木瓜蛋白酶样半胱氨酸蛋白酶抑制剂）和 SCCA-2（胰凝乳蛋白酶样丝氨酸蛋白酶抑制剂）。SCCA 在正常肝细胞中检测不到，而在肝癌、慢性肝炎及发育不良的结节患者的外周血中表达升高；并且发现在大多数 HCV 感染的肝癌患者中可以检测到 SCCA 与 IgM 结合形成的 SCCA-IgM，其增高水平与肝癌进展相关。SCCA 与 AFP 用于肝癌的联合检测的诊断准确度高达 90.83%，特异度为 55.05%（AFP≥20U/ml 或 SCCA≥0.368ng/ml 时）。此外，检测 120 例肝癌和 90 例肝硬化患者体内 SCCA 表达水平，发现外周血 SCCA 检测肝癌敏感度可达到 84.2%，而特异度较低，仅为 48.9%；进一步研究发现 SCCA 和 AFP 联合检测肝癌准确度可达到 90.83%，对于诊断肝癌是一个很好的补充。

12. NSE　是较为常见的一种肝癌外周血肿瘤标志物，属于烯醇化酶的一种同工酶，存在于神经源性细胞中。NSE 在多种肿瘤患者外周血中表达升高，如小细胞肺癌及神经细胞瘤。NSE 与 CA12-5、CA19-9、AFP、CEA、CA72-4 联合检测肝癌阳性率可高达 91.1%。在研究单独肝动脉热灌注化疗栓塞及其联合三维放疗对于肝癌患者预后的影响时，发现联合三维放疗治疗患者的疾病控制率为 97.50%，显著高于单独肝动脉热灌注化疗栓塞患者的 82.5%，联合组治疗总有效率也高于单独组（72.50% vs. 40.00%）；接受两种治疗后的患者体内 NSE、CEA、CYFRA21-1、CA12-5 和 CA19-9 水平降低明显，而肝动脉热灌注化疗栓塞联合三维放疗治疗患者上述 5 种肿瘤标志物降低幅度更加明显。

13. SF　主要在肝细胞中合成并储存，由于疾病或内外因导致肝细胞受损会使 Ferritin 释放到外周血中，从而被检测到。虽然 Ferritin 诊断肝癌准确度为 66.43%，高于 CEA 但低于 AFP 等标志物诊断肝癌时的准确度。包括 Ferritin 在内的 7 种标志物联合检测肝癌敏感度可达到 100.00%，但联合检测时的特异度不及 Ferritin 单项检测的结果（53.33% vs. 73.33%），此外 7 种标志物联合检测肝癌时的准确度为 80.00%。近期的研究结果显示 Ferritin、AFP 和 CA19-9 联合检测肝癌阳性率为 84.6%，高于肝硬化组的 43.8%，对于肝癌患者的筛查及诊断均有一定的价值，值得深入研究。

14. HSP　既往也被称作应激性蛋白，是机体在应急状态下分泌的一种能对机体细胞起到保护作用的蛋白质，广泛存在于原核及真核生物细胞中，高度保守是其特点并与细胞的生长、凋亡及肿瘤的发生、转移密切相关。HSP 家族拥有许多家系成员，其中以 HSP70 家系、HSP90α 及 HSP27 家系研究较为透彻，三者在临床分子诊断方面也较为重要。通过研究肝癌患者外周血相关肿瘤标志物变化情况，发现 HBV 相关性肝癌及肝脏疾病患者体内 HSP90α 水平明显高于健康者外周血水平，并且女性患者表达水平高于男性。HSP90 是 HSP 家族中最活跃的蛋白，检测肝癌患者外周血 HSP90 表达水平发现其在肝癌患者外周血中表达高于癌旁组织及周围正常肝脏组织水平，高表达水平的 HSP90 往往预示患者预后较差。

15. 骨桥蛋白（osteopontin，OPN）　是一种分泌型磷酸化糖蛋白，具有多种生物学功能，临床上已经证实 OPN 是对人类极其重要的黏附分子，对其研究已日益深入。OPN 基因位于染色体 4q21—q25，含有 7 个内含子及 7 个外显子，编码的蛋白质由大约 300 个氨基酸组成。OPN 在肝癌患者外周血中过表达现象较为明显，并且 OPN 阳性的癌细胞常常分散在与基质细胞相邻的癌结节周围。尽管过表达的 OPN 与肝内的转移并无太大关系，但 OPN 在肝癌的发生发展过程中的确发挥着一定的作用。在研究肝癌细胞侵袭机制时发现，在不同的肝癌细胞系中 OPN 的表达会随着癌细胞的侵袭能力增强而增强；抑制 OPN 的表达后相关肝癌细胞系侵袭能力减弱，并且还会使 MMP-2 和 VEGF 两种蛋白的表达水平降低。近期有研究将 OPN 与 AFP、TSGF、GP73 联合用于肝癌早期诊断，敏感度分别为 69.67%、57.38%、68.85%、70.49%；上述 4 项肿瘤标志物联合检测敏感度可以提高至 98.36%，准确度也可达到 95.65%。另将 OPN 及血清 VEGF、CTGF、HIF-1α 联合检测用于肝癌患者的临床预测，发现上述 4 种肿瘤标志物在肝癌患者外周血中的表达较健康对照组明显升高；进一步研究上述 4 种肿瘤标志物与肿瘤大小的关系后发现四者的表达量与肿瘤直径存在正向直线相关性，因此检测包括 OPN 在内的 4 种标志物对于肝癌的临床进展评价有一定的作用。

16. TSGF　是导致恶性肿瘤及周边毛细血管大量扩增的原因，并且 TSGF 只对恶性肿瘤的血管增生起作用，而对非肿瘤血管增生影响不明显。肝癌患者外周血 TSGF 与 AFP 水平较健康成人均升高明显，特别是 TSGF 较对照组高数百倍，二者联合检测肝癌的阳性率可达到 93.8%，明显高于单独检测的阳性率（TSGF 为 66.7%，AFP 为 70.8%），二者的联合检测可以明显补充单项检测存在的不足。近期研究发现 TSGF 单项诊断肝癌敏感度为 65.6%，特异度为 83.1%；TSGF、AFP 与 GP73 三者联合检测肝癌可将敏感度提高至 96.6%，准确度为 76.9%，但特异度稍有下降（68.9%），因此联合三者对于肝癌的早期诊断意义显著，值得深入研究。

17. 肝癌相关基因（hepatoma associated gene，HTA）　是近几年发现的一个新的肿瘤差异表达基因，对全基因组通过生物信息学方法进行筛选而得到。HTA 基因定位于人类染色体 16q22.3，序列全长 1414bp，具有 3 个外显子和 2 个内含子；在正常人组织中不表达而在一些恶性肿瘤如肺癌、结肠癌、胃癌等中表达升高，尤其在肝癌细胞系中表达升高明显，并且可以促进肝癌细胞的生长。先前已成功构建了原核表达质粒 pEq21a（＋）-MBP-HTA，并且其具有 MBP-HTA 融合蛋白，证明了 HTA 蛋白可以明显促进 HepG2 细胞增殖，推测该过程可能与 HTA 促进细胞从 G_1 期过渡到 S 期有关。在另一个相关研究中发现 MBP-HTA 多克隆抗体有较高的效价和特异性，与正常肝组织相比 HTA 阳性表达率在肝癌组织中升高明显，因此 HTA 蛋白有望成为肝癌治疗的潜在靶点。

18. 保罗样激酶 1（Polo-like kinase 1，PLK1）**基因**　定位于人类染色体 16p12.2，其编码的相关蛋白质分子量约为 68kDa。PLK1 基因高表达于增殖活跃的细胞中，如睾丸、卵巢组织中，而在大多数组织中不表达或低表达；在一些恶性肿瘤如结肠癌、乳腺癌、卵巢癌、黑色素瘤等中表达升高。利用免疫组织化学法测定肝细胞癌患者癌组织、癌旁组织及正常肝组织中 PLK1 表达情况，发现 PLK1 在癌组织及癌旁组织中表达较正常肝组织明显升高。PLK1 mRNA 与 E-cad mRNA 阳性率分别为 90.0%、96.0%，对于肝细胞癌的早期预警有一定价值；进一步发现 PLK1 的阳性率和 E-cad 的表达降低与肝移植后肝癌复发率较高有关。外周血 PLK1 蛋白阳性的肝癌患者 1 年、3 年、5 年的生存率分别为 90.9%、64.1% 及 29.3%，而阴性患者 1 年、3 年、5 年的生存率分别为 70.9%、29.4% 及 16.4%，原发性肝癌患者的预后与 PLK1 阳性表达及 Edmondson 分级等因素有关。

19. 上皮细胞黏附分子（epithelial cell adhesion molecule，EpCAM）　早在 1979 年在结肠癌中被发现，基因定位于人类染色体 2p21。EpCAM 由 314 个氨基酸构成，被认为是一种肝脏干细胞标志物。已有研究证实其在上皮来源的正常组织中广泛表达。有学者成功构建了人 EpCAM 的真核表达载体，并且能够在 HepG2 细胞中表达，EpCAM 阳性表达率升高显著，这一发现为研究 EpCAM 表达阳性的肝癌细胞相关生物学行为奠定了基础。另有学者观察原发性肝癌患者外周血 EpCAM 及 AFP 表达情况，并且通过生存分析发现如下现象：①EpCAM 阳性和 AFP 阳性，EpCAM 阴性和 AFP 阳性患者预后最差；②EpCAM 阳性和 AFP 阴性患者预后较好；③EpCAM 阴性和 AFP 阴性患者预后居中。

对肝癌患者的相关研究发现 EpCAM 表达情况与患者的总生存率和无复发生存率有明显相关性，EpCAM 在肝细胞癌患者外周血中表达升高越明显，患者生存率越低，因此认为利用 EpCAM 的肝癌分层可能反映患者不同的预后。

20. 人宫颈癌基因（human cervical cancer oncogene，HCCR）　定位于人染色体 12q，编码 HCCR-1 和肝癌 HCCR-2 两种蛋白质，最早在人类宫颈癌中发现，但近几年的研究发现其与人类的多种恶性肿瘤有关。科学家已成功制备 HCCR 的抗体，并研发出了可用于肝癌早期诊断的试剂"HepaCheck"，该诊断方法在韩国已经被广泛接受。国外一些报道显示 HCCR-1 在大部分肝癌患者外周血中表达水平升高，而在一些除肿瘤以外的恶性肝脏疾病及正常肝细胞中不表达。ELISA 法检测肝癌患者外周血 HCCR 水平后发现肝癌患者外周血 HCCR 浓度明显高于肝硬化、非酒精性脂肪肝及慢性活动性肝炎等患者外周血水平，对肝癌诊断的敏感度为 78.2%，特异度为 95.7%；同时检测 AFP 在上述受试者中的表达水平，发现 52 例 AFP 阴性的肝癌患者有 40 例显示 HCCR 阳性，占到 76.9%，肿瘤直径 ＜2cm

的癌症患者的阳性率为 69.2%，同样高于 AFP 的测定，因此测定 HCCR 在肝癌患者中的表达可能具有优于 AFP 测定的优点。

相关性研究发现 AFP 及 HCCR-1 诊断肝癌时的敏感度分别为 55.8% 和 44.2%（AFP 和肝癌 HCCR-1 临界值分别为 20ng/ml、10ng/ml 时），而当二者联合检测时诊断肝癌的敏感度可提升至 77.2%；对于肿瘤直径＜2cm 的肝癌联合二者检测可使诊断率提高到 70.8%，肿瘤直径≥2cm 时可达到 81.6%。类似的，有学者研究 AFP 和 HCCR-1 联合检测在诊断小肝癌中的作用时发现二者联合检测时阳性率上升为 56.9%，大大高于二者单独检测的阳性率（AFP 和 HCCR-1 分别为 40.1% 和 23.4%）。上述研究结果提示我们肝癌 HCCR-1 可以作为诊断肝癌特别是小肝癌有用的肿瘤标志物。

21. 高迁移率族蛋白 1（high mobility group box protein 1，HMGB1） 存在于真核细胞核内，位于人类染色体 13q12，由 219 个氨基酸组成，是一种肿瘤转移促进基因，其表达与肿瘤的侵袭与转移关系密切。在研究肝癌患者外周血中 HMGB1 及受体 RAGE 的表达情况与肝癌的发生发展、侵袭转移的关系时，发现二者在肝癌患者组织中均过表达显著，与肝癌有无淋巴结转移密切相关，而与肝癌患者性别、年龄、肿瘤大小无关。利用实时 PCR 和蛋白质印迹法检测发现 HMGB1 在肝癌中高表达，并且与肿瘤的病理分级和远处转移相关；敲减 HMGB1 后可使 p-AKT，Ki-67 和 MMP-2 的表达下调，进一步抑制肝癌细胞的侵袭及转移。

22. 含半胱氨酸的天冬氨酸蛋白水解酶家族（cysteinyl aspartate specific proteinase，Caspase） 是一组效应明确的促细胞凋亡基因，与多种恶性肿瘤的发生发展关系密切。Fas、FasL 均为凋亡调控因子，将 Caspase-3 与二者联合用于肝癌发生发展方面的研究中发现 TNM 分期较高的患者（Ⅲ、Ⅳ期）、有淋巴结转移的肝癌患者体内检测到 Caspase-3 和 Fas 的阳性率下降明显，FasL 的阳性率增高显著；表明 Fas/FasL 系统平衡被打破及 Caspase-3 的低表达可抑制肝癌细胞的凋亡并参与肝癌的发生、发展及转移。在缺氧的肝癌细胞中 HMGB1 可激活 Caspase-1，进而活化 IL-1β 及 IL-18 等炎症介质，参与肝癌的发生发展。肝癌患者中 Caspase-3 在肝癌组织的表达阳性率低于癌旁组织（11% vs. 78%），而 Survivin 在肝癌组织中的阳性率要高于癌旁组织（84% vs. 18%）；同时研究还发现 Survivin 表达阳性的肝癌患者较阴性患者生存率低，肝癌的发生可能与 Survivin 阳性率升高以及 Caspase-3 受抑制有关。

23. Bax 与 Bcl-2 相同，是 Bcl-2 家族中最有代表性的两个细胞凋亡基因，Bax 可促进细胞凋亡。植酸（phytic acid，PA）已被报道具有很好的营养作用并可预防癌症，经 PA 处理的 HepG2 肝癌细胞系中 Bax、P53、Caspase-3 和 Caspase-9 表达上调，而 Bcl-2 基因表达下调。PA 在 IC50（2.49mmol/L）时 Bax、P53、Caspase-3 和 Caspase-9 分别上调 7.37、6.03、19.7 和 14.5 倍。在研究肝癌患者外周血中凋亡相关分子 Bcl-2、Bax 的含量时发现与正常组织相比，肝癌组织中 Bcl-2 相对含量显著升高，而 Bax 的含量低于癌旁正常组织；进一步研究发现 miRNA-106 和 miRNA-181 表达水平与二者表达具有相关性。蛋白质层面的研究发现 Bax 蛋白在肝癌组织中表达升高与 p28GANK 蛋白的表达情况并无多大关系，而 Bcl-2 蛋白与 p28GANK 蛋白的表达呈正相关。

24. miRNA 在肝癌中可扮演癌基因、抑癌基因等多种角色。不同的 miRNA 在肝癌的发生发展过程中具有不同的表达水平且与疾病进展关系密切，对于肝癌的临床早期预警、预后的判断至关重要。一些临床研究表明 miRNA 可以通过不同的途径发挥抑癌作用，而 miRNA 的失调及功能改变是导致肝脏肿瘤发生的可能因素。目前已有多种 miRNA 在肝癌患者中被检测到，是一类具有临床普及潜力的肿瘤标志物，对 miRNA 的研究使肝癌病理及分子诊断层面的认识有了进一步的提高，利用 miRNA 分子生物标志物群研究肝癌的发病机制及对预后的影响，是当前临床的主流趋势，也是一个有价值的研究方向。

相关研究发现肝癌患者外周血中有 7 种 miRNA，即 miRNA-122、miRNA-192、miRNA-21、miRNA-223、miRNA-26a、miRNA-27a 及 miRNA-801，在肝癌诊断方面具有很高的价值，并且在鉴别肝癌与健康者方面也有很好的体现（AUC = 0.941）。利用 qRT-PCR 检测肝癌患者的 11 种 miRNA（miRNA-122、miRNA-19a、miRNA-101-3p、miRNA-199a-5p、miRNA-200a、miRNA-21、miRNA-214、miRNA-221、miRNA-222、miRNA-223、miRNA-224-5p）表达情况，发现 miRNA-200a、miRNA-21、miRNA-122 和 miRNA-224-5p 与肝癌患者的生存率具有显著相关性，并且发现 miRNA-200a 作为肿瘤标志物对于肝癌预后预测的准确度为 81.64%，敏感度为 88.76%，特异度为 74.47%；miRNA-200a 与 AFP 及卫星结节联合预测肝癌预后 ROC 曲线下面积为 0.882，敏感度为 68.54%，特异度为 93.63%。

（1）miRNA-492：在研究 miRNA 对于肝癌发病所起作用的研究中，发现肝癌患者癌组织样本中 miRNA-492 较非癌组织升高明显，敲减 miRNA-492 后癌细胞的增殖明显受抑；进一步研究发现 miRNA-492 的过表达会抑制 PTEN 的表达，并且 miRNA-492 的活性与磷脂酰肌醇 3-激酶和 AKT 的表达情况有关，因此认为 miRNA-492 可作为肝癌临床早期预警的一个重要的肿瘤分子标志物。肝母细胞瘤（hepatoblastoma，HB）是儿童时期最常见的肝脏恶性肿瘤；有学者研究发现 miRNA-492 是受 PLAG1 影响最大的 miRNA，并且在转移性 HB 标本中发现 miRNA-492 和 KRT19 共表达水平明显升高；上述研究结果表明 miRNA-492 的异常表达在包括肝癌的肝脏恶性肿瘤中起着重要的作用。

（2）miRNA-191：研究发现抑制 miRNA-191 可显著抑制肝癌细胞的增殖，并可诱导凋亡；进一步研究发现 miRNA-191 可以被二噁英上调。为了探究 miRNA-191 的表达与 DNA 甲基化之间的关系，利用 PCR、RNA 印迹等技术检测发现肝癌中 miRNA-191 有着 58.9% 的过表达率，明显高于癌旁组织，高表达的肝癌患者往往预后不良；在肝癌细胞系及一些组织中观察到 miRNA-191 表达水平与低甲基化有关。

（3）miRNA-200：miRNA-200 家族是 miRNA 的重要组成部分，可以在多种恶性肿瘤组织中异常表达，并参与肿瘤发展过程中的多种生物学行为。有学者研究发现 miRNA-200b 在肝癌患者癌组织中表达较癌旁组织中低，差异显著，高表达 miRNA-200b 的肝癌患者与低表达的肝癌患者相比有更长的生存时间及生存率。有研究发现 lncRNA-H19 在肝癌组织内的表达/癌旁组织中的表达较低时提示预后不良；H19 与 hnRNP U/PCAF/RNAPol II（蛋白复合物）相关，并通过组蛋白的乙酰化来激活 miRNA-200 家族，进而参与肝癌的进展。

（4）miRNA-122：是肝脏中较为丰富的 miRNA 之一，它在肝细胞的发育和分化中起到重要的调节作用。经检测发现肝癌患者较健康人外周血 miRNA-122a 表达水平明显降低，男性肝癌患者 miRNA-122a 水平较女性更低；而 miRNA-221 在肝癌组水平较对照组高；miRNA-122a 在临界值为 1.025 时诊断肝癌的敏感度 70.6%，特异度为 67.1%。另一项研究显示在慢性丙型肝炎患者和肝癌患者中 miRNA-122 表达增加，而在丙型肝炎后代偿性肝硬化患者体内表达显著降低；当临界值定为 1.82 时 miRNA-122 区分肝癌及非肝癌患者的敏感度为 87%，特异度为 40%。

（5）miRNA-144：研究通过多种技术检测发现 miRNA-144 参与了结直肠癌、膀胱癌、非小细胞肺癌及甲状腺癌等恶性肿瘤的发生发展。通过研究 miRNA-144 在肝癌中的作用，发现其表达显著降低，人为使 miRNA-144 过表达时肝癌细胞的增殖被显著抑制，细胞凋亡增加；进一步研究发现肝癌中 E2F3 是 miRNA-144 的标靶基因，二者表达呈负相关。类似的，有学者在相关研究中同样发现 miRNA-144 在肝癌患者癌组织及肝癌细胞系中表达下调，过表达时可以抑制肝癌细胞的增殖及侵袭转移，并且鉴定出在肝癌中 AKT3 是 miRNA-144 的直接靶标，二者相互作用参与了肝癌的发生发展。然而对于 miRNA-144 在肝癌中的表达情况也有不同结果：在 miRNA-144 对肝癌细胞侵袭性影响的一项研究中发现肝癌组织与癌旁组织相比有更高的表达（阳性率为 79% vs. 27%），差异性显著，并且 miRNA-144 在肝癌患者癌组织中的表达量仅与肝癌病理分级及术后复发有关。

中医中药注重整体治疗且毒副作用小，是我国医学资源特有的宝贵财富。近几年来，多项临床研究已经证实一些中药对于肝癌具有良好的效果，可调控肝癌患者 miRNA 的表达，进而影响肝癌的发生发展及预后。有研究检测应用丹皮酚前后肝癌患者 miRNA-19b 的表达情况后，发现应用丹皮酚后肝癌 HepG2 细胞系中 miRNA-19b 表达较对照组升高明显，将 HepG2 miRNA-19b 过表达后其可以表现出明显的细胞抑制效应，推断肝癌患者体内 miRNA-19b 的差异性表达可能参与丹皮酚的抗肿瘤作用。利用 MTT 法及 RT-PCR 技术探究延胡索总碱对 HepG2 细胞的作用及该细胞内 miRNA 表达变化的情况时，发现延胡索总碱对 HepG2 细胞增殖具有显著的抑制作用，机制可能与 let-7a 的过表达和 miRNA-221、miRNA-222 的表达下调有关。另有研究发现苦参素能够显著抑制体外培养人肝癌细胞株 HepG2 的增殖，并且发现苦参素可作用于 miRNA，使得 miRNA-122 过表达、miRNA-21 低表达。

四、胆　囊　癌

胆囊癌是我国最为常见的胆道恶性肿瘤，多发于老年人，女性多见，常与胆囊结石共存，多发生在胆囊体部及胆囊底部，其他胆囊恶性肿瘤尚有肉瘤、原发性恶性黑色素瘤及巨细胞腺癌等。胆囊癌发病较为隐匿，临床症状不是很典型，而手术切除是根治其的唯一方法，因此患者前来就诊往往失去最佳治疗时机，导致预后极差。胆囊癌的主要病理类型有腺癌、腺鳞癌、鳞状细胞癌、与侵袭性癌相关的乳头状肿瘤、与侵袭性癌相关的黏液性囊性肿瘤及未分化癌，其中腺癌包括胆管性、胃小凹类型、肠型、透明细胞腺癌等六种亚型。2015 年中国癌症调查显示，我国 2015 年新发胆囊癌病例 52 800 例，男性及女性发病人数相近，其中男性 24 500 例，女性 28 300 例；总计死亡 40 700 例，其中男性 18 800 例，女性 21 900 例。CA：A Cancer Journal for Clinicians 发布的 2015 年全美癌症统计显示胆囊癌与其他胆囊恶性肿瘤新发病例 10 910 例，男性 4990 例，女性 5920 例；死亡例数 3700 例，其中男性 1660 例，女性 2040 例。

胆囊癌的发病原因中，长期形成的结石慢性、长期的刺激是主要原因，且胆囊结石直径越大、病程越长患胆囊癌的风险越高。胆囊癌还可与胆囊良性疾病长期共存，如胆囊腺瘤、"瓷化"胆囊等诸多因素均是导致胆囊癌或者病情加重的因素。胆囊癌早期并无特异性症状，如有胆囊炎或胆囊结石，可有右上腹痛、恶心呕吐等胆囊良性病变引起的症状，发展至中晚期时则有癌肿触痛、腹胀、体重减轻、贫血、肝大、黄疸及胆囊穿破引起的胆道出血等症状。对于胆囊癌的临床检查，传统检查手段有 B 超、CT 及 MRI。当发现胆囊壁增厚或不规则改变及位置固定的占位性病变时，血液活检如 CEA、CA19-9 及 CA12-5 等均升高时应考虑为胆囊癌；此外，细针穿刺胆囊取胆汁进行肿瘤标志物活检对于胆囊癌更具意义。

1. CA19-9 部分学者认为，糖类抗原 CA19-9 对于胆囊癌的早期诊断具有很好的敏感性，但特异性不强。近期在 CA19-9 与 CEA 对于胆囊癌早期诊断意义的研究中发现二者在健康对照组及胆囊良性疾病患者中几乎不表达，而在胆囊癌组患者中表达普遍升高。CA19-9 单项诊断胆囊癌阳性率达到 32%，CEA 为 26%，二者联合对于胆囊癌的诊断阳性率升高至 64%，对于胆囊癌的诊断效果显著。此外，有学者将 CA19-9 与螺旋 CT 联合用于胆囊癌的早期诊断并将 CA19-9>35U/ml 定为阳性，联合检测诊断胆囊癌敏感度、特异度达到 96.7%、88.0%，准确度可达到 92.4%；另外 Youden 指数及阳性、阴性预测值也较理想（分别为 0.847、89.0%、96.4%）；相较于单纯 CT 检查或者单纯肿瘤标志物检测，联合检测优势明显，值得深入研究。

有研究显示在 71.7% 黄疸患者（包括良性及恶性肿瘤性黄疸）体内 CA19-9 水平增高；将 CA19-9 临界值设定为 32U/ml 时恶性黄疸组（malignant jaundice，MJ）中阳性率达到了 82.3%，良性黄疸组（benign jaundice，BJ）中为 54.9%。进一步的研究显示 CA19-9 与胆红素在 MJ 组均高于 BJ 组，而 C 反应蛋白（C-reactive protein，CRP）水平在 BJ 组患者中较 MJ 组水平更高，因此 CA19-9 对于胆汁淤积性黄疸患者的鉴别诊断特别是良恶性肿瘤的鉴别潜力巨大，值得深入研究。

2. CA12-5 在 CA12-5、CA19-9 及 CA242 联合用于探索在胆囊癌早期诊断方面具有何价值的研究中，发现 CA12-5 单独用于胆囊癌诊断时敏感度、特异度分别为 58.37%、86.34%，Youden 指数为 0.393，阳性、阴性预测值分别为 71.22% 和 73.16%。三者联合检测时诊断敏感度及特异度分别达到 92.57%、81.16%，Youden 指数为 0.696，阳性预测值和阴性预测值也均达到 90% 以上。三项联合检测用于胆囊癌的早期诊断效果明显优于单项或者两项联合检测。相类似的，有研究发现胆囊癌患者组 CA12-5、CA19-9 和 CA242 阳性率可达到 93.55%，远高于胆囊良性病变患者研究组的 12.12% 及健康人群组的 8.57%，对于提高胆囊癌患者诊断效率具有很大的帮助，值得临床推广。

3. CA242 早在 2001 年的研究中就有学者探究 CA242 对于各种恶性肿瘤的诊断价值，收集了包括肺癌、肝癌、乳腺癌、胰腺癌及胆囊癌等在内的 8 种恶性肿瘤，发现 CA242 对于诊断胆囊癌的阳性率为 53.8%，在大多数消化道恶性肿瘤中表达阳性率均升高明显。2014 年，有学者收集大量胆囊癌患者标本及健康对照组样本，检测各组中 CA242、CA12-5、CA19-9 及 CEA 水平，探寻在胆囊癌发生、发展过程中的作用。研究发现 CA242、CA12-5 及 CA19-9 在胆囊癌组中表达水平明显高于良性胆囊相关疾病对照组，CA242 诊断胆囊癌具有最高的特异度，达到 98.7%，CA19-9 具有最高的敏感度，为 71.7%；CA19-9、CA242 和 CA12-5 的组合具有最高的诊断准确性；且有淋巴结转移患者的 CA19-9、CA12-5 及 CA242 水平明显高于无淋巴结转移患者，远处淋巴结转移者高于相邻淋巴结转移者。

4. TGF-β1 是 TGF-β 超家族中的一员。TGF-β 包含 TGF-β1～TGF-β5 5 种异构体，

它们具有一些相似的结构特点，如均包含N-端信号肽、前体区及成熟区，相应配体都含有高度保守的半胱氨酸残基等。人体内只存在 TGF-β1～TGF-β3，而人体内主要的存在形式是 TGF-β1。早期利用免疫组织化学法检测胆囊癌、胆囊腺瘤及胆囊炎中 TGF-β1、Smad4及 TβRⅡ的表达，结果显示在胆囊癌中 TGF-β1、Smad4 和 TβRⅡ阳性率分别为 73.3%、20.0%及 16.7%，而三者在胆囊腺瘤中的阳性率为 90.9%、63.7%及 54.5%，胆囊炎中三者的阳性率也高于胆囊癌组，因此推断 TGF-β1 在胆囊癌中的表达降低可能与胆囊癌的发生发展、恶性增殖有关。近期，有学者利用微阵列分析、免疫组织化学法及临床病理结果分析发现 TGF-β1 可以通过诱导 EMT 现象，调节肿瘤生理环境中的上皮可塑性，参与基因的改变；NT5E 和 FcGBP 可以作为两个独立的肿瘤标志物，均受到 TGF-β1 的调控，可对胆囊癌的发生发展进行判断及预测。其中 NT5E 是 144 个被发现的表达增高基因中增高幅度最明显的，而 FcGBP 是 81 个表达降低基因中降低最明显的。

5. CEA　检测胆囊癌及对照组患者外周血清样本及胆汁中 CEA 和 CA19-9 表达情况时发现胆囊癌患者无论外周血清、还是胆汁中 CEA、CA19-9 水平均高于胆囊结石及胆囊息肉对照组，且二者在胆汁及外周血中的表达量随胆囊癌分期增高而升高，CA19-9 尤为明显，因此二者的测定不仅可以对早期诊断胆囊癌有一定的帮助，对于病理分期的判断、评估也有着较大帮助。CEA 不仅在细胞质中表达（63%），而且在基质中也有表达（29.6%）。根据 TNM 分期，T2～T4 期胆囊癌细胞质中 CEA 阳性率达到了 75%，T1 期细胞质中 CEA 阳性率为 28.6%；T2～T4 胆囊癌基质中 CEA 阳性率 40.0%，而在 T1 期未发现 CEA 阳性表达。进一步研究发现细胞质及基质中 CEA 阳性的胆囊癌淋巴结转移很常见，因此推测在胆囊癌的进展过程中 CEA 起着很大作用。

6. 谷胱甘肽过氧化物酶 3（glutathione peroxidase 3，GPX3）一直以来，肿瘤干细胞在各种类型癌症中的作用都是学术界研究的热点，被认为是恶性肿瘤发生发展、进一步增殖的"马达"。利用免疫组织化学技术检测了大量胆囊鳞癌、腺鳞癌及腺癌组织中乙醛脱氢酶 1A3（aldehyde dehydrogenase 1A3，ALDH1A3）和 GPX3 的表达情况后发现 ALDH1A3 阳性表达及 GPX3 的阴性表达与胆囊癌患者淋巴结转移及侵袭关系密切。进一步单因素 Kaplan-Meier 分析显示 ALDH1A3 阳性和 GPX3 阴性患者总体生存率显著降低，二者可作为胆囊癌患者预测预后的独立因素。相类似的研究中总计筛选出了 2288 个与正常胆囊组织具有差异表达的基因，这其中有 1474 个基因表达下调，表达上调的基因数为 814 个；ALDH1A3 mRNA 及 ALDH1A3 蛋白在胆囊腺癌患者组中表达水平均升高，而 GPX3 mRNA 和 GPX3 蛋白在胆囊腺癌患者组中表达水平降低，推测二者可能在胆囊癌发生发展过程中具有重要生物学意义。

7. 钙蛋白酶-1（Calpain-1）又名 μ-Calpain，与 Calpain-2 均属于 Calpain 家族，二者在该家族中研究较多，激活均需要一定浓度的钙离子。为了探究 Calpain-1、GPC3 与胆囊癌之间的关系，采用免疫组织化学技术检测了上百例胆囊癌患者样本，发现 Calpain-1 在胆囊癌患者中表达阳性率为 32.0%，而在胆囊炎患者中表达阳性率仅为 6.7%；53.0%的胆囊癌患者 GPC3 表达阳性，GPC3 在胆囊炎患者体内表达阳性率 63.3%，其在胆囊癌与胆囊炎患者中表达差异无意义。Calpain-1 与 GPC3 同时表达的阳性率与胆囊癌的发生发展关系密切，但与胆囊炎并无多大关联性，因此联合检测对于胆囊癌的预后评估或许有一定的帮助。

8. ras 是常见癌基因家族中的一员,异常表达于多种恶性肿瘤中。该家族包括 H-ras、N-ras 及 K-ras,其中以 K-ras 点突变最为常见。早在 1993 年,有学者利用石蜡包埋切片及免疫组织化学技术检测胆囊癌和慢性胆囊炎中包括 ras、p21、ErbB-2 等在内的癌基因产物和生长因子的表达情况,发现 ras 基因的蛋白产物在胆囊癌组中表达增高显著;在胆囊癌早期、晚期均检测到 ras 基因阳性比例的增加。在 ras 基因及增殖细胞核抗原(proliferating cell nuclear antigen,PCNA)表达情况与胆囊癌患者的预后及死亡危险因素之间关系的研究中,发现有 ras 基因突变的胆囊癌患者比无突变患者死亡危险度增加 1.62 倍,而 PCNA 强阳性患者较表达低者死亡危险度增加 2.2 倍,提示二者可能是胆囊癌患者死亡危险因素预测的一个重要因子。

9. 含 WW 结构域的氧化还原酶(WW domain-containing oxidoreductase,WWOX)**基因** 位于染色体 16q23.3—q24.1,包含 9 个外显子,具有长度为 1245bp 的开放读码框,于 2000 年被发现。目前已经证实,WWOX 在多种消化道恶性肿瘤中表达水平下调,具有明显的抑癌作用,并参与多种信号通路的转导,已知其与 p53、Bmi-1、Survivin 等多种基因有相互作用的关系。

WWOX 被发现以来,学术界探索其在胆囊癌中的表达情况、生物学行为等方面的研究少之又少。为了探索 WWOX 在原发性胆囊癌中对于体外增殖的影响,有学者在体外构建了相关胆囊癌细胞系,检测转染后的细胞增殖水平、细胞形态及细胞增殖周期的变化,发现当 WWOX 基因过表达时抑制胆囊癌细胞增殖活性作用明显,推测 WWOX 可能在胆囊癌发生发展过程中扮演了重要角色,值得学术界进一步探究。另有研究发现 WWOX 蛋白在胆囊癌中表达阳性率为 48.1%,在胆囊腺瘤中为 75.0%,而在慢性胆囊炎组织中的阳性率达到了 85.0%,提示 WWOX 在胆囊癌中低表达,具有抑癌作用;进一步研究发现 WWOX 蛋白与 Nrf2 蛋白的阳性表达率呈负相关,Nrf2 蛋白阳性表达率在胆囊癌中可达到 66.7%,胆囊腺瘤中为 20.0%,而在慢性胆囊炎组织中仅为 5.0%,因此认为二者或许在胆囊癌的进展过程中发挥了重要的生物学作用。

10. c-Jun 激活域结合蛋白 1(c-Jun activation domain-binding protein 1,JAB1) 于 1996 年被 Claret 等发现,其基因位于染色体 8q13 区域,已知其可调控细胞的增殖,并参与肿瘤的发生发展。JAB1 蛋白在胆囊癌组织中的阳性率可达到 60.0%,而在慢性胆囊炎组织中仅为 13.3%,且癌组织分化程度越低,JAB1 阳性表达率越高,TNM Ⅱ～Ⅳ 期癌组织中阳性率高于 0～Ⅰ 期,差异性显著;表明其可能与肿瘤的进展有关。

11. 张力蛋白同源第 10 号染色体缺失的磷酸酶(phosphatase and tensin homolog deleted on chromosome 10,PTEN)**基因** 在收集数十例胆囊癌标本及胆囊炎对照标本,分析研究了 PTEN 基因及其蛋白表达情况的实验中发现,在胆囊癌组中 PTEN 基因表达阳性率仅为 36.4%,胆囊炎对照组可达到 100%,而 PTEN 基因在胆囊癌组中甲基化阳性率可达到 77.3%,对照组仅为 20%,差异显著。有关 PTEN 蛋白方面的研究,有学者近期为了探索 PTEN、TROP2 及 p-AKT 在胆囊癌中的表达情况,检测上百例胆囊癌及胆囊炎标本中上述三者的表达情况,发现 TROP2 及 p-AKT 蛋白在胆囊癌组织中较癌旁组织表达阳性率升高明显,与之相反的是 PTEN 蛋白阳性表达率降低显著,表明 TROP2/PTEN/p-AKT 信号通路的激活可能在胆囊癌的发生、发展过程中扮演了重要的角色。

此外,学术界也有一些关于 EZH2 与 PTEN 的成果:在胆囊癌表达的实验中发现 51.8%

具有高分级、转移性及侵袭性的胆囊癌组织中 PTEN 表达丧失，低分化、淋巴结转移及具有侵袭性的胆囊癌中 EZH2 的过表达率则达到了 53.7%，提示我们 EZH2 的过表达和 PTEN 的表达缺失对于胆囊癌的预测、判断分级及预后等方面均有一定的帮助。

12. 人滋养层细胞表面抗原 2（human trophoblast cell surface antigen2，TROP2）　作为侵入性滋养层细胞的生物标志物首次被发现，后续在众多人类恶性肿瘤及动物模型中均发现其异常表达，但国内对于 TROP2 在胆囊癌方面的研究并不多见，因此结果少之又少。相关实验检测了 TROP2、p-ERK 及 Cyclin D1 在胆囊癌中的表达，发现正常癌旁组织 TROP2 在胆囊癌中的阳性率为 74.30%，p-ERK 和 Cyclin D1 阳性率也达到了 58.40% 和 55.30%；3 种蛋白质的表达与肿瘤直径、胆囊结石及淋巴结转移等诸多指标均密切相关；高表达的 TROP2 可能与胆囊癌的恶性进展有关，值得进一步研究。

13. P53 上调凋亡调控因子（P53 up-regulated modulator of apoptosis，PUMA）　该基因编码 α、β、γ 和 δ 4 种亚型蛋白质，但只有 PUMA-α（23kDa）和 PUMA-β（18kDa）具有促凋亡功能，且二者较为相似。早先有学者检测肝外胆管癌中 PUMA 表达情况时发现其在胆管细胞癌、癌旁组织及正常组织中阳性率逐渐增高（分别为 38.3%、48.3% 和 63.3%），并且与癌肿分化程度、淋巴结转移等相关。另有学者检测包括 108 例胆囊腺癌在内的数百例组织中 PUMA 和 C-myb 表达情况，发现二者在胆囊腺癌中较癌旁组织中表达明显增高；表达水平与癌肿大小、有无淋巴结转移和病理类型等显著相关，并且还与胆囊腺癌患者预后相关。

14. miRNA　当前学术界对于胆囊癌中相关 miRNA 的研究较少，多为近几年研究成果。为了研究多种 miRNA 在胆囊癌中的表达情况及对于诊断的意义，利用 PCR 检测 40 例胆囊癌病例以及 20 例健康对照者中 miRNA 的表达，发现具有典型差异变化表达的 miRNA 共计 11 种，miRNA-370、miRNA-21、miRNA-122、miRNA-187 及 miRNA-202 表达上调显著，而包括 miRNA-200b、let-7a、miRNA-143、miRNA-335、miRNA-31 及 miRNA-551 的 6 种 miRNA 表达明显下调。这其中，miRNA-143、miRNA-187 和 miRNA-122 的表达与胆囊癌患者的临床分期、淋巴结转移相关。另有研究通过比较胆囊癌组及非癌对照组，发现 23 种 miRNA 在胆囊癌组织中差异表达显著，具体为 miRNA-1、miRNA-551b、miRNA-143、miRNA-122、miRNA-139-5p、miRNA-144、miRNA-99a、miRNA-126、miRNA-218、miRNA-135a-5p、miRNA-204、miRNA-490-3p、miRNA-145、miRNA-335、miRNA-363、miRNA-133b、miRNA-30a、miRNA-150 及 miRNA-26a 的明显下调（下调前水平均在下调后水平的 10 倍以上），以及 miRNA-196a、miRNA-205、miRNA-196b 和 miRNA-1290 的显著上调（上调均在 14 倍以上），这些差异表达的 miRNA 为胆囊癌的早期诊断、发生发展过程的研究均提供了大量的理论依据。

有学者成功构建了重组质粒 miRNA-Bmi-1 转染的胆囊癌相关细胞系，并分成了包含 miRNA-Bmi-1 在内的 4 组细胞系进行对照研究，利用流式细胞术、PCR 等方法，发现 miRNA-Bmi-1 组中 Bmi-1 mRNA 及相关蛋白表达水平均明显低于对照组，还可使 Caspase-3 的表达上调，因此认为抑制 Bmi-1 可以靶向干扰抑制下游相关 mRNA 和蛋白的表达，抑制胆囊癌细胞生长效果显著。

（1）miRNA-20a：目前对于 miRNA-20a 在胆囊癌中的研究结果非常少见。有学者检测胆囊癌患者体内数种 miRNA 的表达差异，检测相应 miRNA，发现只有 miRNA-20a 在胆囊癌与正常胆囊组织中具有差异表达；进一步利用 Transwell 及 Matrigel 实验发现过表达的 miRNA-20a 可以明显提高胆囊癌细胞的侵袭及转移能力。

（2）miRNA-145：培养大量的胆囊癌细胞及正常胆囊上皮细胞并提取 RNA，利用基因芯片技术发现了 150 种具有差异表达的 miRNA，其中 89 种 miRNA 表达上调，61 种下调显著，其中就包括表达下调的 miRNA-145。进一步构建过表达的 miRNA-145 载体并转染 GBC-SD 细胞系，发现生长受到抑制的细胞达到了 30%：53.83% 的细胞停留在了 G_1 期，46.17% 的细胞停留在了 S 期。2014 年，有学者为了研究胆囊癌中具有差异表达的 miRNA，使用微阵列技术、TaqMan 及 PCR，检测发现了几个异常表达的 miRNA。与非肿瘤组织相比，7 种 miRNA 在 GBC NOZ 细胞中表达差异显著（分别为 miRNA-133a、miRNA-133b、hsa-miRNA-143、hsa-miRNA-145、hsa-miRNA-1、miRNA-148 和 miRNA-29c），其中 miRNA-145 和 miRNA-1 的异位表达可显著抑制 NOZ 细胞的活性及集落的形成，并作为抑癌的 miRNA 在胆囊癌的发生发展过程中发挥着重要的作用。

（3）miRNA-135：上面提到有 23 种 miRNA 在胆囊癌组织中具有表达差异性，包括 19 种 miRNA 表达下调及 4 种 miRNA 表达上调。随后发现 miRNA-135a-5p 和 miRNA-26a 可显著影响胆囊癌细胞的增殖，miRNA-135a-5p 表达抑制显著（下调前水平为下调后水平的 14 倍），进一步通过慢病毒建立转染的 miRNA-135a 相关 GBC-SD 和 EH-GB1 细胞，发现 GBC 细胞的增殖率明显降低，表明 miRNA-135a 抑制胆囊癌细胞增殖作用明显。国内有学者通过研究也发现 miRNA-135a-5p 在胆囊癌组织中的表达较正常癌旁组织明显降低，通过体外实验证实 miRNA-135a-5p 可以阻滞胆囊癌细胞周期 G_1 期，进而抑制癌细胞的生长、增殖。

（4）miRNA-155：为了探讨 miRNA-155 在胆囊癌中的相关生物学功能及其相应的临床意义，相关实验收集了包括 17 例正常组织、13 例胰胆管汇合异常胆囊及 26 例胆囊癌在内的 56 例样本，检测 miRNA-155 表达情况并评估其对胆囊癌增殖和侵袭的影响，发现与正常胆囊组织及胰胆管汇合异常胆囊相比，胆囊癌患者具有更高的 miRNA-155 表达水平，表达水平与淋巴结转移正相关性显著且与患者预后呈显著负相关性。进一步的体外实验表明高表达的 miRNA-155 显著增强了胆囊癌细胞的增殖和侵袭能力。

（5）miRNA-335：在所有收集的 166 例原发性胆囊癌组织中，与非发育性胆囊上皮相比有 96 例样本 miRNA-335 表达水平明显降低；进一步研究显示组织学分级与其表达情况成反比，而临床预后与其表达则成正比，即组织学分级越高，其表达水平越低，患者预后越差其表达水平越低；该实验首次证明了在大多数原发性胆囊癌患者中 miRNA-335 表达水平下调显著，并且与 PGC 的生物学行为密切相关，可作为一个有用的标志物进行更深入的研究。

（6）miRNA-26a：运用 miRNA 微阵列分析和 RT-PCR 技术，分析发现与正常组织相比 miRNA-26a 在胆囊癌组织中表达显著降低，在胆囊癌中的表达与组织学分级显著相关；体内、体外实验均表明 miRNA-26a 可显著抑制胆囊癌细胞的增殖，并确定了 HMGA2 是 miRNA-26a 的直接靶标基因，在胆囊癌组织中 miRNA-26a 表达下调，而 HMGA2 mRNA 的表达均是上调的，二者负相关性显著，当人为使 miRNA-26a 在所研究胆囊癌细胞系中稳定表达时，可通过干扰细胞周期转换使胆囊癌细胞 G_1 期阻滞，减缓胆囊癌细胞的增殖。

15. lncRNA 有关胆囊癌相关 lncRNA 的研究虽取得了一定的进展，但研究成果仍较少，现总结如下。

（1）肺腺癌转移相关转录物 1（metastasis-associated lung adenocarcinoma transcript 1，MALAT1）：作为一个在多种恶性肿瘤中表达异常的 lncRNA，近几年对其研究相对较热，证实了 MALAT1 的异常表达可作为多种恶性肿瘤转移的调节器并参与了 EMT 的发生，而其在胆囊癌领域的研究成果相对较少。总结先前的研究成果，人们一直认为 MALAT1 的转录产物定位于细胞核中，其转录产物在 G_2/M 细胞周期阶段可以从细胞核转移到细胞质中，并且在这一过程中 MALAT1 与丰富的核因子 hnRNP C 蛋白相互作用。但具体与肿瘤的发生发展有何种关系还需进一步深入研究。有学者通过 PCR 技术发现 MALAT1 在胆囊癌中表达显著上调，利用慢病毒介导的 RNA（lentivirus-mediated RNA）敲减 SGC-996 及 NOZ 细胞系中 MALAT1 的表达，发现二者的增殖及转移显著被抑制。更进一步的研究证实 MALAT1 作为一个致癌性的 lncRNA，可能通过激活 ERK/MAPK 信号通路进而参与胆囊癌的增殖及转移。

（2）KIAA0125：KIAA0125 的表达可强烈抑制胆囊癌细胞的增殖、迁徙及转移，研究者利用慢病毒介导 siRNA 干扰 KIAA0125 后，GBC-SD/M 细胞中 β-连环蛋白的表达增加，而波形蛋白的表达相对降低，二者均为 EMT 发生过程中不可或缺的重要蛋白质，研究结果表明 KIAA0125 可通过影响 EMT 过程促进胆囊癌细胞的迁移和侵袭，可以作为胆囊癌潜在的治疗靶点、早期临床预警重要的标志物。

（3）LET：相关文献表明新鉴定出的 lncRNA-LET 在肝细胞癌中表达是较低的，但人们对于其在胆囊癌发生发展过程中的作用却知之甚少。研究发现与胆囊癌组织相邻的正常组织相比，lncRNA-LET 表达显著下调，与肿瘤相关淋巴结的转移、TNM 分期及临床分期等均呈正相关，并且证实缺氧会降低胆囊癌细胞中 LET 的表达水平，LET 低表达的患者预后往往较差。体外实验证实过表达的 LET 会抑制胆囊癌细胞的侵袭，异位表达的 LET 会导致胆囊癌细胞 G_0/G_1 期细胞周期停滞，进而抑制体内胆囊癌细胞的生长。

（4）ITGB1：为了探究胆囊癌发生发展过程中相关基因的分子机制，有学者研究了具有不同转移能力胆囊癌细胞系中差异表达的 lncRNA，鉴定出了符合要求的 lncRNA-ITGB1。为了探究 ITGB1 对于胆囊癌的作用，利用慢病毒介导的 RNA 干扰系统敲减 lncRNA-ITGB1，可显著抑制胆囊癌细胞的增殖活性，并且发现 β-连环蛋白上调，而波形蛋白则表达下调；利用蛋白质印迹法检测蛋白质水平的变化，发现波形蛋白、slug 及 TCF8 表达下调；上述提及差异表达的物质都是 EMT 发生发展过程中至关重要的标志物，因此证明 ITGB1 可能对胆囊癌加速发展至关重要。

（5）肌动蛋白丝相关蛋白 1 反义 RNA1（actin filament associated protein 1 antisense RNA1，AFAP1-AS1）：通过 qRT-PCR 技术检测胆囊癌患者癌组织及相邻正常的胆囊组织中 AFAP1-AS1 表达情况并利用该技术检测了转录因子 Twist1 和 EMT 重要标志物波形蛋白及 E-钙黏蛋白后，发现 lncRNA-AFAP1-AS1 的表达与胆囊癌组织大小显著相关，高表达 AFAP1-AS1 的患者往往预后不佳；更进一步研究发现当敲减 NOZ、GBC-SD 细胞中的 AFAP1-AS1 后，波形蛋白及 Twist1 表达下调显著，而 E-钙黏蛋白表达上调显著。

（6）H19：有关 lncRNA-H19 在胆囊癌中的研究目前较少。2016 年有研究发现 H19 在胆囊癌组织中表达水平显著升高，与肿瘤组织的大小、肿瘤状态及淋巴结转移情况显著相关，而与诸如患者年龄等因素无相关性。Transwell 实验结果显示敲减 H19 后可显著抑制 NOZ 细胞的侵袭，H19 过表达时可明显促进 GBC-SD 细胞的侵袭；通过蛋白质印迹法检测发现敲减 H19 后会导致关键转录因子 Twist1 的下调及上皮标志物 E-钙黏蛋白的上调和波形蛋白的下调，提示 H19 参与了胆囊癌细胞中 EMT 现象的发生。同年，上述研究团队的研究表明 H19 在胆囊癌组织中表达水平显著升高，与肿瘤组织的大小呈正比；敲减 H19 后可显著抑制 NOZ 细胞的侵袭，H19 过表达时可明显促进 GBC-SD 细胞的侵袭；此外研究人员还发现 H19 在 GBC-SD 细胞系中的过表达下调了 miRNA-194-5p，并显著增加了 AKT2 表达；敲减 H19 后胆囊癌细胞会在 G_0/G_1 期停滞，因此认为 H19/miRNA-194-5p/AKT2 轴可能参与了胆囊癌细胞的发生发展过程。

（7）HOTAIR：相较于正常组织，HOTAIR 在胆囊癌组织中表达上调显著，TNM 分期越高 HOTAIR 表达升高越明显，且与淋巴结转移正相关性显著；进一步研究发现 C-myc 可通过与 HOTAIR 启动子区域中的 E 盒直接作用从而诱导 HOTAIR 表达，二者表达成正比，并且胆囊癌组织中的 miRNA-130a 与 HOTAIR 的表达水平呈负相关，二者具有相互抑制的调节关系。

（8）CCAT1：最先在结肠癌中被发现，但近些年的研究表明其在多种恶性肿瘤中异常表达。肝癌中，CCAT1 的 "E 盒" 可以与 C-myc 蛋白进行结合，后者具有促进 CCAT1 表达的功能。研究发现 CCAT1 在胆囊癌中较癌旁正常组织中表达水平升高明显，表达水平与 TNM 分期、肿瘤大小、淋巴结转移情况等因素相关，降低 CCAT1 的表达可以显著抑制胆囊癌细胞的侵袭能力。

五、胰　腺　癌

胰腺癌是指发生于胰腺的外分泌腺体的高度恶性肿瘤，是一种较常见的消化系统恶性肿瘤，研究统计显示胰腺癌患者的 5 年总体生存率不足 8%，有 "癌中之王" 之称。胰腺癌的病理类型主要有胰腺导管腺癌（占到胰腺癌病理类型的 80%～90%）、特殊类型的导管起源的癌、腺泡细胞癌、小腺体癌、大嗜酸性颗粒细胞性癌及小细胞癌，其中特殊类型的导管起源的癌包括多形性癌（巨细胞癌）、腺鳞癌、黏液癌、黏液表皮样癌和印戒细胞癌及纤毛细胞癌，腺泡细胞癌仅占到胰腺癌病理类型的 1%，而小腺体癌极为少见。*CA: A Cancer Journal for Clinicians* 发布的 2015 年全美癌症统计显示胰腺癌新发病例位居消化系统癌症第二位（48 960 例），其中男性新发病例 24 840 例，女性 24 120 例；死亡病例数也位居第二位（40 560 例），其中男性 20 710 例，女性 19 850 例。2015 年中国癌症调查显示，我国 2015 年新发胰腺癌病例 90 100 例，其中男性 52 200 例，女性 37 900 例；总计死亡 79 400 例，男性 45 600 例，女性 33 800 例；男性死亡病例中，死亡病例数最多的年龄段为 60～74 岁，达到 19 300 例，其次为 75 岁以上年龄段；就发病例数而言，城市与农村地区差别较大，城市地区发病例数为 59 500 例，远高于农村地区的 30 500 例，东部地区发病例数为 38 100 例，为各地区发病例数最高。

由于人们饮食结构及生活习惯的改变，高糖、高脂肪及高蛋白的饮食及不良酗酒行为导致胰腺癌的发病率在近几年有明显的上升趋势。此外，慢性胰腺炎、吸烟及大量饮用咖啡也是导致胰腺癌发生的重要因素。有研究表明，吸烟是胰腺癌的独立危险因素，吸烟者患胰腺癌的相对危险性是 2.36；糖尿病和胰腺癌密切相关，相对危险性随糖尿病分期增加而增大。胰腺癌初期患者临床症状及体征并不明显，主要表现为厌食、消化不良及体重下降、腹部不适或疼痛及黄疸等，但通常发展快、恶性程度高，确诊患者往往已经发展到中晚期，大都已有转移，预后很差。目前手术切除是胰腺癌唯一的可治愈性手段，然而85%的胰腺癌患者就诊时已属晚期或发生远处转移，手术切除率仅为15%～20%，并且由于胰腺癌恶性程度极高，死亡率几乎接近于发病率，只有约4%的患者在诊断后5年仍存活，因此早期诊断对于患者至关重要，可显著提高其生存率并改善预后。由于胰腺癌起病隐匿症状不典型，目前临床早期诊断主要依靠典型的临床表现结合影像学特征，如患者出现中上腹疼痛不适、进行性加重的黄疸及消化道症状应引起足够的重视。

当前，在胰腺癌的临床诊断过程中，肿瘤标志物及分子诊断学已得到较广泛的应用，但缺乏具有高敏感度和特异度的检测方法。目前涉及的肿瘤标志物较其他系统恶性肿瘤少，笔者查阅大量文献发现多种标志物如CA19-9、CA242、CA50、CA12-5、CA15-3、CA72-4、CEA、AFP等相对来说诊断胰腺癌能力较为突出，其中CA19-9是诊断胰腺癌最常用也是效果最好的肿瘤标志物，现将上述经典胰腺癌肿瘤标志物做一总结。

1. CA19-9 广泛应用于胰腺癌早期筛查诊断，较经典，是糖类抗原中诊断胰腺癌阳性率最高的肿瘤标志物，诊断胰腺癌的敏感度、特异度、准确度均较高，被认为是众多标志物中诊断胰腺癌的"金标准"。但胆汁淤积、胆管细胞的破坏、主胰管堵塞或结构狭窄等多种因素对其结果的影响较大。分析上千例胰腺癌患者外周血中CA19-9表达水平后发现CA19-9水平≥1000U/ml的患者一般手术效果差，而当CA19-9水平在术后降低时，这些患者中的一小部分仍可获得生存优势。

CA19-9与CA242、CEA、CA12-5、TSGF联合检测准确率更高，对胰腺癌患者的转移评估和预后具有重要的临床价值。有研究对比了胰腺癌患者与正常对照组外周血中CA19-9、CA242、CEA、CA12-5、TSGF表达水平，发现上述5种标志物在胰腺癌患者中的表达明显高于对照组，而CA19-9、CEA和TSGF在治疗后1个月水平显著降低，因此认为血清CA19-9，CEA和TSGF可作为胰腺癌治疗评估的重要指标。有研究检测包括46例胰腺癌患者外周血在内的上百例外周血样本，发现敏感度最高的单项指标是CA19-9，达到了74.3%，CA242的敏感度为52.9%，CEA为49.0%；将CA19-9、CA242和CEA联合用于胰腺癌诊断时敏感度可达到86.3%，特异度为90.6%。另有研究随访上百例胰腺癌患者治疗及预后情况，发现较为实际的生存预测因素包括CA19-9水平是否小于200U/ml、淋巴结是否为阴性、是否具有较低的T分期；研究者同时还发现术后CA19-9水平下降及术后CA19-9值小于200U/ml均可为胰腺癌稳定的独立预测因子。另一项研究中，在收集的所有患者标本中共有269例患者中有218例患者术前血清CA19-9水平高于正常（38～4600U/ml），这其中术后血清CA19-9水平恢复至正常范围的有136例，占到62%，82例患者水平仍高于正常范围；因此研究者认为具有淋巴结转移及外周血CA19-9水平≥37U/ml是胰腺癌患者预后差的两个独立的预后因子。有学者将CA19-9联合检测用于预后方面的研究，将CA19-9与CEA联合（CA19-9×CEA指数）用于胰腺癌死亡率的预测可得出较为客观的结论，当CEA水平≥5ng/ml并且CA19-9水平≥160U/ml时常常提示胰腺癌患者预后不良；CA19-9×CEA指数≥500时胰腺癌患者生存期缩短明显，预测死亡率效果显著，可作为预测死亡率一项独立的指标。

2. CA242 在胰腺和消化道恶性肿瘤中表达水平较高，正常人体组织中也有少量表达。有研究表明在免疫荧光染色的胰腺肿瘤细胞中可观察到其表达明显强于邻近正常胰腺细胞。有学者搜索 PubMed、Embase 并查阅 Cochrane 图书馆 1966～2011 年的 CA19-9 及 CA242 对于胰腺癌诊断方面价值的文献并利用 Meta 分析方法汇总敏感度及特异度，纳入符合条件的病例患者共 2316 名，发现 CA242 和 CA19-9 的汇总敏感度分别为 0.719 和 0.803，汇总特异度分别为 0.868 和 0.802；荟萃分析显示尽管 CA242 诊断胰腺癌的敏感度低于 CA19-9，但其特异度较高，诊断优势比为 16.261，高于 CA19-9 的 15.637，具备诊断优势。另有学者利用 Meta-Disc 和 STATA 软件分析 PubMed、Embase 和万方数据库中相关数据，探索 CA242、CA19-9 及 CEA 对于胰腺癌的诊断价值，发现三者对于诊断胰腺癌的汇集敏感度分别为 67.8%、75.4% 和 39.5%，合并特异度分别为 83%、81.3% 及 77.6%，CA19-9 与 CA242 的组合对于诊断胰腺癌有着较高的敏感度（89.95%）和特异度（75.95%）；联合检测对于胰腺癌的诊断优于单项检测，并且可以对胆汁淤积造成的 CA19-9 假阳性升高做出很好的补充。

3. CEA 是目前人类已知的酸性糖蛋白的一种，来源于人体内胚层上皮组织，是一种黏附分子，具有免疫抑制功能。当前已将其作为诊断消化系统肿瘤的辅助指标之一，对胰腺癌检测阳性率为 50%～66%，胰腺癌中晚期表达增高多见，其中晚期胰腺癌阳性率接近100%，但特异度较低，单独应用于胰腺癌早期筛查诊断价值不大。有研究为了探究 CEA 及 CA19-9 在胰腺癌患者术前外周血中表达是否与预后有关，将 CEA 水平 >4.7ng/ml，CA19-9 水平 >39U/ml 定为表达增高标准，发现 128 例患者 CEA、CA19-9 升高比例为 37.5% 与 78.1%，二者同时或者其中之一升高往往提示预后较差，二者水平增高可能与肿瘤进入进展期有关。CEA 和 CA19-9、CA242、CA12-5、TSGF 及 TNF-α 等多种标志物与恶性肿瘤的侵袭和转移密切相关，从 37 例胰腺癌患者的血清中检测上述标志物的表达水平，发现 CEA 和 TNF-α、CA242、CA19-9、CA12-5 的表达水平与肿瘤大小、临床分期等指标显著相关；接受冷冻手术治疗的患者，与冷冻手术治疗前相比，术后包括 CEA 在内的多种肿瘤标志物表达水平显著降低，而接受化疗前后患者外周血中表达变化并无显著差异。对于胰腺癌患者来说检测上述标志物对于疗效判断有较大的帮助，值得进一步深入研究。

4. CA50 是一种广谱的恶性肿瘤标志物，主要存在于高分子量的糖蛋白中，正常人组织中只有胰腺中能检出 CA50，对于恶性肿瘤的早期诊断无器官特异性，在胰腺癌、肝癌等消化道恶性肿瘤中表达升高。尽管其在诊断消化道恶性肿瘤方面与其他标志物相比优势不大，但联合其他标志物在诊断层面仍有着很大的效力。通过分析上百例胰腺癌患者体内 CA50 与 CA242 表达变化情况后发现二者联合诊断胰腺癌敏感度达到了 95%，特异度为69.6%，Youden 指数为 0.65，并且阳性预测值、阴性预测值也非常可观。另外还发现 CA50 的 ROC 曲线下面积为 0.893，而 CA242 为 0.834，诊断胰腺癌时 CA50 的敏感度优于 CA242（91.1% vs. 78.2%），但特异度 CA242 略高于 CA50（78.3% vs. 70.4%）；尽管当前普遍认为 CA242 在胰腺癌早期诊断方面优于 CA50，但 CA50 在检诊效率方面可观，进一步深入研究价值显著。另一项研究发现 CA50 与 CA19-9、CA12-5 及 CEA 联合检测胰腺癌，敏感度比单项检测大大提高，可达 88.89%，准确度也可以达到 85.54%，4 项联合检测对于胰腺癌的早期预测具有重要的意义。

5. CA12-5 存在于胎儿羊膜上皮细胞及体腔上皮细胞中，亦可见于成人体腔上皮细胞及 Mülllerian 上皮细胞中。最初用于卵巢癌的早期诊断，特别是浆液性腺癌中其水平升高显著，在子宫内膜癌等其他一些妇科相关恶性肿瘤中表达显著升高。检测包括 52 例胰腺癌患者在内的上百例受试者体内 CA12-5 与 CA19-9、CEA、CA242 的表达水平，发现联合上述标志物检测胰腺癌敏感度为 90.4%，特异度为 93.8%；胰腺癌患者体内 CA12-5、CA19-9、CEA 和 CA242 表达水平越高，预示着患者生存期越短，预后不良。

此外，CA12-5 对于胰腺癌的意义在于能很好地预测胰腺癌的远处转移及淋巴结转移：在可切除肿瘤的 TNM Ⅰ、Ⅱ期胰腺癌患者中 CA12-5 表达水平随着转移淋巴结数量的增加而升高，3 个以上（不含 3 个）淋巴结转移患者的 CA12-5 水平要高于无淋巴结转移患者；在不可切除肿瘤的胰腺癌患者（Ⅲ～Ⅳ期）中具有 3 个远隔或邻近脏器转移患者的 CA12-5 水平高于 1～2 个（或无）脏器转移患者；进一步研究发现当 CA12-5 水平达到或大于 18.4U/ml 时胰腺癌转移概率高于未达到该水平的患者，当患者进行了胰腺切除术后利用 CA12-5 预测是否发生远处转移的敏感度及特异度分别为 72.3% 和 63.9%。一项关于 CA19-9、CA72-4 及 CA12-5 等对于胰腺癌诊断方面的价值的研究发现，与胰腺良性疾病相比，胰腺癌患者外周血中 CA19-9、CA12-5 和 CA72-4 浓度明显升高；CA19-9 与 CA72-4 在鉴别胰腺良性疾病和胰腺癌时具有很高的敏感度和特异度；CA12-5 和 CA19-9 表达水平在胰腺腺癌中较胰腺神经内分泌癌升高显著，而 CA72-4 在鉴别两种疾病的表达并无差异。

6. CA72-4　又称胃癌抗原，在胃癌的早期诊断中具有较高的敏感度和特异度，是一个非特异性广谱肿瘤标志物。除消化道恶性肿瘤外，CA72-4 在卵巢癌、非小细胞肺癌、胰腺癌等多种恶性肿瘤中均可检测到其表达增高。使用免疫分析法分析血清 CA72-4 水平并评价与胰腺癌预后的关系，发现 CA72-4 表达水平正常的胰腺癌患者中位生存时间为 14 个月，而 CA72-4 水平升高患者中位生存时间仅为 10 个月，差异显著，具有统计学意义；多变量分析表明胰腺癌患者外周血中 CA72-4 表达水平与预后具有明显相关性，表达水平升高的患者风险比为 2.34，表明其水平升高对于胰腺癌患者是一个危险因素。为了探究 CA72-4 表达水平与胰腺癌肿瘤不可切除患者是否有关，有学者排除年龄、性别和肿瘤位置等客观因素，发现与正常的成人相比，不可切除肿瘤的中晚期胰腺癌患者外周血 CA72-4 浓度要高 12.27 倍；将 CA72-4 的临界值选取为 6.9U/ml 时，表达水平小于等于 6.9U/ml 时可切除患者占到 67.8%，不可切除患者仅为 32.2%，大于 6.9U/ml 时可切除患者仅为 23.0%，不可切除患者比例上升到 77.0%；另外发现 CA12-5 在不可切除肿瘤患者体内表达水平同样高于正常对照组，CA72-4 与 CA12-5 联合可作为预测不可切除肿瘤的中晚期胰腺癌患者的独立因素。

7. AFP　是人体在胚胎时期的卵黄囊与肝细胞共同合成的一种糖蛋白，已知其在肝癌、生殖腺胚胎性肿瘤、胃癌、肠癌等消化道肿瘤中均有较高的表达，并且其已经作为上述恶性肿瘤早期诊断、判断进展及预后的临床重要指标。关于 AFP 在胰腺癌相关方面价值的研究发现，AFP 与 CA12-5 伴随表达在胰腺癌中达到了 60% 以上，是研究的所有肿瘤中最常见的；AFP 与 CA19-9 伴随表达在胰腺癌中占到 58%，其次为肝癌的 43.7%，因此 AFP 对于胰腺癌的诊断也有着一定的帮助。近期的研究利用电化学发光法检测包括胰腺癌在内的多种恶性肿瘤中 AFP、CEA、CA19-9 和 CA72-4 的表达情况，发现 AFP 在胰腺癌患者中的阳性率为 41.67%，而四者联合检测胰腺癌的阳性率可达到 83.33%，仅略低于肝癌中的 83.87%；联合检测对于包括胰腺癌在内的多种消化系统肿瘤早期诊断具有很大的帮助。

8. 癌胚抗原相关细胞黏附分子 1（carcinoembryonic antigen-related cell adhesion molecule 1，CEACAM1）　属于癌胚抗原家族中的一员，是一类黏附分子免疫球蛋白。最

早在肺癌和黑色素瘤患者血清中发现其高表达；近几年来发现 CEACAM1 具有肿瘤相关因子作用，渐渐成为胰腺癌等肿瘤血清标志物研究的重点。相关研究表明 CEACAM1 在胰腺癌患者血清中高表达，阳性率可达到 91%，明显高于慢性胰腺炎患者中的 66% 及正常人血清中的 24%；绝大部分 CEACAM1 升高的患者集中在腺癌中，也包括少量的导管内瘤变患者。

在探究 CEACAM1 作为肿瘤标志物在胰腺癌发生、发展过程中所起作用的研究中，通过免疫组织化学法和酶联免疫吸附法检测 CEACAM1、CEACAM5 和 CEACAM6 在胰腺导管腺癌患者的组织及血清中的表达情况，发现具有淋巴结转移的患者 CEACAM5 和 CEACAM6 表达增高，且二者的表达增高会导致患者生存期明显缩短；远处转移患者 CEACAM6 水平升高显著，CEACAM1 表达水平较低的患者总生存期明显延长；检测 CEACAM1 水平对于预测胰腺癌的发展及预后均有帮助。

另有研究发现 CEACAM1 在诊断胰腺癌方面具有很大的价值：检测 50 例胰腺癌患者及 50 例慢性胰腺炎患者外周血 CEACAM1 的表达水平，发现无论表达水平还是阳性率，胰腺癌组均高于慢性胰腺炎组（CEACAM1 的临界值为 13.835ng/ml）；诊断胰腺癌时 CEACAM1 较 CA242 和 CA19-9 有着更好的敏感度，而特异度较低，联合其他肿瘤标志物对于胰腺癌的诊断仍具有优势。

9. PAM4 是一种 IgG 免疫球蛋白，来源于小鼠胰腺癌移植瘤模型抗 MUC1 抗体，是将 MUC1 分离纯化而来的单克隆抗体，高度糖基化。在胰腺癌肿瘤细胞和正常细胞中糖基化程度不同，进而促进了肿瘤细胞的转移，PAM4 在胰腺癌及癌前病变中的阳性率较高，反应较强。

单克隆抗体 PAM4 对于胰腺导管腺癌及癌前病变具有很高的预测特异性。有学者早先将 PAM4 与 CA19-9 联合用于胰腺癌的诊断，发现 PAM4 对于胰腺导管腺癌诊断的敏感度为 76%，64% 处于 I 期的患者可被成功鉴别诊断，疾病晚期检出率高达 85%；PAM4 与 CA19-9 联合可以使敏感度提高至 84%，特异度提高至 82%，高于 PAM4 和 CA19-9 单独检测时的敏感度及特异度。来自该学者的另外一个研究结果显示将 PAM4 与 MUC1 结合的酶联免疫测定作为诊断胰腺癌的依据，诊断胰腺癌的敏感度为 77%，特异度可达到 95.%，阳性似然比为 16.8。与正常组织或胰腺炎组织相比，抗 MUC1 单克隆抗体（MAb）和 PAM4 对胰腺癌具有高度特异性。该学者研究还发现 PAM4 反应性 MUC1 表位在正常胰腺组织中并不表达，而在早期胰腺癌组织中有着很高的表达；在胰腺上皮内瘤变（pancreatic intraepithelial neoplasia，PanIN）患者中检测到 PAM4 标记较高的表达；在 PanIN 患者早期（1A 期和 1B 期）阳性表达率为 94%，PanIN-2 为 91%，PanIN-3 为 40%，胰腺导管内乳头状黏液性肿瘤患者中也有着 86% 的高表达率。

10. 调节因子 X 相关蛋白（regulatory factor X-associated protein，RFXAP） 1994 年 Durand 等首次发现其在胰腺癌中表达下调，证明其存在于胰腺癌肿瘤组织中。其功能与人类主要组织相容性复合物 Ⅱ（major histocompatibility complex，MHC Ⅱ）密切相关，是 MHC Ⅱ 的转录因子之一，调节因子 X 基因位于染色体 13q14。国内外学者对其研究侧重于其与 miRNA 的联系对胰腺癌形成的作用。研究表明 RFXAP 在胰腺癌组织中的表达降低明显，其可能具有抑癌功能，参与调控包括 TGF-β1、TGF-β2、TGF-β3、BRCA2 等多种抑癌基因的表达，并且发现其中 miRNA-27a、miRNA-27b、miRNA-212-3p 三种 miRNA

为胰腺癌相关 miRNA，且与 RFXAP 存在相关性，具有临床早期预警及靶向治疗胰腺癌的潜力。近期研究发现与未成熟树突状细胞相比，外泌体刺激的树突状细胞中与胰腺癌相关的 9 种 miRNA 表达增加，208 个 mRNA 表达受到抑制；检测胰腺癌患者外周血发现胰腺癌细胞可以通过核外 miRNA-212-3p 抑制 RFXAP 的表达，并且使 MHC Ⅱ 表达下调，树突状细胞免疫能力降低进而使胰腺癌患者免疫力降低而参与胰腺癌的形成。目前对于 RFXAP 的研究少之又少，且从未在肿瘤固体活检中被报道过，RFXAP 表达沉默在恶性肿瘤发生发展过程中的机制目前缺少研究，未来应加大对于 RFXAP 肿瘤早期预警方面的研究。

11. 黏蛋白（mucin，MUC）　MUC 属于黏蛋白家族，分子量较大并存在于人体上皮细胞中，对于上皮细胞的分化、更新及信号转导具有促进作用。多数人类恶性肿瘤中均能检测到其表达，而在正常的胆道上皮细胞、胆囊组织、胰腺及肝脏组织中检测不到 MUC1、MUC4 等的表达。早在 1995 年，Balague 等通过 RNA 印迹法和免疫组织化学法检测，发现胰腺腺泡细胞仅表达 MUC1，胰腺癌中通常过表达 MUC1、MUC3、MUC4、MUC5B 和 MUC5AC。

有研究发现在细针穿刺吸取物早期诊断胰腺癌技术中，MUC4 可以作为一个有效的备选标志物，其诊断胰腺癌阳性率达到 91%，间皮素染色阳性率为 62%，Clusterin-β 在导管上皮细胞中的阳性染色率相较于胰腺癌中高，因此 Clusterin-β 和 MUC4 在区分反应性导管上皮细胞与细针穿刺样品中胰腺癌细胞方面具有很大的优势。有学者利用免疫组织化学法检测 MUC1、hTERT 与 DPC4 蛋白在胰腺癌组织及正常胰腺组织中的表达情况，发现 MUC1 在胰腺癌组织中的阳性率达到了 78.7%，明显高于正常胰腺组织中的 25.0%；hTERT 和 DPC4 蛋白在胰腺癌组织中的阳性率分别为 76.6% 和 55.3%，而在正常胰腺组织中分别为 12.5% 和 100.0%，差异性显著；三者联合检测对于胰腺癌的诊断具有一定的帮助。

12. 自噬相关蛋白　最近几年自噬相关蛋白在胰腺癌中的研究逐渐升温，但总体来说成果较少。检测 Beclin1、LC3 及 P62 三种自噬相关蛋白在胰腺癌中的表达情况后发现癌旁组织中 Beclin1、LC3 和 P62 的阳性率分别为 91.7%、75.0% 和 47.2%，经手术切除的癌组织中分别为 27.8%、36.1% 及 77.8%；随着 TNM 分期增高，Beclin1 和 LC3 两种蛋白阳性表达逐渐降低，差异显著。相类似的，有学者利用免疫组织化学法检测发现 Beclin1、LC3 及 P62 在胰腺癌中的阳性率分别为 28.1%、34.4% 及 75%，癌旁正常组织中分别为 90.6%、75% 和 46.9%；随着分化程度的降低及 TNM 分期增高，Beclin1 和 LC3 蛋白阳性率逐渐降低；上述两项研究虽最终数据略有出入，但结果基本一致，使我们对于自噬相关蛋白在胰腺癌中的表达情况有了初步的认识。

13. K-ras　位于染色体 12p12，长度约 45 000bp。其突变可出现在胰腺癌的早期阶段，并且大部分为第 12、13 及第 61 位密码子的基因点突变，与胰腺癌的发生发展密切相关。早先已有学者总结发现 K-ras 基因突变率在胰腺癌中最高，为 90%，且均为 12 密码子突变；其他肿瘤中的突变率分别为结直肠癌 50%，肺癌 30%，甲状腺癌 50%。此外，研究显示 K-ras 基因单独检测胰腺癌的检出率已经超过 90%，因此其作为胰腺癌早期诊断肿瘤标志物具有巨大的临床价值。

2011 年以前，K-ras 突变在外分泌性胰腺癌诊断方面价值的报道少之又少。为了评估 K-ras 突变在外分泌性胰腺癌诊断中的临床效力，通过研究大量外分泌性胰腺癌样本，发现 K-ras 突变诊断胰腺癌敏感度和特异度分别为 77.7%、78.0%；胰腺癌患者的 K-ras 或 CEA 水平＞5ng/ml 时诊断敏感度可提升至 81%，但特异度降低，而胰腺癌患者同时 K-ras 和 CEA 水平＞5ng/ml 时，诊断敏感度明显降低；另外发现 K-ras 突变在非外分泌性胰腺癌敏感度和特异度均大于 75%，K-ras 突变还不足以完全用于外分泌性胰腺癌的诊断。由于胰腺癌的早期阶段就可发生 K-ras 基因的突变，因此可作为胰腺癌最有希望的早期基因诊断标准。

K-ras 基因与 CA19-9 均是胰腺癌最常用的肿瘤标志物，但二者在胰腺的良性病变组织中也有较高表达的可能，因此二者单独检测各自的特异性对胰腺癌的临床早期诊断均稍有欠缺。研究发现 K-ras 基因突变在诊断胰腺癌时敏感度为 80.6%，特异度为 72.7%，CA19-9 的敏感度、特异度分别为 74.2% 和 77.3%；二者结合可将特异度升高到 95.9%，且诊断的准确度及阳性预测值均有所提升（分别为 79.2% 和 95.5%），总体来说二者的结合对于胰腺癌的诊断优于单项检测。在早期的研究中为了筛选出诊断胰腺癌最佳的基因组合，检测了包括 81 例胰腺癌的上百例样品中多种基因突变情况，发现 K-ras 突变诊断胰腺癌的敏感度及特异度分别为 70%、100%，p53 突变分别为 24% 和 90%，p16 突变分别为 13% 和 100%；组合方面，K-ras 突变与 9q 位置杂合性缺失的组合结果最优；更进一步研究表明基因检测联合内镜超声诊断胰腺癌具有极大的优势，特别是在细针穿刺细胞学不确定的情况下对于胰腺癌的诊断可发挥显著作用。

不仅可在胰腺癌患者的外周血中检测到 K-ras 基因的高突变率，粪便、胆汁中也可检测到。有学者探究胰腺癌患者粪便中 K-ras 12 突变及 CA19-9、CEA 在外周血中的表达变化，分析后发现 K-ras 12 突变对于胰腺癌诊断的敏感度、特异度分别为 78.9% 和 89.7%，CA19-9 和 CEA 诊断胰腺癌时分别有着 73.7%、65.8% 的敏感度及 77.1%、81.1% 的特异度；三者联合检测时虽然特异度有所下降，但敏感度可提升至 97.4%，且 ROC 曲线下面积也有所提升，具有一定的优势。早些时候，有学者筛查十二指肠肠液中 K-ras 突变并用于胰腺癌的早期诊断，发现来自胰腺腺癌患者的十二指肠肠液样本有两种不同的 K-ras 突变类型，65% 可扩增 DNA 的胰腺导管腺癌中有 K-ras 基因突变；K-ras 基因突变检测胰腺癌的敏感度为 25%，特异度可达到 100%；综上，对于胰腺癌的早期诊断及鉴别诊断可以有不同的检测方法，但仍需进一步研究来验证可行性。

14. 抑癌基因 p27KIP1 是 SCF Skp2 泛素蛋白酶体途径降解的主要分子靶点之一，主要通过抑制作用使细胞周期停滞在 G_1 期，发挥对细胞的调控功能进而影响细胞增殖，抑制肿瘤的发生。P27kip1 是一种新发现的周期蛋白依赖性激酶抑制因子，其蛋白产物定位于正常胰腺细胞及胰腺癌细胞的细胞核及细胞质中，为较细的棕黄色颗粒。

目前对于 p27KIP1 基因的研究主要集中在 P27kip1 参与的信号通路及对其他肿瘤相关基因的影响。通过建立小鼠胰腺癌模型发现降低 P27kip1 活性可以使 Bez235 的活性同时降低，而 Bez235 与过表达的 Efemp1 蛋白共同参与胰腺癌的发生。在研究 P27kip1 和 Skp2 在正常胰腺组织及胰腺癌组织中的表达情况时发现 P27kip1 在癌组织中的阳性表达率为 45.16%，明显低于癌旁组织中的 78.57%，Skp2 在癌组织中有着 32.26% 的阳性表达率，而在癌旁正常组织中不表达；并且随着癌组织分化程度降低、TNM 分期增高、淋巴结转移，P27kip1 阳性表达率逐渐降低，其与胰腺癌的发生存在明显的负相关性，而 Skp2 却恰恰相反；二者的表达情况均与性别、年龄及肿瘤大小无关。另一项研究中研究了 S100A4 与胰腺癌预后的关系，发现 S100A4 的异常表达常常预示着胰腺癌预后较差，下调 S100A4 蛋白表达可显著降低癌细胞迁移和侵袭，并抑制其增殖；他们还发现胰腺癌中 p27KIP1 基因和切割性半胱天冬酶-3 表达增加，细胞周期蛋白 E 表达下降。这些发现证实 p27KIP1 基因存在的信号通路在胰腺癌的发生发展过程中扮演了重要的角色。

15. TSGF　是近年来发现的广谱早期恶性肿瘤标志物，又称肿瘤相关物质群，是恶性肿瘤细胞及周围的毛细血管分泌产生的糖类物质、氨基酸及其他小分子代谢产物，在恶性肿瘤血管生成及癌细胞增殖方面起重要作用，与肿瘤的发生发展密切相关，在早期就可达到临床诊断的浓度水平，对胰腺癌的早期诊断有着重要的作用。

早些时候，有学者已经证实 TSGF 在胰腺癌早期发展阶段就发挥着重要的作用：采用 ELISA 和生化比色法检测 90 余例胰腺癌、50 余例胰腺炎和 200 例正常病例中 TSGF、CA242 和 CA19-9 外周血中的表达浓度，发现阳性似然比最高的为 CA19-9，达到 12.6，TSGF 和 CA242 分别为 5.4、6.3；TSGF 在单一肿瘤标志物检测方面表现良好，诊断胰腺癌的敏感度及特异度最高，分别达到了 91.6% 和 93.5%；进一步研究还发现 TSGF 和 CA242 表达水平在胰腺癌头部要高于体部、尾部或全胰，因此检测三者水平对于胰腺癌诊断准确性的提高及区分病变部位均有帮助。有研究探讨肿瘤标志物联合检测应用于胰腺癌诊断中的价值，发现 TSGF 与 CEA、CA19-9、CA12-5、CA50 联合诊断胰腺癌的敏感度可达到 91.6%，特异度为 70.6%，准确度为 83.5%，阳性及阴性似然比分别为 3.4 和 0.1；采用多种肿瘤标志物联合检测可以有效弥补单一肿瘤标志物检测恶性肿瘤时的种种不足。

相关研究证实 TSGF 在包括胰腺癌在内的多种恶性肿瘤组织中有较高的表达，并且对于胰腺癌的早期临床诊断具有较高的广谱性和敏感性，对大量恶性肿瘤病例进行研究，发现 TSGF 对于肝癌、肺癌、胃癌及食管癌的阳性率均接近 90%，在胰腺癌中也有着 81% 的阳性率，在肿瘤形成早期 TSGF 已经形成了一定的浓度，对于多种恶性肿瘤具有很好的预测功能，在早期诊断方面有很大的价值。有学者通过检测 TSGF 及 CA19-9、CA242、CA50、CA12-5、CEA 浓度的变化情况，证实了上述标志物在胰腺癌组织中较正常组织表达增高，上述 6 种标志物联合检测胰腺癌有着 92.4% 的敏感度和 76.5% 的特异度，优于单项标志物的检测效力，并且随着临床分期的增高，6 种标志物表达水平均逐渐增高。

另有研究表明，对比氩氦刀冷冻消融治疗前后胰腺癌患者 TSGF 的表达情况，发现冷冻前后包括 TSGF、CA12-5 和 CA19-9 在内的多种标志物阳性检出率均高于无病对照组；胰腺癌患者冷冻后较冷冻前 TSGF 等标志物阳性率降低明显，与患者年龄、肿瘤大小、临床分期等无明显相关性。

16. 脑胶质瘤相关癌基因-1（glioma-associated oncogene-1，Gli1）　位于染色体 12q13.2—13.3，可编码锌指蛋白。已有研究表明 Gli1 基因属于 Hedgehog、Shh 信号通路的重要成员及标记基因，可激活下游基因的转录、翻译，并参与肿瘤细胞的增殖、分化，进而影响肿瘤细胞的生长。研究发现 Gli1、MDM2 和 P53 在胰腺导管腺癌中分别有着 50.9%、57.9% 和 56.1% 的表达率，明显高于癌旁正常组织中的 33.3%、26.3% 及 17.5%；AsPC-1 和 Capan-2 两种胰腺癌细胞系中敲减 Gli1 可以使得 MDM2 表达下调；高表达 Gli1 的患者常常预后不良，表明 Gli1 可能通过一系列基因、蛋白的表达促进胰腺癌细胞的转移及侵袭，可作为判断预后的一个重要因素。

在有关 Gli1 及 Shh 在手术切除胰腺癌肿瘤患者预测预后的研究中，通过分析大量胰腺癌病例，发现二者表达丰度的组合是判断胰腺癌预后最好的指标，低表达的 Gli1 和 Shh 预示着更好的 OS 和 DFS 指标，并且根据 Gli1 和 Shh 的表达水平确定了 3 个与预后相关的临床亚组。之后的两个验证性研究明确了 Shh 和 Gli1 对于胰腺癌预后的意义，表明二者对于可切除胰腺导管的腺癌患者预后确实作用明显。利用免疫组织化学 SP 法检测近 50 例胰腺癌患者体内 Gli1 及 MMP-9 的表达，发现 Gli1 有 66.7%过表达率，MMP-9 阳性表达率为 62.5%，二者在胰腺癌中的差异性表达与肿瘤细胞的浸润及转移密切相关；Gli1 高表达及 MMP-9 阳性表达的胰腺癌患者的生存期较对照组明显缩短，预示二者在胰腺癌患者体内的异常表达可作为评价预后的重要指标，值得深入研究。

17. 双肾上腺皮质激素样激酶 1（doublecortin-like kinase 1，DCLK1） 1998 年被发现，是丝氨酸-苏氨酸激酶的一种，其基因位于染色体 13q12.3—13 区域，在健康胎儿及成人大脑中表达，近年来在多种肠道恶性肿瘤中均发现其差异表达，推测其可能是一种特异的恶性肿瘤干细胞标志物。目前已经证实 DCLK1 在结直肠癌、乳腺癌、胃癌等多种恶性肿瘤中差异表达并发挥重要作用。在研究 DCLK1 在胰腺癌发展过程中所扮演的角色的实验中，发现利用 DCLK1-siRNA 敲减 DCLK1 后可导致 AsPC-1 细胞系停止生长，进而抑制胰腺癌细胞的生长转移；DCLK1 还可以调节 miRNA-200、miRNA-145 的表达进而导致包括 OCT4、SOX2 和 NANOG 在内的数个多能干细胞维持因子和包括 ZEB1、ZEB2、SNAIL 在内的 EMT 相关转录因子下调，进而参与胰腺癌的发生发展。

18. miRNA 有学者利用微阵列技术检测胰腺原发性肿瘤组织、正常胰腺组织及胰岛素瘤组织中 miRNA 表达情况，发现 miRNA-103 和 miRNA-107 的表达及 miRNA-155 的表达缺失对于区分肿瘤组织与正常组织有着很大的帮助；miRNA-204 主要在胰岛素瘤中表达，miRNA-21 的过度表达和 Ki-67 增殖指数的增高与胰腺癌肝转移有着很大的关系，对于临床区分胰腺良恶性疾病有着很大的帮助。对 PanIN 700 多种 miRNA 进行 PCR 实时定量分析，发现 PanIN 程度不同将会有 107 种 miRNA 表达发生改变，包括 miRNA-125b、miRNA-296-5p、miRNA-183*、miRNA-603、miRNA-625*和 miRNA-708 等在内的 35 种 miRNA 在 PanIN-3 中出现过度表达、表达缺失或减弱，这其中 miRNA-196b 只在胰腺癌组织和 PanIN-3 中表达，而在 PanIN-1 和 PanIN-2 中不表达，可以作为胰腺癌早期诊断和判断分期的重要指标。

将胰腺癌组织及胰腺良性组织进行 miRNA 表达对比，发现与胰腺良性组织相比，胰腺癌组织中 miRNA-21、miRNA-155、miRNA-181a、miRNA-181b、miRNA-181d、miRNA-221 和 miRNA-222 表达升高，另外还发现 15 个高表达的 miRNA 与 8 个低表达的 miRNA 能够将胰腺癌与慢性胰腺炎鉴别开，准确度可达到 93%；miRNA- 196a-2 高表达的患者的生存期明显缩短，提示预后不良，给临床早期预警胰腺癌提供了一条新的思路。另有研究通过检测胰腺癌患者外周血多种 miRNA 的水平并做相关分析，选出几种更具意义的 miRNA 做更深层次的研究，发现根据 miRNA-24、miRNA-134、miRNA-146a、miRNA-378、miRNA-484 等 miRNA 表达情况的不同可以将胰腺癌患者与健康对照组区分开来；miRNA-1290 在胰腺癌患者血清中高表达，在区分正常人与胰腺癌患者能力方面 miRNA-1290 甚至要好于 CA19-9；导管内乳头状黏液性肿瘤患者 miRNA-1290 水平要高于健康者水平，并且发现 miRNA-1290 与 miRNA-486-3p 水平越高往往提示胰腺癌患者预后越不良；而 miRNA-146a 的表达可升高也可降低，具有不确定性。

19. lncRNA

（1）浆细胞瘤可变易位 1（plasmacytoma variant translocation，PVT1）基因：研究将胰腺正常导管细胞株设置为对照，利用实时 PCR 技术检测 5 种人胰腺癌细胞株中 PVT1 mRNA（lncRNA-PVT1）表达，发现胰腺癌细胞株内较正常细胞内 PVT1 表达明显增高，胰腺癌 HPAF-Ⅱ细胞株中升高趋势最为显著，并可以促进细胞增殖，抑制凋亡。研究人员还利用脂质体转染技术把 siRNA-PVT1 导入 HPAF-Ⅱ细胞株，发现细胞增殖明显受到抑制，PVT1 mRNA 表达降低，并与 C-myc 的表达情况相关联，预示着其与胰腺癌的发生、发展关系密切。为了探究 lncRNA-PVT1 在胰腺导管腺癌发生发展中的意义，有研究对胰腺导管腺癌及癌旁组织中 PVT1 表达水平进行研究，发现与癌旁正常组织相比，胰腺导管腺癌患者组织中 PVT1 表达水平明显增高；PVT1 表达水平较高的患者总生存时间较短，且表达水平与临床分期等有关，因此认为 PVT1 参与了胰腺癌的发生发展，对于疾病的预后具有潜在的作用。

（2）肺癌转移相关转录本 1（metastasis-associated lung adenocarcinoma transcript 1，MALAT-1）：在研究 lncRNA-MALAT1 在胰腺导管腺癌中的表达及对于胰腺癌诊断方面的作用的实验中，利用石蜡包埋及 qRT-PCR 技术检测其表达水平，发现 MALAT1 在胰腺导管腺癌中表达水平较癌旁组织显著增高，其表达水平与胰腺癌组织的大小、分期及癌组织浸润程度正相关显著；与 MALAT1 表达水平较低患者比较，表达增高的患者生存率较低。另有学者为了研究 MALAT1 在胰腺癌发生发展过程中的作用机制及其对临床早期预测胰腺癌的价值，对比癌旁正常组织，发现 MALAT1 在所有的胰腺癌组织中均表达升高，进一步分析研究发现，下调 MALAT1 可以显著抑制胰腺癌细胞的增殖，并可明显减少体外细胞的迁移及侵袭转移；因此其对于胰腺癌恶性程度判断、生物学行为的分级和分期均有所帮助。

（3）H19：是一种在胚胎发育时期与几种癌症相关的 lncRNA，其基因包含 4 个内含子及 5 个外显子，位于染色体 11p15.5，在 lncRNA 领域中研究较多。H19 参与包括结直肠癌、胃癌、肝癌、食管癌等多种恶性肿瘤的发生发展，目前研究较为透彻。有学者研究 H19 基因调控序列在胰腺癌治疗中的应用，测试 H19 在患者中的表达，发现胰腺癌患者 H19 表达强阳性；体外实验发现 DTA-H19 载体能够有效降低所研究的胰腺癌细胞系的荧光素酶蛋白活性，体内实验表明对照组与治疗组肿瘤直径大小差异率达到 75%，因此构建的 DTA-H19 载体对于胰腺癌的治疗支持作用显著。

一项研究利用 qRT-PCR、CCK-8 及 Transwell 实验等检测方法探索 H19 高表达的 SW1990 细胞系转染 siRNA 与阴性转染对照组的差别，发现下调 lncRNA-H19 后相应 mRNA 表达水平下调，侵袭转移能力增强，对胰腺癌细胞的"干性"有着一定的推动作用，同时对于 ZEB1 mRNA 表达也有着一定的影响。但是在癌细胞增殖生长能力方面，下调 H19 对其影响并不显著，具体作用机制尚不清楚。对于这一结果，学术界也有不同声音，2014 年，为了探索 lncRNA-H19 对于胰腺癌细胞生物学行为的影响，研究搜集数十例胰腺导管腺癌患者及正常人组织标本以供研究，利用 qRT-PCR 检测发现 H19 在胰腺导管腺癌患者及有转移的患者体内高表达显著，进一步的研究发现 lncRNA-H19 可以抑制 Let-7 的表达来增强 EMT，从而增强胰腺导管腺癌细胞的转移及侵袭能力，认为 H19 在调节胰腺导管腺癌侵袭及转移的过程中发挥着重要作用。

（4）CCAT1：是一种外泌体 lncRNA，现已知在胃癌、子宫内膜癌中异常表达。通过差速离心法收集胰腺癌及正常对照血清中的外泌体，检测发现 CCAT1 诊断胰腺癌敏感度、特异度和准确度分别为 89.4%、87.9% 和 89.4%，明显高于 CA19-9。CCAT1 在胰腺癌组织中较癌旁正常组织高表达显著，体外实验表明 CCAT1 在 PANC-1 和 AsPC-1 中同样高表达。沉默 CCAT1 后胰腺癌细胞的增殖和迁移能力显著被抑制，细胞周期停滞于 G_0/G_1 期，并且在胰腺癌组织中观察到 C-myc 的表达增加。

（陈　琛　任彦妮）

第二节　呼吸系统
一、鼻　咽　癌

鼻咽癌是一种临床上常见的头颈部恶性肿瘤，易发生转移，世界总体发病率较低，但好发于亚洲东南部、我国南方等地区，我国主要以广东、广西、福建居多，并以广东最高。2015 年中国癌症调查显示，我国 2015 年新发鼻咽癌病例 60 600 例，其中男性 43 300 例，女性 17 300 例；死亡 34 100 例，其中男性 24 900 例，女性 9200 例，男性患病例数及死亡例数显著高于女性。

大量研究发现鼻咽癌的发生与感染 EB 病毒、遗传因素及环境条件三者关系密切。鼻咽癌好发于咽隐窝，位置比较隐蔽，早期症状不明显，主要表现为鼻塞、鼻涕偶尔带血、耳鸣、听力下降，有时颈部淋巴结会发生肿大，这些表现易被临床医生误诊为上火、中耳炎等疾病，不能及时进行彻底的检查及进一步的治疗。检查鼻咽癌的方法主要有血清 EB 病毒检测、后鼻镜检查、纤维鼻咽镜、鼻内镜检查、影像学检查等，但因发病位置比较隐蔽、血清 EB 病毒检测早期敏感性不高等，鼻咽癌早期诊断率不高，临床上发现时很多已经发生淋巴结转移，错过了最佳的治疗时间，因此影响了预后生存率。研究发现转移是引起鼻咽癌患者死亡的主要原因。提高早期诊断率，就可以做到早发现、早诊断、早治疗，死亡率可随之降低。分子诊断因取材方便、早期诊断敏感度高、特异性强等优点，可以弥补鼻咽癌早期容易误诊的缺点，进而提高鼻咽癌患者的 5 年生存率。

1. 膜联蛋白 A7（Annexin A7）　膜联蛋白家族是一个 Ca^{2+} 依赖的磷脂结合蛋白超家族，在真核细胞生物中分布较广，大致可分为五类，包括 A、B、C、D、E 五组，A 组主要存在于脊椎动物，B 组与 A 组相反，存在于无脊椎动物，C 组则存在于真菌和某些单细胞真核生物中，D 组主要存在于植物中，E 组存在于原生生物中，其中 A 组又分为 12 种类型。Annexin A7 又称 ANXA7，位于人类染色体 10q21，与肿瘤发生关系密切。研究发现，Annexin A7 在胶质母细胞瘤中发挥抑癌作用，但却在肝癌、鼻咽癌中起到促癌作用。对 58 例鼻咽癌患者、20 例淋巴结转移性鼻咽癌患者、24 例慢性鼻咽炎患者 Annexin A7 的表达进行检测，结果发现 Annexin A7 在鼻咽癌、淋巴结转移性鼻咽癌、慢性鼻咽炎中表达阳性率分别为 87.9%、95.0%、41.7%，鼻咽癌中 Annexin A7 表达阳性率显著增高，且淋巴结转移性鼻咽癌中 Annexin A7 的表达阳性率高于鼻咽癌患者，差异具有统计学意义，说明 Annexin A7 与鼻咽癌的分化程度及转移相关，并且此研究中发现 Annexin A7 表达多少与分化程度及转移情况相关，表达水平越高，分化越差且更易发生转移，提示 Annexin A7

可以作为临床上鼻咽癌诊断的标志物且与鼻咽癌预后相关。

2. TSGF　于 1989 年由加拿大多伦多大学的科学家发现，是经恶性肿瘤细胞产生的一种特殊物质，它起到促进肿瘤生长的作用，还可使肿瘤周围的毛细血管发生增殖现象，在肿瘤组织不断生长的过程中，TSGF 也随之进入血液中。TSGF 可以作为一种肿瘤检测指标。一项研究对 35 例鼻咽癌患者治疗前后 1 个月及治疗后 1 年的 TSGF 表达进行检测，分析结果显示 TSGF 对鼻咽癌患者的敏感度高达 91%，并且检测到处于进展期的患者 TSGF 仍呈现高表达。有研究通过对 82 例鼻咽癌患者、25 例鼻咽部良性病变患者、50 例正常对照者的 TSGF 检测发现，鼻咽癌患者的 TSGF 表达显著高于鼻咽部良性病变者和健康对照者，TSGF 检测鼻咽癌的敏感度可达 57.3%，提示其可以作为鼻咽癌一种临床诊断血清标志物。

3. 环氧合酶 2（cyclooxygenase-2，COX-2）　是 COX 的一员，COX 是一种重要的酶，可以分解花生四烯酸，是合成前列腺素重要的限速酶，前列腺素参与机体的多种生理及病理过程，如促进细胞生长、抑制凋亡，参与炎症、发热、出血及凝血机制等。COX 属于膜结合蛋白，COX 可以分为 COX-1、COX-2 两种同工酶。COX-2 可以作用于外周和中枢神经系统的神经元，使炎症部位产生疼痛，还参与血管的形成，在肿瘤发生时 COX-2 出现高表达，与肿瘤的发生密切相关。在一项研究中检测到，与肿瘤相邻组织相比，在鼻咽癌中 COX-2 的表达水平显著升高，同时在鼻咽癌细胞系中检测到 COX-2 的表达明显升高，表明 COX-2 可能促进了鼻咽癌的增殖。研究发现有淋巴结转移的鼻咽癌患者中 COX-2 比无转移的患者表达水平明显增高，表达率分别为 84.5%、55.5%，差异具有统计学意义。根据 COX-2 表达水平将 104 例鼻咽癌患者分为高表达组和低表达组进行研究，高表达组患者的复发率和转移率分别为 32.7%、28.6%，而低表达组的分别为 14.6%、17.7%，COX-2 高表达是鼻咽癌复发的危险因素。对 27 项研究共 1797 例鼻咽癌患者进行分析，探讨 COX-2 对于鼻咽癌诊断及判断淋巴结转移的提示作用，结果显示，与非肿瘤组相比，鼻咽癌患者的 COX-2 明显增高，COX-2 与鼻咽癌患者淋巴结转移明显相关，与其他研究结果相一致，提示 COX-2 可以作为诊断鼻咽癌的一种临床及预后的标志物，COX-2 表达越明显，鼻咽癌预后越差。

4. 异黏蛋白（metadherin，MTDH）**基因**　又称星形胶质细胞上调基因-1（astrocyte elevated gene 1，AEG-1），是 2002 年在人胚胎初级星形胶质细胞新克隆的基因。MTDH 是一个编码 582 个氨基酸、分子量为 64kDa 的基因，定位于人类 8 号染色体（8q22）。研究发现 MTDH 参与异常增殖过程，提高了肿瘤细胞迁移、侵袭和转移的能力，提示 MTDH 是一个存在于人类肿瘤中的重要物质。MTDH 具有刺激肿瘤生长、增强肿瘤细胞侵袭及转移能力的作用，其作用与多个信号通路密切相关，主要包括 PI3K/AKT 信号通路、NF-κB 信号通路、MAPK 信号通路和 Wnt 信号通路等，MTDH 通过上述通路参与肿瘤的发生发展。研究发现 MTDH 在正常组织中不表达，但与多种肿瘤相关，如在乳腺癌组织中 MTDH 高表达，在肺癌、结直肠癌中高表达是复发的独立指标。以 60 例鼻咽癌组织作为实验组、26 例慢性鼻炎组织作为对照组进行免疫组织化学检测对比，实验组中 MTDH 阳性率为 53.3%，对照组为 11.5%，差异具有统计学意义。另有研究结果显示在鼻咽癌患者中 MTDH 表达升高，将 MTDH 敲减后对细胞的增殖、侵袭及转移均产生了抑制作用；与 MTDH 低表达的患者相比，高表达患者的预后较差、复发率高，提示 MTDH 可以作为鼻咽癌诊断及判断预后的指标。

5. 囊性纤维化跨膜转运调节因子（cystic fibrosis transmembrane conductance regulator, CFTR） 于 1989 年首先被克隆出来，位于人类 7 号染色体上，全长 250 000bp，成熟 CFTR 相关蛋白质全长包含 1480 个氨基酸残基，分子质量为 168 173Da。其基因共有 27 个外显子，最终形成的转录产物为包含 4443 个可编码序列的 mRNA，共有 6129 个碱基。CFTR 分布广泛，可见于肺、肝、胰腺等器官。CFTR 功能结构域分别有 MSD1、MSD2、NBD1、NBD2、R 5 种，MSD、NBD、R 分别为跨膜结构域、核苷酸结合结构域、调节结构域，这些功能结构域共同参与了氯离子通道的组成。所以 CFTR 是一种 cAMP 激活氯离子通道蛋白，其变异可导致囊性纤维化（cystic fibrosis, CF）。CFTR 功能紊乱与很多肿瘤相关，如乳腺癌、卵巢癌等。对 225 例鼻咽癌患者进行检测以研究 CFTR 在鼻咽癌患者中预后的价值，结果显示 CFTR 在鼻咽癌患者的组织和细胞中低表达，经研究证实 CFTR 可以影响鼻咽癌细胞系的侵袭及迁移的能力，CFTR 过表达细胞的迁移能力受到强烈抑制，而 CFTR 低表达细胞的迁移能力明显增强，经分析发现 CFTR 表达水平与鼻咽癌患者临床分期、淋巴结转移及其预后相关，CFTR 低表达的患者多处于晚期，且具有高复发率和死亡率，预后较差，提示 CFTR 可能成为鼻咽癌诊断及预后的指标，为临床早期诊断提供了新的标志物。

6. 胰岛素样生长因子（insulin-like growth factor, IGF） 是生长激素发挥生理作用过程中的一种活性蛋白多肽物质，因此又称为生长激素介素，包括 IGF-1、IGF-2，主要发挥作用的是 IGF-1，IGF-1 主要参与增殖及抑制凋亡。IGF-1 及其受体 IGF-1R 可以激活 MAPK 和 PI3K/AKT 信号通路，这两条信号通路可以调节细胞凋亡和生长等。研究发现 IGF-1 异常与多种肿瘤相关，如肺癌、结肠癌。对 82 例鼻咽癌患者与 60 例健康者的血清进行检测，结果表明鼻咽癌患者 IGF-1 血清浓度与健康者相比明显升高，差异具有统计学意义；同时还发现 IGF-1 的表达与患者的年龄、性别相关，在 30 岁以上的鼻咽癌患者中 IGF-1 血清浓度比 30 岁以下者高，与男性相比，女性患者 IGF-1 浓度更高，除此之外，IGF-1 与肿瘤的大小相关，IGF-1 表达越高，肿瘤越大，提示 IGF-1 可以作为鼻咽癌诊断的标志物。

胰岛素样生长因子结合蛋白 3（insulin-like growth factor-binding protein-3, IGFBP3）是一种 N-连接的糖基化磷酸化蛋白。研究证明 IGFBP3 与许多肿瘤相关，在研究 IGFBP3 与鼻咽癌患者肿瘤转移之间的相关性时，有研究者采用免疫组织化学技术对鼻咽癌患者组织中 IGFBP3 的表达进行了检测，结果显示 IGFBP3 在鼻咽癌患者中表达明显升高，其表达水平与远处转移和 TNM 临床分期相关，并且 IGFBP3 表达与预后成反比，表达越高，预后越差，差异具有统计学意义，在进行鼻咽癌细胞系实验时，将 IGFBP3 敲减，可以使鼻咽癌细胞系 CNE2 细胞间的黏附能力下降，细胞侵袭及转移能力下降，提示 IGFBP3 可能成为临床诊断及治疗鼻咽癌的一个新的指标及治疗靶点。

7. 受体酪氨酸激酶（anexelekto, Axl） 是酪氨酸激酶受体（tyrosine kinase receptor）家族的成员，细胞外、跨膜、细胞内的三个结构共同构成了 Axl，外侧负责接收信息，内侧为活性区域。Axl 可激活其酪氨酸激酶并使其具有活性，进而激活下游相应信号转导途径，参与细胞黏附、增殖、凋亡等生理过程，为实现上述过程 Axl 需与其相应配体生长停滞特异性基因 6 结合。在一项研究中采用定量聚合酶链反应和免疫组织化学染色技术对 86 例鼻咽癌患者组织和 20 例健康者组织中 Axl 的表达进行检测，进而研究鼻咽癌患者中 Axl

的表达与临床意义及其与细胞迁移和侵袭之间的关系，结果发现鼻咽癌患者中 Axl mRNA 和蛋白质明显高于健康者，差异具有统计学意义；同时发现 Axl 阳性表达是判断鼻咽癌患者转移、预后相关独立因素，Axl 阳性与总体生存率差相关，提示 Axl 可以作为鼻咽癌患者诊断及判断其预后的独立指标。

8. CYFRA21-1　在对 126 例鼻咽癌患者和 175 例健康对照者血清进行检测时发现，CYFRA21-1 在鼻咽癌患者中的表达显著高于健康对照者，并且鼻咽癌患者越到晚期，CYFRA21-1 表达越高，临床Ⅲ～Ⅳ期患者高于Ⅰ～Ⅱ期。通过进一步对 274 例鼻咽癌患者、175 例健康者及 80 例鼻部炎症患者的血清检查研究发现，治疗前鼻咽癌患者血清 CYFRA21-1 水平比其他检测者高，与之前的研究结果一致，且在传统治疗后显著降低，差异具有统计学意义，CYFRA21-1 对于鼻咽癌患者的敏感度、特异度分别为 87% 和 83%。在另一项研究中对 332 例鼻咽癌患者的血清 CYFRA 21-1 水平进行检测，得出同样的结果，与Ⅰ～Ⅱ期患者相比，Ⅲ～Ⅳ期患者的 CYFRA 21-1 水平较高。因此提示 CYFRA21-1 可能成为鼻咽癌患者诊断的标志物且有助于临床判断分期。

9. 前列腺肿瘤过表达基因 1（prostate tumor overexpressed-1，PTOV1）　其基因位于染色体 19q13.3，长度约 9.51kb，包括 12 个外显子，该区域包含大量雄激素调节和前列腺癌相关基因，如蛋白酶前列腺特异性抗原基因。PTOV1 过表达首先在前列腺肿瘤和高级别上皮内瘤变的癌前病变中被发现。PTOV1 由约 416 个氨基酸构成，有 A、B 两个结构域，A 结构域由 146 个氨基酸构成，B 结构域由 143 个氨基酸构成，A、B 之间显示出 66% 的同源性和 79% 的相似性。PTOV1 仅存在于脊椎动物和节肢动物中，如哺乳动物、鱼类、昆虫，在真菌（酵母）中不表达，该蛋白质与细胞核和细胞质中的许多因子相互作用，以调节转录和转录后水平的基因表达，并促进癌细胞增殖和运动，越来越多的证据表明，PTOV1 在肿瘤发生发展中起着至关重要的作用，在前列腺组织的正常上皮细胞中，PTOV1 大部分不可检测或显示弱染色，在前列腺癌和其他癌症中检测到 PTOV1 的表达明显升高。有研究发现，PTOV1 与鼻咽癌的发生发展相关，对 123 例鼻咽癌患者组织及正常鼻咽上皮细胞系和鼻咽癌细胞系进行了检测，在细胞系中显示，正常鼻咽上皮细胞系中 PTOV1 表达较弱，但在鼻咽癌细胞系中出现过表达；鼻咽癌患者组织中呈现高水平的 PTOV1 表达，阳性率达 55.3%（68/123），PTOV1 在细胞核和细胞质中均可检测到，在该研究中还发现 PTOV1 与患者的临床分期密切相关，PTOV1 高表达的患者较低表达组的总生存期、无进展生存期显著缩短。

10. HER-3　是 EGFR 家族的成员，其独特之处在于其酪氨酸激酶结构域功能缺陷，ErbB-3 是一种膜结合蛋白，在人体中由 ErbB-3 基因编码。ErbB-3 位于人染色体 12q13.2，其长度为 23.2kb，由 28 个外显子构成。ErbB-3 的表达在发育初期的精子发生过程，胎儿时期的肝、肾、脑及成人的脑、脊髓、肝、前列腺、肾脏和肺中均可检测到。ErbB-3 与 ErbB-2 协同作用可以大大提高 ErbB-2 和 ErbB-3 的活性，ErbB-3 作为致癌基因促进细胞转化和肿瘤发生。已经检测到 ErbB-3 在多种肿瘤中出现过表达，如乳腺癌、前列腺癌、卵巢癌，与肿瘤的发生发展密切相关。在一项国外研究中对 ErbB 成员在鼻咽癌组织中的表达情况及二者之间的关系进行了研究，该实验以 82 例鼻咽癌患者的组织为实验对象，采用免疫组织化学技术对 ErbB 的表达进行了评估，ErbB-3 在鼻咽癌组织中阳性表达率为 92.7%（76/82），进一步分析得知，ErbB-3 表达与鼻咽癌患者的局部淋巴结转移、全身转移、复发和生存率相关，提示 ErbB-3 与鼻咽癌患者的生存相关，可能成为临床判断鼻咽癌患者预后的一个新指标。

11. 蛋白磷酸酶 2A 的癌性抑制因子（cancerous inhibitor of protein phosphatase 2A，CIP2A） 也称为 KIAA1524 和 P90，是蛋白磷酸酶 2A（protein phosphatase 2A，PP2A）的内源性抑制剂，CIP2A 可以通过抑制 PP2A 活性促癌，CIP2A 可与 MYC 之间相互作用，发挥促癌作用，进一步研究发现 CIP2A 还与致癌因子 E2F1、CIP2A 与 AKT 信号通路之间存在调控作用，在多种肿瘤中已经检测到 CIP2A 过表达，并且 CIP2A 的表达与多种肿瘤的分级相关。在一项研究中检测了鼻咽癌细胞系与正常鼻咽上皮细胞系中 CIP2A 的表达，在 6 种鼻咽癌细胞系中 CIP2A 的表达均显著升高，对新鲜冷冻的 18 个鼻咽癌组织和 14 个正常鼻咽上皮组织进行检测，结果同细胞系结果一致，CIP2A 的表达在鼻咽癌组织中显著升高；该研究采用免疫组织化学法对 280 例鼻咽癌组织进行检测分析，结果显示 CIP2A 表达与患者的 TNM 分期、远处转移和死亡率呈显著相关，并且 CIP2A 高水平表达的患者其无病生存率、5 年生存率较低表达患者差。

12. ADAM10 是 ADAM 家族成员之一，ADAM 家族是一种锌依赖性跨膜蛋白家族，ADAM 家族有两组，分别为膜锚定的 ADAM 和分泌型 ADAM，ADAM 是涉及其他跨膜蛋白质的水解加工、细胞黏附和细胞信号转导事件的多功能蛋白质。ADAM 家族涉及膜融合、细胞迁移、肌肉发育、受精和细胞命运测定等过程的调控，ADAM 家族还参与一系列人类疾病，如肿瘤、炎性疾病、神经系统疾病或哮喘。ADAM10 是 ADAM 家族的重要成员，主要位于细胞膜上。据报道，ADAM10 在各种恶性肿瘤中过度表达并参与肿瘤的进展，可能促进癌细胞的增殖、侵袭。在一项对 ADAM10 在鼻咽癌中的表达状态及其生物学功能的研究中，将鼻咽癌组织及非癌组织、鼻咽癌细胞系及正常鼻咽上皮细胞系作为研究对象，在鼻咽癌组织和细胞系中 ADAM10 表达均明显较高，进一步分析显示 ADAM10 表达虽与患者的年龄、性别、吸烟状态等无关，但与患者临床分期、远处转移显著相关，与 ADAM10 阴性表达的患者相比，ADAM10 阳性表达的患者其预后较差，在体外实验中发现将 ADAM10 抑制后，鼻咽癌细胞的增殖和迁移显著受到抑制，这可能为临床治疗鼻咽癌提供了一个新靶点。

13. 乙醛脱氢酶 1（aldehyde dehydrogenase 1，ALDH1） ALDH1 被证明在各种人类肿瘤如乳腺癌、肺癌、膀胱癌中均出现异常表达。有研究检测了 122 个鼻咽癌样品 ALDH1 的表达水平，在细胞质中 ALDH1 的高表达率和低表达率分别为 78.7%（96/122）、21.3%（26/122），经分析发现 ALDH1 与临床分期、淋巴结转移、局部复发相关，在鼻咽癌早期，ALDH1 过表达与患者预后差相关。一项研究中从鼻咽癌细胞系分离了 ALDH1 阳性和 ALDH1 阴性细胞，采用 MTT 实验对癌细胞的增殖能力进行检测，结果表明 ALDH1 阳性细胞具有较强的增殖能力，对其侵袭能力进行检测发现，与 ALDH1 阴性细胞相比，ALDH1 阳性细胞的侵袭能力更强，还发现 ALDH1 阳性的癌细胞自我更新和分化的能力更高，提示 ALDH1 在鼻咽癌中发挥促癌作用，在该研究中对 ALDH1 的表达与鼻咽癌患者临床特征之间的相关性进行分析，结果显示 ALDH1 虽与患者的年龄、性别、组织学分级无关，但与患者的临床分期、总生存率相关，与低表达的患者相比，ALDH1 高表达的患者其总生存率较低。

14. CD24 有研究对鼻咽癌细胞系中 CD24 的表达进行检测，结果显示在培养的

TW02 细胞和 TW04 细胞中 CD24 表达率分别为 12.03%、5.45%，而在其他被检测的鼻咽癌细胞系中较低；检测鼻咽癌细胞增殖能力时发现 CD24 阳性的细胞增殖能力增强，较阴性细胞表现出对化疗药物的耐药性增强。在另一项研究中可检测到鼻咽癌细胞系中 CD24 和 CD44 高水平表达，CD24 和 CD44 共表达显著增强了癌细胞的致瘤能力及迁移和侵袭能力，反之将 CD24 和 CD44 的表达抑制后，对鼻咽癌细胞的增殖和侵袭产生了抑制，这可能为临床靶向治疗鼻咽癌提供新的方法。

15. 特异性蛋白 1（specificity protein 1，SP1）　　SP 蛋白是转录因子家族的成员之一，SP 蛋白在细胞分化和发育中起重要作用。SP 可分为两组，分别是 SP1~SP4 和 SP5~SP9。SP1~SP4 的结构域组织非常相似，具有类似的 N-端反式激活结构域及 C 域的高度带电区域。SP1 是一种真核特异性因子，在哺乳动物中高度保守。SP1 蛋白通过激活或抑制基因启动子的活性，进而参与调节分化、细胞周期和肿瘤形成过程中的多个基因的表达，是调节许多疾病（包括癌症）发生发展过程中的关键因子，很多研究报道 SP1 在许多肿瘤中过度表达，并与预后不良有关。有学者为研究 SP1 在鼻咽癌中的差异表达，采用蛋白质印迹法对 SP1 的表达进行检测，结果显示，与正常鼻咽黏膜细胞系相比，鼻咽癌细胞系中 SP1 的表达水平明显升高，进一步检测 SP1 在鼻咽癌患者体内的表达水平，在 82 例患者中过表达率是 47.6%（39/82），将 SP1 与临床病理特征之间的相关性进行分析，发现 SP1 与患者临床分期、淋巴结转移、远处转移显著相关，SP1 的表达水平还与患者放疗治疗反应相关，SP1 高表达的患者放疗治疗反应差。与正常鼻咽上皮细胞相比，SP1 在鼻咽癌上皮细胞中表达水平较高，为进一步研究 SP1 在肿瘤发生中的潜在作用，抑制鼻咽癌细胞中的 SP1 后，发现癌细胞的生长活力受到显著抑制，同时克隆能力受到抑制，提示 SP1 在鼻咽癌中发挥促癌作用，为 SP1 抑制剂治疗鼻咽癌提供了依据。

16. 细胞周期蛋白依赖性激酶 3（cyclin-dependent kinase 3，CDK3）　　是 CDK 家族的成员之一，在细胞周期调控中至关重要，在许多肿瘤中过表达，在肿瘤的发生发展中发挥重要的作用，有研究对 CDK3 在鼻咽癌中的表达进行了检测，结果显示与正常细胞系相比，在鼻咽癌细胞系中 CDK3 显著过表达，CDK3 在鼻咽炎及鼻咽癌患者组织中阳性表达率分别为 12.5%、67%，进一步证明 CDK3 在鼻咽癌中表达水平升高。有研究同样检测到 CDK3 在鼻咽癌细胞系及鼻咽癌组织中表达水平升高，其中在 94 例鼻咽癌标本中有 63 例 CDK3 阳性表达，而 40 例鼻咽部炎症标本中仅 5 例出现 CDK3 的表达，经分析发现 CDK3 蛋白表达与鼻咽癌患者的临床分期及淋巴结转移相关。

17. 钙蛋白酶小亚基 1（calpain small subunit 1，CapnS1）　　是一种钙调蛋白水解系统的小调控亚基，对于钙蛋白酶稳定性和活性具有重要的调节作用，有研究报道 CapnS1 在体内发挥重要的作用，可能参与调节成骨细胞的增殖和分化、DNA 损伤反应和细胞周期调控、肿瘤迁移或侵袭。有研究对 CapnS1 在鼻咽癌中的表达和功能进行了研究，与正常鼻咽组织相比，鼻咽癌组织中的 CapnS1 mRNA 和蛋白表达水平显著上调，同样在鼻咽癌细胞系中 CapnS1 的表达水平较正常鼻咽上皮细胞系明显升高，CapnS1 的表达水平与患者的临床分期、淋巴结转移、远处转移相关，CapnS1 还与患者的总生存期呈负相关，CapnS1 低表达的患者其总生存期较长，CapnS1 高表达的患者预后较差。为研究 CapnS1 在鼻咽癌中发挥的作用，在体外实验中采用 CapnS1 siRNA 技术对鼻咽癌细胞进行转染，检测结果显示与对照细胞相比，干扰癌细胞中 CapnS1 的表达显著降低了细胞的侵袭和迁移能力。

有研究揭示了鼻咽癌的一种新型的 MALAT1/miRNA-124/CapnS1 调控轴，即 MALAT1 通过 miRNA-124 对 CapnS1 产生影响，进一步对鼻咽癌细胞的增殖、侵袭产生作用。另一项研究的结果显示 miRNA-124-CapnS1 在鼻咽癌细胞系中形成了调控轴，为进一步了解鼻咽癌的发病机制及临床治疗鼻咽癌患者提供了一种新的方法。

18. 抑微管装配蛋白（stathmin 1，STMN1） 也被称为癌蛋白 18、白血病相关磷蛋白 p18（leukemia-associated phosphoprotein p18，LAP18）或 Metablastin，是 stathmin 家族成员之一，STMN1 是一种 18 kDa 的细胞质磷蛋白。STMN1 基于蛋白质的微管去稳定剂活性，可以促进微管突变或 α/β 微管蛋白异二聚体的隔离，防止微管的形成，进而参与调解有丝分裂，研究还发现 STMN1 参与了造血、肿瘤等过程。已有研究发现 STMN1 在鼻咽癌中显著高表达，STMN1 的表达与患者的年龄、组织学分级、临床分期相关，并且 STMN1 高水平表达还与鼻咽癌患者的不良预后相关。在另一项研究中还发现 STMN1 与鼻咽癌患者的治疗相关，在该研究中证实 miRNA-101 的异位表达能够抑制 STMN1 的 mRNA 和蛋白质表达，表明 STMN1 是鼻咽癌细胞中 miRNA-101 的作用靶标，研究者使用 STMN1 siRNA 或对照 siRNA 转染鼻咽癌 CNE-2 和 5-8F 细胞，抑制 STMN1 的表达，显著增强了 CNE-2 和 5-8F 细胞的放射敏感性，表明 miRNA-101 通过直接靶向 STMN1 增强放射敏感性，有望成为临床治疗鼻咽癌的一种新方法。

19. Testin（TES） Testin 是 Tatarelli 在 2000 年首次发现并确定的，基因定位于染色体 7q31.2 脆性部位 FRA7G，编码一个含 421 个氨基酸残基，分子量为 28kDa 的蛋白质，在大部分正常组织中广泛表达，在肿瘤组织中表达降低或者不表达，如在乳腺癌和卵巢癌中不表达或表达水平极低。研究发现 Testin 失活大部分是由 CpG 岛甲基化引起的，CpG 岛甲基化可导致其抑癌作用减弱或消失。Testin 已被证实是一种抑癌基因，与多种肿瘤的发生发展相关，如乳腺癌、肺癌、子宫内膜癌等。在研究 Testin 基因对鼻咽癌细胞系 5-8F 增殖和迁移发挥的作用时发现，Testin 基因对鼻咽癌细胞系 5-8F 细胞产生的抑制增殖效果比较明显，提示 Testin 在鼻咽癌中可能是一种抑癌基因。有学者通过免疫组织化学、半定量 RT-PCR 和免疫印迹技术对鼻咽癌患者组织中 Testin 的表达进行检测，发现鼻咽癌患者组织中 Testin 的表达水平较正常对照组显著降低，阳性率分别为 37.8%、88.9%，差异具有统计学意义，提示 Testin 可以作为一种临床诊断的标志物。

20. 食管癌相关基因 4（esophageal carcinoma related gene 4，ECRG4） 是 1998 年首次在正常食管上皮克隆发现的，也称为 2 号染色体开放阅读框，定位于染色体 2q12.2，包含 4 个外显子，约由 12 500 个碱基组成，开放阅读框由 444 个碱基组成，编码含 148 个氨基酸残基的多肽。研究发现 ECGR4 在各种组织中表达，如心、脑、肺、骨骼肌、肾、胰腺、胎盘。ECRG4 参与细胞周期进程、细胞迁移和衰老、祖细胞存活和分化等多个过程。近年来，发现 ECRG4 在许多肿瘤中表达均下调，如食管癌、肝癌、乳腺癌等。有研究者采用 RT-PCR、蛋白质印迹法等技术对鼻咽癌组织、鼻咽癌来源的细胞系和患者来源的外周血样品中 ECRG4 基因的表达进行检测，结果显示在鼻咽癌组织中，ECRG4 表达下调率达 82.5%（33/40），在鼻咽癌细胞系中，ECRG4 对其增殖和侵袭能力产生明显的抑制作用，并且可以提高癌细胞对化疗药物的敏感性。对 122 例鼻咽癌患者的 ECRG4 表达进行检测发现，与正常组织相比，在鼻咽癌患者的组织中 ECRG4 的表达水平下调，且 ECRG4 与患者临床分期、总生存期、淋巴结转移相关，ECRG4 下调是鼻咽癌患者预后差的独立判断因素，提示 ECRG4 可能成为诊断鼻咽癌患者的一个指标，并可能成为治疗的一个新靶点。

21. 转移相关基因 1（metastasis-associated gene 1，MTA1） 作为转移相关基因于 1994 年被发现，后被发现在许多肿瘤中出现表达异常。MTA1 与 MTA2、MTA3 共同构成 MTA 蛋白质家族，MTA1、MTA2 和 MTA3 蛋白虽具有许多相似的特征，但三者由不同染色体定位的基因编码，表现出许多显著差异。有研究检测了 MTA1 在鼻咽癌中发挥的作用，发现抑制鼻咽癌细胞系中 MTA1 的表达，对癌细胞的增殖能力产生显著的抑制作用，反之将正常鼻咽上皮细胞中 MTA1 的表达水平升高后可促进癌细胞的生长，在裸鼠实验中进一步证实了 MTA1 抑制后鼻咽癌的生长被抑制。在以 136 例人鼻咽癌组织和 20 例正常鼻咽组织（对照组）为研究对象的研究中，对 MTA1 的表达水平进行检测，在 20 例正常鼻咽组织中 MTA1 不表达或低表达，在鼻咽癌组织中观察到 MTA1 阳性染色显著高于对照组；对 MTA1 的表达水平与患者临床特征之间的相关性进行分析发现，MTA1 与临床分期及远处转移显著相关，MTA1 的表达还与患者的预后相关，与低表达的患者相比，MTA1 高表达的患者 5 年总生存期和无病生存期均显著缩短。有研究报道 MTA1 过表达还可以对鼻咽癌的顺铂耐药性产生影响，该研究中首先建立了对顺铂耐药的鼻咽癌细胞系 CNE1/CDDP，将建立的耐药的细胞系与鼻咽癌细胞系 CNE1 相比，CNE1/CDDP 细胞中 MTA1 的 mRNA 和蛋白质表达水平显著升高，进一步抑制该细胞系中 MTA1 的表达，发现 CNE1/CDDP 细胞对顺铂的耐药性降低。

22. miRNA

（1）miRNA-135b：miRNA-135a 和 miRNA-135b 均属于 miRNA135 成员，miRNA-135b 属于进化保守的 miRNA 家族，但由单独的基因编码。miRNA-135a 由位于染色体 3p21 和 12q23 上的两个拷贝编码，而 miRNA-135b 由位于染色体 1q32.1 上的基因编码，miRNA 在人类疾病及肿瘤的发生发展中发挥作用。研究发现 miRNA-135b 在许多肿瘤中均有表达，如黏液型脂肪肉瘤、结肠癌、肝癌。通过对 67 例鼻咽癌患者和 25 例鼻咽黏膜慢性炎症的患者进行 qPCR、RT-PCR、荧光定量 PCR 一系列实验操作，对结果进行统计学分析发现，miRNA-135b 在鼻咽癌患者中的含量明显高于鼻咽黏膜慢性炎症的患者，且差异具有统计学意义，表明 miRNA-135b 在鼻咽癌中发挥促进癌症发生的作用，同时发现有淋巴结转移的患者比无淋巴结转移的患者 miRNA-135b 的表达水平高，提示 miRNA-135b 可能成为鼻咽癌早期诊断的标志物。

miRNA-135b-5p：对 67 个鼻咽癌组织和 25 个正常对照组织进行 miRNA 筛选，进而研究 miRNA 在鼻咽癌诊断中发挥的作用，结果显示 miRNA-135b-5p 在鼻咽癌中具有显著的诊断作用，可能成为鼻咽癌临床早期诊断的重要指标。同时在另一项研究中发现，miRNA-205-5p 在鼻咽癌患者中表达上调，在鼻咽癌诊断中也发挥着重要的作用。

（2）miRNA-26a：就如 miRNA-135b 一样，miRNA-26a 也是 miRNA 的一员，参与细胞的各种生理过程如细胞周期、增殖、凋亡等过程，是许多肿瘤的诊断标志物，且提示了肿瘤的预后。大量的研究表明 miRNA-26a 在有些肿瘤中起到抑癌作用，但却在某些肿瘤中起到促癌作用，如在胃癌中 miRNA-26a 即作为抑癌基因，而有研究发现在神经胶质瘤中 miRNA-26a 发挥了促癌作用。有研究发现 miRNA-26a 可以通过抑制 EZH2（zeste 基因）进一步发挥抑制细胞增殖的作用，在鼻咽癌细胞中诱导 G₁ 停滞，并抑制鼻咽癌异种移植物的鼠模型中的肿瘤发生。在进一步的研究中，研究者通过采用 qPCR、蛋白质印迹法及免疫组织化学法对注射鼻咽癌细胞的裸鼠组织进行检测分析，发现 miRNA-26a 可以通过抑制 EZH2 表达来抑制鼻咽癌体内转移，发挥着抑癌作用。

（3）miRNA-204：在研究 miRNA-204 在鼻咽癌中的表达及 miRNA-204 与临床病理学特征、预后之间的关系时，采用了 RT-PCR 技术对 50 例鼻咽癌患者和 40 例鼻咽慢性炎症患者的 miRNA-204 的表达进行了检测，结果显示 miRNA-204 在鼻咽癌患者中的表达显著低于鼻咽慢性炎症患者，且 miRNA-204 与鼻咽癌的 TNM 分期、淋巴结转移及总生存期相关。

（4）miRNA-324-3p：有研究采用 qRT-PCR 技术检测了 39 例鼻咽癌标本和 21 例非癌上皮细胞中 miRNA-324-3p 的表达，进一步来分析 miRNA-324-3p 在鼻咽癌中表达的意义，与非癌上皮细胞相比，鼻咽癌标本中可以检测到 miRNA-324-3p 表达下调，并且 miRNA-324-3p 与临床分期、淋巴结转移相关，结果具有统计学意义。

（5）miRNA-9：参与器官及神经系统发育过程，是一种调节因子，miRNA-9 在肿瘤中同样发挥重要作用，它既有抑癌基因的作用，又具有促癌作用，有报道称在乳腺癌中，miRNA-9 发挥着促癌作用，而在另一项研究中发现，miRNA-9 在黑色素瘤中发挥了抑癌基因的作用。有研究者研究了 miRNA-9 对于鼻咽癌临床病理学的意义，该研究证实 miRNA-9 在体内和体外均发挥抑癌基因的作用，miRNA-9 异位表达对鼻咽癌细胞的增殖、侵袭产生显著的抑制作用，采用 qPCR 技术对 256 个鼻咽癌组织和 104 个非癌鼻咽炎组织进行检测发现，鼻咽癌组织中 miRNA-9 的表达较非癌鼻咽炎组织显著降低，与Ⅱ～Ⅳ期相比，miRNA-9 在Ⅰ期组织表达较高，提示 miRNA-9 可能成为临床诊断鼻咽癌的一个新指标，并且与临床分期相关。

23. lncRNA

（1）肌动蛋白丝相关蛋白 1 反义 RNA1（actin filament associated protein 1 antisense RNA1，AFAP1-AS1）：是位于蛋白编码基因 AFAP1 的反义链上的 lncRNA 之一。AFAP1 是一种运动纤维相关蛋白，其作为衔接分子与其他蛋白质（如 SRC 和 PKC）连接，调节肌动蛋白丝完整性的变化，并影响细胞吞噬、细胞运动、肿瘤浸润和转移。有研究发现 AFAP1-AS1 敲除会对肿瘤细胞的体外迁移和侵袭能力产生显著的抑制作用，AFAP1-AS1 的表达可以增强细胞增殖、迁移和侵袭，提示 AFAP1-AS1 可能是肿瘤中一种致癌的 lncRNA。AFAP1-AS1 可以调节 AFAP1 基因的表达，进一步影响 Rho/Rac 信号通路，诱导细胞骨架重塑调节，从而促进肿瘤细胞浸润转移。在一项研究中对 12 例鼻咽癌和 4 例非肿瘤鼻咽上皮细胞中 AFAP1-AS1 表达水平进行检测发现，与非肿瘤鼻咽上皮细胞相比，鼻咽癌细胞中 AFAP1-AS1 表达水平显著增高，AFAP1-AS1 表达水平与淋巴结转移和 TNM 分期相关，且高表达与患者的预后差相关。

（2）长链非编码 RNA 重编程调节因子（long non-coding RNA reprogramming，lncRNA-RoR）：是一种新发现的 lncRNA，位于染色体 18q21.31 处，基因长度为 2.6kb，由 4 个外显子组成，可能由于多能转录因子如 OCT4、SOX2 和 Nanog 对 lncRNA-RoR 的调节，lncRNA-RoR 在胚胎干细胞和诱导多能干细胞（induced pluripotent stem cell，iPSC）中高度表达，有研究发现，lncRNA-RoR 可以通过调节 P53 参与细胞过程，如细胞周期进程和凋亡。研究者采用 qRT-PCR 技术对鼻咽癌组织及非癌组织进行检测，结果显示与非癌组织相比，癌组织中 lncRNA-RoR 水平较高，通过鼻咽癌细胞系进行进一步的验证，结果与组织检测结果一致，在鼻咽癌细胞系中 lncRNA-RoR 的表达显著高于正常鼻咽上皮细胞系，同时在该研究中发现 lncRNA-RoR 可以通过改变鼻咽癌细胞周期途径，进而在鼻咽癌中发挥促癌作用，在体外细胞系实验中，将 lncRNA-RoR 敲减后鼻咽癌细胞中的细胞迁移被抑制，证明 lncRNA-RoR 参与鼻咽癌细胞的迁徙和侵袭。

（3）INK4 基因座中的反义非编码 RNA（antisense non-coding RNA in the INK4 locus，ANRIL）：其编码基因属于 INK4B-ARF-INK4A 基因簇，长度为 126.3kb，有 19 个外显子。经研究发现 ANRIL 在鼻咽癌发生发展中发挥着重要作用，体外实验中检测到 ANRIL 在鼻咽癌细胞系中的表达水平较高，但却在正常鼻咽上皮细胞系中几乎检测不到，进一步对 88 例鼻咽癌患者临床病理特征和 ANRIL 之间的关系进行分析，ANRIL 的表达水平与患者临床分期相关，Ⅲ～Ⅳ期患者组织中 ANRIL 的表达水平与Ⅰ～Ⅱ期相比较高，ANRIL 的表达水平还与患者的无病生存期相关，低 ANRIL 表达水平的患者无病生存期较长。在另一项研究中检测到在鼻咽癌组织和细胞系中 ANRIL 高表达，抑制 ANRIL 的表达会抑制鼻咽癌增殖、诱导凋亡、增强放疗敏感性。

（4）HOTAIR：有研究证明，HOTAIR 与鼻咽癌的发生发展密切相关，可以促进鼻咽癌患者癌细胞的增殖、侵袭、转移和血管形成。有研究对 160 对石蜡包埋的鼻咽癌和非癌配对组织及新鲜的鼻咽癌和非鼻咽癌的肿瘤样本进行检测，在正常鼻咽上皮细胞中没有观察到 HOTAIR 染色，伴非典型增生的鼻咽上皮细胞中偶见 HOTAIR 表达，但却在癌组织中发现 HOTAIR 特异性染色，阳性率高达 93.1%（149/160），在鼻咽癌患者组织中检测到 HOTAIR 表达水平与患者的肿瘤大小、临床分期、淋巴结转移及远处转移相关，HOTAIR 表达水平随着临床阶段的进展而增加，HOTAIR 还与鼻咽癌患者的预后相关，与 HOTAIR 高表达的患者相比，HOTAIR 低表达患者的局部无复发生存期、无病生存期及总生存期更长。一项研究证实，将 HOTAIR 敲除后，可以抑制体内体外肿瘤细胞的生长及血管生成。提示 HOTAIR 不仅可能成为诊断鼻咽癌的一个标志物，指导临床判断鼻咽癌患者预后，还有望成为治疗鼻咽癌的一个新靶点。

二、喉 癌

喉癌是头颈部常见的恶性肿瘤之一，占全身恶性肿瘤的 1%，好发于老年男性。喉癌分为原发性喉癌和继发性喉癌，以原发性喉癌多见。原发性喉癌是指原发部位为喉部的肿瘤，最常见的类型是鳞状细胞癌。

喉癌的发病与多种因素相关，吸烟、饮酒、空气污染、放射线等因素均与喉癌的发生密切相关。近期发现 HPV 病毒感染也是喉癌发病的重要因素。喉癌发生的部位有声门、声门上、声门下、跨声门，其中声门较为常见，早期临床表现多不明显，易出现声音嘶哑、无力，易被认为是"咽喉炎"，因此早期诊断率低，癌症晚期肿瘤体积增大，出现呼吸困难、吞咽困难、咳嗽及颈部淋巴结肿大等症状。现在用于临床诊断喉癌的方式主要有影像学检查如 X 线、CT、MRI，以及喉镜检查，喉镜可以直观地看到黏膜表面的病变，在观察的同时还可以进行组织活检，因此喉镜检查在诊断喉癌及判断癌前病变中具有重要的临床意义。喉癌的治疗方式主要有手术治疗、放疗、化疗及生物治疗等。

因早期喉癌及喉癌前病变临床症状多不明显，易被误诊而延误诊治，因此很多喉癌患者在诊治时已是中晚期，多采取全喉切除等创伤性较大的手术，术后的淋巴结清扫及放疗化疗常常会引起患者的不良反应，如吞咽功能丧失、无法发声，给患者的生活造成了极大不便。尽管医疗管理模式有所改善，但局部晚期鳞癌患者的预后在近期并没有改善，5 年生存率仍然低于 50%。因此对于患者而言，喉癌早期诊断具有重要的意义，不仅可以提高患者的生存率，还可以大大提高患者的生存质量。

1. EGFR 是一种广泛分布于人体各组织细胞膜上的多功能糖蛋白，在正常细胞和恶性肿瘤中发挥了重要的作用。有研究对生物标志物 EGFR 的表达与喉鳞癌患者临床病理参数及预后之间的相关性进行了探讨，对 289 例喉鳞癌患者进行了检测，在 44.6% 的患者组织中观察到 EGFR 基因扩增。有研究报道 EGFR 是喉鳞癌患者预后不良的临床因素。在一项研究中以 185 例喉鳞癌患者为研究对象，结果显示，仅 31.4% 的患者未检测到 EGFR 表达，喉癌临床分期与 EGFR 表达水平呈正相关，在转移的患者组织中，双侧转移患者的 EGFR 高表达率较单侧转移患者高，EGFR 表达水平最高的患者总体生存率最低，随着 EGFR 表达水平的上升，总体生存率显著降低，与 EGFR 低水平表达组相比，高水平表达组中 38% 的患者存活时间为 5 年，5 年以上的患者仅占 8%。

2. 泛素特异性肽酶 22（ubiquitin-specific peptidase 22，USP22）属于脱蛋白酶中最大的亚家族，是一种泛素特异性加工蛋白酶（ubiquitin-specific processing protease，USP），在酵母中被称为泛素结合蛋白（ubiquitin-binding protein，UBP）。USP22 基因位于人类 17 号染色体，包含 14 个外显子，蛋白质由 76 个氨基酸构成。USP22 从酵母到脊椎动物高度保守。USP22 具有十分广泛的功能，参与了代谢、细胞周期和发育的基因与蛋白质的调节。有研究还发现 USP22 在小鼠神经系统发育中发挥重要的作用，USP22 负责调节小鼠大脑发育中的神经元分化，USP22 表达也会导致胚胎干细胞分化。USP22 过表达还涉及不同的病理状况，如肿瘤、神经系统疾病、糖尿病和男性不育症。在一项研究中，采用免疫组织化学技术对 64 例喉鳞癌组织和 26 例癌旁正常组织中 USP22 的表达进行检测，进而分析 USP22 表达与喉癌患者之间的相关性，结果显示在正常对照组中 USP22 表达率为 19.2%，在喉癌患者中表达较对照组明显升高，表达率为 57.8%，进一步分析得知，USP22 表达水平虽与患者年龄、性别、吸烟等无相关性，但与临床分期和淋巴结转移有关，USP22 表达水平高的患者相较于表达水平低的患者其预后明显较差。

3. Survivin 有研究在对 86 例喉癌患者中 Survivin 表达水平进行检测时发现，大多数原发性喉癌标本中染色以细胞核占主导地位，仅有少数细胞质中检测到 Survivin 表达，Survivin 在喉癌组织中出现过表达，Survivin 的表达与患者预后相关，较高水平的 Survivin 表达与喉癌复发率、无病生存期之间存在显著的相关性。通过研究发现 Survivin 表达水平与患者的肿瘤分期、淋巴结转移等显著相关，与无淋巴结转移的患者相比，出现淋巴结转移的患者 Survivin 表达水平明显升高，未复发患者的 Survivin 表达水平与局部复发者相比显著降低。在另一项研究中，同样发现相较于癌前病变及声带息肉组，Survivin 在喉癌组织中的表达明显升高，阳性表达率为 59.4%，Survivin 表达与患者的年龄、肿瘤分级等无显著相关性，但与肿瘤的分期和淋巴结转移相关，与之前的研究结果一致，提示 Survivin 可能参与了喉癌的发生发展，发挥了促癌作用。

4. 鼠双微染色体 2（murine double minute 2，MDM2）为癌基因，其人类同源物在超过 40 种不同类型的恶性肿瘤中过度表达，包括实体瘤、肉瘤和白血病，不仅如此，MDM2 还与肿瘤的治疗相关。众所周知，MDM2 可以与 P53 结合，在肿瘤中发挥重要作用。在有学者的研究中发现，相较于正常组，喉癌组中 MDM2 出现过表达，且 MDM2 的表达与喉癌的风险增加相关；进一步分析 MDM2 与患者饮酒的相关性，结果显示 MDM2 多态性与全部饮酒者的喉癌风险增加密切相关。有研究者对血浆 MDM2 水平与喉鳞癌风险之间的联系进行了研究，以 146 例喉鳞癌患者、61 例声带白斑病患者和 212 例健康者（对照组）作为研究对象，与声带白斑病患者及健康对照者相比，喉鳞癌患者血浆 MDM2 浓度显著增高，而且处于晚期和发生淋巴结转移的患者血浆中 MDM2 水平较高。

5. CD24 是一种低分子的高糖基化糖基磷脂酰肌醇（glycosylphosphatidyl inositol，GPI）连接的细胞表面蛋白，在 B 细胞和成纤维细胞上广泛表达。CD24 在造血系统的细胞中表达，如前 B 细胞和中性粒细胞，在神经元组织及某些上皮细胞如角质形成细胞和肾小管上皮细胞中表达，在肿瘤中也有表达，研究报道 CD24 在许多类型肿瘤的发生和进展中起作用，CD24 表达与肿瘤生长和转移相关。一项研究对 CD24 在喉鳞癌中的表达及临床意义进行了探索，采用 PCR 和蛋白质印迹法对喉癌细胞系 Hep-2 和组织中的 CD24 的表达进行检测，结果显示在肿瘤组织和细胞系中 CD24 出现过表达，采用 siRNA 将 CD24 抑制后，体外细胞增殖、迁移和侵袭的能力显著受抑，表明 CD24 在喉癌中发挥促癌作用，进一步分析 CD24 与喉癌患者临床特征之间的关系，发现 CD24 与患者淋巴结转移和肿瘤大小显著相关，并且相较于无复发的患者，喉癌复发的患者组织中 CD24 表达较高。另一项研究同样证实了 CD24 在三种喉癌细胞系中高表达。因此 CD24 有望成为临床诊断喉癌的一种新型标志物。

6. CD105 是跨膜糖蛋白，转化生长因子的受体。CD105 在组织血管的内皮中过度表达，特别是肿瘤内的血管。有研究用 CD105 在喉鳞癌中的表达变化来评估微血管密度（microvessel density，MVD），发现 CD105 的表达伴随较多新生血管的形成，表明 CD105 在喉鳞癌中与血管形成密切相关。在另一项研究中，同样采用 CD105 评估微血管密度，进而判断在喉癌中的意义，CD105 评估的 MVD 状态与患者的 pT 期、N 期、无病生存期相关，CD105 表达率大于 9.6% 的老年患者的无病生存期明显短于表达率为 9.6% 或更低的患者；同样处于 N_0 期的老年患者，与 CD105 评估的 MVD 为 9.6% 或更低的患者相比，MVD 大于 9.6% 的患者无病生存期显著缩短，对于判断患者的复发风险具有重要意义。有研究者对 76 例喉鳞癌及 25 例相邻正常喉组织中 CD105 的表达进行了检测，结果显示与正常组织相比，在喉癌组织中 CD105 评估的 MVD 表达明显升高，通过对 CD105-MVD 与喉癌临床特征的分析发现，CD105-MVD 与患者的 T 期、组织学分级、淋巴结转移、复发和预后相关，表明 CD105 参与了喉癌的发生发展，并且对于临床判断喉癌预后具有重要意义。

7. 人组织激肽释放酶 4（kallikrein-related peptidase 4，KLK4） 是 1977 年从猪牙釉质中纯化的蛋白酶，人类 KLK4 基因的大小约为 7kb，位于 19 号染色体的端粒附近（19q13.3—13.4）。据报道，KLK4 不仅参与牙釉质的形成，而且参与多种肿瘤的形成，可能在预测某些临床肿瘤上具有重大意义。在研究 KLK4 mRNA 表达作为喉鳞癌中的分子生物标志物的预后价值的实验中，对 116 例喉鳞癌和 74 例配对的非癌性喉组织标本中 KLK4 的表达进行检测，结果显示与非癌性喉组织标本相比，在喉癌中发现 KLK4 mRNA 表达显著下调，对于区分喉癌和非癌组织具有重要的意义。此外，KLK4 mRNA 的表达与患者的肿瘤大小、组织学分级、TNM 分期及无病生存期相关，KLK4 mRNA 表达水平低的患者其无病生存期较短，根据分析得知，即使在分化良好的肿瘤患者或早期肿瘤患者中，若 KLK4 mRNA 低水平表达也可能预测到短期复发。

8. p16 是可以作用于细胞周期进而抑制细胞分裂的抑癌基因，其蛋白常在肿瘤中发挥抑癌作用。p16 是在 p53 后肿瘤中第二频繁改变的抑癌基因。在一项研究中，评估 P16 表达在声门型喉癌中的意义，采用免疫组织化学技术对 58 例经手术治疗的声门型喉癌患者组织中 P16 的表达进行了检测，发现非吸烟者和吸烟者的 P16 阳性率差异显著，分别是 75%、18%，非吸烟组的喉癌中 P16 的表达显著增高，进一步的分析发现 P16 与淋巴结转移或肿瘤分级和分期无统计学相关性，P16 在声门型喉癌中的过度表达可能与患者的低复发率相关。有研究评估了 324 例喉鳞癌患者 P16 蛋白的表达，对其中 307 例患者肿瘤样品进行检测，仅有 6.5% 患者 P16 表达阳性，在 287 例 P16 阴性患者中，235 例未检出 P16 染色，其余 52 例中，大部分仅在少于 10% 的肿瘤细胞中显示弱或中度染色。

9. P27 是周期蛋白依赖性激酶抑制因子（cyclin dependent kinase inhibitor，CDKI）家族的成员，可以通过直接或间接与 CDK 或者 Musashi RNA 结合蛋白 1（musashi RNA-binding protein 1，Msi1）作用来抑制细胞周期的 $G_1 \sim S$ 期，进而调控细胞周期，P27 的异常与多种肿瘤的发生发展相关。在一项研究中发现，P27 在癌组织和癌旁组织中表达阳性率分别为 43.5%（57/131）和 80.2%（105/131），喉癌组织中 P27 阳性率明显低于癌旁组织，P27 与喉癌的复发相关，喉癌复发组与非复发组的阳性率分别为 20.0%（4/20）、10.0%（2/20）。通过研究发现，正常的喉组织中 P27 表达阳性率为 70%，与此相比，喉鳞癌中 P27 表达阳性率较低，为 41.25%，通过分析得知，虽然 P27 蛋白的表达与患者的性别、年龄、肿瘤部位无相关性，但 P27 的表达与患者淋巴结转移、pTNM 分期及 5 年生存率表现出密切相关，P27 蛋白阳性组喉癌患者 5 年生存率较阴性组明显升高，生存率分别为 77.27%、5.32%。

10. miRNA

（1）miRNA-1290：有学者对喉鳞癌和正常组织中 miRNA 的表达进行检测时，筛选出了 38 种在正常黏膜上皮和声门上喉癌中有显著差异的 miRNA，其中 miRNA-1290 在喉癌中表达差异较大，较正常组织上调大于 9.5 倍，且在有淋巴结转移和无淋巴结转移的患者之间显示出显著的差异表达。对喉癌细胞系及非癌细胞系进行检测，同样发现 miRNA-1290 的表达显著上调，miRNA-1290 可能是潜在的诊断喉鳞癌的最佳候选者。

（2）miRNA-21：研究报道，相较于正常对照组，癌前病变与喉鳞癌患者的组织和血浆中 miRNA-21 表达均显著升高。同样在另一项研究中检测到 miRNA-21 在喉鳞癌中过表达，进一步分析发现 miRNA-21 表达与 T 分期、颈淋巴结转移和临床分期呈正相关，miRNA-21 高水平表达的患者具有较晚临床分期或淋巴结发生转移等临床特征，在体外实验中，下调 miRNA-21 表达对喉癌细胞的活力、侵袭能力产生抑制，并诱导细胞周期 G_1 期停滞，抑制 miRNA-21 可以有效抑制喉鳞癌的发展，miRNA-21 将有望成为喉鳞癌的一个治疗靶点。

（3）miRNA-23a：有研究采用 qRT-PCR 技术对 52 对喉癌组织和其配对的相邻组织中 miRNA-23a 的表达进行了检测，与对照组相比，在喉癌组织中 miRNA-23a 表达水平升高，阳性率高达 71.2%（37/52），表明 miRNA-23a 参与了喉癌的发生，进一步分析发现，miRNA-23a 表达水平与喉癌患者的淋巴结转移和生存率相关，miRNA-23a 高水平表达与喉鳞癌患者的整体 5 年生存期较短相关；在体外实验中证实，miRNA-23a 过表达可以促进喉癌细胞的迁移和侵袭。对 miRNA-23a 的作用靶点进行研究，发现凋亡蛋白酶活化因子 1（apoptotic protease activating factor 1，APAF-1）是 miRNA-23a 的靶标，另一项研究证实了该结果，该研究检测到 APAF-1 在喉癌组织中表达下调，而 miRNA-23a 表达上调，通过荧光素酶报告基因检测结果发现 miRNA-23a 通过在喉癌组织中结合该基因的 3′UTR 核苷酸而负调节 APAF-1 表达，在体外实验中 miRNA-23a 的过表达和 APAF-1 的敲减对喉癌细胞的增殖和集落形成具有促进作用，表明 miRNA-23a 可以通过调节 APAF-1 在喉癌中发挥致癌作用，可能是喉癌诊断和治疗中有用的生物标志物。

有研究在检测 miRNA 是否可以用作喉癌诊断的潜在生物标志物的实验中发现，3 种 miRNA 异常表达，与正常对照组相比，miRNA-21 和 miRNA-106b 在癌组织中表达上调，而 miRNA-375 下调，分析发现 miRNA-21 和 miRNA-106b 与肿瘤分化程度呈正相关，miRNA-21 与 miRNA-106b 表达水平越高，肿瘤分化程度越低，这 2 种 miRNA 还与患者肿瘤分期、淋巴结转移显著相关，miRNA-375 的表达水平仅与 TNM 分期相关，表明这三种 miRNA 均参与了喉癌的发生发展，可能对于临床诊断喉癌具有重要的意义。

11. lncRNA 一项研究中全面鉴定了喉鳞癌中的重要 lncRNA，并研究了顺铂和紫杉醇对 lncRNA 的影响，与相邻正常组织中 lncRNA 的表达进行对比，在喉鳞癌组织中筛选了 5 种异常表达的 lncRNA，其中 3 种 lncRNA 的表达在肿瘤标本中上调，分别为 CDKN2B-AS1、HOTAIR 和 MALAT1，2 种 lncRNA 表达显著下调，分别为 lncRNA RRP1B 和 SRA1，在该研究中将顺铂和紫杉醇作用于喉鳞癌 Hep-2 细胞系和 AMC-HN8 细胞系，CDKN2B-AS1、HOTAIR 和 MALAT1 3 种 lncRNA 在顺铂和紫杉醇的作用下表达水平降低，且表达水平与顺铂、紫杉醇的浓度呈负相关，该研究为治疗喉鳞癌提供了新的分子治疗靶点。

通过分析 87 个喉鳞癌样本和配对相邻正常组织中差异表达的 lncRNA 发现，684 个 lncRNA 的表达在喉鳞癌样本中上调，747 个 lncRNA 的表达在喉鳞癌样本中下调，其中 AC026166.2-001 在 73.6% 的喉鳞癌组织中下调 13/14，与正常组织和肿瘤组织相比，AC026166.2-001 在转移性淋巴结中的表达明显下调。相反，在鳞癌组织中检测到 RP11-169D4.1-001 显著上调，是正常水平的 5.26 倍，但在转移性颈部淋巴结中 RP11-169D4.1-001 表达下调，该研究表明，AC026166.2-001 和 RP11-169D4.1-001 水平表达与总体生存率显著相关，低水平表达的患者预后较差，表明这两种 lncRNA 可能是喉鳞癌患者生存的独立预后因素。

有研究对核富含丰富的转录本 1（nuclear enriched abundant transcript 1，NEAT1）在喉鳞癌中的表达和功能进行探讨，通过 qPCR 技术进行检测分析，结果显示与相邻的非肿瘤组织相比，喉鳞癌组织中 NEAT1 水平明显较高，NEAT1 表达与 T 分期、颈淋巴结转移及临床分期显著相关，$T_3 \sim T_4$ 级淋巴结转移或晚期患者组织中表达较高水平的 NEAT1，体外实验证实了 NEAT1 促进鳞癌细胞的增殖和侵袭，NEAT1 敲减会诱导 Hep-2 细胞发生凋亡和细胞周期停滞，表明 NEAT1 在喉鳞癌中发挥致癌作用。

三、肺　癌

肺癌是一种临床上最常见的恶性肿瘤之一，目前在我国的发病率和病死率已跃居恶性肿瘤的首位。2015 年全美癌症统计显示，肺癌和支气管癌新发病例 221 200 例，其中男性 115 610 例，女性 105 590 例；死亡 158 040 例，其中男性 86 380 例，女性 71 660 例。2015 年中国癌症调查显示，我国 2015 年新发肺癌病例 733 300 例，其中男性 509 300 例，女性 224 000 例；死亡 610 200 例，其中男性 432 400 例，女性 177 800 例，男女发病高危年龄段为 60～74 岁，发病例数男性和女性分别达 231 800、91 200 例。肺癌的发生与多种因素相关，包括吸烟、职业因素、气体、电离辐射及物理辐射、肺部慢性疾病及免疫系统功能降低、机体自身功能紊乱等。肺癌主要分为小细胞肺癌和非小细胞肺癌，绝大部分肺癌是非小细胞肺癌，非小细胞肺癌进一步又分为鳞状细胞癌、腺癌、大细胞癌等。

早期肺癌临床症状不明显，大多数患者的临床症状与肺癌分型相关，中央型肺癌多表现为反复发作的肺炎、憋气、刺激性干咳等，部分患者还表现出压迫症状，压迫喉返神经出现声音嘶哑及膈神经压迫症状，而周围型肺癌患者常感到胸痛、憋气或出现胸腔积液等，周围型肺癌病灶较大时会出现类似肺脓肿的症状。临床上常用来检查肺癌的手段有痰脱落细胞学检查、经皮肺穿刺细胞学检查、胸腔穿刺细胞学检查、血清肿瘤标志物检测等，辅助手段包括 X 线、CT、支气管镜检查等。支气管镜等检查只能诊断影像学改变的病变，大部分患者就诊时已经是晚期，错过了根治的最佳时期，5 年生存率小于50%，如能早期发现，通过手术治疗，5 年生存率可高达 70%～80%，因此早期诊断在肺癌患者的预后中起着重要的作用。

近年来，随着对分子标志物认识的不断加深，许多用于肺癌诊断的血清标志物不断涌现，对于肺癌的早期筛查和早期诊断具有重要的临床意义。在肺癌中，联合检查具有敏感度高、阳性率高等优点，在早期诊断中发挥着重要的作用。

1. 甲状腺转录因子-1（thyroid transcription factor 1，TTF-1） 存在于甲状腺、肺及脑组织中，在这三个系统中发挥作用，并可能参与激活甲状腺特定基因。TTF-1 是甲状腺球蛋白和甲状腺过氧化物酶基因的甲状腺特异性核转录因子。TTF-1 位于染色体 14q13.3，编码分子量为 38kDa 的核蛋白，该蛋白由 371 个氨基酸组成。TTF-1 在正常肺发育中发挥重要的作用，同样在肺癌中亦可检测到，研究发现 TTF-1 在肺癌中既可发挥促癌作用又可发挥抑癌作用。采用免疫组织化学技术对经病理检查证实的 177 例肺癌标本中 TTF-1 的表达进行检测，结果显示 TTF-1 在肺癌中表达率高，且 TTF-1 在腺癌和小细胞癌中的表达均较强，阳性率分别为 87.0%（47/54）、77.8%（42/54）。在研究 TTF-1 和天门冬氨酸蛋白酶 A（novel aspartic proteinase A，Napsin A）联合应用以区分肺腺癌与鳞状细胞癌的诊断价值时，对10 项研究共计 1446 例受试者的 TTF-1 和 Napsin A 的表达水平进行检测，结果显示联合应用的敏感度和特异度分别达 76%、100%。有研究对 45 例腺癌、23 例鳞癌、4 例大细胞癌、6 例大细胞神经内分泌癌、1 例肉瘤样癌及 1 例腺鳞癌患者进行检测，结果显示其中 TTF-1在腺癌中表达较高，阳性率达 84.8%，在鳞癌中呈阴性表达，提示 TTF-1 是肺腺癌诊断的一个可靠指标。有一项研究在分析 1042 例接受手术治疗的肺腺癌患者中 TTF-1 的表达时发现，TTF-1 的阳性率达 87.2%，并且与 TTF-1 阳性表达的患者相比，TTF-1 阴性表达的患者肿瘤更大且病理分级更晚，提示 TTF-1 可作为一个判断预后的独立指标。

2. CEA 是一种广谱肿瘤标志物，常出现在消化系统肿瘤中，如直肠癌、胃癌等，随着对 CEA 认识的加深，发现在肺癌中也会检测到 CEA。有研究发现 CEA 与患者年龄、性别等无关，但相较于肺良性疾病组，CEA 在肺癌患者血清中的表达水平显著升高，CEA还与患者的临床分期相关，与早期患者相比，处于晚期的肺癌患者 CEA 表达水平较高。

CEA 在肺腺癌中的表达水平高于鳞癌、小细胞癌，因此认为 CEA 可以作为肺腺癌的诊断标志物。有研究对 36 例非小细胞肺癌和 32 例肺部良性疾病进行回顾性研究，旨在评估 CEA、NSE 和 MMP 在非小细胞肺癌中的诊断价值，结果显示 CEA 在非小细胞肺癌中升高明显，其敏感度和特异度分别为 80.0%、72.2%。同样在另一项研究中对 46 例非小细胞肺癌患者和 33 例肺部良性疾病患者的血清进行了检测，结果显示 CEA 对非小细胞肺癌的敏感度为 58.66%，特异度为 76.48%。

3. CA12-5 随着认识的加深，有研究报道 CA12-5 与肺癌也有一定的关系，在 277 例非小细胞肺癌患者中，CA12-5 表达水平比正常水平明显升高，且腺癌中升高最明显。另一项研究中，通过对肺癌患者、良性病变者、健康者取静脉血后研究发现，与良性病变者、健康者相比，肺癌患者 CA12-5 的表达水平明显升高。在临床检测中发现肺腺癌 CA12-5 的表达水平明显高于肺鳞癌和小细胞肺癌，因此认为 CA12-5 可作为肺癌的一个检测指标，同时对肺腺癌与其他类型肺癌的鉴别诊断具有重要的意义。现在血清 CA12-5 检测已经用于诊断肺癌，临界值为 35U/ml（正常人小于 35U/ml）。有报道发现 CA12-5 表达水平升高的患者，其临床分期及预后较差，提示 CA12-5 在判断非小细胞肺癌预后中发挥一定作用。

4. SCCA 首先在子宫颈癌中被鉴定出来，后被发现在肺癌中亦有表达，在一项对 481 例非小细胞肺癌患者的研究中发现，SCCA 表达水平明显升高，且与 SCCA 水平正常者相比，SCCA 水平升高的鳞癌患者总生存期明显缩短。在研究三种肿瘤标志物 SCCA、CEA、bFGF 在肺癌诊断和病理类型判断中的价值时，采用电化学发光免疫法检测血清 SCCA 含量，结果显示与肺良性疾病患者及健康对照者相比，肺癌患者 SCCA 表达明显升高，并且非小细胞肺癌患者的 SCCA 水平及阳性率均高于小细胞肺癌患者。SCCA 对于肺癌临床诊断及病理分型具有重要的意义。临床上将 SCCA 用于鳞状上皮细胞分化的恶性肿瘤如肺鳞癌、宫颈鳞癌的早期诊断及判断预后已多年。

5. 五正聚蛋白 3（pentraxin-3，PTX-3） 是一种急性反应蛋白，人 PTX 根据其一级结构不同可分为长链和短链两类，分别为 CRP、PTX-3。编码 PTX-3 的基因定位于人类染色体 3q25。PTX-3 由 381 个氨基酸残基组成，是一个多亚基组成的糖类蛋白。PTX-3 与 CRP 虽同属人 PTX，但存在几点不同，包括基因、结构、诱导刺激和识别的配体。在生理条件下，男性正常 PTX-3 血液水平为（2.13±1.19）ng/ml，女性为（2.41±1.27）ng/ml。PTX-3 表达在各种间充质和上皮细胞类型中，包括内皮细胞和肺上皮细胞。PTX-3 具有先天免疫作用，还参与调节炎症和补体活化过程，同时对组织重塑和血管生成产生一定的影响。在对 PTX-3 不断认识的过程中发现，PTX-3 在肺癌的发生发展中发挥作用。有研究发现，与对照组相比，PTX-3 在肺癌中表达水平显著升高。在一项研究中，将 820 例肺癌患者设为实验组，462 例肺良性疾病患者及 522 名健康对照者设为对照组，检测 PTX-3、CEA 水平，与健康者和肺良性疾病患者相比，肺癌患者 PTX-3 的表达水平显著升高，且早期肺癌患者中 PTX-3 的表达水平也较高，在小细胞肺癌中敏感度高于 NSE，PTX-3 在各种肺癌及肿瘤不同阶段表达无统计学差异，因此对于早期诊断肺癌具有重要意义，继续对其中 61 例切除肺癌组织患者的血清进行检测，发现 PTX-3 水平持续降低，提示了 PTX-3 也有望成为诊断肺癌预后的重要指标；另一项研究也证实了 PTX-3 高水平表达与患者总生存率和无病生存率较低相关，PTX-3 是诊断非小细胞肺癌预后的独立因素。

6. 中期因子（midkine，MK） 是一种分泌型肝素结合生长因子，于 1988 年被发现。

研究表明血清中期因子（serum midkine，S-MK）在许多肿瘤组织及细胞中高表达，如在胃癌、食管癌、口腔鳞癌等肿瘤中。在许多肿瘤中 MK 浓度升高，S-MK 也随之升高。研究发现癌症患者 S-MK 浓度显著高于健康者及良性病变者，S-MK 在非小细胞肺癌中浓度升高，提示 S-MK 可以作为一种早期的诊断指标，有研究对 120 例术后的非小细胞肺癌患者进行调查发现，S-MK 的浓度与术前相比出现一定程度的降低，可为判断非小细胞肺癌的治疗效果提供一定的指标。与早期非小细胞肺癌患者相比，晚期患者外周血中 S-MK 表达水平显著升高，同时分化程度越低的患者 S-MK 表达水平越高。

7. 核不均一核糖核蛋白 A2/B1（heterogeneous nuclear ribonucleoprotein，hnRNP A2/B1）hnRNP 是一种 RNA 结合蛋白，分为 hnRNP A、hnRNP B、hnRNP C 等，A、B 组为核心成分，hnRNP A2 的分子量是 34kDa，hnRNP B1 为 37kDa，二者结构相似，因此常在一起研究，A2 与 B1 一般以 3：1 的比例共同构成 hnRNP A2/B1 复合体。已经有大量的研究发现，hnRNP 与肺癌早期诊断相关性较高。有研究者对非肺癌患者和肺癌患者进行检测，发现 hnRNP 在非肺癌患者中表达阳性率约为 66%，而在非小细胞肺癌组织中高达 90%，差异具有统计学意义；在小细胞肺癌中阳性率约为 90%，提示 hnRNP 可以为肺癌诊断提供一种有效的证据。通过检测健康者与肺癌患者的血清发现 hnRNP 在肺癌患者中过表达。在一项研究中检测非小细胞肺癌组织和正常肺组织中的 hnRNP A2/B1 表达时，采用了免疫组织化学、蛋白质印迹法等技术，结果显示与正常组织相比，癌组织中的 hnRNP A2/B1 表达水平明显升高；hnRNP A2/B1 还与非小细胞肺癌分期相关，在Ⅲ、Ⅳ期肺癌患者中 hnRNP A2/B1 的表达高于Ⅰ、Ⅱ期，且差异具有统计学意义。对非小细胞肺癌组织及癌旁组织的切片进行 hnRNP A2/B1 检测，发现 hnRNP A2/B1 可能是非小细胞肺癌预后的影响因子，与阴性表达的患者相比，hnRNP A2/B1 阳性表达的患者生存时间较短。

8. ras 相关结构域家族蛋白 1 异构体 A（ras-association domain family protein 1 isoform A，RASSF1A） 是 ras 相关区域家族 1 基因的成员之一，众所周知，ras 是目前所知最早提出来的与癌变有关的癌基因，广泛存在于真核生物中。随着对 RASSF1A 认识不断加深，发现 RASSF1A 对肿瘤起到抑制的作用，而其失活参与了肿瘤的发生发展过程。RASSF1A 甲基化在正常组织中一般不出现，但却可以在肿瘤组织中检测到，因此推测甲基化参与了肿瘤的进展。有研究者对 RASSF1A 甲基化与非小细胞肺癌之间的相关性进行了研究，分析结果显示在非小细胞肺癌组织中 RASSF1A 甲基化率为 41.5%，并且与正常组织相比，在肺癌组织中 RASSF1A 甲基化率明显升高，同时与血浆中 RASSF1A 甲基化水平相比，在肺癌组织中的甲基化率更高，且差异具有统计学意义。一项国内研究发现 RASSF1A 启动子甲基化与非小细胞肺癌的发生有明显的相关性，提示其可以作为早期诊断的候选指标。采用甲基化特异性 PCR 技术对 42 例非小细胞肺癌化疗过程中 RASSF1A 甲基化水平进行检测，结果显示与 40 例健康对照者相比，非小细胞肺癌患者的 RASSF1A 甲基化率明显升高，在化疗后，RASSF1A 水平明显降低，提示 RASSF1A 可能对临床上判断非小细胞肺癌治疗效果发挥一定的提示作用。

9. CK7 很多研究表明 CK7 在鉴别原发性或转移性肺癌中发挥了重要的作用，在一项研究中将 CK7 与 CK20 相结合进行了检测，比较了 CK7 和 CK20 表达在原发性肺癌与转移性病变之间的差异，在 30 例原发性肺癌中 CK7 阳性/CK20 阴性免疫表型阳性率为 86%，11 例转移性病变中为 55%。在另一项研究中同样采用 CK7/CK20 相结合的方法对胸腔积液、腹腔积液的来源部位进行鉴别诊断，其中肺癌、乳腺癌、卵巢癌检测到 CK7 阳性/CK20 阴性免疫表型阳性率分别为 100%、88% 和 87%，CK7 阴性/CK20 阳性并未检测到，而结肠腺癌中观察到 CK7 阴性/CK20 阳性免疫表型阳性率为 63%。在原发性肺腺癌中 CK7 的表达阳性率为 75%（30/40），在乳腺癌来源的腺癌中为 50%（6/12），在胃肠道来源的腺癌中仅为 7%（1/14），可以看出相较于胃肠道来源的腺癌，在肺癌和乳腺癌的腺癌中 CK7 表达明显升高，相反，CK20 在胃肠道来源的腺癌中表达率为 86%（12/14），而在肺癌和乳腺癌来源的腺癌中不表达。

10. CD59　是糖基-磷脂酰肌醇锚定的细胞膜糖蛋白，通过阻止膜攻击复合物的形成来抑制补体介导的细胞裂解。编码 CD59 的基因定位于 11 号染色体。CD59 分子量为 18～20kDa。CD59 广泛分布于各种器官的细胞上，但呈低水平表达。已有研究发现，CD59 在多种肿瘤中表达水平显著上调。有研究对 CD59 在非小细胞肺癌中的表达进行了检测，与癌前病变组织相比，非小细胞肺癌组织中 CD59 的表达水平显著上调，在体外实验中，将肺癌细胞中 CD59 进行抑制，检测到癌细胞的生长能力受到了抑制且癌细胞凋亡加速，在裸鼠体内同样证实 CD59 敲除后可对体内肺癌细胞生长产生抑制作用。同样另一项研究证实，CD59 在非小细胞肺癌中过表达，采用 RNA 干扰介导使 CD59 表达受到抑制，可以抑制肺癌细胞增殖，促进癌细胞的凋亡，提示 CD59 有望成为临床诊断肺癌的标志物，并可能为临床治疗非小细胞肺癌提供一个新的治疗靶点。

11. 黏蛋白 4（mucin4，MUC4）　是黏蛋白家族成员之一，黏蛋白家族是一类含有高比例脯氨酸、苏氨酸和丝氨酸（构成 PTS 结构域）的串联重复结构的蛋白质，该家族包括分泌黏蛋白和跨膜黏蛋白，分泌黏蛋白成员包括 MUC2、MUC5B、MUC5AC 和 MUC6，跨膜黏蛋白包括 MUC1、MUC4、MUC13 和 MUC16，其中分泌黏蛋白可以在体内形成一种物理屏障，如在上呼吸道和消化道内作为黏液凝胶起到保护作用，跨膜黏蛋白则有助于保护黏液凝胶。人 MUC4 基因由 25 个外显子构成，位于染色体 3q29，长约 70kb。MUC4 由 3 个亚基组成，即细胞外糖蛋白 MUC4α 亚基、跨膜 MUC4β 亚基及短的细胞质尾巴，α 亚基在细胞表面完全暴露，其具有糖基化的串联重复序列，而 β 亚基锚定在细胞膜内，其氨基端部分暴露在细胞表面，研究发现 β 亚基为致癌结构。MUC4 是具有非常长的糖基化胞外域的大跨膜黏蛋白，在各种正常组织中表达，MUC4 在呼吸道各部位如气管、主支气管、细支气管等均有表达，但在黏膜下腺体和肺泡上皮细胞中无法检测到。MUC4 通过与致癌基因 HER-2 相互作用而在细胞生长信号通路中发挥作用。已有研究报道 MUC4 在肺癌中表达异常，MUC4 可以调控非小细胞肺癌中 P53 的表达，MUC4 表达使 P53 上调导致细胞周期进展的 G_2/M 期积累，进而在非小细胞肺癌中发挥抑癌作用。有研究者在 343 例非小细胞肺癌患者组织中检测到在肺腺癌中 MUC4 表达阳性率为 81%（151/187）、鳞癌为 78%（69/88）、腺鳞癌为 75%（6/8），并发现在 Ⅰ 期和 Ⅱ 期腺癌患者中，MUC4 高免疫反应性的患者与低免疫反应性的患者相比，存活时间更长。在一项国外研究中，采用免疫组织化学法对 338 例腺癌患者组织中 MUC4 的表达进行检测，进一步分析 MUC4 的表达与腺癌患者的性别、年龄、肿瘤分级、淋巴转移等之间的关系，结果显示 MUC4 的阳性率为 27.2%（92/338），阳性表达的患者中男性和吸烟者占大多数，并且发现 MUC4 与腺癌的血管侵袭显著相关，与 MUC4 阴性表达的患者相比，MUC4 阳性表达的患者预后差。

12. EGFR　是具有酪氨酸激酶活性的跨膜受体，与配体结合可使 EGFR 同源或异源二聚体化，激活酪氨酸激酶活性，在细胞增殖、血管生成、肿瘤转移和抑制细胞凋亡中发挥作用。有研究对 83 例非小细胞肺癌患者的 EGFR mRNA 的表达进行了检测，发现 EGFR 在所有非小细胞肺癌患者中均出现表达，在 33.7%（28/83）的患者中出现高表达，EGFR 的表达与非小细胞肺癌患者的生存率呈反比，随着 EGFR 表达的升高，非小细胞肺癌患者的生存率呈现降低的趋势。在另一项研究中检测了 183 例非小细胞肺癌患者（89 例鳞癌患者和 94 例非鳞癌患者）的 EGFR 基因拷贝数和蛋白质状态，非小细胞肺癌患者的 EGFR 蛋白过表达率为 62%，并且与非鳞癌相比，鳞癌患者 EGFR 蛋白过表达更常见。

EGFR 突变：EGFR 突变对于非小细胞肺癌患者而言，是一种有价值的诊断现象。腺鳞癌是非小细胞肺癌的罕见亚型，可在 0.4%～4% 的肺癌中检出，是一种高侵袭性肺癌，由鳞癌和腺癌共同构成。有研究者在 25 例腺鳞癌患者中检测 EGFR 突变情况，结果显示与男性相比，女性 EGFR 突变率更高；与吸烟者相比，不吸烟者 EGFR 突变情况更常见，且结果均具有统计学差异。与腺癌患者相比，EGFR 在鳞癌中突变率较低。分析 2008～2013 年 106 例 I～ⅢA 级肺腺鳞癌患者的 EGFR 突变情况后发现，27.4%（29/106）的患者检测到 EGFR 突变。

13. Napsin A 大量的研究证实 Napsin A 已经成为临床诊断肺癌的重要指标，一项国外研究对 215 例手术切除的非小细胞肺癌（101 例腺癌和 114 例鳞癌）组织中 Napsin A 的表达进行检测，结果显示，Napsin A 在腺癌中的敏感度和特异度分别为 80% 和 97%。在另一项研究中亦证实 Napsin A 在诊断腺癌时具有高敏感度和特异度，分别为 89.6% 和 90.0%。

14. PD-1 及其配体 PD-L1 主要表达于 T 细胞，表达 PD-1 的细胞通过耗竭、凋亡和无反应等机制逃避 T 细胞免疫，从而防止肿瘤细胞的溶解，而 PD-L1 作为 PD-1 的主要配体，表达于各种细胞表面，包括正常淋巴细胞、非淋巴细胞及癌细胞，导致肿瘤细胞逃避免疫监视。有研究报道 PD-L1 与肺癌密切相关，对 120 例非小细胞肺癌组织标本和 10 例良性对照样本中 PD-L1 的表达进行检测，在一半以上的非小细胞肺癌组织中检测到 PD-L1 的表达，但在 10 例良性对照样本中未检测到 PD-L1，对 PD-L1 表达与患者临床病理特征之间的相关性进行分析，结果显示 PD-L1 表达与临床分期、肿瘤分化程度及患者生存期显著相关，与 PD-L1 低表达的患者相比，高表达的患者肿瘤分化程度低、临床分期晚，与 PD-L1 阴性患者相比，PD-L1 阳性患者的 5 年生存期较短。在一项研究中检测到 PD-L1 在肺鳞癌样本中的阳性率（33/55，60%）显著高于腺癌样本（37/165，22%），PD-L1 的表达与鳞癌的临床病理特征无明显相关性；而在腺癌中，与 PD-L1 阴性表达的患者相比，PD-L1 阳性表达的患者预后较差，与之前的研究结果一致。有研究报道 PD-L1 可能与 EGFR 突变相关进而影响肺癌患者的预后，该研究检测到 PD-L1 在 65.9%（112/170）的晚期非小细胞肺癌患者中过表达，在肺腺癌中，PD-L1 表达水平与 EGFR 突变状态相关，野生型和突变型分别为 57.1%（32/56）、71.9%（64/89），在 EGFR 野生型组中，与 PD-L1 阳性表达的患者相比，PD-L1 阴性表达的患者总生存期更长，与 EGFR 野生型组相比，*EGFR* 突变型组中 PD-L1 阳性表达的患者预后更好。

15. 肉瘤致癌因子-受体酪氨酸激酶（ROS proto-oncogene 1 receptor tyrosine kinase, ROS1） 是癌基因编码与间变型淋巴瘤激酶（anaplastic lymphoma kinase, ALK）有关的孤儿受体酪氨酸激酶。在成年人中，ROS1 蛋白在肾脏中表达最高，在小脑、周围神经组织、胃、小肠和结肠中也有表达，其他组织中表达较低，在正常人肺组织中不存在。非小细胞肺癌中 ROS1 重排的发生率为 1%～2%，ROS1 重排更常见于从未吸烟或有轻微吸烟史的具有腺癌组织特征的患者，虽然发生率较低，估计全球每年约 150 万例非小细胞肺癌新发病例中，约有 15 000 例可能由致癌性 ROS1 融合导致。在一项研究中对 ROS1 表达和易位与非小细胞肺癌患者的临床病理特征的关系进行研究，在该研究中对 1478 例非小细胞肺癌进行了检测，其中 695 例肺腺癌中的 ROS1 特异性免疫反应阳性率为 8.8%（61/695），其余类型肺癌组织中仅有 7 例表现出 ROS1 免疫反应阳性。68 例出现 ROS1 免疫反应阳性的患者中有 9 例发生 ROS1 易位，其中 8 例是肺腺癌，进一步分析发现与男性相比（33/1032，3.2%），女性（35/446，7.8%）患者中 ROS1 免疫反应阳性率明显较高；相应地，ROS1 易位在女性（6/446，1.3%）中显著高于男性（3/1032，0.3%），ROS1 免疫反应阳性与患者总生存期相关，与 ROS1 阴性患者相比，ROS1 阳性患者总生存期更长。ROS1 不仅对于诊断非小细胞肺癌具有重要的指导意义，在临床治疗中也具有重要的作用，在 428 例可评估非小细胞肺癌样本中发现了 5 例 ROS1 重排的阳性结果，表明约 1.2% 的非小细胞肺癌发生了 ROS1 的重排，在该研究中采用克唑替尼对 ROS1 融合阳性患者进行治疗，肿瘤明显缩小，为了验证 ROS1 抑制的细胞效应，采用克唑替尼处理癌细胞，克唑替尼使癌细胞的细胞周期 S 期和 G_2/M 期的百分比降低，表明 ROS1 的抑制剂阻断了促进细胞分裂的信号转导途径，证明克唑替尼对于 ROS1 融合阳性的患者是一种有效治疗方法。

16. BRAF 是丝氨酸/苏氨酸蛋白激酶 RAF 激酶家族的成员之一，其在介导增殖和存活中具有不同的作用。BRAF 中最常见的突变是 BRAF V600E，在黑色素瘤中最常见，约占所有 BRAF 突变的 80%～90%。在非小细胞肺癌中 BRAF 亦发生突变，有报道称 1%～3% 的非小细胞肺癌中可检测到了 BRAF 的突变。在黑色素瘤中，80% 以上的病例在外显子 15 处发生 BRAF V600E 突变，在非小细胞肺癌的外显子 11 和 15 中发生 40%～50% 的非 V600E 突变。在一项研究中，检测到肺腺癌和肺鳞癌中 BRAF 突变率分别为 4.9%（36/739）、0.3%（1/307），其中 V600E 突变率为 56.8%，非 V600E 突变率为 43.2%，且女性发生 V600E 突变率较男性高。有研究对 883 例非小细胞肺癌中 BRAF 突变情况进行检测，36 例具有 BRAF 突变，突变率为 4%（36/883），V600E 突变率和非 V600E 突变率均为 50%（18/36），BRAF V600E 突变的非小细胞肺癌患者对一线铂类联合化疗的反应率低于其他 BRAF 突变的患者，但不具有统计学意义。对 951 例肺腺癌患者的 BRAF 突变进行检测，结果显示 21 例患者发生 BRAF 突变，其中 17 例为 V600E 突变，4 例为非 V600E 突变。有研究报道 V600E 突变发生在 2.8% 的肺腺癌中，更常见于不吸烟者、女性和侵袭性组织学类型的患者，占所有 BRAF 突变的 58%，提示 BRAF 突变对于临床诊断肺腺癌有一定的指导意义。

17. P63 是一种 P53 同源核蛋白，p63 基因位于染色体 3q27—q29 上，含有 15 个外显子，与 p53 具有相同的序列和结构同源性。一些研究证明 P63 是肿瘤抑制因子，可以诱导细胞凋亡，降低 P63 的表达可以抑制细胞黏附。在一项研究中对 P63 与肺癌的相关性进行了检测，结果显示其在正常肺组织的纤毛细胞、肺泡上皮细胞或非上皮细胞不表达，在肺癌组织中，鳞癌中 P63 的表达阳性率可高达 100%，在小细胞肺癌中无表达。

18. P40 目前，P63 是用于区分肺鳞癌与腺癌的主要免疫学标志物，然而在一些研究中发现 P63 在肺腺癌中出现了假阳性的结果，P63 的同种型之一 ΔNp63 在鳞癌中具有高度特异性，ΔNp63 由抗体 P40 检测。在一项研究中检测到 P40 在鳞癌中的敏感度和特异度分别为 84% 和 98%，在另一项研究中发现 P40 的敏感度和特异度分别为 80.5% 和 90.0%。

19. NSE 正常存在于神经元、周围神经组织、神经内分泌细胞细胞质内，是神经内分泌肿瘤的特异性标志物，故监测 NSE 水平可以预测神经源性疾病。小细胞肺癌是神经源性的肿瘤，经过研究发现 NSE 在小细胞肺癌中具有较高的敏感性，具有临床诊断意义。对小细胞肺癌治疗有效时 NSE 的水平可降低至正常水平，小细胞肺癌复发时 NSE 会出现升高的现象，用 NSE 作为监测指标可以比临床早 4～12 周预知结局。有研究对比胃泌素释放肽和 NSE 在治疗和生存中的评估和预测价值时，以 122 例小细胞肺癌患者为研究对象，发现在化疗后，效果稳定和病情得到缓解的小细胞肺癌患者其 NSE 水平均出现下调，提示 NSE 是预测生存的治疗指标，而与患者的性别、年龄和肿瘤大小等无相关性。对小细胞肺癌进行研究发现，在治疗前，相对于局限期肺癌患者，广泛期肺癌患者 NSE 的表达水平较高，并且 NSE 表达水平与淋巴结分期呈正相关，治疗后，治疗效果好的患者其 NSE 水平较疗效稳定或者无效的患者下降程度大。对 523 例小细胞肺癌患者进行回顾性研究，其结论提示 NSE 对判断小细胞肺癌患者的总体生存期具有重要的作用。

20. GRP 是一种激素，主要存在于正常人脑、胃的神经纤维及胎儿肺的神经内分泌组织中，曾作为小细胞肺癌的诊断标志物，但 GRP 的半衰期较短，检测时不稳定，而胃泌素释放肽前体（pro-GRP）较稳定，可以作为诊断标志物。pro-GRP 是 GRP 前体结构，广泛存在于神经纤维、脑和肺的神经内分泌细胞中。一项研究结果显示，与对照组相比，在小细胞肺癌组织和细胞中 pro-GRP 蛋白表现出更高的水平，并且与小细胞肺癌预后相关，pro-GRP 水平越高，患者的预后越差，在体外实验中发现抑制 pro-GRP，小细胞肺癌细胞的生长能力受到抑制，同时促进了细胞的凋亡。在研究 pro-GRP 对小细胞肺癌的诊断价值时，对 7268 例小细胞肺癌患者进行了分析，pro-GRP 对小细胞肺癌患者的敏感度和特异度分别达 75.4%、94.5%，具有良好的敏感度和特异度。有研究收集了 212 例非小细胞肺癌、105 例小细胞肺癌和 135 例其他疾病患者的血浆样本，进而探讨 pro-GRP 在小细胞肺癌中临床诊断和治疗监测中发挥的作用，小细胞肺癌患者的中位 pro-GRP 水平显著高于非小细胞肺癌及其他疾病患者，pro-GRP 在小细胞肺癌、非小细胞肺癌、其他类型疾病中的阳性率分别为 85.7%（90/105）、11.8%（25/212）、6.7%（9/135），对 39 例小细胞肺癌患者进行随访，化疗后其中 23 例治疗有效患者的中位 pro-GRP 水平降低，而化疗无效的患者 pro-GRP 水平在化疗前后无变化，提示 pro-GRP 不仅可以用于临床中诊断小细胞肺癌，还可以判断小细胞肺癌的治疗效果。

21. CD56 有研究报道称 CD56 是诊断小细胞肺癌的敏感因素，现在已经被广泛应用于临床。在一项研究中发现 CD56 对于诊断小细胞肺癌的阳性率可高达 100%，而在非小细胞肺癌中仅为 12.3%。CD56 仅在小细胞肺癌中表达，在腺癌、鳞癌中不表达。一项研究中对 198 例小细胞肺癌患者的组织进行免疫组织化学染色进而观察 CD56 的表达，结果显示 CD56 在小细胞肺癌组织中表达阳性率为 88.4%（175/198），这为 CD56 在诊断和鉴别小细胞肺癌方面提供了重要的依据。

22. 细胞质胸苷激酶（thymidine kinase 1，TK1） 在 19 世纪 50 年代被发现后便被广泛研究，与线粒体胸苷激酶（TK2）是同工酶，TK2 位于线粒体中，无细胞周期依赖性，而 TK1 与 S～G_2 期紧密联系，TK1 在 G_1 和 S 期交界时开始增高，到 G_2 期时先到高峰后减低。TK1 催化胸苷三磷酸（TTP）形成，为 DNA 的合成提供原料，TK1 在细胞增殖过程中发挥作用。在不同的病理类型中，血清 TK1 的阳性检出率依次为鳞癌（87.0%）、腺癌（77.8%）、小细胞肺癌（46.2%），且差异有统计学意义，TK1 对于非小细胞肺癌的诊断准确率比小细胞肺癌高，故认为 TK1 在非小细胞肺癌的早期诊断中具有一定的重要性。有研究通过检测 233 例非小细胞肺癌、91 例小细胞肺癌和 90 例良性肺部疾病患者的血清中 TK1 的活性，进而研究 TK1 在肺癌患者化疗预后与监测中的作用，发现 TK1 表达活性与非小细胞肺癌患者及小细胞肺癌患者的预后呈正相关，TK1 表达活性的升高是一种预后不良的指标。对 80 例肺癌患者的研究发现，与 TK1 低表达患者相比，TK1 高表达患者的 5 年生存率和死亡率显著降低。在基质浸润较深时，与 TK1 表达水平较高的患者相比，TK1 表达水平低的患者预后较好。对 80 例肺癌患者及 20 例健康者检查发现，TK1 与肿瘤淋巴结转移、侵袭及病理分级显著相关，并且 TK1 的表达与肿瘤的预后相关，因此认为 TK1 可以作为评估肿瘤侵袭及预后的标志物。

23. CK19　是 CK 家族的成员，CK19 是可溶性和酸性的 I 型 CK，主要存在于上皮组织中，在肺癌组织中广泛表达，因此认为 CK19 可以作为诊断肺癌的有效指标。有研究采用 RT-PCR 技术对 32 例非小细胞肺癌患者、15 例良性肺疾病患者和 10 例健康志愿者的外周血中 CK19 的表达进行检测，CK19 在非小细胞肺癌患者、良性肺疾病患者和健康志愿者中的阳性率分别是 34.4%（11/32）、6.7%（1/15）、0（0/10），在非小细胞肺癌中 CK19 表达明显高于肺部良性疾病患者及健康志愿者，且差异具有统计学意义。对胸腔积液和血清中 CK19 的表达进行检测，结果显示 CK19 对肺癌的诊断价值较高，尤其是胸腔积液中 CK19 对肺癌诊断的敏感度、特异度、准确度分别可高达 93.3%、91.3%、92%，因此若检测到 CK19 水平升高时，要重视肺癌发生的可能性。

24. CYFRA 21-1　角蛋白 I 型细胞骨架 19，是 CK19 的可溶性片段。CYFRA 21-1 由位于染色体 17q21.2 上的基因编码，分子量为 40kDa，其良性浓度范围 6.5～35ng/ml，由于 CYFRA21-1 是 CK19 的片段，血清和胸腔积液中 CYFRA21-1 水平被认为是许多类型肿瘤的重要标志物，在肺癌中亦是如此。国外学者对 111 例肺癌患者组织中 CYFRA21-1 的表达进行检测发现，其在肺癌患者的血清和胸腔积液中表达水平显著升高。另有研究通过对 100 例非小细胞肺癌患者初次化疗后 CYFRA21-1 的表达与患者预后关系进行分析发现，在经过培美曲塞加铂衍生物治疗后，与 CYFRA21-1 低表达组相比，高表达组患者的预后较差，其无进展生存期和总生存期较短，提示 CYFRA21-1 可以作为判断治疗效果的可靠指标。有研究对 CYFRA21-1 升高水平与肺癌患者转移、生存状态和预后相关性进行了研究，以 445 例肺腺癌、215 例鳞癌、159 例小细胞肺癌及 49 例其他类型肺癌患者为研究对象，对其血清进行检测，发现 CYFRA21-1 水平与器官转移密切相关，如肝脏转移；CYFRA21-1 水平还与淋巴结、胸膜和腹膜转移相关；高水平的 CYFRA21-1 还与患者生存状态相关。CYFRA21-1 可能是肺癌患者中判断预后的独立因素。

25. CA19-9　是一类肿瘤标志物，正常人体内浓度一般不超过 37U/ml，常分布于胰腺、肝脏、胃、唾液腺、支气管等处。有研究发现，肺癌患者与良性病变患者或对照者相比，CA19-9 在肺癌患者中的水平显著增高。检测 52 例肺癌患者及 50 例非癌患者的胸腔积液结果显示，与非癌患者相比，肺癌患者胸腔积液中 CA19-9 的表达水平显著升高，且肺癌患者胸腔积液中 CA19-9 的表达水平也显著高于血清水平。

26. 膜联蛋白 II（annexin II）　属于膜联蛋白家族的一员。膜联蛋白家族是一类具有共同特征性空间结构的蛋白质，具有极高的同源性。annexin II 有单体、二聚体、四聚体 3

种形式，但主要是四聚体发挥作用。annexin Ⅱ 在许多肿瘤中均有表达，如食管鳞癌、前列腺癌等。也有研究报道 annexin Ⅱ 在肺癌中异常表达，有研究者检测了肺癌组织和细胞系中 annexin Ⅱ 的表达，结果显示与对照组相比，在肺癌组织中 annexin Ⅱ 的表达水平显著升高，在细胞系中检测结果与组织中相同，细胞系中 annexin Ⅱ 的 mRNA 和蛋白质均增高。在一项国内研究中通过研究发现 annexin Ⅱ 在肺癌患者的肺泡灌洗液、胸腔积液及肺癌组织中均有较高的表达，并且肺泡灌洗液中的 annexin Ⅱ 的表达高于胸腔积液，因此认为检测肺泡灌洗液中的 annexin Ⅱ 对于肺癌诊断可能是更为有效的指标。

27. LDH-5 是 LDH 的 5 种同工酶之一，由 4 个 M-亚基组成，并且在所有其他同工酶中催化丙酮酸转化成乳酸盐的效率最高，LDH-5 在癌细胞中的过表达诱导糖酵解代谢并减少细胞对氧存在的依赖性。在一项研究中检测到远离肿瘤的正常肺组织上皮细胞（支气管和肺泡）中 LDH-5 无反应性，在与肿瘤相邻的正常肺组织上皮细胞中可检测到 LDH-5 弱阳性反应，而在肺癌细胞中可检测到 LDH-5 强阳性表达，LDH-5 表达与腺癌和鳞癌无相关性，不能对肺癌进行分型，但 LDH-5 高表达与患者晚期 T 期和淋巴结转移显著相关，进一步分析发现 LDH-5 的表达与患者总生存期相关，LDH-5 高表达的患者其生存率显著降低。对 LDH-5 与肺癌之间相关性的研究中采用免疫组织化学技术对 269 例肺癌和 35 例非肿瘤性肺组织中 LDH-5 的表达进行了检测，结果显示在非肿瘤肺组织中 LDH-5 不表达，而 LDH-5 在肺癌组织中表达阳性率高达 88.5%（238/269），与其他类型肺癌相比，LDH-5 在腺癌中表达阳性率更高。

28. p16 位于 9 号染色体（9p21），是多种肿瘤的抑癌基因，P16 是一种细胞周期调节因子。P16 失活机制包括 p16 基因缺失、点突变、p16 基因启动子 CpG 岛的异常甲基化，甲基化是抑癌基因失活的主要原因之一，因此 p16 基因甲基化的出现被认为可导致肿瘤的发生。有研究者收集了 51 例肺癌患者血清，经过检测发现在 32 例患者的血清中 p16 基因异常甲基化，而在正常对照组中未检出，提示外周血中 p16 基因的甲基化对于肺癌具有早期诊断意义。甲基化是一个可逆的过程，吉西他滨和伊立替康作为两种 DNA 甲基转移酶抑制剂可以使甲基化的基因恢复表达，提示在确诊肺癌患者的基础上，若外周血血浆、痰液、肺泡冲洗液等检测到 p16 甲基化可以协助去甲基化治疗，为肺癌的治疗提供了一种新疗法。

29. ALK 于 1994 年首次被发现，是一种存在于间变型大细胞淋巴瘤亚型中具有核仁磷蛋白（nucleophosmin，NPM）的融合癌基因。ALK 蛋白包括 NPM-ALK、TPM3-ALK 和 TFG-ALK，均位于间变型大细胞淋巴瘤中。研究发现野生型（或非重排的）ALK 基因编码一种受体酪氨酸激酶（receptor tyrosine kinase，RTK）进而在神经系统发育中起作用。在成年人中，ALK 的表达在很大程度上限于某些神经元。在细胞水平上，ALK 可在 RAS-MAPK、PI3K/AKT 和 JAK-STAT 通路发挥调节作用；在 ALK 重排的情况下，可出现 ALK 融合在细胞质中的异常表达，此外，伴侣蛋白中的结构域促进融合蛋白的二聚化和寡聚化，导致 ALK 激酶及其下游信号通路的组成型激活，进而导致不受控制的细胞增殖和存活。经大量研究证明，ALK 在体内或者体外均是致癌基因，与肺癌的发生密切相关。ALK 免疫组织化学检测是一种便捷的诊断方法，并且其表达与 ALK FISH 阳性或阴性之间存在很强的相关性。已证明 ALK 重排是肺癌患者酪氨酸激酶抑制剂治疗效果的重要预测生物标志物。

30. miRNA 随着对 miRNA 认识的不断加深，我们发现 miRNA 与肿瘤的发生密切相关，在很多种肿瘤中均有表达，在肺癌中亦是如此。

（1）miRNA-205：对 miRNA-205 的研究结果显示，miRNA-205 在肺腺癌中的表达水平略低于肺鳞癌，miRNA-205 有望成为诊断肺癌的标志物，但目前不能替代其他诊断标准，有待进一步研究。有研究对收集的 70 例晚期非小细胞肺癌患者组织及相邻正常组织进行检测，结果显示，与相邻正常组织相比，癌组织中 miRNA-205 表达显著升高，并且 miRNA-205 高表达组患者总生存期低于 miRNA-205 低表达组；在体外细胞实验中发现，miRNA-205 被抑制后，癌细胞的增殖、侵袭和迁移能力降低。

（2）miRNA-126：位于编码表皮生长因子样结构域 7（epidermal growth factor-like domain 7，EGFL7）的宿主基因中的染色体 9q34.3 上，提示 miRNA-126 可能通过 EGFL7 发挥生理作用。有研究采用 qRT-PCR 技术对 72 例非小细胞肺癌患者及 30 例肺部良性疾病患者组织中 miRNA-126 的表达水平进行检测，对结果分析后发现，与良性对照组患者相比，非小细胞肺癌患者组织中 miRNA-126 表达显著下调，并且 miRNA-126 表达水平与肿瘤直径成反比，与肿瘤直径＞3cm 的组织中 miRNA-126 表达水平相比，肿瘤直径≤3cm 的非小细胞肺癌中 miRNA-126 的表达明显较高，提示 miRNA-126 可能在非小细胞肺癌中发挥着抑癌作用。

（3）miRNA-182：有研究对原发性肺癌和转移到肺部的癌组织进行检测，显示 miRNA-182 在原发性肺癌中表达水平明显升高。有研究结果显示，与正常支气管上皮细胞系相比，miRNA-182 在肺癌细胞系中表达明显升高，miRNA-182 过表达可能影响非小细胞肺癌细胞对顺铂的化学抗性，对治疗效果产生影响。以上研究均表明 miRNA-182 对肺癌诊断的重要意义。

（4）miRNA-449a：与 miRNA-449b 及 miRNA-449c 同属于 miRNA-449 家族，三者具有相似的序列，miRNA-449 存在于正常的肺和气管上皮组织中，位于 5 号染色体的高度保守的区域，通过对 58 例新鲜标本中的 RNA 进行提取、miRNA-449a 定量检测、miRNA-449a 模拟物抑制细胞增殖分析一系列方法发现，与癌旁对照组相比，miRNA-449a 在肺癌组中表达水平较低，体外实验中证实 miRNA-449a 可以促进癌细胞的凋亡，提示 miRNA-449a 在肿瘤的发生发展过程中发挥抑癌基因的作用，有望成为肺癌早期诊断的标志物。

（5）miRNA-501-5p：通过 miRNA 芯片技术和 qPCR 技术对 24 例肺腺癌组织和配对相邻组织中 miRNA-501-5p 进行检测，结果显示与相邻组织相比，腺癌组织中 miRNA-501-5p 表达升高，是临近正常组织的 3.17 倍，并且 miRNA-501-5p 表达水平与腺癌患者的 TNM 分期呈正相关，提示 miRNA-501-5p 可能在肺腺癌的临床诊断中成为一个新的指标。

（6）其他：有研究采用 PCR 技术对 120 例非小细胞肺癌患者、45 例肺部良性疾病患者和 45 例健康对照者的血清进行检测，从而筛选与非小细胞肺癌相关的 miRNA，结果显示非小细胞肺癌患者血清中 miRNA-125b 和 miRNA-22 表达显著高于肺部良性疾病患者及健康对照者，但 miRNA-15b 在非小细胞肺癌患者血清中的表达明显低于其他两组，进一步分析发现在检测 I 期和 II 期非小细胞肺癌时，miRNA-22 和 miRNA-15b 的敏感度比 CEA 高，差异均具有统计学意义，表明 miRNA-22 和 miRNA-15b 亦有望成为非小细胞肺癌早期筛查的敏感指标。

31. lncRNA

（1）HOTAIR：人 HOTAIR 基因位于 12 号染色体上的 HOXC 簇中的 HOXC11 和 HOXC12 之间的基因间区域中，其主要转录物是从 6449bp 的基因座转录并由 6 个外显子组成的 2364bp 的 RNA。有研究对 5 对原发性肺癌和淋巴结转移的肺癌组织中 6 种 lncRNA 的表达和功能进行分析，检测结果显示，肺癌组织中 HOTAIR 表达上调，在淋巴结转移的肺癌中 HOTAIR 表达明显上调，HOTAIR 还与肺癌侵袭及转移有关。在一项研究中，采用 qRT-PCR 技术对 77 例非小细胞肺癌及相应的正常肺组织和 6 例脑转移灶中 HOTAIR 的表达进行检测，在非小细胞肺癌患者中 HOTAIR 出现 22.1%（17/77）高表达，HOTAIR 与疾病晚期、淋巴结转移、淋巴脉管浸润相关，在脑转移的患者中出现更高的 HOTAIR 表达。另有研究同样在小细胞肺癌中检测到 HOTAIR 的高表达，对 35 例手术患者小细胞肺癌组织进行了检测，结果显示在小细胞肺癌中 HOTAIR 呈现高表达，与低表达组相比，高表达组患者出现淋巴结转移和复发的比例更大，在癌细胞中抑制 HOTAIR 的表达可降低细胞的增殖、侵袭能力。提示 HOTAIR 在肺癌中发挥致癌作用，可能成为临床诊断肺癌及判断预后的指标。HOTAIR 有望成为一个新的治疗靶点，在试验中抑制 HOTAIR 的表达出现了可观的抗肿瘤效应。

（2）PVT1：与小鼠浆细胞瘤变异体易位基因（PVT1）同源，且首次是在小鼠中被发现，PVT1 是由人 PVT1 基因编码的 lncRNA，该基因位于 8 号染色体长臂上的区域（8q24），该位点是著名的癌相关区域，又被称为 8q24"基因沙漠"，PVT1 分子作用机制主要包括编码 miRNA、参与 DNA 重排、并与 myc 相互作用。PVT1 与 myc 癌基因共同位于 8 号染色体，二者既可发挥协同作用，又可独立发挥作用。已有研究发现在肿瘤中 PVT1 表达上调，在肺癌中亦是如此。一项研究中，将 82 个非小细胞肺癌组织和 3 个肺癌细胞系作为研究对象，对 PVT1 在肺癌中表达水平、生物学作用及意义进行探讨，发现相较于正常的肺组织和正常支气管上皮细胞，肺癌组织及非小细胞肺癌细胞系中出现 PVT1 的高水平表达，PVT1 的表达与患者的淋巴结转移及组织学分级相关，进一步分析得知，与 PVT1 低水平表达的患者相比，PVT1 表达水平较高的患者总生存期较短。在另一项研究中出现一致的结果，在肺癌组织及肺癌细胞系中 PVT1 的表达显著上调，并且上调的 PVT1 与患者的淋巴结转移、无病生存率及总生存率低相关，在该实验中，将 PVT1 敲减后，对非小细胞肺癌细胞的增殖产生了显著抑制作用，相反 PVT1 过表达则对细胞增殖起促进作用。

（3）MALAT1：是一种高度保守的 lncRNA，其 3′端通过核糖核酸酶（RNase）进行切割修饰，可以产生 mascRNA，MALAT1 可以通过转录和转录后调控运动相关基因表达来促进细胞运动。MALAT1 最早在肺癌中被发现而得名，现已有多项研究证明 MALAT1 表达在肺癌中出现异常，有研究对 MALAT1 在非小细胞肺癌中的生物学功能及表达意义进行研究，结果显示在非小细胞肺癌组织中 MALAT1 呈现高表达，鳞癌组织中 MALAT1 高水平表达与患者预后不良相关，采用 RNA 干扰法对 MALAT1 进行抑制后，可以对癌细胞的增殖和迁徙产生抑制作用，提示 MALAT1 与细胞生长、运动、增殖相关。有研究表明 MALAT1 在非小细胞肺癌中高表达，并且与患者的转移预后显著相关，MALAT1 的高表达对早期疾病预后不良具有高度预测性，MALAT1 水平较低的患者在 5 年的随访期内死亡率仅为 9%（2/22）。

（4）结肠癌相关转录物 2（colon cancer-associated transcript 2，CCAT2）：是一种包含癌症相关 rs6983267 SNP 的新型 lncRNA，位于高度保守的调控元件标记富集的基因组区域，如 H3K4me1、p300 和 H3K27ac。首先由 Ling H 等发现 CCAT2 在结肠癌中过度表达，导致癌细胞的增殖和转移。随着对 CCAT2 认识不断加深，有研究发现 CCAT2 在肺癌中也存在高表达，对接受手术切除的非小细胞肺癌的患者组织及配对相邻正常组织中 CCAT2 的表达进行检测，在非小细胞肺癌患者组织中检测到 CCAT2 的表达水平显著高于正常组织，上调 7.52 倍，同时发现在腺癌中 CCAT2 呈现特异性表达，但 CCAT2 表达水平与患者的年龄、肿瘤大小、分期等无关。在另一项研究中对小细胞肺癌中 CCAT2 的表达进行了检测，选择 112 例小细胞肺癌患者和 15 个配对的样本组织进行检测，并同时分析了 CCAT2 表达水平与患者生存的关系，在小细胞肺癌组织中 CCAT2 表达升高，且 CCAT2 与小细胞肺癌患者预后呈负相关，在体外实验中将 CCAT2 敲减可以有效降低小细胞肺癌细胞的增殖和侵袭能力。

（5）AFAP1-AS1：衍生自 AFAP1 的编码基因座的 DNA 反义链，有研究发现抑制 AFAP1-AS1 在食管腺癌细胞中的表达，可以抑制癌细胞的增殖、迁移和侵袭，还可以导致细胞凋亡增加，提示我们 AFAP1-AS1 可能是一种癌基因。有研究对 AFAP1-AS1 在非小细胞肺癌中的表达与预后之间关系进行了研究，该研究采用 qRT-PCR 技术对未接受治疗的 121 例非小细胞肺癌患者癌旁正常组织中 AFAP1-AS1 的表达进行检测，其表达显著低于癌组织，通过分析得知，AFAP1-AS1 的表达还与非小细胞肺癌临床表现相关，包括临床分期、浸润程度、淋巴结转移、远处转移等，但与患者的年龄和性别无相关性，在随访期间发现与 AFAP1-AS1 低表达水平的患者相比，AFAP1-AS1 表达水平较高的患者总生存期较短。另有研究表明 AFAP1-AS1 水平在肺癌中显著上调，与预后不良相关，体外实验中将 AFAP1-AS1 敲除后，肺癌细胞的浸润及侵袭能力显著被抑制。提示我们 AFAP1-AS1 有望成为临床诊断肺癌的一个新型标志物及肺癌治疗的靶点。

（6）胃癌相关转录物 2（gastric cancer associated transcript 2，GACAT2）：最先在胃癌中发现并被命名为 GACAT2。研究发现 GACAT2 表达水平与肿瘤远处转移、静脉入侵和神经侵袭相关。有研究对 GACAT2 在非小细胞肺癌患者组织中的表达进行了研究，该研究采用 qRT-PCR 技术对未进行术前放化疗的 118 例非小细胞肺癌组织和癌旁正常组织及相关的细胞系进行检测，GACAT2 在肿瘤组织中的表达较癌旁正常组织低，在细胞系中的检测结果与组织检测结果一致，与正常支气管上皮细胞系相比，肺癌细胞系中的 GACAT2 表达下降，GACAT2 与患者的年龄、性别及肿瘤大小无关，但与组织学分级、淋巴结转移显示出相关性，且 GACAT2 低表达的患者总生存率低。

（施　琳）

第三节　泌尿生殖系统
一、肾　癌

肾癌是泌尿系统常见的恶性肿瘤之一，发病率仅次于膀胱癌，位居第二，占全部成人肿瘤发病率的 2%~3%，并且呈现上升趋势。2015 年全美癌症统计显示肾癌发病率排在泌尿系统癌症的第二位，新发病例 61 560 例，其中男性患者 38 270 例，女性患者 23 290 例；死亡例数也位居泌尿系统第二位，男性 9070 例，女性 5010 例，共计 14 080 例。2015 年中国癌症调查显示，我国 2015 年新发肾癌病例 66 800 例，其中男性 43 200 例，女性 23 600 例；死亡 23 400 例，其中男性 15 200 例，女性 8200 例；高发年龄为 50～70 岁，男女之比约为 2∶1。

肾癌是起源于肾实质肾小管上皮系统的恶性肿瘤，是最常见的肾脏恶性肿瘤。肾癌常累及一侧，双侧发病率低，肾癌主要分为透明细胞癌、乳头状肾细胞癌、嫌色细胞癌，其中透明细胞癌发病率最高。肾癌患者临床表现主要包括间歇性无痛性血尿、腰部疼痛、肾区肿块、不明原因的发热、乏力等，其中血尿是肾癌最常见的症状，出血较多时会引起肾绞痛，腰痛是肾癌的另一常见症状，局限在腰部，肾癌患者早期症状不明显，症状明显或者发现时约 20%～30% 的患者已经发生转移，临床上常用于检查肾癌的手段主要有 X 线造影术、超声扫描、CT、MRI。目前肾癌的治疗方法主要是根治性肾癌切除术，放疗、化疗的效果普遍不明显，且治疗后复发与转移比例较大，对于晚期或已经发生转移的肾癌患者主要进行免疫治疗，包括 IL-2 和 IFN 单独治疗或者联合治疗，但其效果不佳，因此预后不良，且晚期患者 5 年生存率仅为 5%～10%。因此肾癌的早期诊断、早期治疗就很重要，分子诊断具有灵敏度高、特异性强的优点，可以大大提高肾癌的早期诊断率，提高患者的生存率。

1. PN 又称成骨细胞特异性因子 2（osteoblast-specific factor 2，OSF-2），是一种分泌蛋白，其基因位于 13 号染色体长臂。首次发现为鼠的成骨细胞细胞系 MC3T3 分泌的一种分子。PN 蛋白存在于许多组织中，如胃、结直肠、卵巢、睾丸、前列腺等组织，其对于骨的形成、维持是必不可少的。通过研究发现，PN 与肿瘤的发生密切相关，其与肿瘤的诊断、远处转移及预后存在密切相关性，如可以提高结肠癌的抗耐药性、在肺癌中表达升高、与肝癌的预后相关。有研究对相邻的非肿瘤肾组织、透明细胞癌和异种移植肿瘤进行了检测，虽然在非肿瘤组织中检测到 PN 低水平表达，但却在癌组织中出现强表达。在另一项研究中发现，与正常对照组织相比，肾癌组织中 PN 表达显著升高，进一步与乳头状肾癌相比，透明细胞亚型 PN 的 mRNA 水平较高，在透明细胞癌中，PN 高表达与较高的肿瘤分级显著相关，高水平 PN 与患者的淋巴结转移相关，与总生存期较短相关。提示 PN 可能成为肾癌临床诊断、鉴别诊断及判断预后的一种可靠指标。

2. 脂质运载蛋白 2（lipocalin 2，LCN2） 在活化的中性粒细胞中首次被发现，是载脂蛋白家族成员之一，分子量为 25kDa，广泛分布在肺、乳腺、肾等器官。载脂蛋白广泛存在于生物界，不仅存在于人类中而且也是细菌中的一类蛋白质家族，具有的功能包括贮藏和运输低溶解度物质和化学敏感物质如维生素等。LCN2 是调节不同生理过程中的小分泌蛋白质，在正常组织、炎症组织和肿瘤组织中均可产生，如产后子宫组织中高表达，在发生炎症时肺可产生 LCN2，LCN2 在多种肿瘤中呈现高表达，如小细胞肺癌、乳腺癌等。对 18 例透明细胞癌、5 例乳头状肾细胞癌、3 例嫌色细胞癌、2 例尿路上皮癌、2 例嗜酸细胞瘤进行分析发现，在肾癌中 LCN2 的表达阳性率达 93.3%（28/30），其中在乳头状肾细胞癌和尿路上皮癌中 LCN2 表达更高，差异具有统计学意义。在一项国内研究中，通过收集肾癌患者根治性肾切除术前、术后及非肾癌对照组晨起第二次中段尿液标本，经过一系列处理分析，发现 LCN2 可能参与了肾癌的发生与进展。在另一项研究中，采用免疫组织化学法及酶联免疫吸附测定法对透明细胞癌的组织和血清进行了检测，发现 LCN2 的表达水平与患者的无进展生存期及总生存率呈负相关，LCN2 水平高的患者其无进展生存期较短，总生存率较低。LCN2 有望成为肾癌早期诊断、转移与判断预后的新型肿瘤标志物。

3. VEGF　是一种（34~46）kDa 的同源二聚体蛋白，在 20 世纪 80 年代被纯化和克隆，VEGF 家族的成员包括 VEGF-A、PLGF、VEGF-B、VEGF-C、VEGF-D 5 类，VEGF与胚胎的发生、血管增生及肿瘤的发生关系密切。新生血管对于肿瘤的生长、增殖、浸润转移起到重要的作用，而血管生长因子是血管生成的重要因素，血管生长因子包括 VEGF家族、肝细胞生长因子家族和纤维生成因子家族等，其中 VEGF 家族是血管生长因子中被研究最广泛的一种。VEGF 的受体包括 VEGFR-1、VEGFR-2、VEGFR-3。目前认为 VEGF不仅可以促进新生血管生成，而且对淋巴管形成也会产生影响。因此 VEGF 家族与多种肿瘤的增殖、转移及预后等过程有着密切的关系。经过研究发现通过抑制 VEGF 受体可以延长某些肿瘤患者的生存时间，提高患者的生活质量。VEGF 对于肾癌的诊断及预后具有指导意义，VEGF 靶向治疗目前是转移性肾细胞癌患者的一线治疗方法。

4. 低氧可诱导蛋白（hypoxia-inducible protein 2，HIG2）　是作为低氧诱导基因在 2000年被首次发现的。编码 HIG2 的基因是活化的 β-连环蛋白/Tcf-4 复合物的转录靶标之一，其产物作为增强细胞生长的自分泌生长因子起作用。HIF-1 的靶基因是 HIG2，而普遍认为VHL 通路在参与诱导肾透明细胞癌中发挥重要作用，功能丧失的 VHL 可以引发 HIF-1α的连续激活，导致 HIF 效应物的积累，并最终导致血管生成增加、细胞生长、低氧存活等异常现象，最终会导致细胞生理功能紊乱，引发疾病或癌症。在一项研究中发现在 20 个正常组织（16 个成年人和 4 个胎儿器官）中几乎未检测到 HIG2 的表达，仅胎儿肾脏中可检测到，在肾癌组织中出现 HIG2 的表达上调，阳性率达 90%（9/10），在该研究中将 HIG2敲除，会对肾癌细胞系的生长产生抑制，表明 HIG2 在肾癌中发挥促癌的作用。有国内学者对 100 例肾癌患者和 100 例健康者的血清进行 HIG2 蛋白分离，将纯化的蛋白质采用ELISA 建立浓度曲线，分析得知其敏感度为 76%，特异度为 85%。对 HIG2 在肾癌中的临床意义进行研究发现，在正常的肾组织中 HIG2 表达较弱或者不表达，在肾癌组织中表达阳性率高达 86%（80/93），HIG2 在高级别肾癌及远处转移的患者中表达较高，且 HIG2 阳性表达的患者其 5 年生存率较阴性患者显著降低。提示 HIG2 不仅可以作为诊断肾癌的一个指标，还可能成为治疗肾癌的一个新的靶点。

5. C 反应蛋白（C-reactive protein，CRP）　是一种主要由肝脏产生的，对热敏感的酸性蛋白质，存在于各类炎症的急性期和感染初期的患者血清中，也存在于损伤和坏死的组织中，并且随着病情的好转，CRP 下降，渐渐恢复正常水平。CRP 于 1930 年在一种沉淀反应中被首次发现，其编码基因位于染色体 1q23。一项国内研究发现 CRP 在癌旁组织不表达或者弱表达，在肾癌组织中的阳性率可达 100%，在肾癌中的强阳性表达率高达 22.5%，并且 CRP 与肾癌患者的临床分期及转移相关，但与肾癌的分型无相关性。有研究通过对587 例无转移性的透明细胞癌患者进行回顾性研究分析，发现 CRP 是癌症特异性及未转移患者生存期一个独立的预测指标，表明 CRP 可能成为透明细胞癌诊断的一个标志物。

6. CD44　是一个常见肿瘤干细胞标志物，其基因位于 11 号染色体短臂上，由 20 个高度保守的外显子及 19 个内含子组成，是一种跨膜黏附分子。CD44 是多结构和多功能的跨膜糖蛋白，是细胞外基质的主要成分，是透明质酸的受体，也是许多生长因子和细胞因子的共同受体。CD44 主要参与细胞间、细胞与基质之间的黏附，功能包括参与细胞生长、分化及凋亡。已有多个研究证实 CD44 参与多种肿瘤的发生发展，在各种肿瘤中出现过表达，CD44 可以是许多癌症中有价值的诊断或预后标志物，如卵巢癌、胃癌。在一项研究中，采用免疫组织化学技术对 110 例透明细胞癌组织中 CD44 的表达进行了检测，CD44 的表达水平与患者的复发相关，CD44 表达水平较高的患者，复发率较高，高表达组与低表达组的 5 年无复发生存率分别为 38.9% 和 91.3%，而 5 年疾病特异性生存率分别为 55.6% 和 94.6%，分析得知，CD44 可以作为判断患者无复发生存率、疾病特异性生存率的独立指标。有学者对 25 篇相关文章中符合条件的 2673 例肾癌病例进行分析发现，CD44 过表达与肾癌总生存期、癌症特异性生存期、无病生存期显著相关，CD44 表达水平高的患者其总生存期、癌症特异性生存期、无病生存期较短。有研究通过对 110 例根治术后复发的肾癌患者组织进行检测分析，发现 CD44 与肿瘤转移相关，这也验证了 CD44 与肾癌患者预后相关。

7. CD105 其编码基因位于染色体 9q34—qter。CD105 表达于内皮细胞表面，在新血管生成、伤口愈合及炎症时表达增加。在一项研究中发现 CD105 在有新血管生成的组织中表达增加，说明 CD105 与增殖相关。新生血管对于肿瘤的发生发展、增殖及转移等均发挥着重要的作用，因此 CD105 与肿瘤也有着密切的关系，其在多种肿瘤中表达异常，如结直肠癌、小细胞肺癌等。有研究通过对 102 例肾透明细胞癌的分析得知，肿瘤干细胞 CD105 与肿瘤分期及预后相关，肿瘤组织中 CD105 表达使死亡风险增加了 3 倍以上，并且患者的无病生存期较短，提示 CD105 可以作为肾癌总体预后判断的一个独立指标。

8. CD133 也称为 AC133，于 1997 年首次在 $CD34^+$ 造血干细胞表面被发现，虽然首次被发现是在 $CD34^+$ 造血干细胞表面，但其也表达于其他组织的干细胞上。CD133 是具有 5 个跨膜结构域的 120kDa 的糖蛋白。CD133 位于染色体 4p15。大量的研究发现 CD133 与多种肿瘤相关，如非小细胞肺癌、肝癌等。在肾癌中 CD133 也存在异常表达，在一项研究中发现 CD133 与 HIF-1α 之间的关系密切，发现在缺氧环境下，CD133 的表达上调，采用免疫组织化学技术对 61 例肾癌患者组织进行检测，结果显示 CD133 主要在细胞质和/或细胞膜中表达，CD133 与肿瘤分期及转移相关。在对肾癌的研究中发现 CD133 与临床分期、淋巴结受累、远处转移相关，CD133 高水平表达和低水平表达患者的无进展生存率分别为 83% 和 66%，CD133 高表达和低表达患者的疾病特异性生存率分别为 90% 和 71%，差异均具有统计学意义，提示 CD133 高表达可能是肾癌预后较好的一个诊断指标。

9. CD151 是第一个被发现与癌症发展相关的四次跨膜蛋白，首次是从成骨细胞白血病细胞系中被克隆，CD151 基因位于染色体 11p15.5，其 cDNA 为 253 个氨基酸，编码分子量为 28kDa 的蛋白质，CD151 可以与层粘连蛋白结合整联蛋白形成稳定的复合物，这在癌细胞迁移和侵袭中至关重要。有研究对 CD151 与肾癌患者之间的相关性进行了研究，在肾透明细胞癌患者组织中检测到 CD151 的阳性表达，其中度阳性率为 25.4%，强阳性率为 22.1%，分析 CD151 与患者临床特征之间的关系时，根据 CD151 表达水平将所有病例分成 CD151 低表达组和高表达组，与低表达组相比，CD151 高表达组的患者临床分期更高、肿瘤体积更大，且 CD151 高表达组的患者肺和骨转移发生率更高、生存期更短。

10. 乳酸脱氢酶 A（LDHA） LDHA 是 C-myc 和 HIF-1 的靶基因，在肿瘤细胞代谢

中发挥重要的作用。在一项研究中为了探讨 LDHA 与肾透明细胞癌临床特征及预后之间的相关性，对原发性肾透明细胞癌患者中 LDHA 的表达进行了检测，结果显示与正常肾皮质相比，肾癌组织中 LDHA 表达水平升高，并且升高的比例占 95%（162/170），进一步对 LDHA 表达水平与肾癌患者临床特征之间的相关性进行分析发现，LDHA 表达水平与肿瘤大小、组织学分级及临床分期呈正相关，不仅如此，LDHA 还与患者预后相关，LDHA 表达水平高的患者其无病生存期显著短于 LDHA 表达水平较低的患者，且复发率较 LDHA 表达水平较低的患者高 10 倍，LDHA 的高表达患者的总体存活时间显著缩短。有报道对 LDHA 在肾癌中的功能进行了研究，在该研究中使用 siRNA 敲减肾癌细胞中 LDHA 的表达，改变了细胞周期和凋亡相关蛋白表达，使癌细胞的增殖受到抑制，并且癌细胞的增殖和侵袭能力均显著降低。

11. 高尔基磷蛋白 3（Golgi phosphoprotein 3，GOLPH3）　也称为 GPP34/GMx33/MIDAS 或酵母 Vps74p，是高尔基家族的一员，最初是通过对高尔基蛋白的蛋白质组学分析发现的。GOLPH3 定位于染色体 5p13 上，编码的膜蛋白分子量为 34kDa，GOLPH3 的核苷酸序列高度保守。越来越多的证据表明 GOLPH3 蛋白在细胞生理功能中发挥重要的作用，如在高尔基结构维持运输、蛋白糖基化、受体分选和线粒体功能中起关键作用。GOLPH3 已经被确定为第一类高尔基癌蛋白，调节哺乳动物雷帕霉素靶蛋白（mammalian target of rapamycin，mTOR）的活性，进而参与肿瘤的发生发展。经验证，GOLPH3 作为一种癌基因在肾癌细胞中发挥着重要的作用，将 GOLPH3 敲减后，可抑制肾癌细胞系的增殖和迁移能力。在一项研究中，对 43 个新鲜肾癌组织和相邻正常肾组织采用了 PCR 和蛋白质印迹法检测 GOLPH3 的表达，检测结果显示，相较于正常的肾组织，新鲜的肾癌组织中 GOLPH3 的表达显著升高；对 218 个肾癌组织和 84 个相邻非肿瘤组织采用免疫组织化学技术检测，结果显示，在肾癌组织中 GOLPH3 出现了高表达，高表达率达 53.2%，但在正常的癌旁组织中低表达或者不表达，进一步分析得知，GOLPH3 的表达与患者的 TNM 分期、淋巴结转移及远处转移显著相关，与低表达组相比，GOLPH3 高表达组的患者总生存期、无复发生存率降低。

12. PD-L1　是 PD-1 的配体，PD-1 和 PD-L1 结合是 T 细胞介导的反应的关键调节剂。PD-1（CD279）是一种 T 细胞免疫检查点，涉及阻止 T 细胞活化的外周效应阶段的自身免疫，导致 PD-L1 的免疫耐受。PD-L1 在各种类型细胞中表达，包括胎盘细胞、血管内皮细胞、胰岛细胞、肌细胞、肝细胞、上皮细胞和间充质干细胞，以及 B 细胞、T 细胞、树突状细胞和巨噬细胞。肿瘤细胞选择了这种 PD-1/PD-L1 调节机制，旨在保护正常黏膜免受自身免疫攻击，反而过度表达 PD-L1。已经检测到 PD-L1 在多种肿瘤中出现异常表达，有研究对 1110 例肾透明细胞癌患者中 453 例进行检测分析，PD-L1 高表达的患者较 PD-L1 低表达的患者总生存期显著缩短。在以 53 个肾透明细胞癌和 76 个相应转移灶的组织块为研究对象的实验中，通过免疫组织化学技术评价 PD-L1 表达，使用流式细胞术对 FFPE 细胞系的 PD-L1 表达进行阳性或阴性验证，在原发肿瘤和转移灶中肿瘤细胞的 PD-L1 表达水平无差异，在 53 个原发性肿瘤组织中，肿瘤分期越高，PD-L1 表达阳性率越高，在原发肿瘤或者转移灶核分裂 1、2 级的组织中 PD-L1 的表达多呈阴性，核分裂 3、4 级的组织中 PD-L1 的阳性率高。

13. 细胞跨膜 Notch 配体 4（Delta-like ligand 4，DLL4）　是 Notch 配体，其在血管

发生过程中被上调，在血管生成过程中必不可少。在哺乳动物中，已经发现有 4 种 Notch 受体，分别是 Notch1、Notch2、Notch3 和 Notch4，和 5 种配体，分别名为 Jagged1、Jagged2（Serrate 同系物）、DLL1、DLL3 和 DLL4。Notch 受体位于细胞表面，作为蛋白质水解切割的异源二聚体,受体与配体结合，导致从质膜释放 Notch 细胞内结构域（Notch intracellular domain，NICD）的另外两种蛋白（TACE 和 γ-分泌酶）水解切割，NICD 转位到细胞核中，与 RBPJ 蛋白形成复合物，从而激活 Notch 信号通路。Notch 信号在调节动物发育和组织更新的许多方面中发挥重要的作用，因此，Notch 信号通路的失调或丢失可导致广泛的人类疾病，从发育综合征到成人的疾病和肿瘤。通过检测肾透明细胞癌中 DLL4 的表达探讨 DLL4 和肾透明细胞癌之间的相关性的实验中，检测到 34 例肾透明细胞癌患者组织中 DLL4 的表达水平显著高于正常肾组织中 DLL4 的表达水平，进一步分析得知，DLL4 的表达水平与患者的性别、淋巴结转移等无关，却与患者的远处转移及总生存期相关，与 DLL4 低表达组相比，DLL4 高表达组的总生存期较短，与患者预后差相关。有研究证实 DLL4 可以促进肾癌细胞的迁移和侵袭，DLL4 高水平表达的肿瘤血液转移的风险是低水平表达的 23.4 倍，该研究还证实 DLL4 通过刺激金属蛋白酶的分泌促进肾癌细胞的迁移和侵袭，这为临床治疗肾癌提供了一个潜在的治疗靶点。

14. 多溴蛋白 1（polybromo 1，PBRM1） 又称为 BAF180、PB1，位于染色体 3p21，编码 BAF180 蛋白。PBRM1 的生物学作用十分广泛，在人体中发挥重要的作用，涉及细胞增殖/分化的复制、转录 DNA 修复和控制细胞增殖等多种过程。在肿瘤中常常检测到 PBRM1 异常表达、研究者对 53 例Ⅳ期或复发性肾癌患者组织进行免疫组织化学染色以检测 PBRM1 的表达，发现高表达率达 47%（25/53）；在判断 PBRM1 与肾癌患者预后之间关系的分析中发现，与 PBRM1 低表达组相比，高表达组的总生存期显著降低，提示 PBRM1 可能成为晚期肾癌判断预后的指标。有研究发现，PBRM1 显著影响肿瘤复发和肿瘤相关死亡，阴性患者的无复发生存率及疾病特异性生存率较阳性患者低，预后较差。但亦有研究结果表明,PBRM1 表达阴性患者预后较差，有研究者发现在透明细胞癌细胞系中 PBRM1 表达广泛丧失，仅有少数的肾透明细胞癌中观察到 PBRM1 表达，PBRM1 的表达与患者的分期相关，在 pT1/pT2 肿瘤中检测到 PBRM1 的表达大约在一半以上，但在 pT3/pT4 肿瘤中 PBRM1 阳性率只有 20%，经分析发现在透明细胞癌患者中肾癌表达与总生存期之间也存在显著的相关性，患有 PBRM1 阳性肿瘤的患者比 PBRM1 阴性肿瘤患者预后更好。在一项研究中，对 PBRM1 在透明细胞癌中的表达的预后意义进行了研究，采用免疫组织化学技术对 1479 例透明细胞癌患者的 PBRM1 蛋白表达进行了检测，并进行了随访调查，排除染色结果异常的组织后在剩余的组织中 PBRM1 表达阳性和阴性的比例分别是 49.3%和 50.7%，与阳性患者相比，PBRM1 表达阴性患者的预后较差。在另一项研究中对 PBRM1 在透明细胞癌中表达的意义进行研究发现，PBRM1 表达降低的患者其癌症特异性生存率和无进展生存率明显降低。

15. ⅡA 型拓扑异构酶（type ⅡA topoisomerase，TOPO ⅡA） 是拓扑异构酶家族成员之一，Ⅱ型拓扑异构酶分为 A、B 两个亚型，ⅡA 型是主要的形式，在一些噬菌体、病毒及所有细菌和真核生物中均发现其存在。所有 TOPO ⅡA 在氨基酸序列水平上彼此相关，在复制后维持超螺旋平衡中发挥关键作用。TOPO ⅡA 切割并重新连接 DNA 以调节 DNA 拓扑结构，是抗菌药物和抗癌药物的主要靶点类别之一。研究发现，拓扑异构酶的高表达在肿瘤中是预后不良的指标，如在乳腺癌、前列腺癌、膀胱癌中等。有研究报道，94%（1378/1464）的透明细胞癌患者组织中 TOPO II A 表达呈阳性，并根据 TOPO II A 的表达分为低表达组和高表达组，与低表达组相比，TOPO II A 高表达组的患者其肿瘤更大、分级更高、分期更晚、侵袭性更高，并且 TOPO II A 高表达的患者的癌症特异性死亡率是低表达组的 3 倍。

16. 网钙结合蛋白（reticulocalbin 1，RCN1）　RCN1 广泛表达于各种胎儿和成人器官，包括中枢神经系统，胎儿脑中检测到 RCN1 在室管膜细胞、神经母细胞和少数胶质细胞中表达，在成人脑和脊髓中，除了浦肯野细胞以外，在所有神经元中均检测到 RCN1，在各种条件下活化的星形胶质细胞显示出 RCN1 的强烈染色。有研究发现 RCN1 与凋亡相关，在对 RCN1 对于诊断肾癌的临床价值进行评估后发现，与对照组相比，通过免疫印迹技术检测肾癌组织中 RCN1 过表达率为 87.5%（21/24），通过免疫组化技术检测到 RCN1 的局灶性或扩散性表达率为 100%，在该研究中证实 RCN1 有望成为诊断肾癌的标志物。

17. 叉头框转录因子 L1（fork head box L1，FoxL1）　FoxL1 是 FOX 基因家族成员之一。Fox 蛋白的统一特征是含有一段约 100 个氨基酸残基组成的保守叉头（forkhead，FKH）DNA 结合域，它在 Fox 家族的所有成员中高度保守，由于 FKH 结构域的相似性，将 Fox 蛋白质从 FoxA~FoxO 分为 15 个类别，加上 FoxP~FoxS 4 类，现在已知 19 类 Fox 蛋白，尽管它们的 DNA 结合结构域相似，但是各种 Fox 蛋白各自发挥不同作用。有研究报道 FoxL1 涉及胃肠道上皮细胞增殖的调节，FoxL1 的缺失导致小鼠肠上皮细胞增殖显著增加，使胃和小肠组织结构变形，FoxL1 缺失除可以导致胃肠道肿瘤的发生外，还与多种肿瘤密切相关。有研究对 FoxL1 在肾癌中发挥的作用进行了研究，在该实验中采用实时定量 PCR 技术检测了 88 个配对的肾透明细胞癌及相邻非肿瘤组织中 FoxL1 的表达，与对照组相比，在癌组织中 FoxL1 的表达显著降低，FoxL1 主要在细胞核内染色，同样在细胞系中检测到 FoxL1 mRNA 和蛋白质在癌细胞中表达下降，将 FoxL1 蛋白与患者临床特征之间的相关性进行分析发现，FoxL1 蛋白的表达水平与患者的临床分期、组织学分级、淋巴结转移及远处转移等密切相关，FoxL1 的表达还与患者的预后相关，与低表达的患者相比，FoxL1 高表达的患者其总体生存率、5 年生存率较高。

18. 水通道蛋白 1（aquaporin 1，AQP1）　通常在近曲小管中表达为一种 28kDa 的蛋白质，有研究发现 AQP1 在肾癌中出现异常表达。在一项研究中对肾癌患者及非肾癌患者尿液样本中 AQP1 的表达进行了检测，与对照组相比，肾癌患者尿液样本中 AQP1 的表达水平显著升高，是对照组的 23 倍，对其中 27 例经过治疗后患者的尿液样本进行检测，结果显示 AQP1 的表达水平显著降低，甚至可低至对照组的表达水平。同样在另一项研究中检测到肾癌患者的尿液样本中 AQP1 的表达水平显著升高，升高 35 倍，经过手术切除后，AQP1 表达水平降低至对照组的浓度，在该研究中发现 AQP1 表达水平与病理分级相关，对照组与 pT1a、pT1a 与 pT1b、pT1b 与 pT2 相比，浓度均具有差异，但 pT2 和 pT3 之间无差异，通过对结果的分析发现 AQP1 诊断肾癌的敏感度和特异度均高达 100%。

19. 脂滴包被蛋白 2（perilipin 2，Plin2）　Plin2 是一种与细胞内脂滴代谢相关的蛋白质，在肝脏脂质储存中发挥作用。有研究结果显示，肾癌患者尿液中 Plin2 的表达水平显著高于正常对照组水平，是正常对照组的 4 倍，经手术治疗后，Plin2 的表达水平显著降低。

同样在另一项研究中证实，相较于对照组，肾癌患者尿液中 Plin2 的表达水平显著升高，经过治疗后，Plin2 表达水平下降。提示 Plin2 有望为诊断及判断肾癌患者预后提供依据。

20. BRCA1 相关蛋白 1（BRCA1 associated protein 1，BAP1） 作为调节多种与肿瘤发生相关的细胞途径的去泛素化酶发挥功能，BAP1 定位于 3p21，这是除肾癌以外的多种类型肿瘤中经常缺失的区域。多项研究证实 BAP1 在肾透明细胞癌中发生突变，有研究报道，在 168 个匹配的肾透明细胞癌及正常对照组中检测到 15%（25/168）的肾癌中 BAP1 缺失。在另一项研究中对 1439 例肾透明细胞癌组织进行免疫组织化学染色，其中 1416 例肾癌组织成功染色，BAP1 阴性率较低，而 BAP1 阳性率高达 80% 以上；对 BAP1 与患者的临床特征之间相关性进行分析，结果显示所有 BAP1 阴性肿瘤患者其核异质性较高，BAP1 阴性患者的死亡率显著高于 BAP1 阳性患者，是 BAP1 阳性患者的 3 倍，提示 BAP1 可能是一个判断肾癌预后的指标。

21. 解聚素-金属蛋白酶-17（a disintegrin and metalloproteinase 17，ADAM-17） 也被称为肿瘤坏死因子-α 转化酶（tumor necrosis factor-α converting enzyme，TACE），是一种跨膜金属蛋白酶，ADAM-17 基因分别位于人类、大鼠的 2 号（2p25）、12 号染色体上，长50kb，由 19 个外显子组成。ADAM-17 在体内发挥多种重要的功能，如控制炎症和组织再生，ADAM17 还参与了其他过程，在动脉粥样硬化、脂肪组织代谢、糖尿病及肿瘤中起作用。有研究对肾癌中 ADAM-17 的表达进行了检测，结果显示 ADAM-17 在肾癌组织中高度表达，表达阳性率为 64.18%（43/67），相反在非肾癌组织中仅有 1 例出现 ADAM-17 表达，ADAM-17 的表达水平与患者的临床分期呈正相关，随着肿瘤分期的增加，ADAM-17 表达水平升高，ADAM-17 在 T1~T4 期的表达率分别为 21.43%、63.67%、84.00% 和 83.33%，在体外实验中将 ADAM-17 抑制，则显著抑制了肾癌细胞的侵袭能力，提高了癌细胞的凋亡率。在另一项研究中发现 ADAM-17 在原发性肾癌或者转移性肾癌中均出现了阳性表达，并且 ADAM-17 的较高表达水平与患者无进展生存期较短相关。表明 ADAM-17 不仅有望用于临床诊断肾癌，并且还可能成为肾癌的一个治疗靶点。

22. AT 丰富结构域 1A（AT-rich interactive domain containing protein 1A，ARID1A） 是人 SWI/SNF 复合物组分，人类 SWI/SNF 复合物是对正常分化和发育至关重要的转录调节复合物，在控制细胞增殖和抑制癌变中也起着重要作用。ARID1A 含有区分至少 14 种人蛋白质家族的 DNA 结合结构域，这些结构域均与分化调控相关。ARID1A 在所有正常的人体组织中均有表达，但在一些人类肿瘤细胞系中检测不到或表达水平严重降低。有研究发现 ARID1A 在肾癌组织中表达水平显著降低，在 30% 的肾癌样品中 ARID1A 表达降低超过 50%。有研究发现，与正常肾皮质相比，肾癌患者中 ARID1A 的表达显著下调，并且 ARID1A 还与患者的临床分期及预后相关，ARID1A 表达水平越低，患者临床分期越晚，预后越差，与 ARID1A 表达阳性的患者相比，ARID1A 表达阴性的患者总生存期显著缩短。对 290 例肾透明细胞癌中 ARID1A 的表达进行检测发现，ARID1A 的表达水平与肾癌患者的临床分期呈负相关；按照 ARID1A 表达水平分为低表达组和高表达组，与高表达组相比，ARID1A 低表达组患者的无进展生存期更短。

23. 生长分化因子 9（growth differentiation factor 9，GDF9） 最初在小鼠卵巢、新生儿和成人的卵母细胞中发现，是骨形态发生蛋白家族（bone morphogenetic protein family，BMP）和 TGF-β 超家族成员之一，GDF9 在人体多种组织中广泛表达，如肝、肾、脑等。

有研究证实 GDF9 参与了多种肿瘤的进展，对肾癌中 GDF9 的表达进行检测后发现，在正常的肾小管上皮细胞中 GDF9 表达呈强阳性，但在正常肾小球及癌组织中几乎不表达，在癌细胞系中同样检测到 GDF9 表达缺失，在进一步研究 GDF9 在肾癌中发挥的作用时，将肾癌细胞系中的 GDF9 表达水平升高后发现癌细胞的生长速度和侵袭能力显著受到抑制，表明 GDF9 在肾癌中发挥抑癌作用。通过进一步的研究发现，肾透明细胞癌中 GDF9 蛋白水平与患者的临床分期及病理组织学分级呈负相关，患者临床分期越高，GDF9 蛋白水平越低，病理组织学分级高的患者其 GDF9 蛋白水平较低，GDF9 还与肾癌患者的预后相关，与 GDF9 水平较低的患者相比，GDF9 水平高的患者的存活时间显著延长。

24. 程序性细胞死亡因子 4（programmed cell death 4，PDCD4）　于 1995 年被首次发现。PDCD4 可以通过其他基因调节多个细胞的多个过程，包括凋亡、细胞周期和细胞增殖，通过 MA-3 结构域在抑制肿瘤发生中发挥重要作用，已经证明 PDCD4 在多种肿瘤中发挥抑癌作用。对 PDCD4 在肾癌中的表达及作用进行研究，结果显示肾癌组织中 PDCD4 的表达水平显著低于非癌组织，进行免疫组织化学法分析证实在正常的非癌组织中，细胞质和细胞核中均可见 PDCD4，而在肾癌中，PDCD4 局限于细胞核。PDCD4 与患者的预后相关，PDCD4 高表达的患者比低表达的患者的总生存期长、预后好。有研究对裸鼠肾癌模型中 PDCD4 和 miRNA-21 的作用和相关性进行研究，在该研究中 PDCD4 siRNA 组的裸鼠肿瘤重量明显增加，miRNA-21 模拟组中的 PDCD4 蛋白水平显著降低，相反 miRNA-21 抑制组中 PDCD4 表达水平升高，表明 miRNA-21 可以抑制肾癌组织中 PDCD4 的表达水平，提示增加 PDCD4 表达或抑制 miRNA-21 表达可能为临床治疗肾癌提供了一种新的治疗方式。

25. FoxM1　是叉头框转录因子的成员之一，FoxM1 在所有增殖细胞中普遍表达，包括许多肿瘤来源的细胞系，在正常组织中，FoxM1 仅在具有广泛增殖能力的祖细胞中表达，而在分化细胞或静息细胞中不表达，已知 FoxM1 是细胞周期 G_1 期至 S 期的关键细胞周期调节剂。有研究发现，与匹配的相邻非肿瘤组织相比，FoxM1 mRNA 和蛋白质的表达水平在肿瘤组织中显著升高，在细胞系中检测到相同的结果，相对于正常近端小管上皮细胞系，肾癌细胞系中显示更高的 FoxM1 转录水平，对 FoxM1 及患者临床特征之间的相关性进行分析，结果显示 FoxM1 与临床分期、组织学分级、淋巴结转移及远处转移显著相关，FoxM1 高水平表达的肾癌患者的总生存率明显低于 FoxM1 低水平表达的患者，在体外实验中将 FoxM1 的表达下调，结果对癌细胞的增殖、迁徙及侵袭产生显著抑制作用，表明 FoxM1 在肾癌中发挥抑制作用。在另一项研究中检测到肾癌细胞系中 FoxM1 的表达明显升高，与对照组相比，FoxM1 siRNA 转染后肾癌细胞系的细胞周期进程受到阻滞，细胞周期的 G_2/M 期细胞数量增加。提示 FoxM1 可能在临床诊断及治疗肾癌中发挥重要的指示作用。

26. T 细胞免疫球蛋白及黏蛋白家族-3（T cell immunoglobulin mucin-3，TIM-3）　是 T 细胞免疫球蛋白和黏蛋白结构域基因家族成员之一，TIM 家族于 2001 年被发现，其在免疫调节中起着关键作用。TIM-3 是一种新的跨膜蛋白，是首个小鼠和人类中特异性识别 Th1 细胞的蛋白质，在 CD8+ T 细胞、单核细胞和树突状细胞等多种细胞中表达。TIM-3 对各种 T 细胞亚群具有负调控作用，TIM-3 不仅诱导 T 细胞的凋亡，还是肿瘤微环境中的重要免疫调节剂。有研究对 TIM-3 与肾癌患者预后之间的相关性进行了研究，在该研究中发现与对照组相比，肾透明细胞癌患者组织中 TIM-3 的表达水平显著升高，在体外实验中将肾癌细胞系 TIM-3 敲减后，癌细胞的增殖、侵袭能力受到显著抑制，表明 TIM-3 在肾癌中发挥促癌作用，在分析患者预后情况后发现 TIM-3 的表达与患者的预后密切相关，与低表达的患者相比，TIM-3 高表达的患者预后较差，无进展生存期较短。在一项研究中检测到肾癌细胞系及肾癌样本中 TIM-3 的表达水平升高，按照 TIM-3 表达水平将肾透明细胞癌患者分成高表达和低表达两组，与低表达组相比，TIM-3 高表达组与较差的总生存率相关，进一步分析发现 TIM-3 可以通过下调转录因子 GATA3 进而增强肾癌细胞的迁移能力。

27. miRNA

（1）miRNA-21：miRNA 在癌症中发挥着重要的作用，研究发现 miRNA-21 既是一种癌基因，亦是一种抑癌基因。对 30 例肾癌患者及 30 例健康对照者的血清进行检测，结果显示与健康对照者血清中 miRNA-21 的表达相比，肾癌患者血清中 miRNA-21 表达水平显著增高，治疗后 miRNA-21 明显下降。有研究者采用实时 PCR 技术检测 54 例肾癌患者及与其配对的健康对照者组织中 miRNA-21 的表达，89%（48/54）的肾癌患者 miRNA-21 表达增高，对肾癌细胞系及正常肾组织细胞系中 miRNA-21 的表达进行检测后，结果显示在肾癌细胞系中 miRNA-21 表达水平显著升高，与组织检测结果一致，进一步分析 miRNA-21 与肾癌患者临床特征之间的相关性发现，miRNA-21 低表达组 5 年生存率比 miRNA-21 高表达组明显增高，低表达组患者 5 年生存率为 100%，而高表达组仅 50% 生存率。对 miRNA-21 的表达进行抑制可以诱导癌细胞凋亡，抑制其侵袭及转移的能力，提示 miRNA-21 在肾癌的发生发展中发挥一种促癌作用。

（2）miRNA-210：在一项研究中，通过对 35 例肾癌患者和 10 例健康者的组织进行检查，发现 73 种 miRNA 在透明细胞癌中表达下调，5 种 miRNA 表达上调，对 miRNA-210 进行单独研究发现，相较于健康组织，在肾癌组织中 miRNA-210 表达上调。抑制 miRNA-210 的表达会降低肾癌细胞的侵袭及转移能力，miRNA-210 表达沉默会导致肾癌细胞生存能力下降。该研究表明 miRNA-210 与肾癌细胞生存、转移、侵袭相关，提示其可能成为临床诊断肾癌的标志物。

（3）miRNA-106：转录 miRNA-106a 的基因位于染色体 Xq26.2，是一种抑癌基因，miRNA-106 属于 miRNA-17 家族的成员之一，在细胞周期中发挥重要的作用，抑制细胞周期及细胞的增殖。在一项国内研究中，对肾透明细胞癌术前、术后及健康者的血清进行检测，发现与术后血清及健康者血清相比，术前血清中的 miRNA-106a 表达明显较高，且差异有统计学意义。在国外研究中同样检测到与正常组织相比，肾癌组织中 miRNA-106a 表达显著上调。

对 38 例肾癌和 10 例非肾癌组织分析发现，与非肾癌组织相比，肾癌组织中 miRNA-155、miRNA-210、miRNA-106a 和 miRNA-106b 的表达水平显著上调，相反，miRNA-141 和 miRNA-200c 在肾癌组织中显著下调。进一步分析 miRNA 与肾癌患者预后的关系，发现在转移性肾癌患者中具有较低水平的 miRNA-155、miRNA-106a 和 miRNA-106b，但仅 miRNA-106b 达到统计学显著性，提示 miRNA-106b 可能成为临床判断肾癌患者预后的一种标志物。

（4）miRNA-429：是 miRNA-200 家族的一员。很多研究报告表明，在许多肿瘤中 miRNA-429 表达下调，如胃癌、鼻咽癌、结肠癌。有研究探讨了 miRNA-429 在肾癌患者中表达的意义，在该实验中对 172 例肾癌患者组织中 miRNA-429 的表达进行了检测，证实 miRNA-429 在肾癌组织中表达水平降低，并且与肿瘤的转移、生存期相关，提示其可作为肾癌临床诊断、判断是否发生转移及其预后的标志物。

（5）miRNA-130b-5p：在多种肿瘤中均发现 miRNA-130b-5p 表达异常，如三阴性乳腺癌、上皮卵巢癌，提示我们 miRNA-130b-5p 与肿瘤的发生发展密切相关。有学者采用 qPCR 技术对 42 例肾癌组织及癌旁组织进行检测，与癌旁正常组织相比，在肾癌组织中 miRNA-130b-5p 的表达水平较高，同样的结果存在于肾癌细胞系与正常肾小管上皮细胞系的检测中，在肾癌细胞系中 miRNA-130b-5p 的表达水平高于正常肾小管上皮细胞系，并且与肾癌的 AJCC 临床分期相关，miRNA-130b-5p 表达水平越高，分期越高，提示 miRNA-130b-5p 参与了肾癌的发生，有望成为肾癌诊断新的标志物。

（6）miRNA-15a-5a：miRNA-15a 家族包括 miRNA-15a、miRNA-15b 和 miRNA-16-1，其中转录 miRNA-15a 的基因与转录 miRNA-16-1 的基因位于同一染色体，转录 miRNA-15a 的基因位于人类染色体的 13q14。研究发现，miRNA-15a-5p 在子宫内膜异位症中表达下调，还与多种肿瘤相关，在肝癌中发挥抑制作用。一项国内研究检测了 36 例肾癌患者及其癌旁组织中 miRNA-15a-5p 的表达，与癌旁组织相比，肾癌患者的 miRNA-15a-5p 表达明显增高，并且与肾癌的分期相关，分期越高表达越高，提示 miRNA-15a-5p 可能成为肾癌诊断的一种新的标志物，将 miRNA-15a-5p 敲减对肾癌细胞的凋亡发挥诱导作用。

（7）miRNA-452：有研究报道，miRNA-452 的过表达可以诱导细胞周期从 G_1 到 S 转换，表明 miRNA-452 在细胞周期中发挥重要的作用，因此 miRNA-452 异常表达可能与肿瘤相关。另一项研究通过提取 20 例透明细胞癌及癌旁组织的 RNA，发现 miRNA-452 在透明细胞癌中的表达与癌旁组织相比升高约 5 倍，提示 miRNA-452 可能在肾癌中发挥一种促癌作用。

28. lncRNA

（1）MALAT1：转录 MALAT1 的基因位于染色体 11q13 上。MALAT1 在正常组织中广泛表达，在肺组织和胰腺中表达最高，在前列腺、卵巢、肾等部位也广泛表达，而在皮肤、胃、骨髓和子宫中不表达，已经发现 MALAT1 在多种肿瘤中异常表达。在一项研究中，采用 qRT-PCR 技术对肾透明细胞癌组织和肾癌细胞系中 MALAT1 的表达水平进行检测，进而分析 MALAT1 在透明细胞癌中的作用，结果显示与肿瘤相邻组织相比，在癌组织中 MALAT1 的表达明显较高，同样在细胞系中发现癌细胞系中的 MALAT1 的表达水平较正常人近端小管上皮细胞高，在体外实验中，将 MALAT1 敲减后发现，肾癌细胞增殖、迁移和侵袭被抑制，进一步分析后得知，MALAT1 高表达的患者其总生存期较短。有研究报道，与正常肾组织相比，所有肾癌组织中 MALAT1 表达显著升高，与分期较低的肾癌患者相比，分期较高的患者 MALAT1 的表达显著升高，而 MALAT1 表达水平高的患者比表达水平低的患者总生存期显著缩短，进一步在体外实验中将 MALAT1 敲减后，肾癌细胞的增殖、侵袭能力受到显著抑制，这与其他学者的研究一致。表明 MALAT1 在肾癌中发挥促癌作用，并且有望成为判断肾癌预后的可靠标志物。

（2）肾细胞癌相关转录物 1（renal cell carcinoma related transcript 1，RCCRT1）：一项研究中发现，RCCRT1 在肾癌中的表达水平较相邻的非癌组织中显著上调，RCCRT1 的表达与患者肿瘤的大小、病理分期、淋巴结转移等相关，在该实验中，用 siRNA 转染将 RCCRT1 的表达敲减，通过细胞增殖、细胞凋亡、Transwell 实验和伤口愈合测定等方法对 RCCRT1

的作用进行评估，结果显示 RCCRT1 的表达降低将抑制肾癌细胞的迁移和侵袭。

（3）NEAT1：由两种同工型构成，分别为 NEAT1-1 和 NEAT1-2，同种型也称为 MEN ε 和 MENβ，前者长度为 3.7kb，后者为 23kb，两个 NEAT1 转录物都是通过 RNA 聚合酶 II 合成的，但每种同种型在其 3′端具有不同的结构，NEAT1-1 是典型的多腺苷酸化，缺少重复序列，在小鼠、大鼠和人类中高度保守。NEAT1-2 缺少经典的 poly-A 尾，而是在其 3′端具有短的 poly-A 富集区，其 3′端被 RNase P 切割加工，NEAT1-2 在形成旁斑（旁斑是在哺乳动物细胞核的染色质间隔中发现的核糖核蛋白体）中发挥重要作用。NEAT1 核心结构蛋白的组分形成旁斑。NEAT1 具有重要的功能，参与调控细胞内的生物学过程，包括免疫反应、基因表达调控等。NEAT1 是乳腺发育和哺乳期所必需的。NEAT1 参与免疫反应、基因转录的调控。据报道，NEAT1 在肿瘤的发生发展中发挥重要作用。一项研究对 NEAT1 在肾透明细胞癌中的表达和功能进行了探讨，在透明细胞癌组织中 NEAT1 的表达水平发生上调，与较低表达水平的患者相比，NETA1 高水平表达的患者其肿瘤体积更大、淋巴结转移更明显、预后更差，在体外实验中将 NEAT1 敲减后，对肿瘤细胞进行细胞侵袭和迁移测定，发现 NEAT1 敲减会抑制肾癌细胞的增殖、侵袭及转移，并诱导凋亡。

（4）SPRY4 内含子转录本-1（SPRY4 intronic transcript1，SPRY4-IT1）：最初在脂肪组织中被发现，位于 5 号染色体上，是 SPRY4 基因的内含子。多项研究表明，SPRY4-IT1 在肿瘤中发挥促癌作用，促进癌细胞的增殖、侵袭及转移。有学者采用 qRT-PCR 技术对 98 例原发性肾透明细胞癌组织和相邻正常肾组织及 4 个肾癌细胞系和正常人近端小管上皮细胞系 HK-2 中的 SPRY4-IT1 进行检测，在透明细胞癌组织及肾癌细胞系中 SPRY4-IT1 的表达水平较正常组织和正常细胞系中显著升高，经分析得知，过度表达的 SPRY4-IT1 与透明细胞癌的进展相关，SPRY4-IT1 表达虽与患者的年龄、性别、肿瘤大小无关，但与组织学分级、肿瘤分期、淋巴结转移和远处转移有关，具有统计学意义，与低表达组相比，高表达组的患者其总生存期较短。

（5）lncRNA-ATB：是通过 TGF-β 活化的 lncRNA，在许多肿瘤中失调。已经证明，lncRNA-ATB 可以介导 TGF-β 诱导 EMT 的作用并促进乳腺癌的转移，lncRNA-ATB 与 miRNA-200 家族相关，lncRNA-ATB 通过竞争性结合 miRNA-200 家族上调 ZEB1 和 ZEB2，然后诱导 EMT 和侵袭，表明 lncRNA-ATB 与 miRNA-200 共同在诱导 EMT 中发挥重要作用。在一项研究中，对 74 例肾癌患者组织及相邻的非癌组织和肾癌细胞系及正常人近端小管上皮细胞系 HK-2 提取 RNA，进而检测 lncRNA-ATB 的表达，与癌旁组织及非癌细胞系相比，在肾癌组织及细胞系中 lncRNA-ATB 的表达显著升高，通过分析发现，肾癌患者中 lncRNA-ATB 的过表达与肾癌的进展和发展有关，lncRNA-ATB 与肿瘤分期、组织学分级、淋巴结转移等相关，在该研究中发现，lncRNA-ATB 可以促进肾癌细胞的增殖、抑制凋亡、促进癌症的侵袭及转移，发挥促癌作用。在另一项研究中同样检测到，与非癌组织相比，在肾癌组织中 lncRNA-ATB 的表达水平显著升高，且其表达与患者组织学分级、淋巴结转移、远处转移相关，在分析 lncRNA-ATB 与肾癌患者预后之间的相关性时发现，与低表达患者相比，lncRNA-ATB 高表达的患者总生存期明显缩短。提示 lncRNA-ATB 有望成为临床诊断肾癌及判断患者预后的一个新型标志物。

二、膀 胱 癌

膀胱癌是泌尿系统第二常见的恶性肿瘤，2015 年全美癌症统计显示膀胱癌新发病例位居泌尿系统肿瘤首位（74 000 例），其中男性新发病例 56 320 例，女性 17 680 例；死亡病例数位居泌尿系统的首位（16 000 例），其中男性 11 510 例，女性 4490 例。2015 年中国癌症调查显示，我国 2015 年新发膀胱癌病例 80 500 例，其中男性 62 100 例，女性 18 400 例；死亡 32 900 例，其中男性 25 100 例，女性 7800 例。对我国 1998～2008 年膀胱癌患者数据资料进行分析，结果显示膀胱癌是男性泌尿生殖系统常见的恶性肿瘤，40 岁之前发病率处于低水平，低于 1/10 万，40 岁以后发病率明显升高，但仍低于肾肿瘤，60 岁以后发病率超过肾肿瘤，位居第一名，并且男性发病率显著高于女性。膀胱癌的发病率在欧洲、北美最高，而在中非最低。

膀胱癌多发于 50 岁以上的中老年人，其发病率随着年龄的增大相应增加。膀胱癌的发生与多种因素相关，如经常暴露于芳香胺环境中是常见的职业因素，吸烟是常见的生活因素，在埃及等非洲国家血吸虫感染是膀胱癌鳞癌好发的诱发原因。膀胱癌最常见的类型是尿路上皮癌，鳞癌和腺癌较少见。膀胱癌常见的临床表现有间歇性无痛性肉眼血尿、尿频、尿急、尿痛等膀胱刺激症状，严重者可发生尿潴留，可发生肾积水，引起腰酸腰痛等。现在临床诊断膀胱癌的方法大致有尿常规、尿脱落细胞学检测、B 超、膀胱镜检查、动脉造影及 CT、MRI 检查。尿脱落细胞学检测操作方法简便，具有无创的特点，广泛适用于临床诊断，是一种高特异度但低敏感度的方法。目前诊断膀胱癌最重要的手段是膀胱镜检查，但它具有侵入性且昂贵的缺点，并且特异度和敏感度较低。膀胱癌恶性度高、术后易复发，因此一般疗效差及预后不良，故早期诊断膀胱癌及建立有效的术后检测至关重要。

1. 转移抑制因子 1（metastasis suppressor 1，MTSS1）　首次于 2002 年在膀胱癌中发现其阳性表达，但在转移性乳腺癌和转移性前列腺癌中低表达或表达缺失，提示 MTSS1 可能为转移抑制因子。MTSS1 定位于人类染色体 8q24.1，其蛋白产物包含 759 个氨基酸。MTSS1 由 C 端肌动蛋白单体结合 WH2 结构域和 N 端 I-BAR（反向 BAR）结构域组成。MTSS1 的表达受其启动子区域内 CpG 岛的 DNA 甲基化的调节。MTSS1 多在正常组织及一些非转移的肿瘤中表达，在对其研究中发现，许多发生转移的肿瘤组织中 MTSS1 表达降低或缺失，如乳腺癌、前列腺癌、肾癌等。有研究报道，在正常的组织中 MTSS1 呈现阳性染色，而与正常膀胱组织相比，MTSS1 在膀胱癌中低水平表达或者不表达，在体外实验中 MTSS1 与膀胱癌的生长呈现负相关性，过表达可以降低癌细胞的生长速度，但 MTSS1 的过表达对癌细胞的增殖和侵袭能力不产生抑制作用。一项研究中采用实时定量 PCR 对膀胱癌组织及癌旁组织中 MTSS1 的表达进行检测，结果显示膀胱癌组织中 MTSS1 表达低于癌旁组织，仅为癌旁组织的 16.36%，差异具有统计学意义。在另一项研究中，检测到 MTSS1 在人类正常膀胱尿路上皮细胞中呈现免疫反应性，在 69% 的原发性尿路上皮细胞癌标本中没有观察到反应性，分析发现分化程度越差，则染色越弱，在低级别肿瘤中，有一半的肿瘤中 MTSS1 的表达水平与正常细胞相似，分化差的高级别肿瘤中只有 16.7% 肿瘤显示微弱或轻度染色。

2. PLK1　属于 Polo 样激酶（PLK）家族成员，同其他家族成员一样，PLK1 的 N 端具有一个高度保守的催化区，C 端常有两个被称作 Polo 盒结构域（Polo-Box domain，PBD）。

哺乳动物中 PLK 包括 PLK1、PLK2、PLK3 和 PLK4。PLK1 的分子量为 66kDa，含有 603 个氨基酸，PLK1 是一种广泛存在于真核生物中高度保守的丝氨酸/苏氨酸蛋白激酶，对细胞周期各时相、肿瘤发生发挥着重要的作用。PLK1 与肿瘤的发生发展密切相关，如参与肿瘤细胞周期各个环节，对 DNA 合成损伤修复，对抑癌基因 p53 都有重要的调节作用。并且发现 PLK1 与端粒的延长、肿瘤的侵袭转移和多药耐药也有一定的关系。在一项研究中，采用免疫组织化学技术检测 120 例膀胱尿路上皮癌的 PLK1 表达，采用蛋白印迹法对 60 例膀胱尿路上皮癌及 21 例正常上皮组织的 PLK1 进行检测，采用 MTT、流式细胞仪等方法测定膀胱癌细胞增殖及侵袭能力，与正常组织相比，在癌症组织中 PLK1 表达显著升高，分析发现 PLK1 表达状态与肿瘤的临床分期、组织学分级及癌症的复发和转移密切相关，在体外实验中证实 PLK1 与肿瘤细胞的增殖侵袭能力相关，抑制 PLK1 导致肿瘤细胞 G_2/M 期细胞周期阻滞，并使细胞的增殖侵袭能力受限。通过对 693 例非肌层浸润性膀胱癌长期的研究发现，PLK1 与肿瘤的进展密切相关，PLK1 可以作为一项独立的预后指标。各项研究证明 PLK1 可能作为临床膀胱癌诊断与预后指标。

3. 微型染色体维持蛋白 5（minichromosome maintenance protein 5，MCM5） 是微型染色体维持蛋白的一员，微型染色体维持基因的产物即 MCM，MCM 由 MCM2、MCM3、MCM4（Cdc21）、MCM5（Cdc46）、MCM6（Mis5）和 MCM7（Cdc47）6 个亚单位构成。在真核和哺乳动物中，MCM 参与构成 DNA 复制起止控制点。在正常细胞中 MCM 蛋白的 mRNA 水平随着细胞周期的变化而改变，在 G_1/S 期达到峰值，进入 G_0 期或分化、衰老时，其表达下降或不表达。MCM 与细胞增殖相关，MCM5 作为 MCM 其中一员，与增殖也有密切的关系，因此推断 MCM5 参与了肿瘤的发生发展。对膀胱癌患者、非膀胱癌的其他泌尿系疾病患者与健康人的尿脱落细胞采用 RT-PCR 技术检测 MCM5 基因的表达，结果显示，在健康人的尿脱落细胞中未检测到 MCM5 的表达，在非膀胱癌患者中 MCM5 的表达阳性率仅为 13.3%，与其他患者相比，膀胱癌患者尿脱落细胞中 MCM5 的表达明显，癌症患者中阳性率高达 93.3%，MCM5 在不同病理分级中表达水平差异明显，1、2 级与 3 级差异明显，但 1、2 级之间差异不明显。有研究检测到正在接受膀胱镜检查的有血尿或有下尿路刺激征或尿路上皮细胞癌患者的尿液细胞中 MCM5 表达，MCM5 明显比尿液细胞学更敏感，在 MCM5 检测下限较低时，敏感度可达 92%，特异度为 78%。有学者通过检测膀胱癌患者和非膀胱癌患者尿液中 MCM5 mRNA 表达水平发现 MCM5 尿含量与肿瘤的复发相关，具有统计学意义。提示 MCM5 可能成为膀胱癌诊断或者判断是否复发的重要指标。

4. Livin 是近年来发现的人类凋亡抑制蛋白（inhibitor of apoptosis protein，IAP）家族的一员，最初由学者于 2000 年从人类胚肾 cDNA 克隆得到，称为肾凋亡抑制蛋白（kidney inhibitor of apoptosis protein，KIAP），同时由于 Livin 基因在黑色素瘤细胞中高度表达，故也称黑色素瘤凋亡抑制蛋白（melanoma inhibitor of apoptosis protein，ML-IAP）。Livin 位于人类染色体 20q13.3，分子量为 46kDa，由 7 个外显子和 6 个内含子构成。作为 IAP 成员之一，Livin 含有 BIR 和 RING 结构域，正常存在于胎盘组织中，成人的正常组织中大多不表达或者低表达，人体存在两个同基因不同剪切的异构体，即 Livinα 和 Livinβ，虽然两种异构体差异微小，但二者具有不同抗凋亡功能，且二者组织表达谱也不同。在对 Livin 的研究中发现，Livin 参与了多种肿瘤的进展，如肾上腺皮质肿瘤、结肠癌、鼻咽癌等。

在一项研究中,对52例早期膀胱癌患者和30例非泌尿系统肿瘤患者(对照组)尿液中Livin的表达和尿脱落细胞学进行检测, 在对照组中检测到Livin高表达率仅为3.3%,而在膀胱癌组中高表达率高达71.2%,显著高于对照组,并且检测尿液中Livin比尿细胞学检测更加敏感,提示检测尿液中Livin可能有助于临床膀胱癌早期诊断。对138例非肌层浸润性膀胱癌患者和10例健康对照者中Livin进行检测,并对实验组和对照组的病理分期、组织学分级、辅助治疗和复发时间进行长达48个月的调查, 结果显示Livin在非肌层浸润性膀胱癌中高表达, 表达率为65.22%,并且发现Livin表达高低与复发生存率相关,Livin高表达, 复发率高, 无进展生存期缩短,提示Livin可能成为膀胱癌诊断及判断预后的标志物。

5. CD44 属于黏附分子家族的一员,可以介导淋巴细胞的归巢、淋巴细胞向炎症部位和黏膜相关淋巴组织归位、黏附细胞外基质等, CD44作为一种跨膜糖蛋白,可以促进细胞增殖、细胞分化及细胞迁移;参与细胞因子、趋化因子和生长因子等相应受体的表达及重要的细胞信号转导。CD44位于11号染色体上,由19～20个高度保守的外显子构成,分子量约为50kDa。不同外显子的表达不同,可编码两种不同的CD44,即标准体CD44S、变异体CD44V。CD44S主要在生理状态下发挥作用,如细胞之间的粘连、介导淋巴细胞归巢等,CD44V主要出现在病理状态下,研究表明CD44V与肿瘤的发生关系密切。CD44V9为CD44V的一员,一项研究对98例经病理免疫组织化学法验证为膀胱癌的标本进行CD44V9的表达检测,并分析与临床特征的相关性, 结果显示CD44V9高水平表达与预后差相关,在肌层浸润性膀胱癌中CD44V9阳性患者的淋巴结转移率显著高于CD44V9阴性患者,与CD44V9低水平表达的膀胱癌患者相比,高水平表达的膀胱癌患者的无进展生存期及癌症特异性生存期也显著缩短,且结果具有统计学意义;在体外实验中将CD44V9敲减对膀胱癌细胞的增殖侵袭能力产生抑制作用,提示CD44V9可能在膀胱癌中发挥促癌作用。CD44V6是最早发现的CD44V,通过qRT-PCR技术提取21例膀胱癌患者和25例非癌症患者尿液中的CD44V6, 结果显示在膀胱癌患者尿液中CD44V6表达明显高于非癌症组, CD44V6在膀胱癌患者尿液中特异度和敏感度可达72.0%、85.7%,提示CD44V6可能成为诊断膀胱癌的一个新的非侵入性指标。

6. CD47 又称整合素相关蛋白(integrin-associated protein, IAP),1994年研究者发现并证实了CD47和IAP为同一物质。CD47存在于细胞膜表面,属于免疫球蛋白超家族的免疫球蛋白样蛋白质,是一种广泛分布于细胞表面的高度糖化的跨膜蛋白, CD47的配体为受体信号调节蛋白α(signal regulatory protein α, SIRPα),可与配体形成CD47-SIRPα信号复合体,参与多种细胞进程,可参与细胞迁移、神经系统发育、中性粒细胞趋化激活并对造血细胞生成等活动发挥作用, CD47-SIRPα可产生抑制信号,对巨噬细胞吞噬产生负性调节作用。CD47另一个配体为血小板反应蛋白-1(thrombospondin-1, TSP-1), TSP-1与CD47结合后通过阻止cGMP的合成或激活cGMP依赖性蛋白激酶的活性来发挥作用。CD47在多种疾病中均发挥着重要作用,如炎症、骨性疾病、血液疾病、器官移植排斥反应、生殖系统疾病及肿瘤等。已有研究报道CD47在膀胱癌中过表达,参与膀胱癌的发生发展,通过阻断CD47的表达发现,巨噬细胞可以吞噬癌细胞。同样在另一项研究中发现CD47在膀胱癌中高表达,采用CD47单克隆抗体可以起到抑制膀胱癌生长及转移的作用,提示CD47可能成为膀胱癌诊断的标志物, CD47抗体可能成为膀胱癌的一个新的治疗药物。

7. ALDH1 属于 ALDH 家族，ALDH 可以通过将乙醛氧化成乙酸的同工酶，避免细胞受到醛过氧化物的损害。ALDH1 存在于细胞质中，其基因位于 9q21 染色体，由 13 个外显子构成，编码 501 个氨基酸残基。ALDH1A1 是 ALDH1 的同工酶，在甲状腺中高表达。ALDH1 作为 ALDH 的成员，在通过维生素 A（视黄醇）转化成视黄酸的初级分化中具有重要作用，ALDH1 在多种组织中发挥重要作用，在肿瘤组织中亦是如此。对侵袭性和非侵袭性膀胱癌及其癌旁组织的 ALDH1 的表达进行检测，发现与癌旁正常组织相比，癌组织中 ALDH1 的表达水平显著增高，ALDH1 在非侵袭性膀胱癌中的阳性率达 24.58%，在侵袭性癌中的阳性率为 33.94%，经过分析得知，在非侵袭性膀胱癌中 ALDH1 的表达水平与患者肿瘤分期、无复发生存率显著相关，在侵袭性膀胱癌中 ALDH1 的表达水平与患者肿瘤分期、淋巴结转移、远处转移及总生存率相关，提示 ALDH1 可能成为判断膀胱癌预后的新的指标，但有待进一步研究。在另一项研究中，检测了膀胱尿路上皮肿瘤中 ALDH1A1 的表达，结果显示 ALDH1A1 与患者的肿瘤大小、复发率显著相关，表明 ALDH1A1 参与了膀胱尿路上皮肿瘤的发生发展过程，还与肿瘤的预后相关，ALDH1A1 可能成为膀胱尿路上皮肿瘤临床诊断及治疗膀胱癌的新靶点。

8. OCT4（octamer-binding transcription factor 4）**基因** 属于 POU 转录因子家族中的一员，广泛存在于真核生物中，根据 POU 结合域的同源性和连接肽的长度，7 个亚族构成了 POU 转录因子家族，第 V 亚族包括 OCT4。OCT4 基因也称为 OCT3、POU5FI、OTF4，位于 6 号染色体上（6p21.31），长度为 16.4kb。OCT4 基因是最早发现的重要的维持胚胎干细胞多潜能性和自我更新的关键基因，不仅表达于胚胎干细胞、生殖干细胞及未分化胚胎癌中，而且还发现 OCT4 基因也存在于成人的一些干细胞和肿瘤组织中，如间充质干细胞、神经祖细胞、乳腺癌组织等。有研究在检测膀胱癌中 OCT4 的表达时发现，主要在肿瘤细胞的细胞质中检测到 OCT4 的表达，44% 的患者 OCT4 高表达，46% 的患者低表达，10% 的患者无表达，OCT4 表达还与肿瘤患者的临床分级相关。对 OCT4 的表达与膀胱癌之间的关系进行研究，结果显示 OCT4 与肿瘤的复发呈正相关，在复发的膀胱癌患者中 OCT4 的表达显著高于原发性肿瘤，并且在该研究中证实化疗可以诱导患者 OCT4 的表达升高，降低 OCT4 表达水平时，药物敏感性增加，反之当 OCT4 过表达时，对顺铂无反应，推断 OCT4 表达与膀胱癌患者的耐药性显著相关。有研究采用免疫组织化学法检测 OCT4 在膀胱癌中的表达，研究结果表明 OCT4 与肿瘤分期相关，推断 OCT4 参与了肿瘤进展、侵袭性行为和转移。提示 OCT4 可能成为临床诊断膀胱癌新的标志物和治疗膀胱癌的一个新的治疗靶点。

OCT4 异构体：人类 OCT4 基因可以通过选择性剪接和替代翻译起始产生 3 种转录物 OCT4A、OCT4B 和 OCT4B1。OCT4A 与 OCT4B 具有相同的 POU 结合域，但二者的 N 端序列不同。OCT4A 的 N 端富含脯氨酸和甘氨酸残基，而 OCT4B 则不是。OCT4A 主要表达在胚胎和一些成体干细胞而且能够控制细胞的多能性，OCT4B 同样表达于干细胞和肿瘤细胞但一般不产生影响。OCT4B1 是一个新发现的 OCT4 的异构体，在正常干细胞和癌性干细胞中表达。有研究报道，在肿瘤标本和非肿瘤标本中均检测到 OCT4B1 表达，但肿瘤组织中 OCT4B1 表达显著高于非肿瘤组织，而且 OCT4B1 表达水平与肿瘤级别呈正相关，在高级别肿瘤中，OCT4B1 的表达上调更显著，因此认为 OCT4B1 有望成为新的肿瘤标志物。

9. 泛素样含 PHD 和环指域 1（ubiquitin-like with PHD and ring finger domains 1，UHRF1）　也称 ICBP90 或 Np95，是 UHRF 家族的成员之一。研究发现 UHRF1 在细胞周期 G_1/S 中发挥重要作用。UHRF1 在多数增殖的细胞中高表达，UHRF1 mRNA 在胸腺、胎儿胸腺、胎儿肝脏和骨髓中含量最高，推测 UHRF1 表达状态与增殖相关。UHRF1 与 DNA 甲基化及染色体重塑相关。在许多肿瘤中检测到 UHRF1 高表达，表明 UHRF1 参与了多种肿瘤的发生发展，研究发现 UHRF1 在膀胱癌中表达升高，有研究结果显示，膀胱癌患者组的平均 UHRF1 基因 mRNA 表达值比正常尿路上皮细胞对照组高约 2.5 倍，与低级别肿瘤相比，高级别的肿瘤组织中 UHRF1 的表达水平更高，且差异具有统计学意义。UHRF1 与肿瘤恶性程度相关，与肌层浸润性膀胱癌相比，非浸润性膀胱癌中 UHRF1 表达较低。有研究报道，UHRF1 主要表达于细胞核中，免疫染色显示约 49.2%（58/118）的膀胱癌患者组织中 UHRF1 高水平表达，UHRF1 与患者的肿瘤分级及复发相关，与低表达的患者相比，高表达的患者其无复发生存率较低，平均生存时间缩短。

10. 溶质转运蛋白家族 34 成员 2（solute carrier family 34 member 2，SLC34A2）　是 pH 敏感钠依赖性磷酸盐转运蛋白，属于溶质转运蛋白家族 SLC34 的成员。SLC34 是一个溶解物携带家族，其成员包括 NaPi-Ⅱa（SLC34A1）、NaPi-Ⅱb（SLC34A2）和 NaPi-Ⅱc（SLC34A3），对于维持机体内环境中的无机物有重要作用。研究表明，SLC34A2 位于染色体 4p15.1—p15.3，SLC34A2 cDNA 的全长为 4167bp，具有编码 689 个氨基酸蛋白的开放阅读框。在小肠、肾、前列腺、卵巢等组织中表达，长度与无机磷的平衡密切相关，因此认为 SLC34A2 的异常会导致肺泡微结石症。很多研究发现 SLC34A2 在非小细胞肺癌中发挥了关键作用，SLC34A2 在非小细胞肺癌中表达降低，并且发现其在乳腺癌、甲状腺乳头状癌、卵巢癌等中均出现表达。研究发现与正常对照组织相比，SLC34A2 在膀胱癌组织中表达增高，高表达率为 54.6%，在细胞系中出现同样的结果，并且进一步分析得知 SLC34A2 的高表达水平是判断总生存的独立危险因素，SLC34A2 与肿瘤的大小、分期及生存率呈正相关性，在体外实验中将 SLC34A2 上调会增强癌细胞的增殖能力，而降低 SLC34A2 的表达会对癌细胞产生抑制作用，提示我们 SLC34A2 可能为诊断膀胱癌提供一个新的指标。

11. γ 突触核蛋白（γ-synuclein，SNCG）　是突触核蛋白家族的成员之一，该家族除 SNCG 外还有其他两位成员，分别是 α 突触核蛋白（SNCA）和 β 突触核蛋白（SNCB），它们与载脂蛋白结构相似，但在神经元胞质溶胶及突触前末端含量丰富。SNCA 与 SNCB 与帕金森病、阿尔茨海默病密切相关。SNCG 首次在乳腺癌中被发现的，之前被称为乳腺癌特异性基因 1（breast cancer-specific gene 1，BCSG1）。人类 SNCG 基因位于染色体 10q23.20—q23.3，其 cDNA 长度为 5 kb，包含 5 个外显子，编码的蛋白质由 127 个氨基酸构成。SNCG 参与 DNA 甲基化，这在肿瘤的发生和发展中起重要作用。对 15 例正常膀胱组织、113 例膀胱癌组织样本进行检测，并对 SNCG 与膀胱癌患者临床病理特征之间的相关性进行分析，结果显示在 15 例良性膀胱组织中 SNCG 染色均为阴性，但在 113 例膀胱癌组织中检出 SNCG 阳性率高达 73.5%（83/113），经分析得知 SNCG 的过度表达与肿瘤分期显著相关，但与患者存活无显著相关性。同样在另一项研究结果中显示，SNCG 在膀胱癌中表达水平明显升高，并发现 SNCG 与患者的复发密切相关。

12. GATA 结合蛋白 3（GATA-binding protein 3，GATA3）　是 GATA 家族锌指转录

因子的成员，最初被鉴定为 T 细胞谱系特异性因子，随后发现 GATA3 在造血系统外部起作用。已经表明 GATA3 是尿路上皮分化的标志物，对 72 例尿路上皮癌的组织进行检测，GATA3 的表达阳性率高达 86%，显示 GATA3 是诊断尿路上皮癌的敏感性标志物。在另一项研究中，对 4 种膀胱癌细胞系和正常尿路上皮细胞系中 GATA3 的表达水平进行检测，结果显示与正常尿路上皮细胞系相比，在膀胱癌细胞系中 GATA3 表达下降，该实验还证实 GATA3 参与了膀胱癌细胞的迁移和侵袭，与对照组相比，将 GATA3 敲减导致细胞迁移及侵袭能力显著增加。

13. CK7/CK20　一项研究中，对 26 例发生淋巴结转移的膀胱癌患者组织中 CK7 和 CK20 进行免疫组织化学染色，分析结果得知 CK7 在原发肿瘤及转移的淋巴结中表达阳性率为 100%，CK20 在原发肿瘤和转移的淋巴结中表达阳性率为 46%。有研究者对 150 例尿路上皮癌患者和 50 例鳞癌患者组织中 CK7 和 CK20 的表达进行检测，CK7 和 CK20 在尿路上皮癌组织中呈现过表达，表达阳性率分别为 80%（120/150）、70%（105/150），在鳞癌中表达阴性，对 CK7 和 CK20 与尿路上皮癌患者的临床分期分析发现，CK7 的表达阳性率与患者的分期呈正相关，分期越晚表达阳性率越高，而 CK20 表达随着肿瘤分期的增加阳性率下降，表明 CK7 和 CK20 不仅有助于判断膀胱癌的分型，还可以指导临床判断膀胱癌患者的预后。

14. 泛素偶联酶 E2C（ubiquitin-conjugating enzyme 2C，UBE2C）　也称为泛素结合酶 10，是泛素蛋白酶体系统的组成部分之一，由包含催化 Cys 残基和 N 端延伸的保守核心结构域组成，在破坏有丝分裂过程中发挥重要的作用。有研究报道，在 82 例膀胱癌患者中检测到 UBE2C 的阳性率为 62%（51/82），相反在 14 例非肿瘤性尿路上皮中 UBE2C 表达均为阴性，在该实验中对 UBE2C 与膀胱癌患者临床病理特征之间的相关性进行分析，结果显示，UBE2C 表达阳性与患者的临床分期、脉管侵袭显著相关，研究者对 82 例实行根治性膀胱切除术的膀胱癌患者进行随访发现 UBE2C 阳性与肿瘤特异性生存期较短相关，为了检测 UBE2C 在膀胱癌中的作用，用 UBE2C siRNA 转染膀胱癌细胞 UM-UC-3 并检测细胞的生长，结果显示抑制 UBE2C 的表达对膀胱癌细胞的生长产生明显的抑制作用。在另一项研究中同样检测到与正常对照组相比，在膀胱癌患者的尿样中 UBE2C 的水平显著升高，且在一定的范围内，UBE2C 在区分膀胱癌患者与血尿的非肿瘤患者时的敏感度和特异度分别可达 82.5%、76.2%。

15. Dickkopf-1（DKK-1）　是一种分泌蛋白，可以抑制 Wnt 信号通路进而在多种细胞过程如增殖、分化、存活、凋亡等中发挥重要的作用，研究报道 DKK-1 mRNA 在除胎盘以外的大多数正常人体组织中表达水平较低，但在多种肿瘤中检测到了 DKK-1 的异常表达，如乳腺癌、胃癌、前列腺癌。有研究对 DKK-1 在膀胱癌中的表达进行了检测，在该研究中以 90 例膀胱癌患者术前的血清为样本进行研究，结果显示膀胱癌患者血清中 DKK-1 的表达水平升高，并且与患者的临床分期及组织学分级相关。另有研究检测到膀胱癌患者 DKK-1 的表达水平显著高于正常对照组，分析发现 DKK-1 的表达水平不仅与患者临床分期相关，还与患者淋巴结转移、远处转移、预后显著相关，DKK-1 高水平表达的患者其 5 年生存率显著降低。

16. CXCL1　也称为黑素瘤生长激活因子 α，已有大量研究报道 CXCL1 参与了多种肿瘤的发生发展，其中 CXCL1 在膀胱癌中的异常表达已经被证实。一项研究中检测到

CXCL1 在膀胱癌组织中表达，但在良性对照组中表达较低或不表达，CXCL1 蛋白表达与患者肿瘤分级相关，与低级别肿瘤相比，高级别肿瘤 CXCL1 的表达水平较高。对 43 例膀胱癌患者及 43 例对照者尿液中 CXCL1 的表达水平进行了检测，结果显示与对照者相比，膀胱癌患者的尿液中 CXCL1 的表达显著上调，该研究中分析发现尿液中 CXCL1 诊断膀胱癌的敏感度、特异度分别为 55.81%、83.72%。另一项研究中同样检测了膀胱癌患者与健康对照者尿液中 CXCL1 的表达，结果显示膀胱癌患者尿液中 CXCL1 的表达水平较对照组显著升高，提示检测尿液中 CXCL1 的表达有望成为临床诊断膀胱癌的一种可靠的非侵入性方法。

17. 再生基因（Reg 基因）Reg1α　首次是在 1988 年筛选小鼠中再生胰岛来源的 cDNA 文库时发现。研究报道，Reg1α 在各种器官中表达，在肝脏、胰腺、胃和肠道细胞的增殖和分化中发挥作用，Reg1α 还可以调节神经突生长。Reg1α 不仅参与生理过程，还参与了多种病理过程，Reg1α 的表达与多种疾病的预后相关，如肺癌、肝癌等。有研究通过检测 Reg1α 的表达发现，与正常尿路上皮细胞系相比，在膀胱癌细胞系中 Reg1α 表达水平显著升高，将 Reg1α 敲减后，G_0/G_1 期癌细胞的比例显著增加，S 期癌细胞的比例降低，导致细胞生长能力受限，并且癌细胞的增殖和侵袭能力受到抑制，同样在膀胱癌组织中检测到 Reg1α 较对照组过表达，对 Reg1α 与膀胱癌患者临床特征之间相关性进行分析，结果显示 Reg1α 表达与患者复发时间及生存期成反比，表明 Reg1α 可以用作临床上诊断膀胱癌复发和预后的标志物。

18. 星形细胞上调基因-1（astrocyte elevated gene-1，AEG-1）　又称为异黏蛋白（metadherin，MTDH）。AEG-1 基因位于染色体 8q22，由 12 个外显子和 11 个内含子组成，AEG-1 在 2002 年首次作为在人类免疫缺陷病毒-1（HIV-1）感染或用重组 HIV-1 包膜糖蛋白治疗后在人类胎儿星形胶质细胞中诱导的神经病理学相关基因 gp120 被报道。研究报道了在大多数脊椎动物物种中的 AEG-1 直向同源物，但在无脊椎动物中没有检测到。AEG-1 mRNA 在所有器官中以不同水平普遍表达，在肿瘤组织中发生异常表达，AEG-1 通过增加癌细胞的增殖、侵袭、转移、血管生成和化学耐药性来促进肿瘤的发生和进展，如肝癌、胃癌、宫颈癌。在以非肌层浸润性膀胱癌（non-muscle-invasive bladder cancer，NMIBC）和正常膀胱组织为研究对象的研究中，显示在正常组织中 AEG-1 染色较弱，在膀胱癌组织中 AEG-1 高表达，高表达率达 45%（46/102），且 AEG-1 的表达水平与肿瘤分级和进展显著相关，浸润性膀胱癌患者的 AEG-1 表达水平较非侵袭性膀胱癌患者高，AEG-1 的表达水平与患者存活时间相关，与 AEG-1 低表达患者相比，高表达的患者存活时间较短。对 85 例人类膀胱尿路上皮癌（bladder urothelial carcinoma，BUC）和 16 例肿瘤相邻组织中 AEG-1 的表达进行检测，与肿瘤相邻组织相比，AEG-1 在肿瘤组织中的表达水平显著升高，AEG-1 蛋白表达虽与性别、肿瘤分级和年龄无关，但高水平的 AEG-1 蛋白表达与肿瘤 TNM 分期和复发显著相关，与其他学者在 NMIBC 中的研究结果一致，与低表达水平的患者相比，具有高 AEG-1 表达水平的患者生存率较低。

19. miRNA

（1）miRNA-27a：抗顺铂化疗是膀胱癌治疗的主要障碍，有研究发现 miRNA-27a 在膀胱癌顺铂化疗中发挥抑制耐药的作用。在一项研究中，采用体外细胞培养的实验来验证肿瘤耐药时 miRNA 的表达失调与膀胱癌之间的关系，该研究团队采用膀胱癌细胞系

EJ/T24 和 RT112 为研究对象，在癌细胞中 miRNA-27a 出现表达下调，对细胞用顺铂处理后进行分析，发现 SLC7A11 在抗性细胞中显著过表达，而 miRNA-27a 过表达降低了 SLC7A11，表明通过降低细胞 SLC7A11 的水平，miRNA-27a 的表达降低可以诱导膀胱癌细胞中的顺铂抗性，增加 miRNA-27a 表达后可以恢复顺铂的敏感性，提示 miRNA-27a 可能成为临床治疗膀胱癌的一个新靶点。

（2）miRNA-126：首次于 2002 年在小鼠组织中发现。已经发现 miRNA-126 介导血管的生成及血管完整性。miRNA-126 可能影响血管的发生进而导致肿瘤组织紊乱和血管异常。miRNA 在多种肿瘤中异常表达，如胃癌、肺癌、宫颈癌，在一项研究中，分析了各种阶段和级别膀胱肿瘤中 miRNA 和 mRNA 的表达，在非浸润性膀胱癌和浸润性膀胱癌之间存在 72 种差异表达的 miRNA，在浸润性膀胱癌中 31 种 miRNA 表达上调，在非浸润性膀胱癌中 41 种 miRNA 表达上调，进一步在细胞系中对这 72 种 miRNA 的表达进行了验证，发现与非浸润性膀胱癌细胞相比，浸润性膀胱癌细胞中 miRNA-126 显著下调，在体外实验中证实 miRNA-126 过表达可以减弱浸润性膀胱癌细胞的侵袭能力。

（3）miRNA-451：为了调查 miRNA-451 与膀胱癌之间的关系，对膀胱癌组织及细胞系中 miRNA-451 的表达进行了检测，在体外实验中，膀胱癌细胞系中 miRNA-451 表达与癌细胞的增殖、侵袭、转移及黏附能力呈负相关，miRNA-451 过表达还可以促进细胞的凋亡，表明 miRNA-451 在膀胱癌中发挥抑癌作用，与健康组织对比，膀胱癌组织中 miRNA-451 的表达显著降低，且 miRNA-451 与患者的肿瘤分级、分化程度及远处转移呈现负相关性，患者肿瘤分级更高、分化程度更差，其组织中 miRNA-451 表达水平下降更明显，在未发生转移的患者组织中 miRNA-451 的表达明显较发生转移的患者中高。

（4）miRNA-100：有研究证实 miRNA-100 在膀胱癌中发挥抑癌作用，miRNA-100 与肿瘤细胞生长相关，与对照组相比，过表达的 miRNA-100 对膀胱癌细胞的生长能力产生抑制作用，72h 时对癌细胞的增殖产生了最大的抑制效应，可减少 29.6% 的细胞增殖。对 126 对膀胱癌和相邻正常组织中 miRNA-100 的表达水平进行检测发现，与正常组织相比，miRNA-100 在膀胱癌组织中表达下调，对 miRNA-100 与膀胱癌患者临床特征进行相关性分析发现，低水平表达的患者其临床分期较高、复发率高、进展速度更快等，是患者无进展生存期、总生存期独立的预测因子。同样另一项研究中检测到，膀胱癌组织中 miRNA-100 表达水平明显降低，miRNA-100 表达水平与患者的临床分期、组织学分级和局部淋巴结受累相关，与 miRNA-100 高水平表达的患者相比，miRNA-100 低水平表达的患者临床分期较晚、组织学分级较高、淋巴结转移更明显，且低表达的患者总生存期较短、预后较差。提示 miRNA-100 在膀胱癌中发挥抑癌作用，并可能成为临床判断膀胱癌患者预后的一个新指标。

（5）miRNA-145：首次是在小鼠中发现的，后在人体中得到证实。其转录基因位于染色体 5q32—q33——众所周知的人类基因组脆弱位点。miRNA-145 已被证明通过靶向多个癌基因参与调节各种细胞过程，如细胞周期、增殖、凋亡和侵袭。通过体外实验发现 miRNA-145 过表达会对膀胱癌细胞的增殖产生抑制，已经证实黏结蛋白聚糖-1（syndecan-1，SDC1）在大多数上皮和非上皮性肿瘤中表达，并且参与细胞生长、黏附、迁移、上皮形态发生和血管发生，而有研究者发现 miRNA-145 的过表达可以降低 SDC1，推断 miRNA-145 可能通过 SDC1 在膀胱癌中发挥抑癌作用。在另一项研究中检测到，与正常的膀胱上皮细胞相比，在膀胱癌细胞系中 miRNA-145 表达下调，miRNA-145 对膀胱癌细胞增殖和迁移发挥抑制作用，促进膀胱癌细胞的凋亡，在该研究中发现 miRNA-145 转染的细胞中 IGF-1R 蛋白表达显著降低，而 IGF-1R 在促进膀胱癌细胞的生长和避免癌细胞凋亡中发挥重要作用，推断 miRNA-145 可以通过抑制 IGF-1R 对膀胱癌发挥抑制作用。

（6）miRNA-19a：是 miRNA-17-92 簇的成员之一，与 miRNA-17、miRNA-18a、miRNA-20a、miRNA-19b-1 和 miRNA-92-1 共同属于 miRNA-17-92 簇成员，miRNA-17-92 的转录基因位于染色体 13q31.3，高度保守。很多证据表明编码 miRNA-17-92 簇的人类基因组区域在肿瘤发生中常常起关键作用，据报道，miRNA-19a 与其他成员相似，在各种人类癌症中都被调控。通过使用 Taqman 探针运用 qPCR 技术测量 miRNA-19a 的水平，发现在膀胱癌细胞中 miRNA-19a 的表达水平明显升高，进一步对 100 例膀胱癌组织和相邻非肿瘤组织中 miRNA-19a 的表达水平进行检测，结果与细胞检测结果一致，miRNA-19a 的平均水平在膀胱癌组织中表达上调，在体外实验中证实，miRNA-19a 的过表达可以促进癌细胞的增殖，发挥促癌作用，对 50 例膀胱癌患者和 50 例健康个体的血浆中 miRNA-19a 的表达进行检测，其结果依然是膀胱癌患者 miRNA-19a 的表达水平较正常对照组高，表明血清 miRNA-19a 的检测有助于膀胱癌的诊断。

（7）miRNA-21：研究证实在膀胱癌组织中 miRNA-21 的表达水平升高，在该研究中，对 miRNA-21 与膀胱癌患者临床特征之间的相关性进行了分析，发现 miRNA-21 与患者临床分期、组织学分级及淋巴结转移显著相关，与低水平表达的患者相比，miRNA-21 高水平表达的患者预后更差，提示 miRNA-21 可能成为临床判断膀胱癌患者预后的指标。有学者为研究 miRNA-21 在膀胱癌中发挥作用的机制，抑制膀胱癌细胞中过表达的 miRNA-21，结果显示敲减 miRNA-21 对癌细胞的增殖和侵袭能力产生抑制作用。

（8）miRNA-200c：miRNA-200 家族包括 miRNA-200a、miRNA-200b、miRNA-200c、miRNA-141、miRNA-429，miRNA-200 由两种多顺反子 pre-miRNA 转录产物 miRNA-200b-200a-429 和 miRNA-200c-141 构成，两产物分别位于 1 号、12 号染色体，miRNA-200 家族可以通过 EMT 在肿瘤中发挥作用，EMT 是一个可逆的过程，在 EMT 期间，上皮细胞失去其基底极性和紧密的细胞-细胞黏附，导致间充质和成纤维细胞表型的增加和迁移能力增强，因此认为 EMT 与肿瘤的转移密切相关。miRNA-200 家族最突出的基因靶点是 ZEB1 和 ZEB2，其是 EMT 标志物 E-钙黏蛋白的直接抑制剂。现已证明 miRNA-200 家族参与肿瘤的进展，miRNA-200c 作为 miRNA-200 家族一员，同样参与了肿瘤的进展。研究发现，miRNA-200c 在膀胱癌组织及细胞系中的表达水平均降低，实验证实 miRNA-200c 可以对膀胱癌细胞的增殖、侵袭及迁移产生抑制作用，其中 BMI-1 和 E2F3 是 miRNA-200c 作用的靶点，而且在该研究中证明 BMI-1 是入侵、迁移和增殖调节因子，E2F3 是增殖调节因子，miRNA-200c 可以通过抑制 BMI-1 和 E2F3 来抑制肿瘤的转移和迁移。很多研究发现 miRNA-200c 在膀胱癌中表达下调，发挥着抑癌作用。同样国内一项研究中，对 58 例膀胱癌患者及 17 例健康对照者外周血进行检测，分析其结果发现，膀胱癌组外周血 miRNA-200c 与对照组表达水平相比明显降低，并且在非浸润性膀胱癌患者中 miRNA-200c 的表达水平高于肌层浸润性膀胱癌患者，差异均具有统计学意义，经分析发现 miRNA-200c 对诊断膀胱癌的敏感度和特异度分别为 79.2%、77.3%。提示 miRNA-200c 有望成为膀胱癌诊断的指标。

20. lncRNA

（1）尿路上皮癌抗原 1（urothelial carcinoma associated 1，UCA1）：是膀胱癌中特异性表达的高度特异性 lncRNA，在膀胱癌中发挥重要的作用。UCA1 过表达促进了膀胱癌细胞的增殖、转移、侵袭并增加了其耐药性。有研究发现 UCA1 在膀胱尿路上皮癌中显著上调，UCA1 检测膀胱癌的特异度和敏感度分别高达 91.8%、80.9%，在肿瘤分期为 $G_2 \sim G_3$ 肿瘤的检测中特别有价值，敏感度高达 91.1%。尿沉渣中 UCA1 的检测已经被证明对诊断膀胱癌具有高度的敏感性和特异性。研究表明，miRNA-145 通过调节肌成束蛋白同源物 1（fascin homologue 1，FSCN1）对膀胱癌细胞发挥抑制癌细胞迁移和侵袭的作用，而在另一项研究中发现，UCA1 与 has-miRNA-145 呈负相关，而与 FSCN1 呈正相关，推断 UCA1 可以通过 hsa-miRNA-145-FSCN1 途径调节膀胱癌细胞的迁移和侵袭，该实验表明 UCA1 可能在治疗已经发生侵袭和转移的膀胱癌中发挥重要的指示作用。

（2）胃癌高表达转录物 1（gastric carcinoma high expressed transcript 1，GHET1）：首先被发现在胃癌中表达升高，在实验中发现 GHET1 定位于 7 号染色体上，并且与胰岛素样生长因子 2 mRNA 结合蛋白 1（insulin-like growth factor 2 mRNA binding protein 1，IGF2BP1）结合而调节 IGF2BP1 的物理作用，使 C-myc mRNA 和 IGF2BP1 之间相互作用增强，增加了 C-myc mRNA 的稳定性和表达，即 GHET1 增加 C-myc mRNA 的稳定性和表达，进一步在肿瘤中发挥作用。通过对 GHET1 在膀胱癌中的表达及 GHET1 与膀胱癌临床特征的关系进行研究，在实验中发现，与正常的尿路上皮细胞相比，膀胱癌细胞中 GHET1 的表达升高，同样膀胱癌组织中 GHET1 的表达水平显著高于正常对照组织，GHET1 的表达水平还与患者的生存期相关，与低表达组相比，GHET1 高表达的患者总生存期较短，且差异显著。该实验还降低了癌细胞中的 GHET1 水平进而验证 GHET1 在癌细胞周期中发挥的作用，结果显示将 GHET1 敲减后，导致癌细胞 G_0/G_1 期阻滞，同时还降低了癌细胞的侵袭及转移的能力。

（3）H19：在多种肿瘤中发挥致癌作用，据报道 H19 在膀胱癌中出现高表达，早在 1995 年国外学者在实验中便发现 H19 与膀胱癌患者相关，在高级别膀胱癌中 H19 的表达较高。在以膀胱癌组织及相邻正常组织为研究对象的研究中，采用 PCR 技术进行检测，与正常组织相比，在膀胱癌组织中检测到 H19 表达水平显著升高，并且发生转移的患者较未发生转移的患者 H19 表达水平更高，体外实验中结果亦是如此，高表达 H19 的癌细胞侵袭能力较强。进一步研究验证了 H19 过表达可以促进膀胱癌细胞的增殖和转移，H19 是膀胱癌癌变和转移的关键调节因子。

（4）HOTAIR：已被证明调节参与 EMT 的几个基因包括 Snail 家族锌指 1（Snail family zinc finger，SNAI1）、层粘连蛋白 β3（laminin beta 3，LAMB3）、层粘连蛋白 γ2（Laminin，gamma 2，LAMC2）、功能黏附分子 2（junctional adhesion molecule 2，JAM2）和 ABL 原癌基因 2（ABL proto-oncogene 2，ABL2），而 HOTAIR 可以通过层粘连蛋白影响 EMT，证明 HOTAIR 在肿瘤的发生发展中发挥重要的作用。一项研究发现，与健康者相比，HOTAIR 在膀胱癌患者组织中高表达率高达 81.8%（90/110），HOTAIR 表达水平与复发率相关，HOTAIR 高水平表达的患者其复发率更高且预后不良。有研究报道，与正常组织相比，HOTAIR 在膀胱癌组织中表达水平显著上调，通过进一步分析发现，与非复发性肿瘤相比，复发性肿瘤中 HOTAIR 表达显著增高，表明 HOTAIR 表达水平较高的患者复发率更高，这与其他学者的研究结果一致，提示我们 HOTAIR 有望成为临床判断膀胱癌复发的新指标。体外实验发现，miRNA-205 可以抑制膀胱癌细胞的增殖、侵袭及转移，诱导 G_2/M 细胞周期停滞，该研究团队还发现 HOTAIR 通过过表达可以使 miRNA-205 表达沉默，进而在膀胱癌中发挥促癌作用，这为临床治疗膀胱癌提供了新靶点。

（5）小分子泛素样修饰蛋白 1 假基因 3（small ubiquitin-like modifier 1 pseudogene 3，SUMO1P3）：经证实属于小分子泛素样修饰物（small ubiquitin-like modifier，SUMO）假基因家族的成员之一。SUMO 化在细胞生理过程中发挥重要的作用，如核转运、转录调节、凋亡和维持蛋白质稳定性。人类基因组包含 SUMO-1、SUMO-2、SUMO-3 3 个功能基因，以及 8 个 SUMO-1 假基因和 23 个 SUMO-2 假基因。一直以来，假基因被标记为"垃圾"DNA，在基因组进化过程中无表达。已经表明，假基因能够通过作为 miRNA 诱饵来调节肿瘤抑制因子和致癌基因。SUMO1P3 已经被证实在胃癌组织中明显上调，且表达水平与肿瘤大小、分化程度、淋巴转移和侵袭显著相关。对 SUMO1P3 在膀胱癌组织中表达及二者之间的关系进行研究发现，与配对相邻的正常组织相比，SUMO1P3 在膀胱癌组织中上调，此外，上调的 SUMO1P3 表达与组织学分级及晚期 TNM 分期呈正相关性，且 SUMO1P3 具有促进癌细胞增殖、诱导凋亡、抑制转移的功能，提示 SUMO1P3 在膀胱癌中发挥促癌作用，有助于临床早期诊断膀胱癌。

三、前 列 腺 癌

前列腺癌是世界范围内常见的男性泌尿生殖系统恶性肿瘤之一，发病率随年龄增长而增长，55 岁前发病率较低，55 岁后逐渐升高，常见于 70～80 岁老年男性，有家族遗传倾向者发病年龄稍稍提前。前列腺癌病理类型包括腺癌（腺泡腺癌）、尿路上皮癌、导管腺癌、鳞状细胞癌、腺鳞癌，而前列腺腺癌占 95%以上，因此通常所说的前列腺癌就是指前列腺腺癌。2015 年全美癌症统计显示前列腺癌已排名男性新发癌症病例数第一位（220 800 例，预计占全部新发癌症病例的 26%）；居死亡病例数第二位（86 380 例，占全部死亡病例数的 28%）。2015 年中国癌症调查报告显示，我国 2015 年预计新发前列腺癌病例 603 000 例，死亡 266 000 例；新发病例数最多的年龄段为 75 岁以上（含 75 岁），达到 324 000 例，其次为 60～74 岁年龄段，达到 242 000 例。因此高年龄人群将成为前列腺癌发病的主要人群。

目前认为引起前列腺癌的因素尚不明确，但学术界普遍认为可能引起前列腺癌的高危因素有遗传、高级别上皮内瘤变、高动物脂肪的饮食习惯、体内雄激素的调控失衡及居住环境、生活习性等。前列腺癌早期症状常不明显，随着肿瘤的发展，临床表现主要包括：①前列腺逐渐增大，会压迫尿道、膀胱等脏器引起排尿困难，常表现为尿流缓慢、尿流细、尿滴沥、排尿不尽、费力，甚至尿流中断。②由于生理结构原因，前列腺癌可发生不同程度的局部浸润和转移症状，如侵及膀胱引起血尿，侵及精囊引起血精，侵及骨髓可引起贫血等。临床上对于前列腺癌的检查手段多种多样，经直肠指诊、经直肠前列腺超声检查、超声造影检查、经盆腔 MRI 检查等多种检查手段已经运用于临床多年，但病理穿刺活检仍然为诊断前列腺癌的"金标准"。外周血肿瘤病理分子水平的检查近几年在前列腺癌的检查中也在逐渐发挥着更大的作用，其中运用较为广泛的 PSA 是目前较为被广泛接受的检查项目，对于前列腺癌的早期预警具有一定的优势。大量研究表明，PSA 对于前列腺癌早期临床诊断有一定的指导作用，基于 PSA 的筛查使前列腺癌的死亡率降低了 20%，但与过度诊断的风险相关，其存在的假阳性现象也一直被人们讨论着。

1. PSA 是前列腺上皮细胞产生的特异性肿瘤标志物，分子量为 35kDa 的糖蛋白，由 343 个氨基酸残基组成，具有丝氨酸酶活性。当前列腺健康时，PSA 在外周血中含量甚微，而当前列腺癌变时，其表达含量剧增。此外，前列腺增生时也会产生一定量的 PSA。1991年，首次将其当作前列腺癌的筛查标志物，并取得了一定的临床效果，被 FDA 批准用于前列腺癌早期诊断已有 20 余年，PSA 的检测显著提高了前列腺癌的检出率，极大地提高了前列腺癌的早期诊断成功率。国内外认可的外周血 PSA 上限被定为 4ng/ml，若患者 PSA高于该上限则建议行进一步详细的检查以排除是否患有前列腺癌。欧洲筛查前列腺癌的随机研究（European Randomised Study of Screening for Prostate Cancer，ERSPC）已证实可以通过 PSA 筛选试验估计前列腺癌组织活检的假阳性率及假阴性率，共有来自 5 个国家（意大利、比利时、芬兰、瑞典和荷兰）的 61 604 名男性参与了 ERSPC 的实验，假阳性被定义为 PSA 结果为阳性，但在 1 年内无前列腺癌的组织学确认，结果发现三轮检测假阳性率分别为 10.2%、11.0% 及 11.1%；在所有受试对象中，7752 名男性出现 1 次假阳性，2098名出现 2 次，538 名出现 3 次。因此 PSA 会导致众多不必要的穿刺活检，在学术界争议颇多。此外，在前列腺癌预防实验中发现，当把 PSA 阈值定为 1.1ng/ml 鉴定前列腺癌时可以得到 83.4% 的敏感度，但也会付出特异度降低至 39.9% 的代价；当把 PSA 阈值定为 2.1ng/ml 时鉴定前列腺癌的敏感度、特异度分别为 52.6%、72.5%；阈值定为 3.1ng/ml 时敏感度、特异度分别为 32.2%、86.7%；当阈值定为 4.1ng/ml 时敏感度、特异度分别为 20.5%、93.8%。年龄分层分析显示 PSA 在 70 岁以下男性中的表现略好于 70 岁以上者，AUC 值分别为 0.699 和 0.663。

2. PSA 异构体 前列腺特异抗原在降解过程中会产生大小不同的片段，被称作 PSA异构体，包括如（-1）、（-2）、（-4）、（-5）及（-7）前体 PSA 即 p1PSA、p2PSA、p4PSA、p5PSA 及 p7PSA。其中 p2PSA 具有特异性，可在外周血中被检测到，可用于前列腺癌检测诊断。《美国临床生化科学院检验医学实践指南》指出：当前 NACB（2008 版）专家组和欧洲肿瘤标志物组织均建议以总 PSA 在 2～10μg/L 时将游离/总 PSA（%fPSA）作为前列腺癌高患病风险人群中区分恶性和良性疾病的一种辅助检查指标。一项 2013 年公布的研究表明在具有遗传可能的前列腺癌患者中，（-2）前体 PSA（p2PSA）、p2PSA/tPSA 值（即%p2PSA）明显高于无遗传可能对照人群，而%fPSA 值显著低于无前列腺癌者的水平；%p2PSA 阈值在 1.66 时敏感度和特异性之间具有最佳平衡关系，诊断前列腺癌的敏感度为 70.4%，特异度也达到了 70.1%；而当敏感度为 90% 时，%p2PSA 和 PHI 的阈值分别为 1.20 和 25.5，此时的特异度分别为 37.9% 和 25.5%。

3. 张力蛋白同源第 10 号染色体缺失的磷酸酶（phosphatase and tensin homolog deleted on chromosome 10，PTEN）**基因** 为了分析前列腺癌中 PTEN 表达与疾病发生的风险，有研究分析了包括 1025 例前列腺癌的上千例样本并分析其中 PTEN 蛋白表达情况，发现与前列腺增生及正常组织相比，前列腺癌患者组织中 PTEN 表达水平明显降低；PTEN 表达水平与癌组织分化程度呈正比，且与转移有关，转移的患者较未转移者表达更低。另有学者搜集数百名前列腺癌患者作为研究对象，通过免疫组织化学技术检测出 217 例符合要求的前列腺癌组织中 PTEN 表达缺失占到 15%；当 PSA 浓度＞20ng/ml 时 PTEN 表达缺失占到 26%，PSA 浓度在 10~20ng/ml 范围波动时 PTEN 表达缺失达到 13%，年龄≥73 岁的患者中表达缺失比例高于年龄<73 岁的患者；进一步生存分析发现当 PTEN 在前列腺癌患者体内高水平表达时，常常较表达水平较低的患者预后好。

4. 晚期糖基化终末产物受体（receptor for advanced glycation end products，RAGE）　是一种免疫球蛋白，参与细胞内多种信号通路，已知其在多种恶性肿瘤中表达增高。检测前列腺癌及前列腺增生患者体内 RAGE、S100A8 和 S100P 的表达情况，发现三者在前列腺癌患者研究组中表达水平明显升高，RAGE、S100A8 和 S100P 在前列腺癌患者中的阳性率分别为 68.75%、62.50% 及 65.63%，明显高于前列腺增生患者中的阳性率（分别为 33.33%、23.33% 和 30.00%），三者在癌组织中的表达与淋巴结转移、远处转移及临床分期均相关。类似的研究，检测 RAGE、HMGB1 在前列腺癌和良性前列腺增生中的表达，发现 RAGE、HMGB1 在前列腺癌中的阳性率分别为 78.8%、68.2%，显著高于前列腺增生组织中的 46.7% 及 33.3%，表明 RAGE 参与了前列腺癌的发生发展，对于前列腺癌的分子诊断有一定的帮助。

5. Survivin　通过检测 Survivin 和 Clusterin 蛋白在前列腺增生组织及前列腺癌中的表达差异性，发现在所检测的 80 例前列腺癌患者癌组织中 Survivin 和 Clusterin 蛋白分别在 39 例、46 例患者中阳性表达，阳性率分别为 48.8%、57.5%，而在所有的 50 例前列腺增生患者中二者均无阳性表达；PSA 表达水平越高，二者阳性率越高，同时也随着临床分期的增高表达逐步增高。早些时候，有学者检测发现在 82 个前列腺癌样品中有 82.9% 的 Survivin mRNA 表达水平增高，这一数据在对照组织中为 58.8%；前列腺癌患者中 Survivin 蛋白表达水平明显高于对照组；前列腺特异性抗原倍增时间（PSA-DT）小于 2 年的患者体内 Survivin 蛋白表达量明显高于 PSA-DT 大于 2 年的患者，提示我们 Survivin 蛋白表达程度会影响前列腺癌的进展及侵袭。

6. OPN　为了探究 SIBLING 基因家族中 OPN、骨涎蛋白（BSP）、牙本质基质蛋白 1（DMP1）及唾液酸磷酸蛋白（DSPP）在前列腺癌诊断方面的作用，利用 cDNA 阵列、免疫组织化学法检测上述标志物在前列腺癌中的表达情况，发现 BSP、DMP1、DSPP 和 OPN 各自 mRNA 和蛋白质表达均显著升高，OPN 及 BSP 仅在晚期升高明显，而 DSPP 在肿瘤各个阶段水平都显著升高。OPN 与 Survivin 蛋白在 70 例前列腺癌患者体内过表达者分别为 36、46 例（阳性率分别为 51.4%、65.7%），前列腺增生组织中仅 OPN 蛋白有 10.4% 的阳性表达率，Survivin 无表达；随着 PSA 表达水平的增高，OPN 与 Survivin 阳性率也逐步增加，病理分级越高、无淋巴结转移者二者表达越低。

7. TMPRSS2-ERG 融合基因　跨膜丝氨酸蛋白酶 2 基因（TMPRSS2）、ETS 相关基因（ETS-related gene，*ERG*）分别属于雄激素调节基因、转录因子家族的成员。*ERG* 参与了细胞增殖、分化、血管生成及癌基因转化等众多的生理过程。二者均位于 21 号染色体，位置分别在 21q22.3、21q22.2，并通过染色体内或染色体间的重排从而形成 TMPRSS2-ERG 融合基因。检测前列腺癌及前列腺增生患者组织中 TMPRSS2-ERG 融合基因、P504S、P63 和 34βE12 4 种标志物的表达后发现 TMPRSS2-ERG 蛋白在前列腺癌中有着 20% 的阳性表达率，而在所检的 30 例前列腺增生患者体内未发现 TMPRSS2-ERG 蛋白阳性表达；P504S 在前列腺癌中有着 86% 的阳性表达率，而 P63 和 34βE12 在前列腺癌中均不表达。

较早的研究应用 RT-PCR、DNA 印迹杂交法检测第一次排尿后尿沉渣中 TMPRSS2-ERG 融合转录物及新型前列腺抗原 3 水平，发现直肠指诊后单独检测尿液中 TMPRSS2-ERG 融合基因用于前列腺癌诊断的敏感度为37%，单独检测前列腺癌3敏感度可达到62%，而将二者联合可将敏感度提高至73%。特别值得注意的是，在PSA持续升高和病理活检前列腺癌阴性患者中，94%的TMPRSS2-ERG融合转录物阳性可以更好地提示哪些患者需要重复活体组织检查，预示二者联合用于前列腺癌诊断具有极好的临床应用价值。类似研究结果也显示TMPRSS2-ERG与PCA3联合用于前列腺癌诊断可将敏感度从单独使用PCA3的68%提高至76%；相较于前列腺癌3，TMPRSS2-ERG在计算Gleason评分、临床肿瘤分期及预后等方面更具价值；更进一步来说，将新型尿检肿瘤标志物组合PCA3和TMPRSS2-ERG应用于临床前列腺癌诊断可使得病理活检数量减少，更容易被患者接受。

8. α-甲酰基辅酶A消旋酶（alpha-methylacyl CoA racemase，AMACR）　属于CAIB-BAIF辅酶A转换酶家族，其基因定位于5q13.3，于2000年首次被报道，可参与支链脂肪酸β氧化过程及其异构体的转化。

当PSA为3～15μg/L时将AMACR当作诊断前列腺癌的指标具有很好的效果。2005年，AMACR抗体的发现者之一将AMACR/34pE12/p63鸡尾酒抗体双染法首次用于前列腺小灶癌的诊断，取得了非常可喜的效果，82例前列腺癌患者中有78例阳性表达，阳性率达到95%，特异度达到100%，克服了细针穿刺活检前列腺癌微小病灶难以发现的问题。将AMACR与NY-ESO-1、XAGE-lb、CIP2A、SSX-2及LEDGF联合用于探讨它们在前列腺癌中的诊断价值，并用新建立的测定平台检测相对表达，发现上述标志物在前列腺癌中均高表达，再将PSA联合上述标志物（称为"A+PSA"指数模式），大大提高了对于前列腺癌早期诊断的敏感性及特异性，降低了假阳性率的同时AUC也有很大程度的改善。另有学者研究发现AMACR在正常组织或良性前列腺增生组织中低表达，而在前列腺癌中表达升高显著，并且发现AMACR表达水平与前列腺癌患病风险相关。此外也有研究认为，在评估前列腺癌风险时，若组织活检存在损伤确实可导致假阴性可能，利用qRT-PCR检测患者AMACR mRNA水平会有益处，未来研究可朝无创方向努力，如尿液样品检测等是很好的思路。

9. miRNA　培养前列腺癌细胞株C4-2B和LNCaP，并利用PCR、蛋白质印迹法等技术分析相应miRNA表达情况，发现其中miRNA-29a、miRNA-1256表达下调明显，TRIM68和PGK-1是miRNA-29a和miRNA-1256的直接靶标；进一步研究发现其机制可能与miRNA部分启动序列甲基化有关，从而导致二者作用的靶基因TRIM68、PGK-1表达水平增高，推动前列腺癌的形成。通过对比研究发现在前列腺癌组织及癌旁组织中存在33种具有表达差异性的miRNA，并利用微阵列技术及RNA原位杂交两种方法独立检测19种miRNA，发现其中的miRNA-375、miRNA-200c、miRNA-106a、miRNA-106b、let-7a、miRNA-21及miRNA-20a表达上调，miRNA-145、miRNA-221表达下调，miRNA-101在两种技术方法中出现表达反转；应用这两种方法检测到19种miRNA一致率为47%。前列腺癌细胞根据来源不同分为体细胞来源及干细胞来源，二者会释放出不同种类的外泌体，而不同种类的外泌体同样会释放不同种类的miRNA进入外周血，通过测定不同种类的miRNA对于恶性肿瘤早期的诊断及治疗靶标的鉴定具有潜在的生物学意义。利用Illumina平台测定出外泌体释放的1839种miRNA，包含990种已知的miRNA；而在这990种已知的miRNA中，仅有19种出现了差异表达，其中6种在CSCs中过表达，13种在体细胞来源的外泌体中过表达，miRNA-100-5p和miRNA-21-5p为测得的众多miRNA中表达最丰富的miRNA；

miRNA-100-5p、miRNA-21-5p 和 miRNA-139-5p 的转染可增加 MMP-2、MMP-9、MMP-13、RANKL 及成纤维细胞迁移能力。该研究表明众多差异表达的 miRNA 与前列腺癌分化、迁移和血管生成等生物学行为联系紧密。

（1）miRNA-21：作为一种被研究得较为透彻的 miRNA，已被认为是当前唯一在大多数人类已知的恶性肿瘤中普遍异常表达者，且人们对其关注热度一直不减。研究发现前列腺癌细胞中 miRNA-21 与雄激素受体可以互相协调彼此的表达，通过抑制 TGFBR2 进而减弱 TGF-β 介导的相关蛋白活性，使得细胞对于 TGF-β 介导的生长抑制和凋亡回路失去敏感性，参与前列腺癌的发生。D'Amico 评分高的前列腺癌患者 miRNA-21 和 miRNA-145 表达水平高于评分低的患者趋势明显，二者存在正相关性；miRNA-20a 和 miRNA-21 在 CAPRA 评分中被定义为高危患者体内表达水平增高，并且 miRNA-21 联合 miRNA-20a、miRNA-145 及 miRNA-221 4 种 miRNA 对于区分前列腺癌患者风险高低具有很大的作用。另有相关研究为了探究前列腺癌中 p57Kip2 下调的分子机制，经观察发现前列腺癌模型经雄激素去势治疗后 miRNA-21 和 p57Kip2 表达负相关性显著，进一步研究发现前列腺癌细胞中 miRNA-21 编码区 p57Kip2 mRNA 和蛋白质水平均较低，而抑制内源性 miRNA-21 后 p57Kip2 表达水平明显增高；因此认为 miRNA-21 对 p57Kip2 具有调节作用，使我们更加全面地认识了 miRNA-21 在前列腺癌中的作用。

（2）miRNA-141：是临床早期诊断前列腺癌效果较好的肿瘤标志物。前列腺癌患者外周血 miRNA-141 表达水平越高，发生骨转移的可能性越大，转移病灶越多，而良性前列腺增生患者与前列腺癌患者外周血中 miRNA-141 表达水平差异并不显著。进一步研究发现 miRNA-141 表达水平与 ALP 水平存在明显相关性，而与 PSA 不相关。在探究前列腺癌外周血 miRNA 在人及动物模型中的变化情况的研究中，miRNA-141、miRNA-298、miRNA-346 及 miRNA-375 在转移性去势抵抗性前列腺癌（metastatic castration-resistant prostate cancer，mCRPC）前列腺癌患者体内表达上调，肿瘤组织内 miRNA-141 和 miRNA-375 的表达可被当作外科手术后监测复发的生化预测因子。更有意义的是，该研究团队发现 miRNA-141、miRNA-298、miRNA-346 及 miRNA-375 在原发前列腺癌小鼠模型中表达差异显著，同样在 mCRPC 前列腺癌患者体内差异表达，这是首次利用小鼠模型探究外周血循环 miRNA 对于前列腺癌的临床意义。

（3）miRNA-375：miRNA-375、miRNA-1290 和 miRNA-1246 与患者生存率相关，其中 miRNA-375、miRNA-1290 在 CRPC 中表达升高，预示着患者总体生存率较差，认为外周血中 miRNA-375 和 miRNA-1290 是 CRPC 患者有前景的预后生物标志物，但仍需进一步验证。学术界对于 miRNA-375 的表达情况也有不同声音。有学者研究包括 miRNA-375 在内的 let-7c、miRNA-30c 和 miRNA-141 在前列腺癌中的表达水平，发现与 BPH 对照组相比，前列腺癌组 83.05% 患者外周血 miRNA-375 表达下调，相较于 PSA 显示出更为准确的诊断效能，而与无症状青年男性对照组相比，上述所有标志物诊断前列腺癌有着 86.8% 的敏感度和 81.1% 的特异度；学者也认为造成这一结果可能与实验对象组成、病灶转移情况、有无淋巴结转移等多方面因素有关，后期仍需大量研究加以证实。

（4）let-7：首次在秀丽隐杆线虫中被发现，目前该家族已发现 12 种 miRNA（let-7a-1、let-7a-2、let-7a-3、let-7b、let-7c、let-7d、let-7e、let-7f、let-7g、let-7i、miRNA-98 和 miRNA-202），可编码出 10 种不同的同型成熟 let-7 miRNA。目前已知 let-7 参与 Lin28/let-7/myc 轴的运作，

协助 Lin28 激活雄激素受体，进而参与前列腺癌的发生发展。在研究各类型 miRNA 在前列腺癌进展过程中上皮及基质表达变化情况时发现 let-7c、miRNA-21、miRNA-30c、和 miRNA-219 表达下调显著，且与疾病的转移关系密切。更进一步的研究发现 let-7c 和 miRNA-30c 与雄激素依赖性前列腺癌联系紧密，let-7c 的下调和前列腺外疾病的进展有关，因此可以预测前列腺癌的进展。利用 qRT-PCR 技术检测包括 let-7a/b/c 在内的数种 miRNA 在前列腺癌患者中的表达，发现 let-7a/b/c 在高危前列腺癌患者中均表达下调，并且发现 HMGA1 是 let-7b 的标靶蛋白之一，在前列腺癌患者体内 HMGA1 表达升高与 let-7b 的表达下调有关，let-7b 被认为作为高危前列腺癌发病风险及预后的标志物具有很大的潜力。

10. lncRNA 前列腺癌方面关于 lncRNA 的研究发现新型前列腺癌抗原 3（prostate cancer antigen3，PCA3）已被 FDA 批准用于临床前列腺癌的快速诊断，其他前列腺癌特异性 lncRNA 标志物包括前列腺癌基因表达标记 1（prostate cancer gene expression marker1，PCGEM1）、前列腺癌非编码 RNA1（prostate cancer non-coding RNA1，PRNCR1）、前列腺癌相关转录物 1（prostate cancer associated transcript1，PCAT1）、前列腺癌相关转录物 18（prostate cancer associated transcript 18，PCAT-18）等数十种 lncRNA 已先后被发现，并且在前列腺癌分子层面的早期诊断、病情分级、预后判断及治疗标靶的鉴定等方面发挥的作用已经被人们所认识。

（1）PCA3：在 1999 年被发现，又名 DD3，作为一种 lncRNA，是第一个可以从患者尿液中检测到并用于前列腺癌早期诊断的 RNA 类肿瘤标志物，并且只在前列腺癌中特异性高表达。编码 PCA3 的基因位于 9 号染色体（9q21—q22）上，由 3 个内含子和 4 个外显子组成，并且已被证实第 4 个外显子可进行选择性聚腺苷酸化。

为了探究 lncRNA- PCA3 在前列腺癌发生、发展过程中所起的作用，研究者成功构建了含有 PCA3 的质粒，转染相应前列腺癌 PC3 细胞系，转染后 PCA3 表达量增高显著，并且高表达的 PCA3 在前列腺癌细胞系中对于癌细胞的增殖及迁移能力有着明显的促进作用，还可延缓癌细胞的凋亡，因此认为 PCA3 在前列腺癌的发生发展过程中具有明显的促进作用。国外有学者利用 RT-PCR 技术分析 PCA3 在前列腺癌组织及正常前列腺组织中的表达情况，发现与良性前列腺增生、正常前列腺组织相比，前列腺癌中 PCA3 表达上调，并且结果显示尿液比血液中表达量更高、更敏感。近年来新技术手段不断应用于临床，也更加优化肿瘤的早期诊断。磁性纳米微粒介导的 PCA3 在最佳临界点（数据为 25）时诊断前列腺癌的敏感度为 77.3%，特异度达到 91.2%，与传统尿沉淀法在 PCA3 临界点时预测前列腺癌相比敏感度（62.9%）、特异度（90.6%）有了一定的提升。对比性研究发现前列腺癌经直肠超声诱导穿刺活检手段检出阳性率仅 41.7%，而 PCA3 对于前列腺癌的检出敏感度及特异度可分别达到 68%、49%，而 mMRI 检测前列腺癌的灵敏度和特异度分别为 74% 和 90%，临床上 mMRI 和 PCA3 的组合对于前列腺癌的早期诊断可以获得最佳效果（ROC 曲线下面积为 0.808）。

2012 年，FDA 已经批准将 PCA3 尿液检测项目用于高风险穿刺活检阴性患者跟踪检测；有研究探讨前列腺癌患者尿液中前列腺特异性 G 蛋白偶联受体（prostate-specific G protein coupled receptor，PSGR）与 PCA3 对于前列腺癌诊断的价值，发现 PSA 的多变量 ROC 值为 0.602，PSGR 的多变量 ROC 值为 0.681，PCA3 的多变量 ROC 值为 0.656；二者联合曲线值为 0.729，认为 PSGR 和 PCA3 是前列腺癌的重要预测因子，而且比单独检测

PSA 效果更好。尿液标志物检测相对于外周血检测更加方便、快捷、易于接受，具有广阔的科研及市场前景。但同时需要注意的是，无论是临床还是科研工作中，PCA3 作为 RNA 的一种，采集时务必要注意其不稳定性及降解的可能，需要医师及工作人员精密的配合才能保证其完整性，以得到更加准确的结果。

（2）PCAT1 基因位于染色体 8q24,有关机制方面的研究发现 PCAT1 可通过对 BRCA2 3'UTR 的转录后抑制，使得抑癌基因 BRCA2 在同源重组时产生功能缺陷，使得 PARP1 敏感性增高，进而导致肿瘤的发生、发展。近期已有学者研究发现前列腺癌中 PCAT1 受到 C-myc 基因的调节；在 Du145 前列腺癌和 RWPE 良性永生化前列腺细胞系中过表达 PCAT1,显著增加了 Du145 和 RWPE 细胞的增殖，敲减 PCAT1 后两种细胞系的增殖明显受到抑制，印证了 PCAT1 在前列腺癌中扮演致癌基因的角色；进一步研究发现在 Du145 和 RWPE 两种细胞系中当 PCAT1 过表达时，C-myc 蛋白水平也会显著增加，而敲减 PCAT1 后 C-myc 蛋白表达也会随之大幅度下调；在 PCAT1 过表达细胞系中进行 C-myc 敲减，PCAT1 过表达造成的增殖作用会被消除，因此认为 PCAT1 介导的细胞增殖依赖于 C-myc 的过表达。早期研究已显示 PCAT1 主要调节对象为 EZH2 蛋白，这种蛋白在肿瘤组织中表达会促进肿瘤的转移。

（3）PRNCR1：也有学者将其称为 PCAT8,其基因位于染色体"基因沙漠"8q24 区域，长度约为 13bp,目前已发现其在结直肠癌等多种癌细胞中表达异常。

前列腺癌细胞中 PRNCR1 和 PCGEM1 在侵袭性前列腺癌中高度过表达，二者可通过雄激素受体增强子末端乙酰化、雄激素受体末端甲基化而参与前列腺癌的发生发展，并推测 lncRNA PRNCR1、PCGEM1 或可作为前列腺癌去势抵抗的成分。PRNCR1 不仅在一些前列腺癌细胞中表达上调，在前体病变前列腺上皮内瘤变中也存在表达上调；通过 siRNA 敲减 PRNCR1 后可减弱前列腺癌细胞活力及雄激素受体的反式激活活性,预示着 PRNCR1 可能通过影响雄激素受体活性而参与前列腺癌的发生、发展过程，补充了我们对于前列腺癌易感性和发病机制的认识，为分子诊断层面诊断前列腺癌提供了新的思路。

（云　芬）

第四节　女性生殖系统
一、乳　腺　癌

乳腺癌是发生在乳腺上皮的恶性肿瘤，女性为绝对发病人群，占到所有发病人数的 99%,男性仅占 1%,是当今女性多发的恶性肿瘤之一。绝经期前后是女性乳腺癌的高发时期。乳腺癌且严重影响着妇女的身心健康。放眼世界，乳腺癌发病率有逐年增高的趋势，在一些国家和地区乳腺癌甚至成为女性发病率第一位的恶性肿瘤，我国乳腺癌发病率虽未有一些发达国家高，但形势仍不容乐观。*CA: A Cancer Journal for Clinicians* 发布的 2015 年全美癌症统计显示乳腺癌新发病例 234 190 例，其中女性为绝对的发病主体，达到 231 840 例，远高于男性的 2350 例。乳腺癌患者中死亡 40 730 例，女性 40 290 例，远高于男性的 440 例；女性乳腺癌发病率已居于女性全身恶性肿瘤的首位，占到全身恶性肿瘤的 29%,死亡率居女性全身恶性肿瘤第二位（26%）。2015 年中国癌症调查显示，我国 2015 年新发乳腺癌病例

272 400 例，女性占到绝大多数，达到 268 600 例，男性 3800 例。总计死亡 70 700 例，其中女性 69 500 例，男性 1200 例；女性发病人数最高的年龄段为 45～59 岁，达到 128 700 例，女性死亡病例中，死亡病例例数最多的年龄段为 45～59 岁，达到 28 300 例，其次为 60～74 岁年龄段。从发病情况来看，城市地区女性发病例数 189 500 例，远高于农村地区的 79 000 例，东部地区女性发病例数最多，达到 83 900 例；城市地区女性死亡例数 43 800 例，农村地区女性死亡例数也达到 25 700 例。

经过多年的临床观察与研究发现具有乳腺癌高危因素的女性发生乳腺癌的概率较健康人高，高危的遗传因素（特别是一级亲属是乳腺癌患者）、初潮较早、绝经推迟、未生育后代及高危的工作生活环境均是乳腺癌已被证实或是潜在的病因。除此之外，一些高危生物因素也不可忽视，如女性雌激素水平的改变、体内乳腺癌易感基因如 P53、BRCA1 及 BRCA2 的异常表达均应考虑在内。与其他常见的恶性肿瘤类似，乳腺癌早期症状与体征常不典型，因此不会引起患者足够的重视。近 80% 的乳腺癌患者表现为乳房肿块，此外乳头出现溢液、皮肤的异常改变也是乳腺癌的常见临床表现。钼靶 X 线、CT、MRI、肿块穿刺活检及切除活检，血清及外周血肿瘤标志物均可作为诊断乳腺癌的指标。随着分子生物学的发展及肿瘤标志物的研究日趋成熟，相关的肿瘤标志物在乳腺癌中的表达及其意义已逐渐被人们认识，日益深入的研究显示血清肿瘤标志物和循环肿瘤细胞的检测在乳腺癌治疗中有重要价值。

1. CA15-3 是 1984 年由学者从人乳脂肪球膜 MAM-6 中制成的小鼠单克隆抗体，又名乳腺癌相关抗原，对于乳腺癌的早期诊断有很大的价值，研究也较透彻。

作为乳腺癌肿瘤标志物的一种，CA15-3 被国内外学者广泛研究，单独检测 CA15-3 敏感度与准确度因方法不同而有差异。近些年，有关乳腺癌的联合检测因其敏感性、特异性高，准确性好且可靠性强得到了国内外学者的普遍认可，派生出的组合也是层出不穷。尽管诊断组合不尽相同，但最终目的均是为了提高乳腺癌诊断的敏感性、准确性。相比较于传统的单一肿瘤标志物检测，联合检测技术一般需要 CA15-3 与 1～3 个肿瘤标志物相结合以提高诊断敏感性、准确性。在一项研究中，检测 126 例乳腺癌组患者血清 CA15-3、CYFRA21-1 和 CA12-5 及 OPN 表达水平并与 50 例良性对照组进行比较并分析四者与乳腺癌临床分期和复发转移之间的关系，发现 4 种肿瘤标志物联合检测具有一定的互补性，诊断乳腺癌的敏感度高达 95.2%，准确度和阴性预测值也有明显的提高，从而减少了误诊漏诊概率。同时联合动态检测可以对乳腺癌临床分期、治疗效果、肿瘤复发起到监控作用，因此血清肿瘤标志物联合动态检测在乳腺癌早期预警等方面具有重要的临床应用价值。在对于乳腺癌骨转移机制的研究中，发现乳腺癌患者骨转移组血清 CA15-3、TRACP5b 的水平均明显高于无转移组及良性病变组患者水平；将无转移组与良性病变组进行比较后发现两项指标均显著增高；血清 CA15-3、TRACP5b 水平与骨转移分级正相关性显著，表明二者的表达水平与乳腺癌患者的骨转移有着很大的相关性。CA15-3 和 CEA 的表达情况对于我国不同分子亚型乳腺癌患者所具有的诊断作用研究还不是很透彻。检测数百例乳腺癌患者术前 CEA 和 CA15-3 浓度，发现 CA15-3 和 CEA 分别在 12.3% 和 7.2% 的乳腺癌患者体内表达升高；CA15-3 阴性乳腺癌患者 5 年无转移生存率、无病生存率和总生存率分别为 84.0%、83.0% 和 90.9%，而 CA15-3 阳性乳腺癌患者分别为 69.6%、66.2% 及 74.2%，乳腺癌分子亚型中 CEA 和 CA15-3 表达水平的不同对于患者预后有着很大的影响。

　　在研究 CA15-3 与 CEA、HSP90α、铁蛋白在乳腺癌患者体内表达水平的变化及意义的实验中，发现 CA15-3 单独诊断乳腺癌敏感度为 62.3%，特异度可达到 95.3%。上述四者联合用于乳腺癌诊断敏感度可达到 83.5%，而特异度则有所下降(89.7%)。为了探究 CA15-3 和 CEA 对于乳腺癌患者预后方面的作用，有学者搜索电子数据库后筛出 36 项研究中的 12 993 例受试者进行荟萃分析，研究结果显示 CA15-3 和 CEA 水平的升高与乳腺癌患者较差的无病生存期和总生存期显著相关；并且发现 CA15-3 水平与组织学分级、患者年龄相关。

　　2. 雌激素受体/孕激素受体（estrogen receptor，ER/progesterone receptor，PR） ER 是细胞胞浆中的可溶性糖蛋白大分子，由两个沉降系数为 4S、分子量为 65kDa 的激素结合蛋白质分子所构成的二聚体。PR 是雌激素（如雌二醇）作用的最终产物，PR 的存在说明 ER 酶有其活力。近年发现 60%～70% 的乳腺癌患者癌细胞中有 ER，这些癌细胞又称之为激素依赖性癌细胞。受体检测阳性的乳腺癌患者应用雌激素拮抗药物后可以获得较好的抑癌作用。当正常乳腺细胞发生癌变时，ER 和 PR 出现部分和（或）全部缺失，如果 ER 和（或）PR 仍保留在细胞内，则内分泌因素仍可调控该乳腺癌细胞的生长和增殖，称为激素依赖性乳腺癌，此类乳腺癌对内分泌治疗的效果较好，预后相对较好。

　　研究发现数十例乳腺癌组织中 ER、PR 阳性率分别为 61.2% 和 43.3%，二者的表达情况与乳腺癌患者腋窝淋巴结的转移情况有关，淋巴结转移的患者 ER、PR 阳性率较低，分别仅为 22.6% 和 24.5%。在 ER、PR 表达对绝经前淋巴结阳性乳腺癌患者预后影响的研究中，通过树状分析发现 4 个以上淋巴结阳性和年龄大于 40 岁的患者中 ER 阴性、PR 阳性患者的无进展生存期最差；大多数患者 1～3 个淋巴结阳性，肿瘤处于 T1、T2 期时，ER 阳性、PR 阴性往往提示预后不良。

　　3. CK5/6 二者均属于基底细胞标志物，在上皮细胞中表达显著，临床多利用一种或数种角蛋白来推测基底样分化，并进行分子分型。现有研究发现 CK5/6 对于三阴性乳腺癌（triple negative breast cancer，TNBC）有着很好的预后指导作用。

　　分析上百例 TNBC 患者（包括 35 例远处转移、36 例淋巴结转移和 34 例仅有腋窝淋巴结转移的患者）的临床特点后发现肿瘤内具有较高 EGFR 和 CK5/6 表达的基底样 TNBC 与淋巴结和远处转移密切相关，肿瘤内 EGFR 和 CK5/6 的高水平表达可能在基底样 TNBC 患者的淋巴结或远处转移这一过程中发挥作用。为了探究 CK5/6、E-cad 和 EGFR 在 TNBC 中的表达情况及临床意义，通过免疫组织化学法检测 278 例乳腺癌患者（TNBC 62 例，非 TNBC 216 例）体内上述三者的表达情况，发现 TNBC 中 CK5/6 和 EGFR 阳性率分别为 77.42% 和 88.7%，高于非 TNBC 组的 6.94% 和 57.4%；E-cad 在 TNBC 组中阳性率为 29.03%，低于非 TNBC 组的 82.41%。进一步研究发现三者的表达情况与 TNBC 淋巴结转移情况、临床分期及组织学分级有关。

　　4. E-cad 正常情况下，E-cad 表达于上皮细胞内，而当其表达下调时可促进 EMT 现象的发生并参与恶性肿瘤的发生发展。

　　为了研究 E-cad 和 VEGF 在我国汉族和维吾尔族 TNBC 患者体内的表达情况及临床意义，利用免疫组织化学法检测二者在 172 例汉族和 79 例维吾尔族 TNBC 患者体内的表达情况并分析二者与一些临床特征的关系，发现 E-cad 在汉族 TNBC 患者中阳性率为 45.3%，在维吾尔族 TNBC 患者中阳性率为 38.9%；VEGF 在汉族 TNBC 患者中阳性率为 47.1%，在维吾尔族患者中阳性率为 60.8%。进一步研究发现 E-cad 表达与 TNBC 患者淋巴结转移情况、TNM 分期和组织学分级负相关性显著。检测上百例乳腺浸润性导管癌患者（包括TNBC、Luminal A 型、Luminal B 型和 HER-2 阳性患者）体内 E-cad 的表达情况，发现 E-cad在 Luminal A、Luminal B 和 HER-2 阳性及 TNBC 患者中阳性率分别为 63.27%、63.41%、43.18%和 42.59%，四组间差异显著；TNBC 组中 E-cad 表达情况与淋巴结转移情况、组织学分级等指标负相关性显著。

5. EGFR 是酪氨酸激酶家族中的一员，当其过表达时可以促进癌细胞周围血管的形成，进而促进肿瘤的发生发展。TGF-β 与 EGFR 在乳腺癌组织中的表达呈正相关，乳腺癌细胞系中 TGF-β 信号与 EGFR 反式激活之间存在一定的功能联系，并且发现 TGF-β 在增强 EGFR 表达的同时可增强乳腺癌细胞的迁移和侵袭能力。这一研究结果增进了我们对于EGFR 在乳腺癌发生发展过程中作用的认识。通过系统回顾和荟萃分析发现 EGFR 在 27%的乳腺癌患者中过度表达，高表达的 EGFR 预示无病生存期及总生存期较差，并且与非TNBC 患者相比，EGFR 过表达对 TNBC 患者的无病生存期影响更大。为了探究 EGFR 和VEGF 在乳腺癌术前及术后表达的变化，检测发现乳腺癌组中 EGFR 与 VEGF 术前表达水平增高，二者正相关性显著，术后 1 周、1 个月到 6 个月表达水平逐渐降低；二者表达水平与肿瘤的大小、TNM 分期等指标相关性显著，提示 EGFR 在乳腺癌的进展过程中扮演了重要的角色。

6. 乳腺癌基因 BRCA1/BRCA2 是一种乳腺癌易患基因，主要由 BRCA1 及 BRCA2组成。现已证实其在乳腺癌和卵巢癌的发生、发展过程中具有重要的生物学行为。2010 年有研究报道了遗传性乳腺癌家族综合性 BRCA1/BRCA2 的突变分析，结果显示在 82 个接受调查的家庭中鉴定出 37 个家族具有致病性突变，占到了总数的 45.1%，这其中又有 70.2%家庭是三位重叠突变（BRCA1：R1443X，BRCA2：8765delAG 和 BRCA2：E1953X）。在日本乳腺癌家族 BRCA1 和 BRCA2 种系突变的频率的研究中，发现 113 例具有乳腺癌家族遗传高患病风险的人群中有 15 例具有高风险的 BRCA1 突变，占到总数的 13.3%，21例具有 BRCA2 突变，占到总数的 18.6%；研究结果表明家族谱是携带 BRCA1 或 BRCA2突变风险的重要决定因素。

对新疆地区数十例乳腺癌病例进行 BRCA1/BRCA2 突变情况扩增检测后发现 9.76%的乳腺癌患者具有 BRCA 基因的突变，这其中 BRCA1 突变与 BRCA2 突变各占到一半，并且发现包括 2073delA 移码突变、W372X 无义突变在内的 4 种突变情况在先前的研究中未有报道，增进了我们对于 BRCA 基因突变的认识。2014 年，有研究对我国华南地区汉族人群中 BRCA1/BRCA2 突变情况利用高通量测序等技术对乳腺癌患者及健康人群进行突变检测，检出 5 例乳腺癌患者具有有害突变，分别为 454delA、Q1538X、6646delG、S611X及 8773delAAGG，6646delG 突变发生在一位 TNBC 患者体内，而健康人群中并未检测到该有害突变。另有学者对于 BRCA1/BRCA2 在 TNBC 中的突变情况及对于预后的影响做了较为细致的研究。研究者从 77 个 TNBC 组织和正常组织中获得 DNA 样本并测序BRCA1/BRCA2 外显子，结果显示 19.5%（15 例）的组织 BRCA 近突变，包括 12 例 BRCA1突变，另外 3 例为 BRCA2 突变。进一步的研究发现 BRCA 基因突变患者 5 年生存率较对照组高，具有 BRCA 突变的 TNBC 患者的复发风险显著降低。

利用荧光 PCR 检测近 200 例包括乳腺癌患者、良性乳腺疾病患者及健康人群体内

BRCA1 及核内原癌基因 myc 的表达水平，发现 BRCA1 的表达水平在乳腺癌患者体内显著低于其他两个研究组，而 myc 在乳腺癌研究组中的表达水平正相反；BRCA1 和 myc 在乳腺癌患者组中的阳性率分别为 47.9%、42.7%，二者联合检测阳性率为 57.3%。

7. miRNA　分析乳腺癌患者及健康对照者体内 6 种 miRNA（miRNA-9、miRNA-335、miRNA-205、miRNA-10b、miRNA-125b、miRNA-34a）变化情况，发现与健康者相比miRNA-9 在乳腺癌患者体内表达水平显著增高，miRNA-335 和 miRNA-205 表达水平降低明显。miRNA-9、miRNA-335 及 miRNA-205 联合检测用于乳腺癌诊断的 AUC 值达到了0.924，显著高于 CA15-3 相应的 AUC 值。为了探究 CTC 与转移性乳腺癌之间的相关性，采用 TaqMan 人类 miRNA 阵列分析转移性乳腺癌（包括 CTC 阳性 61 例，CTC 阴性 72 例）及健康对照者体内 miRNA 变化情况，发现 miRNA-141、miRNA-200a、miRNA-200b、miRNA-200c、miRNA-203、miRNA-210、miRNA-375 和 miRNA-801 在 CTC 阳性乳腺癌患者体内表达水平显著高于 CTC 阴性患者及健康对照者体内表达水平，miRNA-768-3p 在阳性患者中表达水平则显著降低；miRNA-200b 是区分 CTC 阳性与阴性效果最佳的miRNA，AUC 值为 0.88。miRNA-134 和 miRNA-21 在乳腺癌患者体内表达上调，ROC 分析发现二者联合用于乳腺癌诊断的 AUC 值为 0.95，好于二者之一单独检测效果，其余 5种 miRNA 表达水平与健康对照者相比并无显著差异。

对于接受治疗的乳腺癌患者体内 miRNA 的变化情况，检测经 TLDA 治疗患者与健康者体内 miRNA 表达情况后发现，miRNA-148b、miRNA-376c、miRNA-409-3p 及 miRNA-801在乳腺癌患者外周血中表达水平上调，miRNA-148b、miRNA-409-3p 和 miRNA-801 诊断乳腺癌的 AUC 值为 0.69，因此检测外周血 miRNA 表达水平可以补充和改善乳腺癌的早期检测准确性。为了研究 miRNA 作为新型乳腺癌生物标志物的潜力，有研究提取乳腺癌患者体内 miRNA，发现乳腺癌患者体内 miRNA-195 水平明显升高，术后乳腺癌患者体内miRNA-195 和 let-7a 的循环表达水平降低至与对照组相当水平。

（1）miRNA-93：利用原位杂交方法检测上百例 TNBC、非 TNBC 患者体内 miRNA-93的表达情况，发现 TNBC 患者体内 miRNA-93 过表达率达到了 52.5%，高于非 TNBC 患者中的 25.6%。TNBC 中 miRNA-93 表达水平与患者年龄、组织学分级等指标无显著相关性，而与淋巴结受累、TNM 分期呈正相关。同样有关 TNBC 的研究，检测 miRNA-93 及miRNA-21 在 TNBC 中的表达情况，发现二者较正常乳腺组织中表达水平显著升高，并且二者的表达情况与癌肿大小、癌肿临床分期及淋巴结转移情况均呈正相关。

（2）miRNA-21：在有关家族性乳腺癌和 TNBC 患者体内 miRNA 表达情况的研究中，有国内学者发现 miRNA-21 表达水平较对照组在家族性乳腺癌和 TNBC 患者中显著增高；有淋巴结转移较无淋巴结转移患者表达水平增高明显，且与 Ki-67 阳性表达显著正相关。乳腺癌中 miRNA-21 表达升高与癌肿侵袭性有关，miRNA-21 表达情况也与 TGF-β1表达呈正相关性，但通过 Cox 比例风险回归分析发现 miRNA-21 的表达情况与患者生存率并无显著相关性，因此认为 TGF-β1 或许可上调 miRNA-21 在乳腺癌中的表达，miRNA-21在肿瘤的发生、发展过程中或许扮演重要的角色。

（3）miRNA-210：MDA-MB-231 细胞系和乳腺癌组织中的 miRNA-210 相较于癌旁及正常乳腺组织中表达水平明显增高，敲减 miRNA-210 后 MDA-MB-231 增殖、侵袭能力明显减弱且凋亡增多，绝大多数细胞被阻滞在 G_0/G_1 期。搜索 PubMed、Cochrane 图书馆和

Science Direct 数据库并比较具有 miRNA-210 差异表达的乳腺癌患者的生存率后进行 Meta 分析，发现在符合条件的 511 例研究对象中，miRNA-210 高表达的乳腺癌患者 HR 为 3.39，认为 miRNA-210 高表达的乳腺癌患者往往预后不良。体外实验发现 HIF-1α/VHL 转录系统可以诱导 miRNA-210 在缺氧条件下的过表达，并且其在乳腺癌样品中的表达水平是一个独立的预后因子。

8. lncRNA

（1）HOTAIR：在探究 HOTAIR 重新编码染色质与乳腺癌转移的关系的研究中发现 HOTAIR 在乳腺癌原发灶及转移灶中均过表达显著，HOTAIR 在上皮癌细胞中的表达可诱导多梳抑制复合物 2（poly-comb repressive complex2，PRC2），促进癌肿的侵袭及转移，因此认为 lncRNA-HOTAIR 在乳腺癌的发生、发展过程中可能起着重要的作用。通过对比乳腺癌癌组织、癌旁组织及正常对照组中 HOTAIR 的表达情况发现癌组织内 HOTAIR 表达水平显著高于癌旁及正常乳腺组织。利用 RNA 干扰技术下调 HOTAIR 体外细胞系 MDA-MB-231 内 HOTAIR 表达后肿瘤细胞系侵袭、转移能力显著下降，因此认为 HOTAIR 对于乳腺癌细胞侵袭转移等生物学行为具有重要的影响。

（2）ABT：对于 HER-2 阳性的乳腺癌患者，曲妥珠单抗耐药往往是其最主要的死亡原因，但目前有关 lncRNA 是否参与曲妥珠单抗耐药还不是很明确。研究发现在曲妥珠单抗耐药乳腺癌细胞系中 EMT 现象很普遍，并且发现 lncRNA-ABT 可被 TGF-β 激活成为上调最为显著的 lncRNA，ABT 可以通过调节 miRNA-200c 表达进而上调 ZEB1 及 ZNF-217 来增强 EMT，促进乳腺癌患者体内耐药性的发生。

二、宫　颈　癌

宫颈癌是较为常见的妇科恶性肿瘤，发病率在全球女性恶性肿瘤中居于第三位，绝大部分新发病例集中在发展中国家，死亡率在全球也在逐年上升。作为世界人口第二多的国家，印度的宫颈癌死亡人数占到全球宫颈癌总死亡人数的 27%，并以每年 3%～4% 的增长率持续上升。鳞状细胞癌是宫颈癌的主要类型，占到所有病理类型的 80% 左右，其次为腺癌，大约占到所有病理类型的 20%，其他类型还包括腺鳞癌、腺样囊性癌、腺样基底细胞癌、神经内分泌癌以及未分化癌。根据国内外相关文献报道，临床上普遍将 35 岁以下的宫颈癌称为年轻妇女宫颈癌。*CA: A Cancer Journal for Clinicians* 发布的 2015 年全美癌症统计显示宫颈癌发病率居生殖系统恶性肿瘤第四位，预计新发病例数 12 900 例，死亡 4100 例；49 岁之前是宫颈癌发展侵袭的高危年龄段。2015 年中国癌症调查显示，我国 2015 年预计新发宫颈癌病例 98 900 例，死亡 30 500 例；新发病例数最多年龄段为 45～59 岁，达到 45 700 例，其次为 30～44 岁年龄段，为 28 200 例。就发病率而言，农村地区与城市差别不大，分别为 45 700 例、53 200 例。

宫颈癌的发生与女性的性生活有着直接的联系，性生活越早，性伴侣越多发生宫颈癌的风险便越大。此外高危遗传因素、初产年龄低、孕产次数多、宫颈炎症和病毒感染均可导致宫颈癌，而高危型 HPV 的持续感染是导致宫颈癌的主要原因，90% 以上的宫颈癌均伴有高危型 HPV 的感染。近几年随着宫颈防癌筛查的普及，宫颈癌的发病率及病死率均呈下降趋势，但年轻宫颈癌的发病率上升趋势明显；相关研究报道显示宫颈癌发病率上升趋势显著并趋于年轻化。接触性出血、阴道不规则流血、阴道排液是宫颈癌的三大临床症状，首发表现除上述三大临床症状外还可伴有腹痛及其他症状，但不同年龄妇女临床表现各不相同。年轻宫颈癌患者临床症状以接触性出血居多，其次为白带异常或阴道排液，另外也有经期延长、经量增多等早期临床表现。临床上对接触性出血患者进行细胞学检查判断是否为宫颈癌，但对于阴道排液、白带异常患者常因误诊为宫颈炎或阴道炎而延误了治疗的最佳时机。

鉴于此，仅仅通过临床表现来鉴别宫颈癌并不合理。目前临床上采用的检查手段以细胞学检查方式最为常用，其中又以 TCT 及巴氏涂片方法应用最为广泛。相较于巴氏涂片技术，TCT 假阴性率低，并且能够避免取样误差及干扰因素而在很大程度上提高了宫颈癌筛查的准确率，因此得到了推广。表观遗传学研究发现肿瘤抑制基因的失活和致癌基因的活化在宫颈癌的发生发展过程中起着很大的作用。HPV 感染使宫颈癌的患病风险大大增加，99%以上的宫颈癌标本中都能够找到 HPV 或可证明与 HPV 相关，因此目前宫颈癌成为当前人类已知所有癌症中唯一病因较为明确的恶性肿瘤，甚至有研究表明 HPV 是宫颈癌发生的主要危险因素，预防其感染就可以预防宫颈癌的发生。2012 年 NCCN 公布的《宫颈癌筛查临床试验指南》将 HPV 联合 TCT 检查确定为女性宫颈癌筛查的重要手段，但在一线临床工作中由于受到各种因素的制约及影响，TCT 对于宫颈癌筛查还有一些不足之处。

1. HPV　据估计，80%以上性行为活跃的女性一生中会感染 HPV，50%以上的女性在初次性行为后会感染 HPV。WHO 于 1992 年宣布，几乎所有的宫颈癌均由 HPV 感染所引起，其中近 70%的宫颈癌由 HPV 16、18 型病毒导致。HPV 主要通过性接触传播，能够潜伏在细胞中多年，当宿主免疫力低下时，潜伏状态的 HPV 开始恢复活性及侵袭能力并导致疾病发生。HPV 感染 8～12 个月后可发展为宫颈上皮内瘤变（cervical intraepithelial neoplasia，CIN），在这之后 8～12 年方可发展成宫颈癌，因此如果在此阶段准确预测宫颈癌的发病危险，可大大降低发病率及死亡率。

早些时候，人们对 HPV 如何导致宫颈癌发生的分子机制进行了广泛的研究，发现两个病毒癌基因蛋白 E6、E7 与基因组不稳定性有关；具体来说，HPV-16 E6 和 E7 的表达可以相对独立地导致各种有丝分裂异常，E6、E7 的表达与磷酸化组蛋白 H2AX 数量增加和由 DNA 修复引发的细胞周期检查点激活相关。

HPV 的致病能力与其分型关系密切。最新研究表明目前人类已知的 HPV 类型已超过100 种，宫颈癌癌前病变检出的最常见类型有 14 种，被称作高危 HPV，包括 HPV-16、HPV-33、HPV-18、HPV-31、HPV-35、HPV-52、HPV-45、HPV-58、HPV-66、HPV-51、HPV-56、HPV-39、HPV-68、HPV-59，这其中又以 HPV-16、HPV-18 的癌变风险最高。持续性 HPV 感染在宫颈癌中起着重要的作用。利用 Luminex xMAP 及 PCR 技术检测选定宫颈癌患者癌组织中 HPV 表达情况，发现在 270 例宫颈癌组织中 HPV 总感染率为 95%，其中 HPV-16 感染最常见，达到 63%，其次是 HPV-18 感染。另有学者搜集来自包括欧洲、北美、中南美洲、非洲、亚洲和大洋洲的 38 个国家数万例浸润性宫颈癌石蜡包埋样本，发现 85%侵袭性宫颈癌中 HPV DNA 阳性，最常见类型是 16、18、31、33、35、45、52和 58 型；在所有的 8977 例侵袭性宫颈癌标本中 HPV 16 型和 18 型感染占到 71%，470 例宫颈腺癌中 HPV 16、18 和 45 型共计 443 例，占比高达 94%，再次印证了 HPV 在宫颈癌发生发展过程中强大的致癌作用。

HPV 在全球各地的流行分布略有差别。汇总分析 243 项研究的上万例侵袭性宫颈癌中 HPV 表达情况后发现在全球范围内（除了亚洲地区）HPV-16、HPV-18 两种类型病毒导致的侵袭性宫颈癌占到 70%～76%；在西亚和中亚地区 HPV-16、HPV-18 相关的侵袭性宫颈癌占到 82%，高于东亚地区的 68%。另一项研究表明引起宫颈癌的 HPV 最常见的类型是 HPV-16，其次是 HPV-18，二者的地域差异并不是很大。将宫颈癌患者外周血肿瘤标志物 SCCA、CA15-3、CA12-5、CYFRA21-1 联合检测用于宫颈癌的早期预警，并联合 TCT 与 HPV DNA 检测探讨其临床价值时发现，上述 4 种肿瘤标志物联合检测可提高宫颈癌的诊断率，联合 TCT 与 HPV-DNA 可使宫颈癌诊断敏感度提高至 90%，阳性预测值达到 89.5%，ROC 曲线下面积为 0.935，均高于各单项标志物检测结果。有学者为了评估我国新疆维吾尔族妇女中 HPV-16 的变异和宫颈癌的关系，检测 43 例维吾尔族妇女宫颈癌组织，共发现了 9 个核苷酸变化，包括 5 个 E6 的改变，1 个 E7 的改变和 3 个 L1 改变；变化最为频繁的是 T350G，达到 79.1%，来自 E6 的 T295G 在 6 个宫颈癌病例中被检测到；绝大多数（97.7%）的变种属欧洲谱系，而属于亚洲变种谱系的只有 1 个。

随着科技革新与医疗条件的改善，HPV 感染检测被越来越多的所接受，然而并不是所有的 HPV 感染都会引起宫颈癌，临床实践过程中发现其存在着很高的假阳性率。检测 HPV 的促癌基因 E6、E7 相对应的 mRNA，可在大大提高 HPV 检出阳性率的同时提高准确度及灵敏度；通过细胞学初筛发现形态异常的细胞，进而发现宫颈癌的癌前病变，具有较好的特异度，二者结合进行联合筛查是对既往检测手段的一大补充。

2. HCCR 在利用免疫组织化学法检测 HCCR-1 在宫颈癌组织中的表达情况时发现其诊断 CIN 及宫颈癌有着 71% 的敏感度和 100% 的特异度，并且发现 HCCR-1 与突变型 P53 蛋白的表达随病理分级的增加而增加，因此其对于辅助诊断宫颈癌具有一定的作用。在探究宫颈脱落细胞中 HCCR 的表达及意义时发现 HCCR 在健康组并不表达，CIN Ⅰ 组、CIN Ⅱ /CIN Ⅲ 组中阳性率分别为 72%、78.6%，宫颈癌组中的阳性表达率最高，达到了 86.7%，表明 HCCR 与 CIN 病变、宫颈癌病变关系密切。后期可以加大样本量，做更加全面细致的研究以进一步明确 HCCR 与宫颈癌之间的关系。

3. P16 是一种新型抑癌基因，编码蛋白为细胞周期依赖性激酶抑制蛋白，有调节细胞增殖生长、抑制肿瘤增殖等作用。美国阴道镜协会及美国病理学协会共同颁布的专家共识中提出在判断宫颈高、低级别 CIN 中，P16 被公认为是有诊断意义的标志物。近些年临床开始重视 P16/Ki-67 双染细胞学检测，与巴氏细胞学检测相比在特异度相同的前提下具有更高的敏感度，在年轻人群的宫颈癌筛查中更具适用性。

早些时候为了研究宫颈癌发生过程中 P16 过表达与 HPV 感染的关系，有研究检测了 139 例宫颈癌及生殖器恶性肿瘤中 P16 和 HPV 的表达情况，发现在所有的宫颈癌及具有高危或中危 HPV（主要为 HPV-16、HPV-18、HPV-31、HPV-33、HPV-52 和 HPV-58 几种亚型）感染的癌前病变中均有 P16 蛋白的过表达；而在较低等级的鳞状上皮病变中也有 HPV 感染证据，只不过是低危类型 HPV（HPV-6、HPV-11），免疫组织化学法检测结果显示 P16 蛋白表达较弱且局限，而高危组中表达强且弥漫。在研究 P16、TK1 及 Ki-67 在宫颈癌及 CIN 中表达变化及意义的过程中，发现三者在宫颈癌发生发展过程中具有协同作用，意义显著；P16 仅极个别在正常组织细胞核中表达，CIN Ⅰ级平均表达阳性率为 27.3%，而在 CIN Ⅱ级和 CIN Ⅲ级中平均表达阳性率为 77.3%，阳性率逐渐增强且呈弥漫性分布，在鳞癌肿瘤细胞核中阳性率也可达到 77.2%。P16、HPV L1 壳蛋白在早期宫颈癌组织及 CIN 中与高危-HPV 载量的相关性研究中，发现 P16 蛋白阳性表达率与 HPV 载量在慢性宫颈炎中正相关；P16 蛋白阳性表达率在慢性宫颈炎、低度鳞状上皮内病变、高度鳞状上皮内病变及早期宫颈癌中分别为 11.54%、55.42%、85.32% 及 100.00%。

在探究 P16/Ki-67 双染色细胞学检测在 HPV 阳性宫颈癌癌前病变女性中的作用和价值过程中，发现在 CIN Ⅱ 级患者中双染色细胞学检测与 ASC-US 阈值细胞学检测相比，除阳性率不占优势外（45.9% vs. 53.4%），敏感度（83.4% vs. 76.6%）、特异度（58.9% vs. 49.6%）、阳性预测值（21.0% vs. 16.6%）及阴性预测值（96.4% vs. 94.2%）均占优势，因此 P16/Ki-67 双染色细胞学检测对于 HPV 阳性宫颈癌患者（包括具有正常细胞学形态者）显示出了良好的风险分层能力。基于细胞学检查对于宫颈癌的筛查敏感性普遍具有局限性，而 HPV DNA 检测特异性又有着很大的局限性。早些时候，有学者利用阴道镜收集 625 名妇女的液体细胞学样本，使用 CINtec plus 细胞学检测法发现 P16/Ki-67 免疫染色阳性率与组织病变的严重程度正相关，并得出了一组非常有意义的数据：正常组织中 P16/Ki-67 免疫染色阳性率为 26.8%，CIN Ⅰ 级中为 46.5%，CIN Ⅱ 级中为 82.8%，CIN Ⅲ 级中达到 92.8%；与 HPV 检测相比，P16/Ki-67 检测更具敏感性及特异性；HPV-16 阴性且年龄小于 30 岁的 CIN Ⅲ 级患者的 P16/Ki-67 阳性率为 77.8%，而 HPV-16 阳性且年龄大于 30 岁的 CIN Ⅲ 级患者的 P16/Ki-67 阳性率达到惊人的 100%，并且检测 CIN Ⅲ 级时的敏感度和特异度均有所提升。

4. K-ras/C-myc　检测发现 K-ras 和 C-myc 两种蛋白质在宫颈癌中的阳性率较高，CIN Ⅲ 级次之，而在宫颈炎症患者中阳性率很低；二者正相关性显著，并且随着淋巴结转移和临床分期的增加二者阳性率逐渐上升。一项研究中检测 K-ras mRNA、C-myc mRNA 和高危型 HPV-DNA 表达情况，发现在健康人群、宫颈慢性炎症人群及 CIN 患者体内上述三者表达量逐渐增高（K-ras mRNA 在 CIN Ⅰ 级中略有下降），表明 K-ras 和 C-myc 在 CIN 过程中发挥着很大的作用，且与宫颈癌有着密切的关系。另有研究通过荧光原位杂交法检测 243 例残留细胞学标本中 C-myc 和端粒酶基因的表达情况，发现 C-myc 在正常宫颈组织中、CIN Ⅰ、CIN Ⅱ、CIN Ⅲ 级和宫颈鳞状细胞癌（cervical squamous cell carcinoma，CSCC）中阳性率分别为 20.7%、31.0%、71.4%、81.8% 和 100.0%，端粒酶基因也显示出了相同的增高趋势，和细胞学检查 64.3% 的特异度相比，C-myc 检测特异度更高，对于宫颈癌早期诊断也有着一定的价值。

5. SCCA　是一种分子量为 48kDa 的糖蛋白，可作为鳞癌细胞特异的标志物之一。SCCA 低表达或不表达于正常组织器官中，当上皮细胞或鳞状细胞发生恶变时患者外周血 SCCA 表达量增加。为了探究 HMGB1、SCCA、CY-FRA21-1 和 CEA 在 CSCC 复发监测方面的价值，检测包括 112 例复发性 CSCC 组织在内的数百例宫颈组织，发现 HMGB1、SCCA、CY-FRA21-1 和 CEA 的 AUC 值分别为 0.816、0.768、0.703 及 0.625，SCCA 敏感度最佳，达到了 76.3%，阴性似然比 0.34 也是各项之首；因此联合上述几项标志物对于 CSCC 患者评估疾病复发及预后的预测具有很大的价值。另有学者研究了包括 SCCA、SAA、CRP、sTNFRI 等在内的多种肿瘤标志物，结果表明随着较晚临床分期的增加，SCCA 的 AUC 值也随之改变，Stage1 期为 0.640，Stage2 期为 0.720，Stage3 期为 0.763；所有研究的 12 种蛋白质与较早的临床分期相比，在晚期均有着非常显著的差异性，表明包括 SCCA 在内的多种蛋白质在宫颈癌如肿瘤血管生成、生长促进等过程中均起着一定的作用。

将 SCCA 与 SF、CEA、CA12-5、CA19-9 联合检测用于宫颈癌的早期预警、病情监测等多个方面，研究表明多项肿瘤标志物联合检测比单项检测准确度更高，SCCA+SF+CEA 联合检测的准确度（85%）、特异度（98%）及 Youden 指数（0.70）为各组合中最高；SCCA 在各单项检测中敏感度最高（45.7%）；值得注意的是，在各单项检测中，CA19-9、CEA 特异度及阳性预测值均达到了 100%，甚至比后续的各标志物联合检测结果还要高，这可能与选取受试者宫颈癌类型有关，因此仍需进一步细致深入研究，以明确各标志物在宫颈癌进展过程中的详细作用。

6. TPS 是位于 CK18 片段上的 M3 抗原决定簇，分子量约为 13kDa，由 322～340 个氨基酸组成，可反映肿瘤细胞的增殖能力。宫颈癌中有关 TPS 与其他标志物的组合种类有很多，如与下面将要提到的 SCCA、CYFRA21-1 组合，与 CEA、CA12-5 等也可联合用于疾病的诊断。有研究检测 38 例准备接受放疗宫颈癌患者外周血中 TPS 和 SCCA 的表达水平，并监测放疗治疗后二者的表达水平，发现 80% 的宫颈癌患者 TPS 水平增高，SCCA 增高的患者占到 71%，随着疾病的进展 TPS 增高显著。放疗过程中二者下降趋势显著，绝大部分的患者在放疗后 TPS、SCCA 水平下降；若 TPS 持续高位而不降低，则提示肿瘤仍在发展，应考虑进一步治疗方案的选取。有研究将包括 TPS、CYFRA21-1 在内的标志物联合检测用于宫颈癌的早期诊断，发现随着临床分期的增加 TPS 等标志物表达水平也随之增加，Ⅲ、Ⅳ期肿瘤患者体内 TPS 表达平均水平为 156.75U/L，明显高于 Ⅱ 期的 120.56U/L。

7. PD-1/PD-L1 研究发现 PD-1 主要在宫颈癌的间质淋巴细胞和癌细胞中表达，并且在宫颈鳞状细胞癌和腺癌组织中的表达情况无差异。在宫颈癌的发生发展过程中，PD-1 可能从细胞质转入细胞核特定位点进而激活相应靶基因。在探究上百例包含宫颈癌、宫颈上皮内瘤变和健康宫颈组织中 PD-L1、PD-1 及 Foxp3 表达情况的研究中，发现三者在宫颈癌中的阳性率分别为 81.3%、76.6% 和 85.9%，但仅仅 PD-1 在宫颈癌中的表达与正常组织相比有统计学意义。PD-L1、PD-1 表达情况和 FIGO 分期、组织学分级均有一定的相关性。利用免疫组织化学染色检测宫颈癌中 PD-L1 表达情况，发现宫颈癌中 PD-L1 阳性率为 34.4%，宫颈鳞状细胞癌中阳性率为 37.8%，而在腺癌中阳性率仅为 16.7%，宫颈良性组织中均无 PD-L1 阳性表达。这对于我们进一步认识 PD-L1 在宫颈癌中的作用有着很大的帮助。

8. CA19-9 糖类抗原 CA19-9 在结直肠癌等消化道恶性肿瘤中有较高的敏感度及特异度。有学者将 CA19-9、CA12-5、TSGF 及 SCCA 联合用于老年宫颈癌的诊断，发现 CA19-9 单独用于宫颈癌诊断的敏感度为 44.44%，特异度为 58.82%，仅次于单项检测 TSGF 特异度结果；CA19-9、CA12-5、TSGF、SCCA 四者联合敏感度最高，达到 93.33%，阴性预测值 85.00% 也是各单项检测及联合检测中最高。检测宫颈癌患者 SCCA、CA12-5 和 CA19-9 水平并将 SCCA、CA12-5 和 CA19-9 的临界值分别取为 1.5ng/ml、35U/ml 和 37U/ml 时，发现宫颈癌患者术前上述 3 种标志物表达水平与 FIGO 分期显著相关，CA12-5 和 SCCA 水平与肿瘤直径、宫颈基质浸润深度等也有显著相关性；随后研究者创建了包含 SCCA 和 CA12-5 在内的双重肿瘤标记指数，发现该指数与淋巴结转移、肿瘤直径等均相关，并认为其对于预测宫颈癌患者的预后起着很大的作用。

9. CA12-5 与卵巢癌关系密切，在宫颈癌中也有一定的阳性率。将宫颈癌患者分为复发组和非复发组，分别检测两组患者体内 SCCA、hs-CRP 与 CA12-5 表达水平后发现复发组患者体内上述三者表达水平明显高于非复发组；SCCA、hs-CRP 与 CA12-5 预测复发的敏感度分别为 0.74、0.65 及 0.74，特异度分别为 0.65、0.63 和 0.58，对于预测宫颈癌患者复发风险有着一定的价值。经检测发现子宫内膜癌患者外周血 CA12-5 水平明显升高，阳性率达到 82%，明显高于子宫内膜增生（55%）及正常组织（50%）。此外，有关 CA12-5 表达与宫颈癌临床分期相关性的研究也不断有新进展：在宫颈鳞状细胞癌中，肿瘤直径≥4cm 的患者外周血 CA12-5 水平明显高于肿瘤直径<4cm 患者的水平，而与疾病临床进展、淋巴结转移及浸润等无明显相关性。

10. CEA 为了探究 CEA 和 SCCA 在宫颈癌患者治疗前后的表达变化及临床意义，随访检测了数例患者表达情况后发现治疗前有 32.2% 和 70.1% 的患者 CEA、SCCA 水平升高，经过同时放化疗治疗后 88.2% 患者的 CEA 及 93.2% 患者的 SCCA 表达水平正常化；治疗前后外周血中 CEA 与 SCCA 的组合或许可以预测预后并可估计肿瘤患者的临床反应。国外一项对比性研究发现与同时放化疗治疗后宫颈癌患者相比，治疗前患者外周血 CEA 异常升高预示着预后不良，这是第一次通过研究证实 CEA 对于宫颈癌的预后预测具有重要的临床价值。在研究 CEA 及 SCCA 在宫颈癌患者外周血中的表达水平及意义的过程中，发现宫颈癌组患者外周血 CEA、SCCA 水平较健康对照组明显升高；Ⅲ、Ⅳ期患者表达水平明显高于Ⅰ、Ⅱ期患者，因此对于宫颈癌患者来说检测二者水平对于疾病进展判断有着一定的帮助。

11. miRNA 近几年 miRNA 在肿瘤领域研究的热度逐渐增加，分子水平的改变特别是染色体突变及单核苷酸的改变逐渐被越来越多的人认为是导致宫颈组织恶性病变的关键因素，在宫颈癌中所起的作用也开始广泛被人们所接受。就宫颈癌而言，在疾病发展的不同阶段体内 miRNA 表达水平、表达种类差异显著，因此探索不同阶段、不同种类 miRNA 变化情况显得尤为重要，尤其对于评估疾病进展和治疗疗效具有积极意义。

在一项相关性研究中观察到 106 种 miRNA 在宫颈癌病变过程中表达有差异，33 种 miRNA 在 CINⅡ～Ⅲ级及宫颈癌鳞癌中表达水平有所改变，其中 5 种 miRNA 表达水平差异显著，分别是 miRNA-9（1q23.2）、miRNA-15b（3q25.32）、miRNA-28-5p（3q27.3）、miRNA-100 和 miRNA-125b（二者均定位于 11q24.1）。探究宫颈癌患者与健康人外周血 miRNA 表达差异，发现有 384 种 miRNA 在宫颈癌患者中表达有差异，进一步筛选发现 14 种 miRNA 表达差异显著，具体为 miRNA-1909-5p、miRNA-4306 表达上调，let-7a-3p、miRNA-21-5p、miRNA-143-3p、miRNA-20a-5p、miRNA-27a-3p、miRNA-424-5p、miRNA-17-5p、miRNA-106b-5p、miRNA-19b-3p、miRNA-222-3p、miRNA-18a-5p、miRNA-942-5p 均表达下调。该学者也指出，为了得到更加全面、具体的研究结果，还应在后续的研究中增加不同分期的临床实验组标本，进行 CIN 高级别、低级别对照等工作。其他研究中，miRNA-26a、miRNA-143、miRNA-145、miRNA-99a、miRNA-203、miRNA-513、miRNA-29a 和 miRNA-199a 在宫颈正常组织到异型增生再到宫颈癌过程中表达相对降低；6 种 miRNA（miRNA-106a、miRNA-205、miRNA-197、miRNA-16、miRNA-27a 和 miRNA-142-5p）从正常宫颈组织到异型增生过程中表达降低，而从异型增生转变到宫颈癌过程中表达增高。此外 miRNA-522*和 miRNA-512-3p 在从正常宫颈到宫颈癌过程中也具有差异表达。

（1）miRNA-10：大多数宫颈癌患者中 miRNA-10a 过表达，并且 miRNA-10a 与 CHL1

蛋白的表达呈负相关。因此提出假设：由于 miRNA-10a 的干扰，导致 CHL1 表达降低，最终会导致 MAPK 及 PAK 旁路的失调，进而促进肿瘤细胞的生长，增强其迁移能力。该研究表明 miRNA-10a 可能通过调节 CHL1 基因的表达在宫颈癌的发生发展过程中起到重要作用。检测 miRNA-10b 与 miRNA-21 在宫颈癌中的表达情况时发现早期浸润性宫颈癌患者体内 miRNA-10b 表达水平明显低于 CIN 患者以及正常宫颈上皮组织水平，并且随着 CIN 分级的增加，miRNA-10b 表达水平逐渐降低；miRNA-21 在上述病变及组织中表达水平与 miRNA-10b 恰恰相反；因此检测二者的表达水平对于认识宫颈癌的进展有着一定作用。

（2）miRNA-21：医学界对于 miRNA-21 研究较多，现已证实其在多种恶性肿瘤中表达异常。有研究显示 miRNA-21 在宫颈癌中高表达，发挥致癌基因作用。并且 miRNA-21 在具有较高 E6 癌蛋白水平的 HPV-16 阳性病变组织中过表达显著，表达增高的 miRNA-21 与 STAT3 的负性调节产物 PTEN 等表达水平有关。运用 PCR 检测宫颈癌组织中 miRNA-21 和 PTEN 的表达情况后发现宫颈癌标本中 miRNA-21 表达明显上调而 PTEN mRNA 表达下调，miRNA-21 的表达上调可抑制靶基因 PTEN 的表达，进而促进宫颈癌细胞增殖、迁移并导致肿瘤的发生。该研究首次证实了 miRNA-21/PTEN 途径对于宫颈癌的发展过程具有促进作用。探究 miRNA 在宫颈癌中的表达情况，发现包括 miRNA-21 在内的多种 miRNA 在多种 HPV 感染的宫颈癌 CIN Ⅱ～Ⅲ级中较 CIN Ⅰ级中表达差异显著，在宫颈癌中差异表达的累积可能使其在宫颈癌发生发展过程中扮演重要角色。更深层的研究发现宫颈癌患者外周血中 miRNA-21 可以降低 RASA1 的表达并通过 RASA1 促进宫颈癌细胞迁移；进一步研究发现 miRNA-21/RASA1 轴可经 ras 诱导的 EMT 促进宫颈癌细胞的迁移。

（3）miRNA-145：2003 年首次被发现，其在结直肠癌中较正常黏膜中表达降低，随后在多种肿瘤中发现其身影。2008 年为了探究 miRNA 在宫颈癌中的表达情况，采用蛋白质印迹法及基因芯片技术发现包括 miRNA-145、miRNA-143 在内的几种 miRNA 在宫颈癌中表达下调，二者的高表达会抑制肿瘤细胞的增殖，表明 miRNA-145 表达下调参与了宫颈癌的发生发展。另有研究检测上百例宫颈癌及癌旁正常组织中 miRNA-145 表达情况，发现宫颈癌组织内 miRNA-145 较健康组织表达水平明显降低，FIGO 分期较晚的患者相较于分期早的患者表达水平降低；进一步研究发现 miRNA-145 表达降低往往提示预后不良，生存时间缩短，且与癌细胞淋巴结转移、血管侵犯程度及癌组织分化水平密切相关。另有研究发现 miRNA-145 在宫颈癌组织、宫颈上皮内瘤变组织及正常宫颈组织中表达量逐渐升高，推断其可能参与了宫颈癌形成的重要生物学过程。

（4）miRNA-199：目前已知其在包括多种妇科肿瘤在内的多种恶性肿瘤中表达异常，调控的靶基因或蛋白包括 VEGFA、MMP-9 及 CD44 等。国内学者相关研究也发现 miRNA-199a-5p、miRNA-199a-3p 在宫颈上皮内瘤变及宫颈癌组织中的相对表达量明显低于非肿瘤组织，miRNA-199a-5p 与癌组织分化有着一定的相关性，认为 miRNA-199a 在宫颈癌的致病过程中扮演重要角色。利用 PCR 法检测宫颈癌组织中 miRNA-199b 表达情况，发现 miRNA-199b 在宫颈癌组织中较癌旁正常组织过表达；与高表达患者相比，低表达患者生存时间明显延长，认为 miRNA-199b 或可成为预测宫颈癌患者预后的一个重要标志物。

（5）miRNA 与 HPV：高危型 HPV（尤其是 HPV-16、HPV-18）感染是导致宫颈癌的重要因素，而宫颈癌中一部分 miRNA 的异常表达常常伴有 HPV 的改变与整合，有些

miRNA 表达水平的改变与 E6、E7 的改变有着千丝万缕的联系，提示 miRNA 与 HPV 在宫颈癌的发生发展过程中关系密切。

一项研究探究了 miRNA-23b 和尿激酶型纤溶酶原激活物（urokinase-type plasminogen activator，uPA）在 HPV 相关性宫颈癌发展过程中的作用，发现 HPV 病毒蛋白 E6 可通过降解 P53 导致 miRNA-23 表达下调，使 uPA 表达上调，进而使得 SiHa 和 CaSki 两种宫颈癌细胞系的迁移能力增加；表明 miRNA-23b/uPA 参与了 HPV-16 E6 相关性宫颈癌的发生发展。为了解 miRNA 在宫颈上皮内瘤变中的变化情况并探究 miRNA-218 与 HPV 相关性宫颈癌的关系，利用 PCR 和微阵列技术检测 miRNA-218 和 HPV 分型，发现与低危或中危型 HPV 感染患者相比，高危型 HPV 感染患者 miRNA-218 的表达水平较低。与低危型 CIN 患者相比，高危型 CIN 患者中 miRNA-218 表达下调明显，推测高危型 HPV 可以使 miRNA-218 表达下调，并参与宫颈癌的发生发展。近期研究发现 miRNA-9 在宫颈癌中表达上调，进一步对比对照组及 HPV 感染阳性宫颈癌，发现 miRNA-9、miRNA-205 和 miRNA-224 在后者中表达上调明显而 miRNA-29b 表达下调；高危型 HPV 可促进 miRNA-9 的表达（主要为 HPV-16、HPV-18 型，其宫颈癌中 miRNA-9 也过表达但无意义）。相类似的研究显示 HPV-16 的 E6、E7 蛋白可影响 miRNA 的表达，HPV-16 阳性细胞中 miRNA-218、miRNA-195、miRNA-497 表达下调，而 miRNA-21、miRNA-9、miRNA-31 表达上调，因此 miRNA 表达改变与 HPV 对于宫颈癌发病过程的影响关系密不可分。

12. lncRNA 有关宫颈癌的肿瘤标志物研究较为广泛，而关于 lncRNA 在宫颈癌中的研究成果不是很多，近几年 lncRNA 逐渐成为宫颈癌研究的热点。目前已知包括 MALAT1、MEG3、H19、HOTTIP、BCYRN1、SRA、ANRIL 及 BA200 等在内的 lncRNA 在宫颈癌的发生发展过程中差异表达，且扮演了重要的生物学角色。

对于肿瘤标志物来说，早期预测肿瘤的发生确实是其主要功能，但在治疗前后监测其表达差异，日后在判断肿瘤治疗疗效、预后检测方面也可发挥巨大的作用。有研究利用高通量芯片技术分析收集的宫颈癌放化疗前后组织 30 例的表达谱，并结合 RT-PCR 技术来验证，发现放化疗前后相比，宫颈癌组织中 23 530 个 lncRNA 表达差异性显著，13 881 个 lncRNA 表达水平下调，另有 9649 个 lncRNA 表达水平上调显著；在差异性表达 lncRNA 中，发现 AC079776.2 在表达上调的 lncRNA 中最为显著，差异性表达上调近 630 倍，而 RP11-255A11.21 表达下调显著，证实了一部分 lncRNA 可以通过调控相应 mRNA 表达，进而参与宫颈癌的发生发展。

（1）EBIC：利用转录组微阵列分析技术发现，与正常宫颈组织相比较，宫颈癌中有708 个 lncRNA 探针组增加，836 个 lncRNA 探针组减少；PCR 验证发现了一个 EZH2 结合的 lncRNA，即 lncRNA-EBIC（lncRNA-TI17313），在宫颈癌组织中表达显著增加。进一步在体外伤口愈合试验及基质胶入侵试验中将该 lncRNA 沉默后发现，宫颈癌细胞迁移、侵袭及转移能力被抑制，预示着 lncRNA-EBIC 是一种致癌基因。

（2）LET：lncRNA-LET 已被证明在几种常见恶性肿瘤中表达下调，而在宫颈癌中研究其表达的报道少见。有学者研究近百例宫颈癌组织中 LET 的表达情况后，与临床非肿瘤组织加以匹配，并观察与临床病理特征的相关性，发现 LET 在宫颈癌中表达下调显著，与淋巴结转移和宫颈浸润深度显著相关；低表达 LET 的宫颈癌患者与高表达的患者相比生存期明显缩短。单变量及多变量分析提示 LET 可作为预测宫颈癌预后的一个分子诊断标志物，但具体分子机制仍有待进一步深入研究。

（3）结直肠瘤差异表达基因（colorectal neoplasia differentially expressed，CRNDE）：lncRNA-CRNDE 是一个在 2011 年被发现的 lncRNA，在人的脑部特异性表达。随后在包括肾细胞癌、肝细胞癌等恶性肿瘤中发现其表达水平升高。研究 lncRNA-CRNDE 在宫颈癌中表达意义的研究发现其表达水平在宫颈癌组织中显著增高，表达水平越高提示患者预后越差，并且与患者的淋巴结转移情况、癌肿浸润等指标相关性显著。

（4）HOTTIP：最近已有研究表明经缺氧处理的胶质瘤细胞中 HOTTIP 上调非常明显，且高水平表达的 HOTTIP 和 HIF-1α 往往预示胶质瘤患者预后不良。在 HOTTIP 对于宫颈癌细胞的生长增殖、转移迁徙能力的探索过程中，将敲减的 HOTTIP 转染到两种宫颈癌细胞系 HeLa 和 C-33A 中并检测癌细胞存活指标，发现癌细胞经 HOTTIP 敲减后侵袭、转移能力显著降低，证明 HOTTIP 是一种癌相关 lncRNA，但相关的机制探索尚未见报道，有待进一步研究。

（5）HOTAIR：在探究 HOTAIR 在宫颈癌中表达情况的实验中，通过 PCR 检测发现与非肿瘤组织相比，HOTAIR 在宫颈癌组织中表达上调明显，并与 FIGO 分期、有无淋巴结转移等相关；HOTAIR 高表达患者较低表达患者生存期缩短，预后较差，对于预后的预测起到一定作用。为了解 HOTAIR 在宫颈癌发展过程中所起的作用，研究先证实了宫颈癌组织中 HOTAIR 较非癌组织中表达升高，并且与淋巴结转移等相关，敲减 HOTAIR 后宫颈癌细胞增殖、侵袭能力减弱。进一步研究还发现 HOTAIR 可以上调 VEGF、MMP-9 及 EMT 相关基因，从而参与到宫颈癌的进展过程中。

三、卵 巢 癌

卵巢癌的发病率仅次于宫颈癌，居女性生殖系统肿瘤的第 3 位，致死率居第 1 位。2015 年全美癌症统计显示，卵巢癌新发病例数 21 290 例，新发病例数居女性生殖系统的第 2 位，死亡例数 14 180 例，死亡例数位居女性生殖系统第 1 位。2015 年中国癌症调查显示，我国 2015 年新发卵巢癌病例 52 100 例，死亡 22 500 例。卵巢癌在各个年龄段都可发病，随着年龄增高，发病率升高，一般好发于更年期和绝经期妇女，但其发病原因未知，可能与年龄、血型、环境、心理因素等相关，有报道称卵巢肿瘤的良恶性与 ABO 血型可能存在一定的相关性，非 O 型血的人患卵巢癌的可能性会增高，长期承受精神压力的人或者性格急躁的人患病率亦会增加。除此之外，烟雾、滑石粉及石棉等也是导致卵巢癌的危险因素。卵巢癌主要分为浆液性癌、黏液性癌、透明细胞癌、浆黏液性癌、子宫内膜样癌、恶性 Brenner 瘤及未分化癌。其中高级别浆液性卵巢癌占卵巢癌死亡的 70%～80%。

卵巢因位于盆腔内，所以卵巢癌早期症状隐匿，一般不易觉察，早期发现多是妇科检查时偶然查出，晚期常表现出腹部胀大出现包块，并且迅速生长，长大后会出现压迫膀胱直肠，出现排尿困难、便秘或者大便不畅等症状，有的肿瘤类型可引起阴道的异常流血，晚期时可产生恶病质表现如疼痛、贫血、无力、消瘦、淋巴结肿大等临床表现。目前常用的检查方法有 B 超和细胞学检查，血清 CA12-5 在临床上已经广泛用于检测卵巢癌。

卵巢癌患者一经诊断，应尽快手术治疗，并辅以化疗、放疗等治疗。接受化疗的上皮性卵巢癌患者在 1 年内经常发生耐药，这往往导致高达 80% 的疾病复发率。卵巢癌因早期诊断率低，发现时常常为晚期，因此死亡率高，5 年生存率仅为 35%，有报道称，若能在早期进行诊断治疗，则 5 年生存率将显著提升，可达 90%。

1. CA12-5　首次发现是在 1981 年，Bast 等开发了一种对上皮性卵巢癌患者的癌细胞和低温保存的肿瘤组织具有反应性的单克隆抗体（即 OC12-5），该抗体不结合多种非恶性组织，包括成人和胎儿卵巢，而对应抗体 OC12-5 具有反应性的抗原被称为癌抗原 12-5，因此称为 CA12-5。2001 年，O'Brien T J 等的合作研究小组证明了 CA12-5 是一个非常大的膜结合黏蛋白 MUC16。MUC16 是 I 型跨膜黏蛋白，包括 22 152 个氨基酸，分子量约为（20～25）MDa。MUC16 由大量 O-糖基化构成 N 端的非串联重复结构域，其由约 12 000 个氨基酸组成，与 N 端相邻的串联重复区由 156 个氨基酸的 60 个重复结构域组成。MUC16 与细胞骨架和潜在的信号转导有关，也在糖萼中发挥屏障功能。MUC16 在临床上广泛作为卵巢癌的血清学标志物，在大部分卵巢癌的患者血清中升高，诊断卵巢癌敏感度有所不同，在一些早期阶段的研究中低至 27%，而对晚期疾病则高于 90%，与黏液性或透明细胞肿瘤相比，MUC16 诊断浆液性和子宫内膜样卵巢癌的敏感度更高。虽然 CA12-5 对卵巢癌的检测被临床广泛应用，但 CA12-5 也在各种良性疾病中升高，包括子宫内膜异位症、卵巢囊肿和子宫肌瘤及慢性肝病，故其缺乏敏感性和特异性，诊断价值有限。CA12-5 仅在约 50% 的 I 期和 II 期卵巢癌患者中升高，其水平在癌症早期表达较低，仅在晚期阶段升高。因此，需要我们探寻新的标志物对早期卵巢癌进行诊断。

2. HE4　又称为 WAP-4-二硫化物核心区域结构 2（WAP four-disulfide core domains 2，WFDC2），1991 年在人附睾管的上皮细胞中发现，HE 位于人类染色体 20q12—q13.1，全长 12 kb 左右，包含 4 个内含子和 5 个外显子。HE4 是一种分子量较小、富含半胱氨酸的酸性小分子分泌蛋白，是乳清酸蛋白（whey acidic protein，WAP）结构域家族蛋白中的一员。HE4 开始被认为仅在附睾中特异性表达，是一种特异性蛋白，随着对 HE4 的认识不断加深，发现其在多种人体正常组织中表达，并非特异性蛋白。有研究发现 HE4 蛋白不存在于正常卵巢上皮细胞中，而在卵巢癌组织中高表达，HE4 为诊断卵巢癌的一个新标志物。通过沉默 HE4 基因使细胞增殖的 G_1 期、S 期不能正常进行，提示 HE4 基因可能参与了细胞周期的调控，HE4 基因沉默后还可以抑制卵巢癌细胞系的增殖和侵袭。在另一项研究中，对卵巢癌患者、良性妇科疾病患者、健康者等的血清中 HE4 的表达水平进行检测，结果显示在卵巢癌患者血清中 HE4 表达水平显著升高，在良性病变的患者中 HE4 阳性率仅为 12.6%，而在健康者血清中并未检测到 HE4 的表达。有研究检测了 123 例卵巢癌患者和 174 例健康对照组血清中 HE4 的表达水平，发现 HE4 与患者预后相关，HE4 表达水平升高可以预测卵巢癌患者的复发，提示 HE4 可能成为卵巢癌术后监测的有效指标。

3. 钙结合蛋白 A1（S100A1）　是钙结合蛋白 S100 家族的一员。S100 蛋白首次被发现是 1965 年作为从牛脑中分离出的一种可溶性酸性蛋白。其仅存在于脊椎动物中，分子量为 10～12kDa，S100 蛋白是可以与 Ca^{2+} 结合的酸性蛋白。S100 包括至少 24 个成员，有 S100A1-A16、S100B（NEF）、S100G、S100P、S100Z 及 CALB3（即钙结合蛋白 3）等，S100 家族成员位于不同的染色体，如大多数 S100A 成员位于染色体 1q21，而 S100P、S100Z、S100A11P、S100B、S100G 分别位于染色体 4p16、5q13、7q22—q31、21q22 和 Xp22，S100 家族大部分基因结构高度保守，一般由 3 个外显子和 2 个内含子构成。大多数的 S100 显示细胞特异性表达，表明不同的 S100 具有不同的器官特异性功能，S100 是具有多功能的信号蛋白及多功能细胞，如维持钙稳态、蛋白磷酸化、酶活化与细胞骨架相互作用组分，此外，还参与许多细胞的生长、周期进程、分化、转录和分泌等过程。S100A1 广泛表达于正常组织中，S100A1 在心肌中高表达，在心脏疾病中发挥重要的作用，并且参与了多种癌症的发生。S100A1 在正常组织中表达较少，但却在卵巢癌中表达升高，在对卵巢癌及健康对照组的研究中检测到，50 个正常卵巢组织中只有 1 个表达了 S100A1，S100A1 在卵巢癌组织中表达上调，S100A1 对于区别卵巢癌和正常卵巢组织是一个良好的指标。同样在另一项研究中检测到 S100A1 在卵巢癌中表达上调，并且发现 S100A1 是卵巢癌进展的重要因素，S100A1 与淋巴结转移、FIGO 分期和肿瘤分级显著相关，建立 S100A1 过表达和敲减的细胞系，发现 S100A1 可以促进卵巢癌细胞的增殖和侵袭能力，表明 S100A1 在卵巢癌中发挥促癌作用。

4. MAGE　于 1991 年从黑色素瘤细胞系中分离出来。MAGE 家族由 MAGE-Ⅰ 和 MAGE-Ⅱ 两类构成，Ⅰ 型包括 MAGE-A、MAGE-B、MAGE-C，Ⅱ 型包括 MAGE-D、MAGE-E、MAGE-F、MAGE-H、MAGE-L 和 NDN。Ⅰ 型 MAGE 聚集在 X 染色体上，而 Ⅱ 型 MAGE 在体内许多组织中表达并且不限于 X 染色体。MAGE-A 由多基因构成，位于染色体 Xq28，12 个同源基因分别是 MAGE-A1 至 MAGE-A12。虽然对 MAGE-A 蛋白的生理功能仍然了解很少，但越来越多的证据表明它们参与癌症的发生发展，包括调节细胞周期进程和细胞凋亡。MAGE-A9 常表达于各种肿瘤中，如可以为肾细胞癌、膀胱癌、肝细胞癌等提供预后信息。有研究者收集了正常卵巢组织 24 例、正常输卵管组织 24 例、卵巢良性肿瘤样本 32 例、交界性卵巢肿瘤样本 32 例、卵巢癌样本 128 例，进而检测 MAGE-A9 的表达情况，结果显示在正常卵巢组织、正常输卵管组织、良性肿瘤和交界性卵巢肿瘤样本中呈阴性或低表达，卵巢癌患者的 MAGE-A9 表达显著上调，阳性染色主要位于卵巢癌细胞的细胞质中。在卵巢癌中观察到 MAGE-A9 的高细胞质表达，阳性率达 36.72%（47/128），而良性肿瘤和交界性卵巢肿瘤仅有 6.25%（2/32）、3.13%（1/32），研究者发现 MAGE-A9 蛋白阳性与 FIGO 分期、肿瘤等级和转移相关，并且 MAGE-A9 过表达可以预测卵巢癌的预后，与低表达的患者相比，高表达的患者总生存期较短。

5. CXC 家族趋化因子受体 4（CXC chemokine receptor 4，CXCR4）　由 352 个氨基酸组成，是一种高度保守的 7 次跨膜 G 蛋白偶联受体（G protein-coupled receptor，GPCR），其编码基因位于染色体 2q21，主要参与信号转导，趋化因子 CXCL12 是其特异性配体。CXCL12 又称基质细胞衍生因子 1（stromal cell derived factor-1，SDF-1），是一种趋化蛋白，由骨髓基质细胞及其他相关的间皮细胞和上皮细胞分泌，其 2 种异构体分别为 α 和 β。CXCL12 包括 68 个氨基酸，分子量约为 8kDa，属于趋化因子 CXC 亚家族。CXCR4 与其配体 CXCL12 相结合形成生物轴发挥作用，导致细胞骨架重排和细胞迁移的改变。CXCR4 在胚胎发育中起着重要作用，吞噬细胞迁移和分化。最近的报道表明，CXCR4 也在肿瘤生长和转移中起决定性作用，在卵巢癌中也发挥着重要的作用。有国外学者分析了来自 7 项研究的 729 例卵巢癌患者的总生存期和无进展生存期与 CXCR4 之间的相关性，结果显示 CXCR4 高表达与卵巢癌患者的总生存期、无进展生存期较差相关，提示 CXCR4 与预后相关。有研究报道 CXCR4 与肿瘤形成、侵袭和迁移能力相关，还与化学疗法的化学抗性相关，CXCR4 可能会提高卵巢癌的化疗耐药性，有研究者提出截断 CXCR4 高表达的方法将改善化疗结果，并设计实验证实了这一结论，提示 CXCR4 可能成为未来临床治疗卵巢癌的新的靶点。

6. 胰岛素样生长因子ⅡmRNA 结合蛋白 3（insulin-like growth factorⅡmRNA-binding protein 3，IMP3）　是胰岛素样生长因子Ⅱ mRNA 结合蛋白家族（IMPs）成员之一，IMPs 也称为 IGF-2 mRNA 结合蛋白 1、2 和 3[IGF-2 mRNA-binding proteins 1，2，and 3（IGF2BP-1～3）]，IMPs 家族包括 IMP1、IMP2、IMP3。IPM3 在胚胎的上皮细胞、肌肉、胎盘中表达，但却在成年组织中低表达或者不表达，IMP3 在生长、发展、RNA 转运和稳定中起重要作用。研究发现 IMP3 对于适当的细胞黏附、细胞质扩散和侵入体形成是必需的，IMP3 在正常组织及良性肿瘤中不表达或表达水平较低，但却在肿瘤组织中表达阳性率增加，如口腔鳞癌、小肠神经内分泌肿瘤等。对 73 例卵巢癌进行至少 5 年的随访，并采用免疫组织化学技术评估 IMP3 的表达，进而研究 IMP3 的表达与卵巢癌临床病理特征及预后之间的关系，其研究结果显示，相较于正常组织，卵巢癌患者 IMP3 表达显著增高，IMP3 表达阳性率为 63%（46/73），晚期患者 IMP3 表达水平更高，阳性率为 73%，IMP3 阳性患者的总生存期明显短于 IMP3 阴性患者，提示 IMP3 阳性表达是卵巢癌的不良预后标志物。在研究 IMP3 表达与卵巢癌化疗药物耐药性之间的关系时，采用实时 RT-PCR、免疫组织化学法、蛋白质印迹法等技术方法对 140 例卵巢癌患者 IMP3 的表达进行检测，IMP3 的表达水平与患者预后成反比，表达越高，卵巢癌患者预后越差，在敲除 IMP3 后，癌细胞增殖、迁移和侵袭的能力降低，同时卵巢癌细胞的铂敏感性增加，提示 IMP3 可能成为临床上治疗卵巢癌的一个新的靶点。

7. 间皮素（mesothelin，MSLN）　为通过磷脂酰肌醇与细胞表面附着的一种糖蛋白，可能在细胞间的识别、黏附过程中发挥重要作用。MSLN 是一种分子量为 40kDa 的 GPI 连接蛋白。MSLN 在正常的间皮组织中表达较多，在输卵管、肾、气管上皮等部位亦有表达。MSLN 首先作为间皮瘤的标志物被发现，后发现 MSLN 在其他肿瘤中表达异常。有研究在评估血清 MSLN 的浓度对卵巢癌诊断价值并监测手术治疗效果时，对 42 例接受手术的卵巢癌患者术前和术后血清、48 例良性卵巢肿瘤和 49 例健康对照组血清进行检测，发现在卵巢癌患者血清中，MSLN 的表达水平显著高于对照组，术前 MSLN 的表达高于术后的表达。在该研究中，MSLN 在卵巢癌中的表达阳性率高达 80.5%，敏感度和特异度较高，分别为 78.6%、83.3%。

8. 纽约食管鳞状细胞癌 1（New York esophageal squamous cell carcinoma 1，NY-ESO-1）是癌-睾丸抗原家族的重要成员，自发现癌-睾丸抗原 NY-ESO-1 以来，应用发展迅速，已经在全球 30 多个临床试验中进行了测试。NY-ESO-1 最初是从食管癌中筛选出来的，其编码基因定位于染色体 Xq28，NY-ESO-1 蛋白的分子量为 17 999Da，包含了 180 个氨基酸。NY-ESO-1 抗原具有免疫原性，不仅可以激活体液免疫应答，又可以激活 $CD4^+$、$CD8^+T$ 淋巴细胞的功能。经检测 NY-ESO-1 主要在睾丸中表达，在卵巢、子宫、乳腺中呈现低表达，在肿瘤组织中出现异常表达，在前列腺癌、膀胱癌、神经母细胞瘤、卵巢癌中表达升高。NY-ESO-1 疫苗已经被广泛用于多种肿瘤临床治疗实验中，其中就包括卵巢癌，提示我们 NY-ESO-1 疫苗具有激活体液免疫和细胞免疫的强大功能。注射该疫苗除了注射部位稍有不适，并无其他不良反应。

9. S 型人肌原纤维生成调节因子 1（myofibrillogenesis regulator-1S，MR-1S）　是新报道的功能基因，是 MR-1 三个异构体中的一个，首次发现是由 Li TB 等从人类骨骼肌 cDNA 文库中克隆并命名，Li TB 等发现的 MR-1 即为现在的 MR-1S。MR-1 基因定位于人类染色体 2q35，全长 755bp，由 3 个外显子组成，在骨骼肌、心肌、肝、肾中高表达。有研究发现 MR-1 包含 3 个异构体，分别为 MR-1L、MR-1S、MR-1M，3 个异构体分布不同，MR-1L 主要定位于神经元细胞膜，在中枢神经系统特异性表达，MR-1S 在细胞质和细胞核中分布广泛，而 MR-1M 则主要在核周。有研究报道，与健康对照组相比，MR-1S 在卵巢癌组织中的表达水平显著增高，表达率高达 78.3%（18/23）。在一项国内研究中发现 MR-1S 在卵巢癌组织中高表达，相较于黏液性癌，在浆液性癌中 MR-1S mRNA 表达量较高，进一步分析发现 MR-1S 参与了卵巢癌的发生发展，可能成为卵巢癌早期诊断的标志物。

10. 自噬相关基因 Beclin 1　在各种恶性肿瘤中差异表达，参与了不同肿瘤的发生发展。有研究对 Beclin 1 在卵巢癌中的表达进行了检测，结果显示，Beclin 1 主要在细胞质中表达，Beclin 1 在卵巢癌、交界性肿瘤、良性肿瘤、正常卵巢组织表达阳性率分别为 80.41%、73.08%、23.08%、20.00%，相较于正常组织及良性肿瘤，在卵巢癌及交界性肿瘤中 Beclin 1 的表达显著增高，Beclin 1 与患者的预后及生存率相关，与低表达组相比，Beclin 1 高表达组的生存率明显较高。在另一项研究中证实 Beclin 1 与卵巢癌患者组织学分级相关，Ⅲ级卵巢癌中 Beclin 1 表达水平较Ⅰ～Ⅱ级高，但 Beclin 1 与病理分期无相关性，进一步分析发现 Beclin 1 的高表达和患者的总生存期存在显著相关性，Beclin 1 高表达与更好的预后相关，这与其他学者的研究结果一致。

11. NapsinA　是 1998 年由国外学者首次发现在肺和肾脏中显著表达的一种天门冬氨酸蛋白酶，具有蛋白水解酶活性。NapsinA 是一种单链蛋白，其分子量接近 38kDa，等电点为 5.29，NapsinA 由 5 个外显子构成，其转录产物长度为 1263bp，编码含 420 个氨基酸的多肽，在正常情况下表达于Ⅱ型肺泡细胞和肺泡巨噬细胞，大量文献证明 NapsinA 在肺腺癌的发生发展中发挥重要的作用，是原发性肺腺癌的一个较为特异的标志物。现在很多研究发现 NapsinA 在卵巢癌中有较高的阳性表达，对卵巢透明细胞肿瘤中 NapsinA 的表达进行检测，结果显示 NapsinA 在透明细胞癌中的阳性率高达 80%。有研究通过免疫组织化学 EnVision 方法对 38 例卵巢透明细胞癌、30 例高级别浆液性癌、22 例子宫内膜样癌和 16 例转移性 Krukenberg 瘤中 NapsinA 进行检测发现，在透明细胞癌中 Napsin A 表达率高达 97.4%（37/38），但在高级别浆液性癌、子宫内膜样癌、Krukenberg 瘤中分别为 6.7%（2/30）、22.7%（5/22）、0（0/16），Napsin A 在透明细胞癌中的敏感度和特异度分别为 97.4% 和 91.2%。提示 Napsin A 不仅可以作为诊断透明细胞癌的一种指标，还可能用来鉴别诊断透明细胞癌与其他类型的卵巢癌。

12. 肝细胞核因子（hepatocyte nuclear factor，HNF）　是一类转录因子，在肝脏中表达丰富，起着重要作用，HNF 家族由 CCAAT/增强子结合蛋白（C/EBP）、HNF-1、HNF-3、HNF-4、D 结合蛋白、HNF-6 六大类构成，HNF 家族的成员相互协调调控着肝脏的发育、肝细胞分化及其功能。HNF-1 分为 HNF-1α 及 HNF-1β 两类，在肝脏、肾脏、小肠、胰腺 B 细胞中均可检测到，其中 HNF-1α 在肝脏中表达最高，HNF-1β 在调节内脏内胚层的分化中发挥关键的作用，参与了器官的早期发育。HNF-1α 在高分化肝癌中表达上调，在低分化肝癌中低表达或者无表达，而 HNF-1β 在低分化癌中依然可检测到。经研究证明 HNF-1β 在卵巢透明细胞癌中具有较高的敏感度和特异度，大多数透明细胞癌中 HNF-1β 呈弥漫强烈阳性，阳性率为 92.5%，而在高级别浆液性癌和伴有透明细胞的子宫内膜样癌中 HNF-1β 为阴性或弱阳性。对 130 例卵巢透明细胞癌组织进行分析发现，在原发性透明细胞癌中

HNF-1β 表达率高达 92.8%，且 HNF-1β 与透明细胞癌患者的预后相关，结果显示 HNF-1β 表达越高，患者的预后越好，HNF-1β 可能成为一个新的预后预测因子。另一项研究为了检测 HNF-1β 的作用，采用透明细胞癌的 ES2 细胞系及不表达 HNF-1β 的高级别浆液性癌的 OVCAR3 细胞系，结果显示 HNF-1β 通过调节 ES2 中的谷胱甘肽产生，可以调节透明细胞癌对卡铂的耐药性。

13. 微管相关蛋白 1 轻链 3（microtubule-associated protein 1 light chain 3，LC3）　是一种自噬标志物，为自噬机制的关键组成部分，与肿瘤的发生密切相关。有研究对 25 例良性卵巢肿瘤、25 例交界性肿瘤及 75 例卵巢癌中 LC3 的表达进行检测，结果显示，在良性肿瘤及交界性肿瘤中 LC3 的表达阳性率较高，分别为 100% 和 96%，而在卵巢癌组织中 LC3 表达较弱或者不表达，阳性率仅为 57%。LC3A 是 LC3 的一种同工型，显示出 3 种不同的染色模式——弥漫性细胞质、多核和石状结构（stone-like structures，SLS），同样参与自噬过程，研究发现 LC3A 与卵巢癌的发生发展相关，有研究报道，在非癌对照组织中 LC3A SLS 均不表达，LC3A SLS 与高级别浆液性癌或子宫内膜样癌患者的生存率无显著相关性，但 LC3A SLS 与透明细胞卵巢癌患者的不良预后呈显著相关，进一步分析发现 LC3A SLS 与复发风险增加、更高的疾病特异性死亡及总生存期降低相关，表明 LC3A 对于判断卵巢癌患者预后具有重要的意义。

14. BRCA　1990 年首次在 17 号染色体长臂上的一个位点上发现，可能与家族性乳腺癌易感有关，随后在研究中显示，卵巢癌也与 17 号染色体位点相关，1994 年该位点经克隆后最终命名为 BCRA1。BRCA 基因对肿瘤起到抑制的作用，属于抑癌基因，参与了细胞周期调控和 DNA 损伤修复的过程，包括 BRCA1、BRCA2，BRCA1 基因位于 17q21 染色体，全长是 100kb，由 24 个外显子构成，BRCA2 位于染色体 13q12.3，两种 BRCA 基因虽然位于 2 条独立的染色体上，每条染色体均具有独特的一级序列，但任何一种有害突变都会显著增加患乳腺癌和卵巢癌的风险。BRCA1 突变基因可以使个体发生乳腺癌的风险增加至 50%～85%，发生卵巢癌的风险增加至 15%～40%，BRCA2 突变携带者发生乳腺癌和卵巢癌风险分别增至 50%～85%、10%～20%。BRCA 异常包括 BRCA1/2 的胚系突变与体细胞突变，以及 BRCA1 启动子甲基化，与胚系突变相关的卵巢癌称为 BRCA 相关卵巢癌，与甲基化相关的多见于散发性卵巢癌。现在普遍认为 BRCA1 相关的卵巢癌是典型的浆液性卵巢癌，并且大多为中高等级，晚期阶段 BRCA1 阳性率达 67%～100%。BRCA 突变在其他类型的卵巢癌中少见，如黏液性卵巢癌、子宫内膜样癌等，在交界性肿瘤中更为少见。晚期患者的生存分析显示，BRCA 相关卵巢癌患者较散发病例存活时间明显延长，通过分析发现 BRCA 突变状态是晚期卵巢癌存活的独立预测因子，同样证实 BRCA 相关卵巢癌患者的存活时间显著长于散发病例。有研究在分析 68 例散发性高级别浆液性卵巢癌患者中 BRCA 及 CA12-5 表达意义时发现，与 BRCA 野生型相比，BRCA 突变型中 CA12-5 表达水平显著升高，血清 CA12-5 水平的高低对散发性高级别浆液性卵巢癌患者 BRCA 基因突变产生一定的影响，因此检测散发性高级别浆液性卵巢癌患者血清 CA12-5 表达水平可以推测 BRCA 的突变状况。研究显示多腺苷二磷酸核糖聚合酶[poly（ADP-ribose）polymerases，PARP]抑制剂可以直接靶向 DNA 修复而作为新型的有效抗肿瘤药物。2015 年，第一个 PARP 抑制剂被批准用于治疗具有 BRCA 突变的高级别浆液性卵巢癌。

15. Wilms 肿瘤基因 1（Wilms tumor gene 1，WT-1）　首次发现于 1990 年，由 Call

等在肾母细胞瘤中分离克隆出来，WT-1 基因在肾母细胞瘤中发挥抑癌作用，位于染色体 11p13，长约 50kb，由 10 个外显子构成，富含 "GC" 同源序列。WT-1 基因编码长约 3kb 的 mRNA，该 mRNA 主要在肾脏和造血细胞中表达，由 WT-1 基因编码的多肽在转录调控中有多个特征，包括存在 4 个锌指结构域及富含脯氨酸和谷氨酰胺的区域。WT-1 基因具有调控细胞生长、抑制其过度增殖的功能，该基因编码的产物具有双重功能，即转录激活和抑制。WT-1 基因可以通过抑制细胞过度生长，发挥抑癌作用，又可通过抑制癌基因凋亡而发挥癌基因的作用。有研究表明 WT-1 是卵巢浆液性癌的敏感指标，有研究者检测了 14 例卵巢浆液性癌 WT-1 的表达，阳性率可达 100%，印证了这个观点。对 38 例原发性卵巢浆液性癌和 25 例原发性子宫浆液性癌中 WT-1 的表达进行分析，结果显示在卵巢浆液性癌中 WT-1 的表达阳性率高达 94.7%（36/38），而在子宫浆液性癌中表达率较低，仅有 5 例，表明 WT-1 可以在临床鉴别诊断卵巢浆液性癌中发挥重要的作用。

16. PAX8　属于配对盒基因（paired box gene，PAX）家族成员之一。PAX 家族包括 PAX1 至 PAX9，128 个氨基酸构成了 PAX 家族蛋白，是一种高度保守序列，可以与特异性 DNA 结合部位结合。位于染色体 2q13 的基因对 PAX8 蛋白进行编码，PAX8 由 450 个氨基酸组成。PAX8 作为 PAX 基因家族的一员，主要表达于甲状腺、脑、肾脏和女性米勒系统，可调控肾母细胞瘤肿瘤抑制因子，同时也被作为分泌细胞的标记分子。经研究发现 PAX8 在胚胎发育中具有重要作用，PAX8 与 PAX2 共同对胚胎的肾脏发育发挥作用，可以促进间充质上皮细胞的转化，形成未成熟的肾小管和肾小球，PAX8 可以促进中肾旁管（即米勒管）的形成，PAX8 对甲状腺器官连同甲状腺因子的产生发挥重要作用，同时 PAX8 与 PAX2、PAX5 共同控制淋巴细胞尤其是 B 淋巴细胞的发生。在胚胎发育过程中，PAX8 在米勒管中表达，并且继续在成年输卵管上皮的分泌细胞中表达，提示 PAX8 不仅是胚胎发育的重要因素，也负责维持体内成熟组织的平衡。有研究发现 PAX8 在成熟的子宫内膜、宫颈内膜上皮弥漫持续表达。有国外学者利用 PAX8 抗体对 44 例浆液性卵巢癌、15 例子宫内膜异位相关肿瘤、15 例黏液性卵巢癌、7 例透明细胞癌组织中 PAX8 的表达进行检测，PAX8 虽然在除浆液性肿瘤的其他肿瘤中表达，但其阳性率较低，而 PAX8 在大多数浆液性肿瘤中表达，阳性率达 86%，提示 PAX8 可以用来对浆液性肿瘤和其他类型的肿瘤进行区分。

17. miRNA　在哺乳动物中，据估计 miRNA 控制超过 50% 的蛋白质编码基因的活性，已被证明 miRNA 几乎参与所有细胞过程的调节，miRNA 还广泛参与肿瘤的发生发展过程，有证据表明 miRNA 在卵巢癌中既发挥促癌作用又具有抑癌作用。

在一项研究中，对 360 例卵巢癌患者（179 例浆液性肿瘤、86 例子宫内膜异位相关肿瘤、33 例黏液性肿瘤、15 例透明细胞癌和 47 例腺癌）和 200 例健康对照者的血浆样本进行了检测，在患病组和对照组中检测到 miRNA-205 和 let-7f 表达水平不同，与对照组相比，卵巢癌患者血浆中 miRNA-205 水平显著升高而 let-7f 水平显著降低，差异均具有统计学意义。miRNA-205 的敏感度为 30.1%，特异度为 94.2%，let-7f 的敏感度为 66.9%，特异度为 84.2%，若将两者结合诊断则敏感度和特异度均增加，分别达 62.4%、92.9%，在组织中检测 miRNA-483-5p 的表达水平，与Ⅰ期和Ⅱ期相比，在Ⅲ期和Ⅳ期肿瘤组织中的表达水平明显较高，该结果与血浆检测的结果一致。有研究表明，let-7 的缺失会导致卵巢癌患者预后不良，HMGA2 与 let-7 的比值可以用于判断卵巢癌的预后，HMGA2/let-7 的较高值患者与较低值患者相比，生存率差。

对正常卵巢组织和恶性卵巢癌组织及卵巢癌细胞系中 miRNA 的表达进行检测，结果显示与正常组织相比，癌组织或细胞系中 29 种 miRNA 中有 4 种 miRNA 表达出现上调，分别为 miRNA-200a、miRNA-200b、miRNA-200c 和 miRNA-141，这 4 种 miRNA 均属 miRNA-200 家族，剩余 25 种 miRNA 表达下调，其中 miRNA-199a、miRNA-140、miRNA-145 和 miRNA-125b1 下调最为显著。

（1）miRNA-200：miRNA-200 家族被多次检测到在卵巢癌组织或者血清中出现高表达，在研究血清 miRNA 的水平对于鉴别高级别浆液性卵巢癌与健康者发挥的作用时，对 4 种高级别浆液性癌细胞系和正常人卵巢表面上皮细胞进行分析，同时抽取 28 例未进行治疗的高级别浆液性癌患者和 28 例与患者年龄匹配的健康女性志愿者的血清，对细胞系和血清中 miRNA 的表达进行检测，miRNA-200a、miRNA-200b 和 miRNA-200c 在卵巢癌细胞中的表达水平显著高于正常卵巢上皮细胞，同样相较于健康对照者的血清，高级别浆液性癌中 miRNA-200a、miRNA-200b 和 miRNA-200c 均显著升高。另一项研究结果同样显示 miRNA-200 家族中 miRNA-200a、miRNA-200b、miRNA-200c 在浆液性卵巢癌中表达升高。

miRNA-200 家族成员 miRNA-200c 在判断卵巢癌患者预后中具有重要的意义，在以 144 例卵巢癌患者（其中 29 例患者发生复发）的肿瘤样本为研究对象的研究中，对研究对象进行了随访调查，与低表达水平的患者相比，miRNA-200c 高表达水平的患者总存活期和无进展生存期较长，miRNA-200c 高表达水平的患者预后较低表达水平患者好。

有研究对 28 例新诊断的未进行手术或者辅助治疗的卵巢癌患者和 15 例正常对照者的血清样本提取 RNA，采用微阵列进行初步 miRNA 表达谱鉴定并筛选出 23 种 miRNA，对 21 种 miRNA 进行检测，与健康对照者相比，其中 5 种 miRNA 在卵巢癌中出现过表达，分别为 miRNA-21、miRNA-29a、miRNA-92、miRNA-93 和 miRNA-126；3 种 miRNA 低表达，分别是 miRNA-127、miRNA-155 和 miRNA-99b，该研究进一步对术前 CA12-5 水平小于 35U/ml 的 3 例患者检测，发现 miRNA-21、miRNA-92 和 miRNA-93 依然出现高表达，提示这 3 种 miRNA 对于诊断卵巢癌具有重要的意义。

（2）miRNA-181a：miRNA-181a、miRNA-181b、miRNA-181c 和 miRNA-181d 同属于 miRNA 家族，其中 miRNA-181a 是细胞分化的关键调节剂。在一项评估 miRNA-181a 在卵巢癌中的临床相关性实验中，以 miRNA-181a 的中值表达值作为分割点，将 miRNA-181a 的表达分为高表达组和低表达组，与低表达组相比，miRNA-181a 高表达组患者的无进展生存期、总生存期显著缩短，而且与无进展生存期大于 6 个月的患者相比，无进展生存期小于 6 个月的患者的肿瘤中具有较高水平的 miRNA-181a，表达差异具有统计学意义。进一步分析 miRNA-181a 在卵巢癌中的生物学行为，发现 miRNA-181a 可以促进上皮间质转化，可以显著增加细胞的运动和侵袭能力，提示我们 miRNA-181a 在卵巢癌中发挥促癌作用，还可能成为临床判断卵巢癌预后的一个独立指标。

一项研究从 3 个独立的快速冷冻肿瘤组织中收集了 257 个快速冰冻肿瘤组织进行活检，结果显示 miRNA-192 和 miRNA-194 在黏液亚型中高度表达，是其他肿瘤的 5 倍；miRNA-30a 在透明细胞癌中高度表达，也是其他类型的 5 倍，提示 miRNA-192、miRNA-194、miRNA-30a 可以分别作为卵巢癌中黏液性癌和透明细胞癌鉴别诊断的可靠标志物。

有研究者对 miRNA 在复发性卵巢癌中的表达进行了研究，与原发肿瘤相比，复发性卵巢癌患者组织中检测到 60 种 miRNA 表达异常（是原发性肿瘤的 2 倍以上），其中 52 种 miRNA 出现表达上调，8 种 miRNA 表达下调。在 60 种中筛选出两种表达最异常的 miRNA，分别为 miRNA-9 和 miRNA-223，miRNA-9 在复发性卵巢癌中表达下调，miRNA-223 表达上调，因此 miRNA-9 和 miRNA-223 可能作为临床判断卵巢癌复发的重要标志物。

18. lncRNA

（1）H19：H19 位于接近染色体 11p15.5 的端粒区域，并且与相邻基因 IGF-2 相互调节。H19 具有高度保守的二级结构。H19 位点表达高水平的 2.5kb RNA 聚合酶 II 依赖性转录物，其被剪接、封端、聚腺苷酸化并输出到细胞质中。H19 是胎盘中第二丰富的转录物，在胎儿的肝脏中表达水平较高，出生后在大部分组织中被抑制。H19 与 P53 的关系密切，P53 不仅抑制 H19 基因的启动子活性，还通过诱导 H19 基因上游的印记控制区（imprinting control region，ICR）的 DNA 去甲基化来抑制体内 H19 表达。据报道，许多 EMT 诱导物也诱导 H19/miRNA-675 表达。H19 与肿瘤的发生密切相关，有研究表明 H19 对肿瘤生长至关重要，H19 过表达有助于肿瘤发生，增强体外癌细胞侵袭能力，增强体内肿瘤转移。有研究报道，在浆液性卵巢癌、浆液性囊腺瘤、低度恶性潜能浆液性肿瘤中 H19 的表达阳性率分别为 65%（13/20）、67%（6/9）、75%（9/12），表明 H19 在多数浆液性上皮肿瘤中表达异常。另一项研究调查了 H19 在卵巢癌中的表达和功能作用，以 70 对未进行辅助治疗的卵巢癌患者的组织标本（肿瘤组织和相邻正常组织）和卵巢癌细胞系及正常的卵巢上皮细胞系作为研究对象，与健康对照组相比较，不论是癌组织还是癌细胞系中，H19 表达均明显升高，同时还发现 H19 表达与肿瘤临床分期和肿瘤大小呈显著正相关，在体外细胞系中将 H19 表达抑制，细胞生长受到抑制，提示 H19 参与了卵巢癌的发生发展，并对诊断卵巢癌具有重要的意义。有研究对 41 例高级别浆液性癌组织和 13 例良性肿瘤患者的正常卵巢上皮进行了检测，结果显示 H19 在癌组织中的表达升高，在对 27 例治疗复发的患者检测时，证实了 H19 表达水平与癌症复发呈正相关，将卵巢癌细胞系 A2780-DR 细胞中的 H19 敲减后，可以恢复体外和体内顺铂敏感性，提示 H19 不仅对于诊断卵巢癌、判断卵巢癌复发有重要的意义，还可能成为临床治疗卵巢癌的一个新的治疗靶点。

（2）应激诱导长链非编码转录物 5（long stress-induced non-coding transcript 5，LSINCT5）：是一种长度为 2.6kb 的多腺苷酸化、应激诱导长链非编码转录物，位于负链上，在细胞核中可能被 RNA 聚合酶 III 转录。LSINCT5 定位于 IRX4 基因下游 829 825bp 和 IRX2 基因上游 31 529bp 之间，与肿瘤发展密切相关，敲减 LSINCT5 可以减少细胞增殖。已经检测到 LSINCT5 在乳腺癌、胃肠癌中高表达，同样在卵巢癌中也检测到 LSINCT5 高水平表达。

（3）X 染色体失活特异性转录因子（X-inactive specific transcription factor，XIST）：是位于 X 染色体失活中心的一个 lncRNA，在 X 染色体失活的初始阶段很重要。女性细胞中多于一个 X 染色体的表达通常被认为与生命不相容；为此，X 染色体发生灭活，XIST 被确定为 X 染色体失活的重要介质，XIST 还在人类细胞的分化、增殖和基因组维持中起着其他重要作用。通过对 4 种卵巢癌和 12 个正常卵巢表面上皮细胞进行研究，发现在其中两种卵巢癌细胞系（TOV112D、TOV21G）中，采用 RT-PCR 技术对 XIST 表达无法检测到，经分析发现这两种卵巢癌细胞系中 XIST 均为阴性。一项研究中对 XIST 的临床意义进行了评估，在该研究中，研究者对 16 种卵巢癌细胞系进行了研究，对成对的原代和复发性卵巢肿瘤细胞制备的 RNA 样品进行 cDNA 微阵列分析，发现 XIST 表达与复发时间之间显著正相关，XIST 基因是复发性肿瘤中差异表达和下调最显著的基因，进一步的研究揭示了 XIST 表达水平与紫杉醇敏感性和化疗反应显著关联，提示 XIST 可能成为治疗卵巢癌的一个靶点。

（4）人类卵巢癌特异性转录物 2（human ovarian cancer-specific transcript 2，HOST2）：与 HOST1、HOST3、HOST4、HOST5 共同属于 HOST 基因家族。最初的 HOST 基因 HOST1 后来被证明是 MUC16，即卵巢癌标志物 CA12-5 的基因；HOST3 编码 claudin-16（CLDN16），HOST4 是一种编码蛋白聚糖连锁蛋白（link protein，LP）的基因；HOST5 编码钠依赖性磷酸转运蛋白（NaPi）；HOST2 基因位于 10 号染色体，长度为 2.9kb，不含开放阅读框，不编码蛋白质。HOST 基因表达具有特异性，多局限于卵巢组织、卵巢癌中，在卵巢癌中特异性地过表达，这些基因在正常组织和其他类型癌症中不普遍表达。有研究检测了 30 例卵巢上皮良性肿瘤及 50 例卵巢癌中 HOST2 的表达，与正常对照组相比，卵巢癌患者组织样本中 HOST2 水平显著升高，且差异具有统计学意义，在体外实验中，将 HOST2 下调后，检测对细胞迁移、侵袭、增殖和凋亡的影响，结果显示 HOST2 的下调可以显著限制细胞的增殖、迁移和侵袭，进一步在裸鼠体内进行下调 HOST2 的实验，发现裸鼠卵巢癌的生长显著受到抑制。

（5）尿路上皮癌胚抗原 1（urothelial carcinoma antigen 1，UCA1）：首个在膀胱癌中鉴定的 lncRNA，UCA1 的主要转录物长度为 1 400bp。研究发现 UCA1 参与多种肿瘤的发生发展，在癌症中发挥促癌作用，有研究发现 lncRNA-UCA1 在膀胱癌细胞中促进糖酵解，而癌细胞优先通过有氧糖酵解代谢葡萄糖，因此推断 UCA1 的致癌作用可能与葡萄糖代谢有关。有研究证明，在卵巢癌组织和细胞系中检测到 UCA1 的表达发生上调，进一步分析发现 UCA1 与患者的淋巴结转移和 FIGO 分期的状态相关，在体外实验中，敲减 UCA1 后，卵巢癌细胞系的侵袭及迁移能力受到抑制。一项研究采用 qRT-PCR 技术对 117 例卵巢癌组织进行检测，结果显示，与正常的卵巢上皮组织相比，在卵巢癌组织中 UCA1 的表达明显升高，未发生淋巴结转移的患者组织中 UCA1 的表达水平较已发生转移的患者低，分期较低的患者 UCA1 表达水平较分期较高的患者低，UCA1 高表达的患者比 UCA1 低表达的患者存活时间可能更短。

（6）母系表达基因 3（maternally expressed gene 3，MEG3）：是一种印记基因，位于人类染色体 14q32.3，长度为 35kb。MEG3 首先被鉴定为小鼠基因陷阱基因座 2（gene trap locus 2，Gtl2）的直系同源物，位于小鼠远端 12 号染色体上。MEG3 在许多人正常组织中表达，有研究发现 MEG3 在多种人类肿瘤组织和肿瘤细胞系中出现表达的缺失，提示 MEG3 参与肿瘤的发生发展过程，并且可能在肿瘤中发挥了一种抑癌作用。有研究揭示了 MEG3 可以通过调节肿瘤抑制因子 P53 进而发挥抗增殖作用。以 20 例正常的卵巢组织、20 例卵巢癌组织和人卵巢癌细胞系为研究对象的研究中，对 MEG3 是否在卵巢癌中表达发生下调进行检测，并对其在卵巢癌中的作用进行了探讨，MEG3 在正常组织中高水平表达率为 85%（17/20），而在卵巢癌组织中低表达率和不表达率分别为 25%（5/20）、70%（14/20），同时在卵巢癌细胞系中均未检测到 MEG3 的表达，在体外实验中 MEG3 的过表达导致卵巢癌细胞系 OVCAR3 细胞在 G_0/G_1 期停滞，S 期和 G_2/M 期细胞百分比下降，抑制了细胞的增殖并导致 OVCAR3 细胞凋亡。有学者对姜黄素如何改变细胞外囊泡在卵巢癌中耐药性的能力进行研究，发现 MEG3 的表达水平可以通过姜黄素去甲基化作用恢复，MEG3 表达水平升高后，可通过 miRNA-214 间接地降低耐药性。

（7）BC200：BC200 RNA 由 200 个核苷酸构成，特异性表达于人神经系统的神经元中。BC200 是一种翻译调控因子，可能通过与某些翻译机制组分的相互作用来调节神经元中局部突触素蛋白的合成。BC200 RNA 在非神经性肿瘤中的表达可能与这种肿瘤的诱导和/或进展的功能相互关系。在一项研究中，采用 qPCR 技术对 10 例正常卵巢样本和 12 例卵巢癌样本（8 例浆液性癌、2 例子宫内膜样癌和 2 例黏液性癌）及卵巢癌细胞系中 BC200 的表达进行了检测，进而分析 BC200 与卵巢癌之间的关系，结果显示在大多数正常卵巢样本中 BC200 的相对表达水平较高，阳性率为 90%（9/10），而在卵巢癌样本中，BC200 显著下调，正常组织中 BC200 的平均表达水平是卵巢癌组织中的 30 倍以上，敲减 BC200 可以促进卵巢癌细胞的增殖能力，在体外实验中，将卡铂加入到培养基中时，BC200 的表达水平在卵巢癌细胞中上调，抑制 BC200 可降低细胞对药物的敏感性，表明 BC200 的表达水平下调可导致卵巢癌细胞的化学抗性。

（贾永峰）

第五节　神经系统

胶质瘤是我国最常见的原发性脑肿瘤，恶性程度极高，发病率大约占到中枢神经系统原发性恶性肿瘤的 60%，且男女间发病率、死亡率无明显差异。胶质瘤可发生于中枢神经系统的任何部位，其中星形胶质细胞瘤常发生于丘脑底节区和大脑半球，幕下者儿童多发，幕上者额叶及颞叶多见。根据 2016 年 WHO 关于中枢神经系统肿瘤的分类、分级及总结，胶质瘤可分为"弥漫性星形细胞瘤和少突胶质细胞瘤"及"其他类型星形细胞肿瘤"两大部分，前者包括弥漫性星形细胞瘤，异柠檬酸脱氢酶（isocitrate dehydrogenase，IDH）-突变型（Ⅱ，病理分级，下同）间变型星形细胞瘤，IDH-突变型（Ⅲ）胶质母细胞瘤，IDH-野生型（Ⅳ）胶质母细胞瘤，IDH-突变型（Ⅳ）弥漫性中线胶质瘤，H3K27M-突变型（Ⅳ）少突胶质细胞瘤，IDH-突变型和 1p/19q 联合缺失（Ⅱ）及间变型少突胶质细胞瘤，IDH-突变型和 1p/19q 联合缺失（Ⅲ），其他类型星形细胞肿瘤包括毛细胞型星形细胞瘤（Ⅰ）、室管膜下巨细胞型星形细胞瘤（Ⅰ）、多形性黄色星形细胞瘤（Ⅱ）及间变型多形性黄色星形细胞瘤（Ⅲ）4 种类型。2015 年中国癌症调查报告显示我国 2015 年新发中枢神经系统肿瘤 101 600 例，其中男性 52 300 例，女性 49 300 例。总计死亡 61 000 例，男女间无显著差别；其中东部地区发病例数、死亡例数最多，分别为 29 600 例、18 600 例。

目前来说，临床上对于胶质瘤的病因未有明确界定，多数学者认为该病是由多因素综合作用的结果，先天高危遗传因素和居住工作的高致癌环境因素相互交织是目前已知导致其发生的主要原因。有研究表明使用手机等电子设备产生的电磁辐射可能导致胶质瘤的发生。有研究发现在大部分的胶质母细胞瘤患者中有巨噬细胞病毒感染的证据，但二者是否有联系、是否是致癌因素仍需进一步深入研究探讨。临床上胶质瘤存在发病率高、术后复发率高、死亡率高及治愈率低即"三高一低"的特点。低级别胶质瘤生长缓慢，病程较长，从出现症状到就诊时间平均为 2 年，而高级别胶质瘤生长速度快，病程较短，从发病到出现症状 3 个月左右。如果患有间变型胶质瘤，其中位生存期为 2～5 年，而胶质母细胞瘤中位生存期仅仅为数月或数十月。由于肿瘤处于不断生长状态，肿瘤渐渐占据颅内有限的空间，产生"占位效应"，患者会出现典型颅内压增高表现，如恶心、头痛、呕吐、视盘水肿、视力模糊及免疫力低下等临床症状。此外，由于生长部位不同，其还可影响脑部组织功能，出现不同表现的临床症状，如视神经胶质瘤患者可出现视觉丧失，语言区胶质瘤可以引起患者语言表达困难，脊髓胶质瘤患者可出现肢端麻木、无力和疼痛等，星形细胞瘤可出现癫痫发作、复视、视野改变，胶质母细胞瘤恶性程度较高、生长快，患者可出现偏瘫、淡漠、痴呆、癫痫发作等症状。若患者具有典型的高颅压体征，确诊胶质瘤还需将头颅 CT、MRI 与术后病理活检相结合，其他辅助检查包括 PET、MRS 等。

1. BRAF　BRAF 蛋白激酶活化后突变已经成为儿童星形胶质细胞瘤重要的临床特征之一，在低级别胶质瘤如间变型星形细胞瘤、多形性黄色瘤型星形细胞瘤等胶质瘤中同样突变率甚高，目前在临床上已逐渐引起人们的关注。有研究收集的 3 例儿童星形胶质细胞瘤患者利用维罗非尼治疗，药代动力学结果提示 BRAF V600E 是儿童星形胶质细胞瘤一个重要的致癌因素，但仍有待更加深入的研究。WHO 利用分类系统已经将早些时候发现的具有"双极样改变"的星形胶质细胞瘤命名为毛细血管性星形细胞瘤，后期也有学者将其命名为极性成纤维细胞瘤或者青少年星形细胞瘤。目前已知毛细血管性星形细胞瘤中最常见的基因融合类型为 KIAA1549 和 BRAF 的融合，这也是最常见的遗传类型。通过 CGH 阵列发现毛细血管性星形细胞瘤中包括 1p31—p36、5q23—q35 等在内的多区域局部拷贝数的改变，并且发现 BRAF 基因中 7q34 的增补是最常变化的位置，突变率达到 68%。

在研究 BRAF、Ki-67 及 K-ras 蛋白在胶质瘤中表达情况的过程中发现，三者在胶质瘤患者中的阳性率分别为 61.7%、54.35% 和 53.1%，BRAF 蛋白表达在不同患者性别、年龄分段及低级别与高级别组患者中差异不显著。另有研究检测了包括神经节胶质瘤在内的 4 种儿科低级别胶质瘤中 DNA 的变化，发现在所研究的 31 个肿瘤标本中有 14 例具有 BRAF V600E 基因突变，并且还发现了 IDH1 外显子 4、K-ras 2、K-ras 3 的 132 密码子突变及 TP53 外显子 2～9 的突变，认为 BRAF 突变是小儿脑胶质瘤中主要的遗传改变，或可成为日后生物抑制剂的一个分子靶点。

2. ATRX（α-地中海贫血/精神发育迟滞综合征 X 染色体相关基因，α-thalassemia/mental retardation syndrome X-linked）　作为一个新发现的基因，2011 年最早在胰腺神经内分泌肿瘤（PanNET）中被发现，与死亡结构域相关蛋白（death domain-associated protein, DAXX）组成的复合物在 PanNET 中被检测到 43% 的突变率。在细胞生长过程中 ATRX、CIC 和 FUBP1 的突变可以有效调节细胞生长，对于 ATRX 在胶质瘤中表达的研究发现 ATRX 在 Ⅱ～Ⅲ级星形细胞瘤中突变率达到 71%，在少突胶质细胞瘤、继发性胶质母细胞瘤中也有较高的突变率，分别达到 68%、57%，ATRX 与 IDH 突变具有明显的相关性；进一步研究发现在少突胶质细胞瘤中 CIC 和 FUBP1 突变率为 46% 和 24%，而在星形细胞瘤中突变比例小于 10%，因此认为 IDH1/ATRX（I-A）与 IDH1/CIC/FUBP1（I-CF）可被当作胶质瘤中两个具有复发特征的标志。

有学者利用免疫组织化学法标记近 200 例胶质瘤患者 ATRX 表达，对于混杂不确定类型进行二代测序进一步分析其突变情况，发现 ATRX 在 II 级、III 级星形胶质瘤和继发性胶质母细胞瘤中大多表达阴性或表达缺失，在少突胶质细胞瘤及原发胶质母细胞瘤中几乎不表达；ATRX 表达缺失与 IDH1 和（或）TP53 突变显著相关；且总计 2 例出现镶嵌性染色，其中有 1 例患者表现为 DAXX 突变。

3. IDH 目前，临床上普遍认为 IDH 突变及 KIAA1549-BRAF 融合基因分别是毛细胞型星形细胞瘤和弥漫性胶质瘤中两个相互排斥的事件，二者或多或少存在着一定的联系，或许可以作为早期预测胶质瘤并确定临床分型的有力工具。利用 RT-PCR 和测序分析 KIAA1549-BRAF 融合基因和 IDH 的突变情况，发现 IDH 在 175 例患者中有 125 例突变，突变率达到了 71.4%；KIAA1549-BRAF 基因融合在 180 例符合要求的病例中达到 17 例，融合率为 9.4%，达到 17 例，在这 17 例突变体中，88.2% 的病理类型为少突胶质细胞瘤（15 例）。

研究 IDH 突变类型在低级别胶质瘤中的 MRI 与病理特征的实验发现，右侧额叶该类型好发，右侧颞叶及左侧颞叶次之；低级别胶质瘤 IDH 野生类型左侧额叶好发，同样右侧颞叶、左侧颞叶次之。为了给胶质瘤的临床诊断及鉴别诊断提供充足的依据，利用基因测序检测 IDH1、IDH2 在胶质瘤患者中突变情况后发现仅 IDH1 出现杂合性突变，共 234 例胶质瘤患者中有 74 例突变，突变率为 31.6%；这其中少突星形细胞瘤、间变型少突星形细胞瘤及少突胶质细胞瘤的 IDH1 突变所占比例分别为 69.2%（9/13）、63.6%（7/11）及 69.2%（18/26），弥漫型星形细胞瘤、间变型星形细胞瘤和胶质母细胞瘤突变比例低于前三者，分别为 36.2%（17/47）、27.7%（5/18）及 14.5%（10/69）。利用免疫组织化学检测 IDH1R132H 阳性 80 例，阳性率稍高于基因检测结果，73 例与基因检测所得结果相同，因此在胶质瘤早期可以进行免疫组织化学法快速检测 IDH 突变相应抗体以确定是否发病。

4. TERT 其研究热度在近几年逐渐升温，在启动子区域鉴别出了几个突变热点，为后续单项肿瘤鉴别提供了极有价值的指导意见。利用 Sanger 测序、RT-qPCR 分析等技术探究 TERT 在我国包括胸腺上皮肿瘤、胃肠平滑肌瘤及胶质瘤等 13 种不同类型肿瘤患者大队列中的突变情况时，发现其启动子突变在胶质母细胞瘤中突变率最高，达到 83.9%，少突胶质细胞瘤中突变率也达到 70.0%，二者远远高于肝细胞癌的 31.4% 及成神经管细胞瘤中的 33.3%，而在胸腺上皮肿瘤、胃肠道平滑肌瘤、胃神经鞘瘤、胆管癌、胃癌和肝癌中均无突变发生，并发现 C228T 和 C250T 是最常见的突变位点，且 TERT 启动子的突变与其相应 mRNA 的表达上调显著相关。

利用 Sanger 测序技术对近 80 例胶质瘤患者 TERT 中 C228T 和 C250T 两个位点进行突变情况检测并分析位于启动子区域的上述两位点突变与病理分期的关系，发现在所有研究的胶质瘤病例中 TERT 突变率为 32.1%，I、II、III、IV 级肿瘤中突变频率分别为 0、33.3%、30.0% 及 36.4%。高级别胶质瘤（III～IV 级）的突变率为 34.0%，略高于低级别胶质瘤（I～II 级）的 28.0%。在这当中少突星形胶质细胞瘤突变比例最高，达到 57.1%，而少突胶质细胞瘤最低，仅为 23.1%；在胶质瘤演进过程中 TERT 突变扮演何种角色有待进一步探究。

5. GFAP 为分子量约 50kDa 的酸性中间纤丝蛋白，其大部分分布于中枢神经系统星形胶质细胞中，目前已经证实 GFAP 在绝大多数星形胶质细胞瘤中高表达，是星形胶质细胞瘤较为常用的肿瘤标志物，对于其能否作为一个肿瘤治疗的靶点的研究也在逐渐深入。

通过 ELISA 法检测胶质瘤患者外周血中多种自身抗体水平,其中 GFAP 抗体表达情况差异最显著,GFAP 自身抗体水平与 WHO 分期及肿瘤体积显著相关,非胶质瘤患者外周血中其水平显著低于胶质瘤患者,预测胶质瘤特异性显著。基于 ELISA 开发出的新检测方法对于早期预测胶质瘤及判断预后具有很大的潜力。检测 50 例病理学证实的胶质瘤患者和 50 例健康人群中 GFAP 表达情况后发现,50 例胶质瘤患者中有 40 例可检测到 GFAP (中位数为 $0.18\mu g/L$,范围为 $0\sim5.6\mu g/L$ 时),表达水平较非胶质瘤肿瘤患者和健康对照者相比明显升高,且表达水平与肿瘤体积、肿瘤坏死体积具有相关性。对于单纯性上皮性胶质瘤患者,GFAP 水平大于 $0.05\mu g/L$ 时诊断敏感度为 76%,特异度可达到 100%。

在探究几种胶质瘤中 GFAP 及 S100β 表达情况的过程中,有学者发现 GFAP 在胶质母细胞瘤、星形胶质细胞瘤中有较高的表达率,而在椎管内神经鞘瘤、垂体腺瘤中表达较微弱。S100β 在星形细胞瘤及胶质瘤中表达较强,而在垂体腺瘤、少突胶质细胞瘤中表达微弱,二者联合检测对于胶质瘤定性诊断优势显著。采用双抗体夹心法检测手段检测患者体内肿瘤标志物表达水平后发现相较于治疗前患者,手术切除病灶或经替莫唑胺同步精确治疗的胶质瘤患者体内 GFAP、TGF-β 水平下降显著,肿瘤全切患者相较于部分切除患者下降趋势更明显。GFAP 对于经临床治疗后患者的预后判断及转归等方面的作用显著,值得进一步深入探究。

6. S100 主要存在于中枢神经系统胶质细胞中,由胶质细胞表达,分子量较低,对于脑部及脊髓的损伤预测、预后转归具有显著意义。其蛋白家族共有 24 个成员,结构高度相似,仅在脊髓动物中表达并且具有特异的表达模式参与细胞增殖、分化及凋亡等多项重要的生理功能,在维持机体正常功能方面扮演许多重要的角色。

2006 年,在研究星形胶质细胞瘤时发现 S100A4 蛋白在肿瘤转移过程中表达,并且发现 S100A4 表达下调会增加星形胶质细胞瘤的转移能力,同时金属蛋白酶 MMP-9 和 MT1-MMP 的表达也会增加。添加 MMP-2/MMP-9 抑制剂后,经干扰 S100A4 表达的星形胶质细胞迁移能力显著抑制。相类似的结果同样在我国学者的研究中被证实。研究 S100A4 对胶质瘤细胞系的影响的实验中发现敲减 S100A4 后胶质瘤细胞的迁移及侵袭能力各自降低了 46% 和 55%,且 MMP-9 和 MMP-2 两种蛋白质的表达也明显下调,提示其可能成为抗胶质瘤细胞侵袭转移的潜在靶点。

此后 S100 在诸多脑部疾病中的异常表达广泛被人们所关注。如 S100β 与 NSE 在脑损伤、脑卒中及脑部恶性肿瘤等脑部创伤疾病方面均为较可靠的标志物,其中 S100β 在极微小的剂量时便可导致神经细胞损伤,促进一氧化氮的释放并导致炎症反应,对于脓毒性脑病具有很好的临床预测价值,当 S100β 水平为 $0.131\mu g/L$ 时诊断脓毒性脑病的敏感度为 85.4%,特异度为 67.2%,AUC 为 0.824。当 NSE 水平为 $24.15ng/ml$ 时诊断脓毒性脑病的敏感度为 54.2%,特异度为 82.8%,AUC 为 0.664。探索儿童胶质瘤患者 S100A4 及 SEPT7 的表达情况及意义时采用免疫组织化学法检测儿童胶质瘤组织及正常对照脑组织中 S100A4 和 SEPT7 的表达情况,发现 S100A4 在儿童胶质瘤中阳性率达到 72.97%,而在健康儿童研究组中均为阴性表达,随着病理分级的增加,胶质瘤组织中 S100A4 阳性率逐渐增高;探究 SEPT7 在儿童神经胶质瘤中的表达情况,发现其在胶质瘤组织中表达阳性率为 54.05%,而在健康儿童组中有着 100% 的表达,表达情况与肿瘤病理分级明显负相关,这就意味着二者的交叉检测在临床上对于胶质瘤早期预警、评估病理分级及预后均有较大帮助。近期有学者收集上百例病理确诊胶质瘤标本并检测其 S100A9、EGFRvⅢ 表达水平，发现 Ⅰ～Ⅱ 级低级别胶质瘤 S100A9 阳性率仅为 11.67%，而 Ⅲ～Ⅳ 级高级别胶质瘤的表达阳性率达到了 66.00%。同样的，EGFRvⅢ 在高级别胶质瘤中表达阳性率高于低级别胶质瘤，分别为 38.00% 和 20.00%；并且发现 S100A9 及 EGFRvⅢ 表达均阳性的患者往往预后不良，为我们进一步认识胶质瘤的发病机制提供了更广的思路。

7. O^6-甲基鸟嘌呤-DNA 甲基转移酶（O^6-methylguanine-DNA methyltransferase，MGMT） MGMT 启动子超甲基化已在包括肺癌、肾癌及膀胱癌等多种恶性肿瘤中被鉴定，而目前已知的报道中 MGMT 启动子甲基化频率波动范围较大。为了探讨 MGMT 与 XRCC1 在胶质瘤患者中的表达情况，检测了二者在胶质瘤、正常高颅压患者中的表达水平，发现 MGMT、XRCC1 在胶质瘤组织中的阳性率分别为 46.15%、38.46%，明显高于对照组中的 2.50% 与 5.00%，进一步研究发现二者在胶质瘤中的表达并无显著相关性。但也有学者得出不同的结论：应用 RT-PCR 和免疫组织化学法检测胶质瘤中 MGMT、ASPM 在胶质瘤中的表达，发现胶质瘤组织中 ASPM mRNA 阳性患者 21 例，阳性率为 51.21%，随着胶质瘤患者病理分级的增高，ASPM mRNA 阳性表达率逐渐增高（胶质瘤 Ⅱ 级、Ⅲ 级及 Ⅳ 级患者阳性率分别为 27.27%、53.33% 和 66.67%），但 MGMT mRNA 100% 表达于胶质瘤及正常组织中，因此认为其与肿瘤的进展无关。甲基化方面的研究表明当 MGMT 启动子甲基化时，MGMT 蛋白表达水平降低的比例占到 72.72%，而当 MGMT 启动子非甲基化时 MGMT 蛋白 76.32% 高表达，二者呈负相关。

8. 1p19q 缺失/共缺失 许多报道已经表明 1p 和（或）19q 上若有缺失，则与胶质瘤的发生发展有关。早先 Bello 等利用特异性 DNA 探针检测胶质瘤和正常基因组中染色体的变化，发现 1p 上的等位基因缺失主要局限于多形性胶质母细胞瘤和具有主要少突胶质细胞成分的胶质瘤（即 Ⅱ 级少突神经胶质瘤），还有 Ⅲ 级间变型少突神经胶质瘤中，并且发现 1p 位置上的基因异常是少突胶质细胞瘤的主要特点。为了探索胶质瘤中 1p19q 联合缺失、IDH1 及 TP53 突变的情况，选取了经过病理确认的 136 例胶质瘤组织并分别用 3 种方法检测上述三者的表达及突变情况，发现 1p19q 联合缺失 36 例，IDH1 和 TP53 突变分别占到 107 例及 59 例；IDH1 和 TP53 突变均有的患者总计 55 例，IDH1 突变与 LOH 1p19q 均存在的共有 26 例，涉及不同类型胶质瘤，因此上述结果为胶质瘤的早期诊断、临床分型及后续治疗均提供了新的思路，值得更深层次的研究。

9. 整合素连接激酶（integrin linked kinase，ILK） 于 1996 年研究 β1 整联蛋白连接的蛋白激酶时被发现。早些时候，有学者研究 ILK 和 PKB 在胶质瘤中的表达情况后发现随着胶质瘤分级的增高，ILK 与 PKB 阳性率也随之增高，Ⅰ～Ⅱ、Ⅲ、Ⅳ 级胶质瘤中 ILK 阳性率分别为 35.29%、76.47% 及 94.12%，PKB 阳性率分别为 29.41%、82.35% 及 94.12%。有意义的是在所研究的所有健康对照中二者均未表达，因此对于胶质瘤的恶性程度判断、鉴别诊断均有帮助。有学者研究证实 ILK 蛋白在胶质母细胞瘤中的活性及表达均增加，抑制 ILK 信号通路经 PTEN 可使得 PKB/Akt-Ser-473 磷酸化下调，进而影响胶质瘤细胞的生长。提示我们对于 PTEN 缺陷型胶质母细胞瘤，抑制 ILK 对治疗有益。

10. SOX2 探究 SOX2 在神经干细胞中的作用时发现，SOX2 在中枢神经系统发育早期阶段发挥一定作用，基因靶向研究已经揭示了其在神经系统中可以促进大脑和眼睛的发育，也发现了 SOX2 在维持神经干细胞方面及在下游神经元分化过程中所起的作用。为了探究 SOX2 和 OCT4 在胶质瘤发展过程中的表达及意义，检测包括 45 例胶质瘤在内的 50 例组织中二者的表达情况，发现随着病理分期的增加二者阳性率逐渐增高，Ⅳ级时 SOX2 与 OCT4 阳性率分别为 60.15%、63.15%，而在所有检测的 5 例健康组织中均无 SOX2 与 OCT4 阳性表达，因此认为二者与胶质瘤的恶性侵袭显著相关。另有研究发现 OCT4、SOX2 和 Nanog 在胶质瘤中的表达水平与肿瘤恶性程度呈正相关；免疫组织化学法检测结果表明 SOX2 仅在细胞核中表达，而 OCT4 和 Nanog 在神经胶质瘤细胞的细胞核和细胞质中均表达，免疫荧光结果显示大部分 OCT4 阳性的细胞中也会有 SOX2 和 Nanog 的表达。

11. miRNA miRNA 的异常表达在胶质瘤中普遍存在。根据不同 miRNA 表达情况的不同构建出不同的 miRNA 谱，提高胶质瘤分子诊断可靠性。利用基于 miRNA 的微阵列筛查技术及 qRT-PCR 分析研究了近 2000 个研究相关基因，发现与正常脑组织相比胶质瘤中有 13 种 miRNA 表达差异显著，其中 miRNA-17-92 簇中的 miRNA-92a-3p、miRNA-19b-3p 和 miRNA-106b-25 簇的两个 miRNA（miRNA-106b-5p 和 miRNA-93-5p）分别在 WHO Ⅱ 级、WHO Ⅲ 级胶质瘤中检测到异常表达，通过 qRT-PCR 检测发现 miRNA-4489 在 84.62% 的样本中下调显著。

探究脑脊液中 miRNA 对脑部恶性肿瘤的诊断价值时利用 RT-PCR 检测发现 miRNA-451、miRNA-223、miRNA-125b、miRNA-711 及 miRNA-935 可作为主要诊断指标，在正常组、胶质母细胞瘤组、髓母细胞瘤组、肺癌转移组及乳腺癌转移组表达差异显著。进一步的研究发现 miRNA-451 在正常组织中下调显著，而在中枢神经系统、脑脊液恶性肿瘤中表达上调，可以作为区分脑部良恶性肿瘤的定性标志物。与髓母细胞瘤相比，miRNA-711 在胶质瘤中升高更加明显，miRNA-935 在胶质瘤和髓母细胞瘤中均不表达，淋巴瘤患者脑脊液中也不表达 miRNA-935，miRNA-125b、miRNA-223 在胶质瘤和髓母细胞瘤中表达升高明显。

（1）miRNA-221/miRNA-222：在培养的 4 种胶质瘤细胞系（U251、U87、SHG44 及 A172）中，与人星形胶质细胞相比，miRNA-222 在上述 4 种细胞系中上调 50～150 倍，miRNA-222 在 U251 和 U87 细胞系中表达水平最高，进一步研究发现 miRNA-222 可明显促进胶质瘤细胞的增殖并抑制其凋亡，参与胶质瘤的发生发展。

有学者探索 miRNA-221/222 对于胶质瘤发生发展过程的影响，发现二者在胶质瘤中较正常细胞过表达显著，进一步研究发现敲减 miRNA-221/222 后通过调节 PTEN/Akt 信号通路可增强胶质瘤对于放疗的敏感性。另外的一项研究更加细致：与低级别胶质瘤相比，高级别胶质瘤患者外周血 miRNA-221/222 表达水平明显增高，过表达的 miRNA-221/222 可以增加肿瘤细胞的侵袭能力且患者生存期显著缩短；敲减二者可通过提高 TIMP3 表达降低肿瘤的侵袭、生长能力；因此认为 miRNA-221 和 miRNA-222 可以通过靶向调节 TIMP3 进而影响胶质瘤细胞的侵袭，进而与患者的预后相关联。

（2）miRNA-451：最早在 2005 年被发现，其基因位于人类染色体 17q11.2，序列高度保守，与原癌基因 ErbB-2 位置相邻，是一种多功能 miRNA。近几年其在各种疾病发生过程中所扮演的角色逐渐引起人们的重视，生物学特点也慢慢被各类相关研究所发现。利用多尺度数学模型研究 miRNA-451 对于胶质瘤的影响时发现胶质瘤增殖及浸润过程中 miRNA-451 与 AMPK 相互作用，miRNA-451 可以调节下游分子 AMPK 和 mTOR 形成

miRNA-451-AMPK-mTOR 核心控制系统，通过调节表达影响胶质瘤的增殖及侵袭。

其他学者也有类似的研究：Jakub 等研究发现 miRNA-451 在胶质瘤患者体内表达受到葡萄糖浓度的影响，当葡萄糖含量不足时其表达下调并且肿瘤细胞增殖能力减弱，但迁移及存活能力增强。机制研究发现 miRNA-451 是 LKB1/AMPK 通路的一个调节因子，当葡萄糖浓度改变时进行相应的调节进而影响胶质瘤细胞的生物学功能。此外，有学者研究发现胶质瘤组织及细胞系中 miRNA-451 表达水平低且与病理分级负相关性显著，而 CAB39 基因与病理分级正相关性明显。当 miRNA-451 表达水平增高时，可使得包括 KB1、AMPK 在内的多种蛋白质表达水平下调，因此认为 miRNA-451 或许是通过 CAB39 基因来发挥调控作用的，从而影响胶质瘤的发生发展。

（3）miRNA-9：检测包括 15 例脑部原发性肿瘤、187 例非脑部原发性肿瘤和 50 例来自其他组织的原发性并转移至脑部肿瘤中的 miRNA 变化情况后，发现 miRNA-9*、miRNA-92b 在脑部肿瘤中特异性表达而在其他部位肿瘤组织中不表达。重要的是，miRNA-9*、miRNA-92b 可以准确地区分开脑部原发性肿瘤和位于脑部的转移性肿瘤。进一步研究发现利用 miRNA-92b 与 miRNA-9 或 miRNA-9* 的组合从脑部原发性肿瘤鉴定出非脑部原发性肿瘤准确度达到 100%，从脑原发肿瘤中鉴定出位于脑部的转移性脑肿瘤时的敏感度为 88%，特异度为 100%。miRNA 在癌症干细胞中的作用了解甚少。探究 CAMTA1、miRNA-9 在胶质瘤调控中所起的作用，发现 miRNA-9、miRNA-9*（合称为 miRNA-9/9*）及 miRNA-17 和 miRNA-106b 在 CD133$^+$ 细胞群体（存在于胶质母细胞瘤干细胞中）中高丰度表达，并且 CAMTA1 是 miRNA-9/9* 和 miRNA-17 的作用的标靶之一，表达升高的 CAMTA1 可抑制胶质瘤细胞的生长，与患者预后密切相关。

（4）miRNA-181：是重要的 miRNA 之一，近几年对于 miRNA-181 家族的研究热度逐渐升温，发现其在数种实体恶性肿瘤中表达异常。研究发现 miRNA-181b 在胶质瘤中表达降低，表达增高的 miRNA-181 会通过其标靶 IGF-1R 及 PI3K/AKT、MAPK/ERK1/2 抑制胶质瘤细胞的增殖、迁移、侵袭和肿瘤发生，起到抑癌基因的作用，可以被当作一个新的治疗靶点。探索 miRNA-181b 通过 MDM2 对于胶质瘤细胞生长影响的研究中，检测 miRNA-181b 在胶质瘤组织中的表达情况后发现在高级别胶质瘤中 miRNA-181b 表达水平降低，通过双荧光素酶测定发现 MDM2 是其靶基因，与 3'-UTR 区域的结合有关，并且发现 miRNA-181b 的过度表达可增加胶质瘤细胞对替尼泊苷的敏感性，对于未来胶质瘤的早期分子诊断、分子分型及靶向治疗具有很大的价值。

（5）miRNA-218：由 miRNA-218-1 和 miRNA-218-2 编码，其基因分别位于 4q15.31 及 5q35.1，是目前已知重要的抑瘤 miRNA。既往研究发现 miRNA-218 表达较为广泛，参与颅脑外肿瘤的发生发展，分子机制较多，而对于其表达异常减少在胶质瘤发生发展过程中所扮演的角色知之甚少。有研究探索 miRNA-218 在胶质瘤中的临床病理预后意义，发现正常人原代星形胶质细胞中 miRNA-218 的表达水平显著高于胶质瘤细胞系，胶质瘤瘤体组织中 miRNA-218 表达水平显著低于邻近正常脑组织；低表达的 miRNA-218 往往预示着较高的 WHO 级别与较差的预后。相类似的，有学者通过研究发现 miRNA-218 可以影响 Slit2 和 Robo1 蛋白水平的表达，使得 Slit2 蛋白表达上调和 Robo1 蛋白下调；过表达的 miRNA-218 抑制胶质瘤细胞增殖、增生的作用明显，且使得下游靶基因 Robo1 下调显著，预示着其可能成为预测、治疗胶质瘤潜在的靶点。

（6）miRNA-574：Manterola 等利用微流体 TLDA miRNA qRT-PCR 分析了多形性胶质母细胞瘤患者中 381 种 miRNA 的表达，与对照组相比，多形性胶质母细胞瘤患者组中 miRNA-574-3p、miRNA-320 和一个非编码小 RNA（RNU6-1）升高显著，差异表达与胶质瘤的发生具有高度相关性。miRNA-574-3p、miRNA-320 及 RNU6-1 联合检测 ROC 分析指数为 0.926，敏感度为 87%，特异度为 86%（临界值为 0.349）；miRNA-574-3p 单独诊断多形性胶质母细胞瘤的敏感度、特异度均为 59%（临界值为 0.454）。

（7）miRNA-210：分析 136 例 WHO I～Ⅳ级胶质瘤患者外周血 miRNA-210 表达情况，发现相对于健康对照组，胶质母细胞瘤患者血清样品中 miRNA-210 表达增高明显（增高约 7 倍）；利用 Cox 比例风险回归及 Kaplan-Meier 分析发现高水平表达 miRNA-210 的患者往往提示预后不良，肿瘤分级较差。SIN3A 是 miRNA-210 的直接靶基因，miRNA-210 在胶质瘤患者体内表达增高，通过 MTT 和流式细胞术检测发现 miRNA-210 表达沉默可以抑制 U251 细胞的增殖并诱导肿瘤细胞的凋亡进而参与胶质瘤的发生发展，为胶质瘤的早期诊断、治疗提供了潜在的靶点。

12. lncRNA

（1）肺癌肿瘤抑制物 1（tumor suppressor in lung cancer，TSLC1）：对于 lncRNA-TSLC1 在胶质瘤中的研究成果少之又少，作为一个抑癌基因，TSLC1 在包括肝癌、乳腺癌以及肺癌等多种恶性肿瘤中表达下调。国内有学者探究 TSLC1 在胶质瘤中的表达情况，发现 TSLC1 及其转录本 TSLC1-AS1 在胶质瘤肿瘤组织内较健康对照组织表达下调，二者表达水平与病理分级呈反比。体外实验证实 TSLC1 可随着 TSLC1-AS1 上调而上调，进而使得胶质瘤细胞的增殖以及迁移能力受抑。早些时候研究发现 lncRNA-TSLC1 及其相关蛋白在 60%～65% 的高级别胶质瘤中表达缺失，过表达 TSLC1 可显著抑制癌细胞的增殖及迁移；小鼠模型实验也表明 TSLC1 的缺失可导致星形胶质细胞瘤过度增殖，因此认为 lncRNA-TSLC1 参与了胶质瘤的发生发展，为将来的肿瘤分子诊断以及靶向治疗均提供了新的思路。

（2）MEG3：是从小鼠远端 12 号染色体上鉴定出的一个与 Gtl2 基因相同的母本印记基因，位于人类染色体 14q32.2。近几年对于 lncRNA-MEG3 的研究热度逐渐升高，在肺癌、乳腺癌及消化系统肿瘤中的成果较多。通过 PCR 检测了胶质瘤组织中 MEG3 的表达，发现胶质瘤组织较癌旁正常组织中 MEG3 表达水平显著下调；过表达 MEG3 时，可以显著抑制 U251、U87MG 细胞系的增殖能力，并且可以促进两种细胞系的凋亡。机制方面，与 IgG 抗体对照组相比，MEG3 与 P53 抗体具有显著的富集现象，因此认为在胶质瘤的发生发展过程中 MEG3 和 P53 具有关联性。另有学者的研究表明，检测 lncRNA-MEG3 在胶质瘤组织中的表达情况，发现较正常脑组织，胶质瘤中 MEG3 表达水平降低明显，高表达患者较低表达患者预后良好，无进展生存期及总生存期均明显延长。

（3）H19：lncRNA-H19 在胶质瘤发生发展过程中的作用及其机制尚不清楚。检测胶质瘤患者中 lncRNA-H19 表达情况后发现，与低级别胶质瘤相比，高级别胶质瘤中 H19 表达水平增加，人为降低 H19 表达后胶质瘤细胞的侵袭能力被明显抑制。进一步研究发现，H19 作为 miRNA-675 的前体可直接影响 miRNA-675 的表达，敲减 H19 后 miRNA-675 表达水平也显著下调，进而导致 U87 和 U251 两种胶质瘤细胞系侵袭能力明显受抑，表明二者的相互作用可直接影响胶质瘤细胞的侵袭及转移。利用 PCR 技术检测胶质母细胞瘤患者癌组织中 H19 的表达情况，发现 H19 的表达水平显著增高，并与患者的预后相关。体外实验表明 H19 的过表达可以促进体外胶质母细胞瘤细胞的侵袭及血管生成，并且 CD133$^+$胶质母细胞瘤细胞中 H19 表达水平也明显增高，与胶质母细胞瘤细胞的神经球形成及增加有关。

（4）CRNDE：lncRNA-CRNDE 是 2011 年被发现的一种 lncRNA，在人的脑部特异性表达，其通过 mTOR 通路促进胶质瘤细胞的生长、浸润等，且在大多数胶质瘤中表达升高，并被认为是胶质瘤中上调较为显著的 lncRNA。

（陈永霞）

第六节　其他系统
一、甲状腺癌

甲状腺癌是一种常见的头颈部及内分泌系统恶性肿瘤，女性发病率偏高，按起源部位可分为滤泡上皮细胞起源的肿瘤及甲状腺内弥散性神经内分泌细胞起源的肿瘤，前者病理类型有甲状腺乳头状癌、甲状腺滤泡癌和未分化型甲状腺癌，后者类型有甲状腺髓样癌。全球范围内韩国甲状腺癌发病率较高，韩国癌症人口登记数据显示甲状腺癌已成为妇女中最常见的恶性肿瘤。*CA: A Cancer Journal for Clinicians* 发布的 2015 年全美癌症统计显示甲状腺癌发病率居内分泌系统癌症首位，预计新发病例数 62 450 例，其中女性患者占大多数（47 230 例），居女性新发病例数的第四位。2015 年中国癌症调查显示，我国预计 2015 年新发甲状腺癌将近 90 000 例，其中男性 22 000 例，女性 67 900 例。甲状腺癌死亡 6800 例，其中男性 2500 例，女性 4300 例。女性新发病例中高危年龄段为 45～59 岁，达到 27 800 例；值得注意的是，女性甲状腺癌患者 30 岁以下年龄段新发病例数已经位居各种恶性肿瘤的首位，达到 6100 例，甚至高于乳腺癌的 4300 例。

甲状腺癌的病因包括肥胖、食物中碘的缺乏或增多、放射线的照射、促甲状腺激素及性激素对于甲状腺的影响、遗传等因素。早年一项荟萃研究分析了 7 份相关报告，研究对象近 12 万人（包括原子弹爆炸后的幸存者），包括上百万人次的随访，发现儿童的甲状腺是受辐射危害最大的器官。临床表现包括触诊发现甲状腺肿大或发现质硬、位置固定的肿块，且肿块不随吞咽动作而移动，随着病情的发展，肿块体积增大，并且肿块可压迫喉上神经及喉返神经，出现压迫症状，表现为吞咽困难、音调改变、声音嘶哑及呼吸困难，一些患者会出现霍纳综合征。体格检查对于甲状腺癌的诊断至关重要，检查时应注意甲状腺肿物的大小、形态、数目、质地及活动度，同时还应判断肿物表面是否光滑、有无局部压痛，肿物是否可随吞咽动作上下活动等。此外 TSH、降钙素等血清学检查对于甲状腺癌的筛查及检出也有很大的帮助。影像学方面，超声对于甲状腺癌的检出有着很好的敏感性，核素甲状腺显像、CT 及 MRI 检查也有一定的价值；细针抽吸活检目前仍是鉴别甲状腺结节性质的首选。

1. MMP　研究发现甲状腺癌细胞中 SATB1 的上调可引起 MMP-2、MMP-9 等微环境相关因子表达增加，参与甲状腺癌的进展过程。在探讨 HIF-1α、SIP1 及 MMP-9 在甲状腺乳头状癌中表达的研究中，发现此三者在甲状腺乳头状癌中的阳性表达率分别为 51.56%、

51.39%及 54.16%，显著高于正常组织；三者同时表达的甲状腺乳头状癌颈部淋巴结转移者更具显著性，但机制有待进一步研究。

研究 uPAR、MMP-1、MMP-7 和 MMP-9 对于甲状腺恶性肿瘤（包含甲状腺乳头状癌，甲状腺髓样癌，甲状腺滤泡癌及未分化型甲状腺癌）预后、鉴别诊断的作用时，发现 MMP-1 和 MMP-9 的表达在甲状腺滤泡性癌中显著高于甲状腺腺癌，是区分甲状腺腺瘤和甲状腺癌能力较强的标志物；甲状腺癌中高 uPAR 基因表达与高 MMP-9 表达显著相关，而 MMP-9 与 MMP-7 在正常组织中的表达相关性显著。有学者对包括 63 例甲状腺癌在内的数百例患者进行检测，结果显示单纯超声诊断甲状腺癌敏感度、特异度及准确度分别为 76.19%、72.88%和 73.32%，而 MMP-2、MMP-9 与超声联合检测上述三指标分别可达到 90.48%、84.75%及 85.50%，差异性显著。该项研究提示我们在恶性肿瘤检测方面可以结合多种检查手段，不能仅局限于传统单一的检查方法。

2. 半乳凝素-3（Galectin-3）　普遍存在于脊柱动物和哺乳动物体内，过去几年一直认为其可作为先天性免疫过程中的识别和效应因子而发挥作用。目前已知 Galectin-3 的分子量为 29～35kDa，为非抗体类蛋白质；在正常细胞及肿瘤细胞中广泛存在，通过不同的分子机制实现抗凋亡、促凋亡、促进肿瘤细胞转移等多种生物学功能。

在探究良性和恶性结节性甲状腺疾病之间外周血中 Galectin-3 水平是否有差异的过程中，发现甲状腺疾病患者较正常受试者具有更高的 Galectin-1、Galectin-3 表达水平。以 3.2ng/ml 的阈值作为临界点，利用 Galectin-3 从非恶性甲状腺疾病中区分微小和大型乳头状甲状腺癌敏感度、特异度及阳性和阴性预测值分别可达到 73%、74%、57%和 85%；当外周血 Galectin-3 浓度升高大于 3.2ng/ml 时检测大乳头状甲状腺癌和微乳头状甲状腺癌准确度分别可达到 87%和 67%。此外，近期的研究表明与磷脂酰肌醇蛋白聚糖-3 相比，在甲状腺癌和腺瘤的鉴别诊断中 Galectin-3 鉴别甲状腺癌敏感度、特异度及诊断准确度分别达到 96.8%、70.6%及 87.5%；而鉴别滤泡性甲状腺癌和滤泡性腺瘤也有着不错的效果；Galectin-3 在诊断甲状腺癌方面更具敏感性。为了探究甲状腺癌中 Galectin-3 与 CD44v6 的诊断价值，检测了包括甲状腺癌、良性结节及癌旁正常组织在内的上百例标本中二者的表达情况，发现 Galectin-3 在癌组织和良性结节中阳性率分别为 81.25%和 4.88%，CD44v6 分别为 72.92%、9.76%，Galectin-3 与 CD44v6 在癌旁正常组织中均不表达。进一步研究发现 Galectin-3 与 CD44v6 在低分化癌中的表达水平低于甲状腺乳头状癌、甲状腺滤泡状癌及髓样癌中的水平，二者对于甲状腺癌的早期诊断、鉴别诊断均有所帮助。

3. 原癌基因 RET　定位于染色体 10q11.2，全长大约 60kb，含有 20 个外显子，编码胶质细胞源性神经营养因子（glial cell derived neurotrophic factor，GDNF）受体。现有研究发现，原癌基因 RET 以基因融合方式激活甲状腺癌。目前已知在甲状腺乳头状癌中最常见的基因融合类型为 RET/PTC，包括 RET/PTC1、RET/PTC2 及 RET/PTC3 三种类型，这其中 RET/PTC1、RET/PTC3 占绝大多数，融合机制为因 DNA 损伤导致 RET 基因酪氨酸激酶部分与不同基因的 5′端融合。

早些时候，为了探究 RET 突变在甲状腺髓样癌中的预后价值，Elisei 等研究了 100 例偶发性甲状腺髓样癌患者中 RET 基因突变情况，发现 100 例甲状腺髓样癌中 43 例存在体细胞 RET 突变，这 43 例突变人群中有 79%（34 例）突变类型是 M918T，并且发现在较大的肿瘤体积、具有淋巴结和远处转移的患者中 RET 突变发生率更高。进一步研究发现甲状腺髓样癌患者的预后也与 RET 突变有关，证实了其突变与甲状腺髓样癌的发生发展密切相关。另一项研究发现在所研究的 51 例散发性甲状腺髓样癌患者中有 33 例具有 RET 突变，60.6%的突变集中在外显子 16 位的突变，并且鉴定出了两种新的体细胞突变类型——Cys630Gly 和 c.1881del18，并且外显子 15 和 16 位的 RET 突变病例往往提示预后较差。利用 FISH 技术对 70 例甲状腺乳头状癌患者进行检测，发现 14.3%（10 例）的患者体内检测到 RET/PTC 重排，进一步多色 FISH 分析发现 8 例样本中存在 CCDC6/RET 融合，2 例样本中存在 NCOA4/RET 融合。更进一步的分析发现以 45.9 作为截断值判断 RET mRNA 表达情况，73 位患者中的 11 位具有 RET mRNA 高表达（包括 10 例 RET 重排阳性患者和 1 例多重 qPCR 定义阴性患者）。

ACBD5 基因普遍表达于包括甲状腺在内的多种组织中。成功构建 ACBD5-RET 基因的全长 cDNA，并将 NIH3T3 稳定转染子和 ACBD5-RET cDNA 共同注射到裸鼠体内后发现可诱导肿瘤形成，因此认为 ACBD5-RET 重排可以导致甲状腺乳头状癌的发生发展。尽管相关实验很多并且结果不尽相同，但融合基因测定在甲状腺癌的鉴别诊断、分型方面还是具有一定的临床价值，但目前研究成果较匮乏，值得后期加大探索力度。

4. BRAF 有学者研究发现在 78 例甲状腺乳头状癌患者中有 28 例发生 BRAF V600E 突变（突变率 35.8%），并且表明 BRAF 突变是甲状腺乳头状癌中最常见、特有的突变类型。进一步研究发现 RET/PTC、BRAF 或 ras 突变在甲状腺乳头状癌中的突变无重叠，并在 66%的患者中共同存在。在收集的 100 例甲状腺乳头状癌患者样本中利用 PNA-clamping PCR、Anyplex Real-time PCR 及焦磷酸测序 3 种方法检测 BRAF V600E 基因的突变情况和具有 BRAF V600E 基因突变者的预后，发现 3 种方法检测突变阳性率分别为 66%、70%及 68%；使用 3 种方法中的一种或多种时检测到 BRAF V600E 基因突变率为 77%。

甲状腺乳头状癌通常生长缓慢且预后较好，仅极少数情况下转移到胸膜。日本学者 Sakamoto 近期的一项研究从 4046 例胸腔积液标本中找出仅有的 3 例甲状腺乳头状癌转移到胸膜的标本（来自日本冲绳地区），其中 2 例（67%）检测出 BRAF V600E 基因突变的存在，但由于搜索发现的样本数量太少（仅占所有胸腔积液检查样本数的 0.1%及所有恶性肿瘤的 0.5%），故未继续进行下一步大样本研究。另一项样本量更大的研究显示良性滤泡性腺瘤或甲状腺肿伴腺瘤样增生的患者组织样品中不存在 BRAF V600E 基因突变，而在 72 例甲状腺乳头状癌患者中有 49 例患者肿瘤组织中出现 BRAF V600E 基因突变，阳性率达到 68.1%；在这 49 例样本中，有 3 例（6.1%）在肿瘤组织及血浆中均检测到 BRAF V600E 基因突变，并且这 3 例样本均有单侧淋巴结转移及肺转移；因此对于肺转移性甲状腺乳头状癌患者，可以利用 PNA clamp real-time PCR 检测 BRAF V600E 基因突变，对于甲状腺乳头状癌的早期诊断意义很大。

5. p27 是近期发现的一种新的抑癌基因，位于染色体 12q13，由 1 个内含子及 2 个外显子构成，分子量为 27kDa，属于 CKI 家族中的一员。当体内恶性肿瘤发生时，P27 表达增高，抑制细胞周期由 G_1 期到 S 期的转化，抑制肿瘤细胞中 DNA 的合成。此外人们还发现 P27 能够抑制 Cyclin-CDK 激酶的活性，参与肿瘤的形成。将 Galectin-3、HBME-1 和 P27 三重免疫染色模式用于甲状腺结节的诊断时发现 P27、Galectin-3 及 HBME1 诊断甲状腺癌的敏感度分别达到 86.2%、77.3%及 72.7%，特异度分别为 66.7%、72.4%和 93.1%；研究者富于创造性地提出 Galectin-3/HBME1：P27 值并通过观察比值来判断肿瘤的良恶性

（比值≥2表示恶性），特异度可提高到86.2%，敏感度为100%。如果将Galectin-3和HBME1组合作为判断恶性肿瘤的标志物敏感度可增加至95.5%，但特异度会降低至69.0%。为了探究P27/kip、Bax及P53在甲状腺乳头状癌有或无颈淋巴结转移患者体内的表达情况，有学者回顾性研究了28例甲状腺乳头状癌患者体内上述标志物的表达，发现非转移性甲状腺乳头状癌患者体内P27水平低于正常甲状腺组织但高于有淋巴结转移的甲状腺乳头状癌患者。Bax在甲状腺乳头状癌患者中的表达高于正常甲状腺组织，而在转移性和非转移性甲状腺乳头状癌患者体内的表达水平相近；P53在2例非转移性甲状腺乳头状癌患者体内表达微弱，在13例非转移性及所有转移性甲状腺乳头状癌患者体内，所有的甲状腺正常组织中P53无阳性反应。

6. miRNA　Yang等将miRNA和基因阵列用于鉴定侵袭性甲状腺乳头状癌及非侵袭性甲状腺乳头状癌，囊括了不同种类的甲状腺乳头状癌患者，发现侵袭性甲状腺乳头状癌中有14种miRNA表达上调（miRNA-146b-5p、miRNA-221、miRNA-222、miRNA-210、miRNA-214、miRNA-1244、miRNA-134、miRNA-127-3p、miRNA-130b、miRNA-17、miRNA-199a-5p、miRNA-342-3p、miRNA-768-3p及miRNA-720），10种miRNA表达下调（miRNA-1278、miRNA-16-1、miRNA-613、miRNA-1225-5p、miRNA-1268、miRNA-1826、miRNA-637、miRNA-1231、miRNA-1302和miRNA-486-5p）；这其中具有意义的为miRNA-146b-5p和miRNA-221/222的上调及miRNA-16-1和miRNA-613的下调（均在侵袭性甲状腺乳头状癌中），并且发现上述5种miRNA对应的靶基因为ZNFR3、TIMP3、ITGA2及FN1（不分先后顺序）。临床上常规滤泡性癌和淋巴细胞性滤泡性癌是组织学及细针吸取细胞学最难诊断的甲状腺癌类型。研究21例常规滤泡性癌患者和17例淋巴细胞性滤泡性癌患者体内miRNA表达情况后发现miRNA-182、miRNA-183、miRNA-221、miRNA-222及miRNA-125a-3p均表达上调，miRNA-542-5p、miRNA-574-3p、miRNA-455和miRNA-199a表达下调显著。有意义的发现是miRNA-885-5p在淋巴细胞性滤泡性癌中表达上调非常明显（>40倍），但在滤泡性甲状腺癌、滤泡性腺瘤和增生性结节中并未如此强烈地表达，miRNA-885-5p连同miRNA-221及miRNA-574-3p可作为鉴别诊断滤泡性甲状腺癌和增生性结节的重要依据。

近期的一项来自俄罗斯的研究显示可以通过13种miRNA对不同结节类型的甲状腺癌进行分类，准确度在82.7%～99%。进一步研究发现miRNA-21和miRNA-181b在大约三分之一的甲状腺癌患者中表达上调显著，miRNA-21在41%的甲状腺乳头状癌及19%的滤泡性甲状腺乳头状癌中表达上调，而miRNA-181b在29%的甲状腺乳头状癌中表达上调。miRNA-375在一半以上的甲状腺乳头状癌中表达上调。利用miRNA芯片技术进行分析发现甲状腺癌中包括miRNA-2861、miRNA-451、miRNA-193b及miRNA-1202在内的4种miRNA的表达上调与淋巴结转移关系密切，而包括miRNA-let-7i、miRNA-542-5p、miRNA-664*和miRNA-564在内的4种miRNA在淋巴结转移组中表达下调；上述miRNA中miRNA-2861、miRNA-451在外侧淋巴结转移患者中表达水平要比中央淋巴结转移患者中高，并且具有淋巴结转移的甲状腺乳头状癌患者中miRNA-2861和miRNA-451的表达上调与疾病的预后及进展有关。

（1）miRNA-146：现有研究表明TGF-β通路参与了甲状腺滤泡细胞生长并可对其负性调节，SMAD4是TGF-β通路的主要成员之一。利用荧光素酶发现miRNA-146b-5p可以与 SMAD4 上的 3'UTR 非编码区结合,差异表达时可以影响 TGF-β 介导的细胞周期进程并影响细胞增殖,从而导致甲状腺乳头状癌的发生发展,同时还发现 PCCL3 细胞系中激活 RET/PTC3 和 BRAF 可以使 miRNA-146b-5p 表达上调,证实了 miRNA-146b-5p 在甲状腺滤泡细胞中的致癌作用。另有研究同样利用荧光素酶检测等方法研究发现具有淋巴结转移的甲状腺乳头状癌患者体内 miRNA-146b-5p 表达上调,miRNA-146b-5p 可促进甲状腺乳头状癌细胞系的侵袭及转移能力,还可诱导 EMT 的发生,进一步研究发现 miRNA-146b-5p 可以通过调节 Wnt/β-连环蛋白信号通路进而参与甲状腺乳头状癌的发生发展。

（2）miRNA-221/222：研究发现 11 种 miRNA 可作为肿瘤鉴别物,其中 miRNA-222、let-7b、miRNA-200a、miRNA-106 及 miRNA-193 这 5 种 miRNA 在甲状腺乳头状癌中表达升高,而包括 miRNA-199b、miRNA-26a 在内的 6 种 miRNA 表达下降,提示我们 miRNA 可能在甲状腺乳头状癌的发生发展过程及肿瘤的侵袭过程中发挥重要作用。对于甲状腺乳头状癌复发检测及判断预后方面,miRNA 也具有一定的潜力。研究发现在反复发作的甲状腺乳头状癌中 miRNA-222 和 miRNA-146b 比没有复发患者过表达 10.8 倍和 8.9 倍,与健康人相比增高更加显著,甲状腺切除术后二者外周血水平均有所下调,对于判断患者复发风险及危险分层价值已凸显,但潜力及机制有待进一步研究。近期的一项研究囊括了 70 例甲状腺乳头状癌在内的 89 例研究对象,检测 miRNA-221、miRNA-222、miRNA-155 和 miRNA-146b 表达意义,发现 miRNA-221、miRNA-222 与 miRNA-146b 在有淋巴结转移 N1 组的甲状腺乳头状癌患者中表达较 N0 组略微上调,miRNA-222、miRNA-155 和 miRNA-146b 表达水平与肿瘤大小成正比;miRNA-146b 和 miRNA-155 在甲状腺乳头状癌患者中的表达的水平均高于良性病变组,因此循环血中的 miRNA 或可作为有效的肿瘤检测指标,值得深入研究。

（3）let-7:可增强甲状腺分化的分子标志物 TTF1 的转录及表达,进一步研究发现 let-7f 可作用于 MAPK 信号通路进而影响甲状腺乳头状癌的发生发展。应用 Solexa 测序和 PCR 技术检测发现甲状腺乳头状癌患者外周血中 let-7e、miRNA-151-5p 和 miRNA-222 这 3 种 miRNA 表达上调显著,单独诊断甲状腺乳头状癌敏感度分别达到 63.2%、59.4% 和 81.1%,特异度均为 89.5%（临界值分别为 1.41、1.08 和 1.39 时）,3 项联合预测甲状腺乳头状癌敏感度可达到 87.8%,特异度为 88.4%;切除肿瘤后患者外周血 miRNA-151-5p 和 miRNA-222 水平下降明显。Wang 等开展了一项国内少有的研究,探索 let-7 中 rs10877887 和 rs13293512 多态性与我国人群疾病的关系,发现携带 rs10877887 CC 基因型的甲状腺乳头状癌患者可能患有多种肿瘤,并且携带 rs13293512 TC + CC 或 rs10877887 CC 基因型的甲状腺乳头状癌患者与肿瘤的淋巴结转移相关。

（4）miRNA-375：2013 年,有学者利用 ABI Open Array miRNA 检测法及 PCR 技术探究甲状腺髓样癌中数种 miRNA 的表达情况,经过多次修正后发现 miRNA-375、miRNA-10a 及 miRNA-455 在甲状腺髓样癌中与在正常甲状腺组织中的表达相比差异显著,miRNA-375 和 miRNA-10a 表达升高,而 miRNA-455 表达降低;在 RET 突变和未突变的肿瘤患者之间未检测到差异性;进一步研究发现 miRNA-375 对潜在的下游标靶蛋白 YAP1 和 SLC16a2 具有负性调节作用。另有学者为了探究散发性甲状腺髓样癌中发病的分子机制,利用 qPCR 检测发现 miRNA-375、miRNA-183 在甲状腺髓样癌中较遗传性甲状腺髓样癌中表达上调显著,二者的过表达预示了与淋巴结转移、远处转移和疾病残留等具有相关性。

滤泡性甲状腺乳头状癌（follicular variant PTC，FVPTC）是一种具有甲状腺乳头状癌及甲状腺滤泡状癌共同特性的特殊甲状腺癌，对于 FVPTC 及甲状腺乳头状癌中 miRNA 的变化还需进一步的研究。利用 ABI 7900 平台分析了众多 FVPTC 和甲状腺乳头状癌样本中的 700 多种 miRNA，发现 FVPTC 中包括 miRNA-375、miRNA-551b、miRNA-181-2-3p、miRNA-99b-3p 及上述提到的 miRNA-221/222 在内的 14 种 miRNA 表达失调；miRNA-375 在滤泡细胞衍生肿瘤特别是在甲状腺乳头状癌中表达高度上调，可以作为甲状腺乳头状癌较为特异的新型肿瘤标志物。

7. lncRNA 目前已知的在甲状腺癌中差异表达的 lncRNA 包括 NAMA、PTCSC3、Ak023948 及 SNHG15 等，一些 lncRNA 已经研究得比较透彻，包括对于其主要的分子机制、致病作用及靶向基因的研究。但不得不承认，大部分在甲状腺癌中差异表达的 lncRNA 仍有待进一步深入研究。为了探索 lncRNA 的表达对于甲状腺乳头状癌诊断方面的价值，利用微阵列、qRT-PCR 检测技术发现大量 lncRNA 在甲状腺乳头状癌中差异表达，与正常非癌组织相比表达差异显著，为甲状腺乳头状癌的早期临床分子诊断提供了新的思路。进一步研究 lncRNA NONHSAT037832 在甲状腺乳头状癌中的表达后发现，与正常甲状腺滤泡上皮细胞系 Nthyori 3-1 相比，甲状腺乳头状癌细胞系中 NONHSAT037832 表达下调显著，与淋巴结转移、肿瘤大小显著相关。因此在鉴别诊断甲状腺乳头状癌与非癌性疾病、甲状腺乳头状癌与具有淋巴结转移或肿瘤直径较大的甲状腺乳头状癌方面 NONHSAT037832 具有很大的价值，其诊断甲状腺癌能力很强（ROC 曲线下面积 0.897），作为甲状腺方面的肿瘤标志物潜力巨大。利用微阵列技术分析甲状腺乳头状癌及正常无瘤组织中 lncRNA 的表达情况，以表达变化 ≥2.0 倍为标准，发现 675 种 lncRNA 及 751 种 mRNA 表达差异（其中 312 种 lncRNA 表达上调，363 种 lncRNA 表达下调）；ENST00000503723 表达上调最显著，而 ENST00000515275 表达下调最为显著；进一步利用 qPCR 检测 33 对癌及癌旁组织中 8 种 lncRNA 表达情况，发现包括 ENST00000503723、ENST00000423539 在内的 4 种 lncRNA 表达上调，包括 ENST00000515275、ENST00000570022 在内的 4 种 lncRNA 表达下调，与微阵列结果一致。该项研究发现了甲状腺乳头状癌中存在显著改变的 lncRNA 和 mRNA 表达谱，众多 lncRNA 的表达失调在甲状腺癌的发生、侵袭及转移过程中发挥重要的生物学功能。

（1）SNHG15：为了探索 lncRNA-SNHG15 在甲状腺癌发生发展方面的作用，有学者利用 qRT-PCR 检测未分化甲状腺癌的 3 种细胞（鳞癌 SW579 细胞、FRO 细胞及导管癌 TT 细胞）和正常甲状腺细胞系中 lncRNA-SNHG15 表达情况，发现 lncRNA-SNHG15 在 FRO 细胞中表达阳性率最高，FRO 细胞、SW579 细胞及 TT 细胞中表达阳性率均较正常甲状腺细胞高；进一步研究发现甲状腺癌恶性程度越高，lncRNA-SNHG15 表达水平越高，二者正相关性显著。

（2）甲状腺乳头状癌易感候选基因 3（papillary thyroid carcinoma susceptibility candidate 3，PTCSC3）：由 Jendrzejewski 等在 2012 年研究甲状腺乳头状癌时发现的一个 lncRNA，该 lncRNA 位于 rs94428914q.13.3 位点（下游 3.2kb 处），属于 SNP（rs944289、rs965513）区块的一部分，在甲状腺癌中的表达具有严格的特异性。Jendrzejewski 等利用 qRT-PCR 技术发现在收集的 46 例甲状腺乳头状癌患者中，PTCSC3 [TT] 基因类型表达下

调幅度很大，而在未受影响的甲状腺乳头状癌癌旁组织中，PTCSC3 [TT] 基因类型表达上调。随后，He 等在细胞系中强制表达一个新的转录物，利用 RT-PCR 检测 3' 和 5' 快速扩增 cDNA 末端后的转录本，并进行基因表达阵列分析，一个新的肿瘤标志物在甲状腺乳头状癌患者体内被发现，命名为甲状腺乳头状癌易感候选基因 2（papillary thyroid carcinoma susceptibility candidate 2，PTCSC2），并发现 PTCSC2 在甲状腺乳头状癌患者体内下调显著，在未受影响的非癌甲状腺组织中风险等位基因[A]与下调的 PTCSC2、FOXE1 和 TSHR 密切相关。

（3）BANCR：BRAF 激活的 lncRNA（BANCR）最早在 2012 年 Flockhart 等研究黑色素瘤时被发现，定位于 9 号染色体，对于黑色素瘤细胞的侵袭具有潜在的作用，是目前研究较为热门的 lncRNA。目前已知 BANCR 在如肺癌、视网膜母细胞瘤和胃癌等众多恶性肿瘤中表达异常。最近，为了探索 BANCR 在甲状腺癌中差异表达及其对于甲状腺癌发生发展过程的影响，将 BANCR 与甲状腺乳头状癌 SC-3 及丝裂原活化蛋白激酶途径和生长停滞相关的非编码 RNA（mitogen-activated protein kinase pathway and growth arrest，NAMA）联合用于甲状腺乳头状癌的研究，发现与正常组织相比 BANCR 在甲状腺乳头状癌中表达上调显著，而 PTCSC3 与 NAMA 表达水平下调明显；敲减 BANCR 导致了甲状腺乳头状癌衍生细胞系 IHH-4 中 TSHR 被显著抑制，并且还可以导致细胞周期蛋白 D1 的下调进而导致肿瘤细胞的生长抑制及细胞周期的停滞，从而抑制甲状腺癌的发生。相类似的研究将 6 例甲状腺乳头状癌样本与相同数量的正常无癌组织配对进行分析，发现甲状腺乳头状癌衍生细胞系 IHH-4 中 BANCR 表达升高显著，敲减 BANCR 后可导致甲状腺乳头状癌细胞增殖、迁移能力减弱。进一步的分析发现 BANCR 可以明显激活自噬，体外实验可观察到当其过表达时，LC3-Ⅱ/LC3-Ⅰ（自噬标志物）的值增加，而当其敲减时，LC3-Ⅱ/LC3-Ⅰ 的值降低，因此推断 BANCR 低表达时可通过抑制 IHH-4 细胞的凋亡而抑制细胞自噬，进而促进细胞的凋亡。

二、黑色素瘤

黑色素瘤又称恶性黑色素瘤，来源于黑色素细胞，恶性程度极高，和皮肤基底细胞癌、鳞状细胞癌构成了皮肤最常见的三大恶性肿瘤。黑色素瘤在身体的任何部位均可发病，发生于足趾、手指末端及足底的肢端黑色素瘤最为常见，大约占到全部黑色素瘤的一半左右，其次好发于躯干、头颈部及上肢等部位。黑色素瘤在白种人群中好发，发病机制尚不清楚，亚洲人群相较于欧美人群发病率相对较低，并且随着地域、环境的不同发病率也有差别。临床常见病理类型包括浅表扩散型黑色素瘤、结节型黑色素瘤、恶性雀斑样黑色素瘤及肢端雀斑样黑色素瘤几大类。黄种人群中多见的类型为肢端雀斑样黑色素瘤，而白种人群中以浅表扩散型黑色素瘤常见。*CA：A Cancer Journal for Clinicians* 发布的 2015 年全美癌症统计显示黑色素瘤的发病率与死亡率位居皮肤恶性肿瘤首位，新发病例 73 870 例，远高于其他非上皮恶性肿瘤的 6230 例；其中男性 42 670 例，高于女性的 31 200 例。死亡例数 9940 例，男性 6640 例，女性 3300 例。2015 年中国癌症调查显示，我国 2015 年新发黑色素瘤 8000 例，其中男性 4300 例，女性 3700 例。总计死亡 3300 例，其中男性 1800 例，女性 1500 例。

引起黑色素瘤的机制目前尚不清楚，病因多与家族遗传、包括细菌病毒在内的微生物感染、皮肤表面受到不同类型的创伤及长期的日光照射尤其是紫外线的过度照射等因素有着很大的关系。黑色素瘤好发于 30 岁以上成年人，早期临床表现常为正常皮肤表面黑色素样改变、色素斑及色素痣形成，或黑色素痣逐渐扩大、隆起、颜色加深，边缘可有不规则样改变、色素晕或色素脱失晕，局部可有破溃。随着疾病的发展，黑色素瘤组织周围可有出血、水疱及菜花样结节、形状不定的肿块形成，并可向皮下或周围组织侵袭。黑色素瘤极易通过血道或淋巴道转移，常见的靶向器官或部位有肺、脑、骨及皮肤等，也容易转移至淋巴结，转移后常常引起继发性非特异性临床表现。目前临床上常以 ABCDE 法则查体视诊来判断黑色素瘤，具体为不对称（asymmetry，A）、边界（border，B）、颜色（color，C）、瘤体直径（diameter，D）及进展（explore situation，E），还可以用于鉴别色素痣、色素斑等皮肤疾病。病理活检、体内水、电解质紊乱和肝肾功能等相应的实验室检查均是常用的检查手段，若有转移征象，还可选择包括 X 线、CT、MRI 在内的多种影像学检查辅助诊断。此外，BRAF、NRAS 等基因的突变，多种蛋白质表达异常也是黑色素瘤发生发展过程中具有特点的分子生物学改变，均可为黑色素瘤的确诊提供帮助。

1. BRAF　对于我国黑色素瘤患者来说，V600E 点突变较为常见。有研究利用 Taqman-ARMS 法检测上百例恶性黑色素瘤患者癌肿内 BRAF 基因突变情况后发现在 164 例受检者中有 19 例存在 BRAF 基因突变，达到 11.59%，且全部为 V600E 点突变。突变在黑色素瘤Ⅲ、Ⅳ期较Ⅰ、Ⅱ期更为常见，与临床病理亚型也有关，肢端型黑色素瘤仅 1 例，而慢性日光损伤型达到 8 例。早些时候在研究 BRAF 基因在黑色素瘤及非小细胞肺癌中突变情况的实验中发现两种恶性肿瘤中 BRAF 基因突变率分别为 63%、3%；虽然黑色素瘤中大于 90% 的 BRAF 基因突变涉及密码子 599（60 个中有 57 个），但非小细胞肺癌中报道的 9 个 BRAF 突变中有 8 个是非 V599 位点，表明非小细胞肺癌中的 BRAF 突变与黑色素瘤的性质不同。原发性及转移性黑色素瘤的研究中分析来自黑色素瘤患者的肿瘤活检标本，发现在 23 例原发性黑色素瘤中 15 例存在 BRAF 基因突变（突变率为 65%），而在 12 例转移性黑色素瘤中 7 例存在 BRAF 基因突变（突变率为 58%），因此认为在黑色素瘤转移前最有可能发生 BRAF 基因突变。

2. NRAS　为了探究 NRAS 基因在肢端型黑色素瘤患者中的突变情况，有学者分析了 55 例符合要求的肢端型黑素瘤患者及 15 例色素痣患者体内 NRAS 基因表达情况，发现有 6 例患者存在 NRAS 基因突变，均位于密码子第 61 位，其中有 4 位患者已有淋巴结转移，所有色素痣组织中均无 NRAS 基因突变。

在进行黑色素瘤体内基因突变研究时，常常将 NRAS 与 BRAF 基因联合研究。有学者先将黑色素瘤细胞进行培养，选取第三代细胞以 PCR、蛋白质印迹法检测 NRAS mRNA、BRAF mRNA 及二者相应蛋白质的表达水平，发现随着时间的推移 NRAS mRNA、BRAF mRNA 和二者相应蛋白质表达均增加显著，正相关性显著。分析得克萨斯大学安德森癌症中心近 700 例黑素瘤患者体内基因表达变化（BRAF 检查外显子 15，NRAS 检查外显子 1、2）后发现 BRAF 基因突变率为 47%，NRAS 基因突变率为 20%，BRAF 和 NRAS 野生型（WT）占到 32%；Ⅳ期肿瘤患者和已累及中枢神经系统患者 BRAF 突变和 NRAS 突变者患病率高于 WT 患者（12%），二者分别为 24%、23%。预后方面，NRAS 基因突变患者中位生存期仅为 8.2 个月，低于 WT 患者的 15.1 个月。

3. KIT　在新疆维吾尔自治区共选择 105 例恶性黑色素瘤患者（包括维吾尔族 56 例，

汉族 49 例），使用免疫组织化学法分析 c-KIT 表达并利用 PCR 扩增和 DNA 测序分析 KIT 的外显子 11、13 位突变是否存在，结果显示 10 例汉族和 3 例维吾尔族患者存在 KIT 基因突变，c-KIT 在 71.4% 的汉族患者及 42.9% 的维吾尔族患者样本中表达。为了确定黑素瘤亚型的 KIT 突变频率，相关实验调查了一大批黑色素瘤患者体内基因突变情况，发现在 23% 的肢端黑色素瘤、15.6% 的黏膜黑色素瘤、7.7% 结膜黑色素瘤及 1.7% 皮肤黑色素瘤中检测到 KIT 突变，而在脉络膜黑色素瘤中并未检测到其突变；KIT 突变与 NRAS 突变或 BRAF 突变并不重叠；KIT 拷贝数被检测到在 27.3% 的肢端黑色素瘤和 26.3% 的黏膜黑色素瘤中增加，但是在大部分的皮肤黑色素瘤中不常见。

4. ErbB-4（HER-4）　是表皮生长因子细胞表面受体 RTK 中的一员，在调节细胞增殖、分化、迁移和存活等方面具有重要作用，ErbB 家族成员在多种类型的癌症中过度表达、扩增或突变，因而其成为重要的治疗靶点。检测我国肢端黑色素瘤及黏膜黑色素瘤中 ErbB-4 基因突变情况和 ErbB-4 蛋白的表达，发现黏膜黑色素瘤、肢端黑色素瘤患者中 ErbB-4 基因的突变率分别为 12.1%、7.7%；ErbB-4 蛋白在上述二者中的阳性表达率分别为 84.8%、76.9%，因此认为在我国检测 ErbB-4 基因突变及其蛋白差异表达有助于疾病的判断。此外，有研究对皮肤转移性黑色素瘤中的 PTK 基因家族进行了突变分析，评估了 79 个黑色素瘤样品中突变编码区，发现 ErbB-4 突变在 19% 的黑色素瘤患者中出现，并且发现 FLT1 和 PTK2B 在 10% 的黑色素瘤患者中存在突变；进一步检查 ErbB-4 基因的 7 个错义突变，发现它们可以增加激酶的活性，加强激酶转化能力。

5. 小眼畸形相关转录因子（microphthalmia-associated transcription factor，MITF）　最早在 1942 年时被 Hertwig 等发现，该基因定位于人类染色体 3p12.3—3p14.1，由 23 个外显子构成，表达于黑色素细胞、肥大细胞等多种细胞中，并且发现其可以调节黑色素细胞的一些生物学功能。检测 MITF 基因扩增在肢端型黑色素瘤患者中的变化情况，发现有 48.8% 的患者 MITF 基因扩增；进一步发现 MITF 基因扩增患者肿瘤浸润厚度与无扩增患者相比更深。虽然有扩增患者与无扩增患者相比中位生存期差异无统计学意义，但有扩增患者中位生存期为 42.4 个月，短于无扩增患者的 46.3 个月，因此认为 MITF 基因扩增肢端型黑色素瘤患者往往预后不良。

6. 蛋白磷酸酶-1（protein phosphatase-1，PP1）　是由多个元件组成的二聚体，包含大量调节亚基及催化亚基，并通过二者的互相配合实现底物的特异性调节。PP1 属于 PP 家族中的一员，其他代表性成员包括 PP2A、PP2B（俗称钙调磷酸酶）、PP4、PP5、PP6 及 PP7。为了探究 PP1 在黑色素瘤迁移过程中所起的作用，早先有学者检测转移性及非转移性恶性黑色素瘤中 PP1 的表达情况，发现在非转移研究组中 PP1 蛋白表达显著增高，在所研究的 32 例非转移组织中有 21 例表达强阳性，8 例表达阳性，而在转移组 20 例标本中表达阳性的有 12 例，强阳性仅 3 例，差异显著。为了探究恶性黑色素瘤和色素痣中相关蛋白的表达差异，利用 PCR-Select TM cDNA 试剂盒检测 CAPZA1、PP1CB 和 CSNK1A1 在二者中的表达情况，发现在研究的黑色素瘤细胞系 Hs294T、HMCB 及 G-361 中 CAPZA1、PP1CB 和 CSNK1A1 蛋白及 mRNA 较色素痣细胞中均过表达显著；免疫组织化学法检测结果显示 PP1CB 蛋白在黑色素瘤组织中表达强阳性，反应弥漫且均匀。在诊断黑色素瘤方面，PP1CB 的敏感度和特异度分别为 93.2% 和 65.4%，若将 PP1CB 或 CSNK1A1 阳性作为诊断黑色素瘤的标准，敏感度及特异度可分别达到 100%、57.7%。

7. JARID2（Jumonji AT-rich interactive domain 2）　是 Jumonji 蛋白家族的一员，可参与调控胚胎干细胞发育并扮演重要角色，目前已知 JARID2 在抑制 PRC2 组蛋白甲基转移酶的活性的同时可促进 PRC2 募集目标基因，表明它可作为精细校准 PRC2 基因功能的"分子变阻器"。为了探讨葡萄膜黑色素瘤中 JARID2 基因的作用，有学者检测 JARID2 mRNA 及敲减 JARID2 基因后 JARID2 蛋白的表达情况，发现 OM431、SP6.5 两种细胞系中 JARID2 mRNA 表达水平显著升高，敲减后的蛋白表达明显降低并且葡萄膜黑色素瘤生长明显受阻，认为 JARID2 基因在该病发生发展阶段起到一定的作用。

8. Beclin1　位于人染色体 17q21，大约有 150kb，含有 12 个外显子，范围为 61～794bp，现已发现其在自噬体形成、自噬起始过程中发挥重要作用，但目前对于自噬基因 Beclin 1 在黑色素瘤方面的研究甚少。现已知 MAP1LC3 在消化道恶性肿瘤中表达上调并与预后有关。不久前，探究 Beclin 1 和 MAP1LC3 在多型黑色素瘤中表达情况的实验中发现二者在正常表皮中的阳性率分别为 100% 和 85%，而在放射性黑色素瘤中为 17% 和 100%，垂直性黑色素瘤中为 95% 和 50%，转移性黑色素瘤中为 44.4% 和 17%。一项类似的研究显示，评估 Beclin 1 和 LC3 在皮肤黑素细胞病变中的表达，发现 Beclin 1 在良性痣中有着 100% 的表达，而在发育异常痣中下降到 86.4%，径向生长黑色素瘤、垂直生长黑色素瘤及转移性黑色素瘤中的阳性率分别为 54.5%，54.3% 和 26.7%；LC3Ⅱ蛋白在转移性黑色素瘤中表达最低，且其表达与肿瘤厚度、溃疡大小等呈负相关。

9. SOXE 家族　包括 SOX8、SOX9 和 SOX10 3 个成员，是一类新发现的转录因子，现已证实其在胚胎神经嵴的发育过程中起着重要的作用。这其中对于 SOX10 的研究较多，突变可导致一系列诸如 Waardenburg 综合征、中枢性髓鞘形成障碍等疾病。研究证实 S100 蛋白是黑色素瘤和外周神经鞘瘤的敏感标志物，但也有特异性低等不足。早些时候，检测 SOX10 在黑色素瘤和外周神经鞘瘤中的表达情况时发现在研究的 78 例黑色素瘤患者中有 76 例发生核因子表达，占比达到 97%，77 例恶性外周神经鞘瘤患者中核因子表达的有 38 例（占比 49%）；S100 蛋白在两种疾病中的阳性表达率分别为 91% 和 30%，因此认为 SOX10 可能是一种比 S100 蛋白更敏感和特异的黑色素细胞和神经元恶性肿瘤标志物。为了明确 SOX10 在黑色素瘤进展过程中的作用，敲减黑色素瘤细胞中 SOX10 后发现癌细胞生长受阻，在细胞周期 G_1 期停滞，细胞形态改变并可促进衰老。进一步研究发现癌细胞内 p21WAF1 和 p27KIP2 的表达升高，E2F1、磷酸化的 RB 均降低。

10. WWOX　存在于染色体 16q23.3—24.1，包含 9 个外显子。应用免疫组织化学 SP 法检测 WWOX 和 P73 蛋白在恶性皮肤黑色素瘤中的表达情况，发现 WWOX 蛋白在正常皮肤、交界痣和恶性皮肤黑色素瘤中的阳性表达率分别为 85.00%、46.67% 及 15.15%，P73 在上述情况下的阳性率分别为 10.00%、46.67% 和 78.79%；肿瘤分级较高与无淋巴结转移患者的 WWOX 表达显著增强，而 P73 蛋白表达正相反，印证了 WWOX 在黑色素瘤的发生发展过程中具有抑癌基因的作用。另有研究发现 WWOX 表达于具有 S14 磷酸化（pS14）的癌症干细胞中，表明 pS14 WWOX 可以作为潜在的癌症干细胞标志物。体内表达 pS14 WWOX 的器官对于黑色素瘤细胞较为敏感，并且抑制 WWOX 磷酸化可以预防小鼠体内肺和肝脏中黑色素瘤生长，增加了我们对于 WWOX 在黑色素瘤发生机制中的认识。

11. EGFR　是酪氨酸激酶家族中的一员，当其过表达时可以促进癌细胞周围血管生成，进而促进肿瘤的发生发展。检测原发性恶性黑色素瘤中 EGFR 基因拷贝数的变化情况后发现在 81 例黑色素瘤患者体内有 64 例观察到 EGFR 基因的拷贝数改变，占到 79%，绝大部分为低水平放大即 EGFR/cep7 拷贝数比小于 5，具有极高扩增模式的肿瘤有 13 个，而扩增超过所有细胞 10% 的高度扩增组织有 6 个。另有研究采用 Sequenom 平台分析了我国华南地区 86 例各类型黑色素瘤组织中的基因表达，发现 BRAF 基因突变率最高，达到了 16.3%，其次为 NRAS 10.5%；EGFR 总计突变 4 例，突变率为 4.7%，突变位点包括 T790M（1 例）、L861Q（2 例）和 E746_A750del（1 例），并且发现 EGFR 突变常常与其他基因突变同时出现，因此该研究对于黑色素瘤的个体化治疗有着很大的帮助，有利于我们更加透彻地了解黑色素瘤的发生发展。

12. TGF-β1 是一种转化生长因子，属于分泌型蛋白，参与细胞表型的转化。为了探究黑色素瘤发展过程中 TGF-β1 所起的作用，检测黑色素瘤患者及正常人外周血中 TGF-β1 表达情况，发现在所检测的 84 例黑色素瘤患者外周血中包括 TGF-β1 在内的 49 个蛋白质表达下调，ROC 曲线表明其在 68.75% 的患者中低表达；在 TGF-β1 高表达的黑色素瘤细胞系中，检测到肿瘤细胞凋亡明显增加，预示其具有抑癌作用。另一项实验来自早些时候，Ramont 等研究 TGF-β1 在小鼠黑色素瘤模型中的作用，发现在小鼠皮下注射 B16F1 细胞后，TGF-β1 可显著抑制肿瘤的生长。体外实验结果显示 TGF-β1 虽不影响 B16F1 细胞的增殖，但可以明显降低肿瘤细胞的侵袭及迁移能力。进一步研究发现与 MMP-2 和 TIMP-2 蛋白表达相比，TGF-β1 可大幅度下调 uPA 和 tPA 及 uPA mRNA 和 tPA mRNA 的表达，因此认为 TGF-β1 可以通过抑制黑色素瘤细胞纤溶酶活性进而抑制其生长，起到保护作用。

13. 黑色素瘤分化相关基因 9（melanoma differentiation associated 9，MDA9） 是最早由 Lin 等发现的一种新型 cDNA，由 2084 个核苷酸组成，并编码含 298 个氨基酸的蛋白质，分子量约为 33kDa。通过基因表达谱分析发现 SDCBP 基因（编码 MDA9/Syntenin）在原发性葡萄膜黑色素瘤中过表达。免疫组织化学法检测结果显示 MDA9/Syntenin 蛋白与患者的转移具有明显的相关性，转移性肿瘤中 MDA9/Syntenin 表达较原发性肿瘤中高，在 MDA9/Syntenin 高表达的细胞系中敲减 SDCBP 可抑制肝细胞生长因子进而使得侵袭能力减弱。近期，通过 RT-PCR 得到 lncRNA-HOTAIR、MDA9 及 GRP78 蛋白，检测发现三者可以增强黑色素瘤细胞的侵袭、转移能力，但具体机制仍有待进一步研究。

14. PD-L1 研究发现 PD-L1 阳性的黑色素瘤患者与 PD-L1 阴性的患者 nivolumab 和 pembrolizumab 相比总体反应率、绝对值分别为 16.4% 和 19.5%；对于黑色素瘤和非小细胞肺癌，分别发现 PD-L1 活性为 22.8% 和 8.7%。国内有学者检测黏膜恶性黑色素瘤患者组织中 PD-L1 的表达情况后发现 57.8% 患者样本中 PD-L1 过表达，而癌旁正常组织中仅为 6.7%。生存分析表明 PD-L1 阳性表达者较未表达者常常预后不良，因此认为该标志物与黑色素瘤的发生发展有着很大的关系。

15. miRNA

（1）miRNA-320：为了探究黑色素瘤组织和色素痣中 miRNA 的差异性，有学者通过检测 15 例包含黑色素瘤及色素痣组织中相关基因的表达情况，发现 2 倍以上、5 倍以上及 10 倍以上差异表达 miRNA 的比例分别为 12.18%～86.33%、1.28%～19.02% 和 0.43%～5.34%。miRNA-320 与 miRNA-494 在黑色素瘤组织中表达水平下调，可能发挥抑癌基因作用。通过分析 227 例卵巢癌、乳腺癌和黑色素瘤标本中 283 种已知的 miRNA 拷贝数变化情况，发现在 37.1% 的卵巢癌、72.8% 的乳腺癌和 85.9% 的黑色素瘤中存在 DNA 拷贝数变化，超过 15% 的肿瘤组织中拷贝数变化被认为是 miRNA-320 在卵巢癌、乳腺癌和黑色素瘤中均表达下调。

（2）miRNA-137：葡萄膜黑色素瘤细胞系的 miRNA-137 表达低于葡萄膜黑色素细胞，异位转染 miRNA-137 到葡萄膜黑色素瘤细胞中可以诱导 G_1 期细胞周期停滞，使得癌细胞生长显著降低。进一步研究发现过表达的 miRNA-137 可以使 MITF 和 CDK6 下调，抑制葡萄膜黑色素瘤细胞的增殖。类似的研究结果显示与对照组相比，瞬时转染 miRNA-137 的 M23 的细胞系穿膜细胞数明显减少，且 MMP-2、MMP-9 两种蛋白的表达也低于阴性对照组，认为 miRNA-137 对于黑色素瘤细胞系的侵袭可能通过抑制 MMP-2、MMP-9 蛋白的表达发挥抑制作用。

（3）miRNA-125b：比较恶性黑色素瘤细胞系 WM115 和 WM266-4 中 mRNA 和 miRNA 谱后发现 WM266-4 细胞中包括 miRNA-125b 在内的 7 种 miRNA 下调显著。进一步研究发现 miRNA-125b 可以降低酪氨酸酶、酪氨酸酶相关蛋白 1 和多巴胺互变异构酶相应 mRNA 的表达，而抑制 miRNA-125b 时上述物质含量增加，因此认为 miRNA-125b 是黑色素生成的调节剂，与黑色素瘤的生成具有相关性。利用 PCR 法检测 miRNA-125b 和丝氨酸/苏氨酸激酶混合谱系激酶 3（mixed lineage kinase，MLK3）的表达，发现 MLK3 在转移性原发性恶性黑色素瘤和黑色素瘤细胞系中的水平显著升高；miRNA 转染实验和荧光素酶检测发现 miRNA-125b 可调节 MLK3 的转录和翻译水平，miRNA-125b 过表达时可抑制癌细胞的增殖和侵袭，因此认为 MLK3 是 miRNA-125b 的直接靶标基因，二者可影响黑色素瘤细胞的发生发展。

（4）miRNA-206：有学者从 36 例黑色素瘤患者符合实验要求的皮肤组织中筛选了 116 种 miRNA 中，98 种 miRNA 在黑色素瘤皮肤活检中差异表达，包括 miRNA-206、miRNA-203 和 miRNA-200 家族全部成员的 83 种 miRNA 均表达下调，而包括 miRNA-146a 和 miRNA-155 在内的 15 种 miRNA 达上调。体外侵袭实验表明过表达 miRNA-206 后 A375 和 MALME-3M 两种细胞系侵袭、转移能力明显降低，因此 miRNA-206 是鉴定出的具有抑制黑色素瘤迁移、侵袭和细胞生长能力的一种 miRNA。另有学者检测近百例包括黑色素瘤患者和健康对照者的外周血 miRNA-206 水平，发现黑色素瘤患者血清样本中 miRNA-206 的表达水平明显低于健康对照者，两个或更多个转移位点的患者中 miRNA-206 水平较低，临床分期越高患者体内 miRNA-206 水平越低。预后方面，与高表达 miRNA-206 患者相比，低表达 miRNA-206 患者 5 年整体和无病生存期均较长，从而认为检测黑色素瘤患者外周血中 miRNA-206 水平可能具有预测预后的作用。

（5）miRNA-34a：检测葡萄膜黑色素瘤细胞和黑色素细胞中 miRNA-34a 的表达水平并通过 MTS 细胞增殖实验和 Transwell 实验检测黑色素瘤细胞增殖和迁移能力，发现 miRNA-34a 在黑色素细胞中表达量较高，而在葡萄膜黑色素瘤细胞中低表达，将 miRNA-34a 转染到葡萄膜黑色素瘤细胞中导致细胞生长及迁移能力显著降低；利用蛋白质印迹法和免疫荧光法发现 miRNA-34a 可使 c-Met 蛋白表达下调，因此认为 miRNA-34a 可使 c-Met 下调进而抑制葡萄膜黑色素瘤细胞的增殖、迁移，发挥抑瘤作用。此外检测具有野生型 p53 基因的 4 种人黑色素瘤细胞系（A375、G361、C32TG 和 SK-MEL-24）中 miRNA-34 家族的表达，发现当 miRNA-34a 表达增加时可显著抑制 G361 和 C32TG 的体外侵袭能力，同样 miRNA-34c 也具有这样的能力，说明二者过表达时可抑制人类恶性黑色素瘤的侵袭等恶性生物学行为。

16. lncRNA 分析相关 lncRNA 与黑色素瘤进展的相关性后发现，在黑色素瘤患者与健康对照组相比具有差异表达的 502 种 lncRNA 中有 4 种 lncRNA 方向一致且可以较准确地鉴别健康组织、初发黑色素瘤及转移性黑色素瘤，分别为 LINC01213、PGM5-AS1、LINC01133 和 LOC284578；其预测健康组织准确度为 93.75%，原发性黑色素瘤为 84.78%，转移性黑色素瘤为 50.00%，作用机制仍需大样本实验来验证。收集我国人群中 63 例原发性黑色素瘤、配对癌旁正常组织和转移性病变样本并检测其中 lncRNA 进行比较，发现 UCA1 与 lncRNA-MALAT1 在黑色素瘤中的表达明显高于癌旁正常组织；晚期阶段（Ⅲ～Ⅳ期）患者体内 lncRNA-UCA1 表达水平高于早期阶段（Ⅰ～Ⅱ期）患者，具有淋巴结转移及远处转移的患者体内 MALAT1 表达显著增高，敲减 UCA1 与 MALAT1 后黑色素瘤细胞的侵袭及转移能力明显降低，提示我们二者在黑色素瘤的形成及发展过程中具有一定的生物学作用。

（1）MT1JP：作为一种被新发现的 lncRNA，目前已知其在肺癌及众多消化系统肿瘤等恶性肿瘤中表达降低。MT1JP 可以增强 P53 主转录因子的翻译，从而调节了一系列与 P53 有关的途径，如细胞周期、细胞凋亡和增殖等，当 MT1JP 表达上调时又可加速细胞的恶化进而促进肿瘤的形成。检测 lncRNA-MT1JP 在葡萄膜黑色素瘤细胞系中的表达情况，发现与正常色素上皮细胞相比表达显著降低，划痕试验结果显示 MT1JP 组划痕愈合率较正常对照组明显降低，抑制 MT1JP 时愈合率高于 MT1JP 及正常对照组，因此上调 MT1JP 可使黑色素瘤的增殖、侵袭显著受到抑制，还可上调 P53 蛋白的表达。

（2）Lime23：作为一种被发现不久的 lncRNA，已知其可以与相关拼接因子进行捆绑。学者通过 RNA-SELEX 亲和层析筛选人黑色素瘤细胞系 YUSAC 中的核心 RNA 时发现了 lncRNA-Lime23，实验证明 Lime23 可以与 PSF 蛋白特异性结合并仅在黑色素瘤细胞系中表达，而敲除了 Lime23 后 YUSAC 细胞系恶性程度显著降低。PCR 及蛋白质印迹法表明当 Lime23 高表达时可显著影响原癌基因 Rab23 在恶性黑色素瘤细胞中的表达情况，提示我们 Lime23 可能在恶性黑色素瘤的发生过程中起到致癌基因的作用。

（3）BANCR：检测总共 103 个各阶段恶性黑色素瘤标本与黑色素瘤细胞系中 BANCR 的表达后发现恶性黑色素瘤患者 BANCR 水平明显升高且表达量与肿瘤分期呈正相关，体外实验表明与 3 个黑色素痣细胞系相比，5 个黑色素瘤细胞系中 BANCR 也过表达显著；sk-mel-5 细胞系中转染进 shRNA 后与对照组相比细胞增殖能力显著降低，证实了 BANCR 在功能上参与了恶性黑色素瘤的发生。目前已知 BRAF 可以调节 1027 个蛋白和 39 种已知的 lncRNA 及 70 个未注解、潜在的基因间转录物的表达，BRAF 调节的 lncRNA-BANCR 已被鉴定出在 9 号染色体上，并且在黑色素细胞的转移过程中高表达，敲减 BANCR 后黑色素瘤细胞的迁移能力显著降低。

三、间 皮 瘤

恶性间皮瘤是一种少见的高度侵袭性肿瘤，起源于胸膜、腹膜和心包腔的被覆间皮细胞。间皮瘤的 3 个主要组织学亚型分别是上皮样、肉瘤样和双相（混合上皮样和肉瘤样）亚型，所占比例分别是 60%、10%、30%，恶性间皮瘤可以分为两大类，分别为胸膜间皮瘤和腹膜间皮瘤。胸膜间皮瘤是一种胸部原发疾病，占恶性间皮瘤的绝大部分，约 70%，腹膜间皮瘤则是一种原发于腹膜间皮细胞的肿瘤，所占比例较小。

间皮瘤常见原因是石棉接触，国际癌症研究机构已将石棉归类为人类致癌物质近 30 年，但有些国家仍然存在生产或者使用石棉的现象，这对人类的健康造成不可忽视的影响。其他因素包括毛沸石、霍奇金淋巴瘤和治疗性放射等，遗传因素也可能是导致间皮瘤易感的因素。常用的影像学检查如 X 线、CT、MRI、PET 均不是诊断间皮瘤的敏感手段，尤其对于早期诊断间皮瘤效果极差。石棉诱发肿瘤的潜伏期长达 30～40 年，常规病理检查如胸膜活检、免疫组织化学技术等手段是相对有价值和有效的方法，但尚未确定具有绝对特异性和高敏感度的标志物，这些均使临床对间皮瘤早期诊断比较困难，导致了间皮瘤预后一般较差。自然病史的中位生存期为 7～9 个月，经顺铂和抗叶酸剂治疗后，其中位生存期增加至 1 年，高度选择的早期上皮样疾病患者，单独或与化疗和/或放射治疗联合进行胸膜外切除术治疗，其中位生存期可达 2 年。

胸膜间皮瘤：在全球的发病率稳步上升，预计到 2020 年将达到高峰，根据估计，全球平均每年约有 14 200 例的变动率。胸膜间皮瘤常见的症状有呼吸困难、胸痛等。在疾病早期，因为胸腔积液常常引起呼吸困难，随着医学干预等原因，可使胸腔积液减少，呼吸困难缓解，但由于肿瘤增殖的原因，在晚期又会形成呼吸困难。胸痛常常是由于胸腔积液渗出或者肿瘤引起，随着肿瘤的恶化，疼痛会明显加重。胸膜间皮瘤的其他症状包括疲劳、厌食、体重减轻、出汗和不适，在晚期时也会出现压迫上腔静脉、压迫神经等症状。

腹膜间皮瘤：是发生于腹膜的与石棉相关的致命性肿瘤，发病率较低，石棉暴露至发展为腹膜间皮瘤之前的潜伏期较长，所以腹膜间皮瘤的发病率在近几十年出现上升趋势。其主要表现为腹部膨胀和由肿瘤和腹水积聚引起的疼痛，会出现体重下降、腹部包块、腹泻、发热、呕吐等症状。

目前对于间皮瘤是由经过专业培训的病理医生对活检组织进行检测后诊断，间皮瘤的诊断通常发生在疾病的晚期，导致治疗非常困难，研究间皮瘤血清学生物标志物可以帮助临床对间皮瘤进行早期诊断，避免多次侵入性手术，有利于提高间皮瘤患者的预后、总生存期、无病生存期等。

1. 钙结合蛋白（calbindin） 长度为 29kDa，是 EF 手图像蛋白家族成员之一，经常在神经元中被发现，钙结合蛋白、钙结合蛋白 D-28k（calbindin D-28k）和小清蛋白（parvalbumin, PV）均属于 EF 手图像蛋白的大家族，对于细胞内 Ca^{2+} 稳态发挥重要作用。在间皮瘤组织中，采用免疫组织化学技术进行钙结合蛋白的检测，结果显示其敏感度高达 100%，特异度达 87.5%，是诊断间皮瘤可靠的常用指标。通过对 97 例健康志愿者、35 例石棉暴露工人和 42 例间皮瘤患者的血清和血浆样品中钙结合蛋白进行检测，结果显示与健康志愿者、石棉暴露工人相比，间皮瘤患者血清和血浆样品中的钙结合蛋白显著增高。有国外学者收集了胸膜间皮瘤患者和对照组的血液，采用 ELISA 技术对治疗前收集的血清或血浆进行钙结合蛋白测定，排除肉瘤样间皮瘤，将钙结合蛋白的特异度预定为 95%时，敏感度高达 71%，将钙结合蛋白与间皮素相结合，可使间皮素的敏感度从 66%增加至 75%，但前提是将特异度提高到 97%。对 329 例间皮瘤患者进行分析，结果显示钙结合蛋白在上皮样间皮瘤组织中最常见，阳性率达 61.4%（202/329），其次是双相和肉瘤样间皮瘤，阳性率分别为 21.9%（72/329）、13.7%（45/329），还有 10 例患者无法确诊组织学类型，表明钙结合蛋白与间皮瘤患者的组织学分类相关。

2. BAP1 结合在 BRCA 的 RING 指状结构域形成，是一种具有 N 端泛素羧基水解酶（ubiquitin carboxyl-terminal hydrolase, UCH）和两个核定位信号（nuclear-localization signal, NLS）的去泛素化酶，属 UCH 成员。BAP1 位于人染色体 3p21.3，由 729 个氨基酸构成。BAP1 通过与乳腺癌蛋白 BRCA1 相结合在肿瘤发生发展中发挥作用。通过对 53 例胸膜间皮瘤患者进行研究，首次发现在 41.5%（22/53）的间皮瘤患者中 BAP1 失活。在研究 BAP1 在恶性肿瘤中的作用时，对 49 例良性增殖和 26 例恶性间皮瘤的组织进行检测分析，结果发现 BAP1 在良性增殖组织中完全表达，在恶性间皮瘤中出现 27%（7/26）的表达缺失，对于鉴别间皮瘤良恶性具有高度的指示作用。有研究通过免疫组织化学技术评估了间皮瘤、非间皮瘤患者组织中的 BAP1 的表达，结果显示非间皮瘤患者组织中 BAP1 表达阳性率达 100%，而间皮瘤患者组织中仅有 34%（73/212）BAP1 阳性，研究结果表明 BAP1 蛋白在间皮瘤中频繁丧失，尤其是在上皮样/双相间皮瘤中 BAP1 表达缺失更显著，同时对间皮瘤细胞系和反应性间皮细胞增生细胞系进行 BAP1 染色，同样检测到在增生细胞中 BAP1 均阳性表达，在间皮瘤细胞中存在 64% 的表达缺失，在该研究中还发现 BAP1 阴性的反应性间皮细胞增生患者 100% 发展为间皮瘤，同时 BAP1 阳性患者仅有 10% 的可能发展为恶性间皮瘤。

3. CK5/6 作为有效诊断指标在临床上被广泛使用。有研究对 CK5/6 在间皮瘤中表达的意义进行了研究，对 45 例胸腔积液（13 例反应性渗出积液、11 例间皮瘤和 21 例转移性腺癌）进行免疫染色，发现 CK5/6 在间皮瘤、反应性积液及转移性腺癌中的阳性率分别为 64%、31%、0。一项对 36 例上皮样间皮瘤、38 例低分化鳞癌组织中 CK5/6 的表达进行检测的研究中，CK5/6 在上皮样间皮瘤和鳞癌中的阳性率分别为 72.2%（26/36）、97.4%（37/38），虽然其不能区分上皮样间皮瘤和鳞癌，但对诊断间皮瘤具有重要的意义。在探讨 CK5/6 对于鉴别间皮瘤与腺癌的价值时，对 34 例间皮瘤和 67 例腺癌进行研究，发现 CK5/6 在间皮瘤中阳性率高达 97%（33/34），在腺癌中阳性率仅为 9%（6/67）。

4. 陷窝蛋白-1（caveolin-1, Cav-1） 是一种长度为 22kDa 的整合膜蛋白，是膜蛋白家族中最重要的成员。Cav-1 与 Cav-2、Cav-3 同属一个家族，三者在不同细胞中表达不同并且发挥不同的作用。Cav-1 是细胞表面的穴样内陷的重要组成成分，Cav-1 参与了细胞外基质重塑、上皮间质转化过程，Cav-1 在囊泡运输（胞吞转运、内吞作用、红细胞增多症）、胆固醇血管淤滞、细胞迁移、细胞周期、细胞极性调控、细胞转化和信号转导等过程中发挥作用，Cav-2 可以与 Cav-1 结合，但对于细胞表面的穴样内陷生物学功能无影响；Cav-3 位于肌肉组织和胶质细胞中，与 Cav-2 不同，Cav-3 可以在细胞表面的穴样内陷发挥生物学功能时发挥作用。Cav-1 支架结构域（the Cav-1 scaffolding domain, CSD）是一个高度保守的区域，可以结合上游（G 蛋白偶联受体、受体酪氨酸激酶和类固醇激素受体）和细胞信号通路的下游（异源三聚体 G 蛋白、效应酶和离子通道）组分在肿瘤组织中发挥重要的作用。有研究采用免疫组织化学技术对 80 例上皮样间皮瘤和 80 例肺癌癌组织进行检测，探讨 Cav-1 在内皮细胞、肺泡 I 型细胞和间皮细胞中的表达，进而判断 Cav-1 是否可以成为间皮瘤的新型标志物，结果显示间皮瘤中 Cav-1 的表达阳性率达 100%，Cav-1 对于转移形成的间皮瘤诊断敏感度和特异度分别达 100%、92.5%。对 91 例上皮样、17 例双相型、23 例肉瘤样共计 131 例恶性胸膜间皮瘤组织中 Cav-1 的表达进行检测，发现在 91 例上皮样、17 例双相型、23 例肉瘤样恶性胸膜间皮瘤中 Cav-1 阳性表达率分别为 77%

（70/91）、100%（17/17）和 100%（23/23），且 Cav-1 的表达与患者的预后较差相关。

5. 纤维蛋白-3（Fibulin-3）　也称为 EFEMP1，属纤维蛋白家族，由位于染色体 2p16 的 EFEMP1 基因编码，是由含有 11 个外显子基因编码的含 493 个氨基酸的糖蛋白，分子量为 55kDa。Fibulin-3 在生长发育过程中和成人各种组织中广泛表达，参与多种生理活动，如骨骼发育、维持基底膜完整性、抑制血管生成，还与细胞黏附、增殖、迁移等相关。在多种肿瘤中均可检测到 Fibulin-3 的表达，有研究在 2012 年首次提出 Fibulin-3 在恶性胸膜间皮瘤中的诊断价值，该团队对间皮瘤患者、石棉接触者、不伴有间皮瘤的胸腔积液患者及健康对照组的血浆和胸腔积液进行检测，血浆 Fibulin-3 的表达与受试者的性别、年龄、石棉暴露时间无明显相关性，与石棉接触者相比，间皮瘤患者血浆中 Fibulin-3 的表达更高；在胸腔积液的检测结果中，间皮瘤患者与非间皮瘤导致的胸腔积液患者相比，Fibulin-3 的表达同样也显著升高。对 43 例间皮瘤患者和 40 例健康对照者的血清 Fibulin-3 表达进行检测，将临界点设置为 36.6ng/ml，Fibulin-3 敏感度和特异度可高达 93.0%、90.0%。有研究对 78 例间皮瘤患者手术前后的血浆中 Fibulin-3 进行测定，发现 Fibulin-3 不受病理学分型、肿瘤分期及转移性疾病的影响，在治疗后出现恶化的患者，其 Fibulin-3 表达发生显著升高；在治疗前，若患者的 Fibulin-3 浓度超过 34.25ng/ml，治疗效果不佳，患者易发展成为进行性疾病，同时发现治疗后病情稳定或者缓解的患者若检测到 Fibulin-3 浓度超过 34.25ng/ml，再次恶化的风险显著增加，提示我们 Fibulin-3 不仅可以作为临床上诊断间皮瘤的一个有效指标，还可能成为判断间皮瘤预后的一个新标志物。

6. AQP1　是水通道蛋白家族成员，该家族由 13 个成员共同构成，水通道蛋白在动物界和植物界广泛表达，最初是于 20 世纪 90 年代初在红细胞和肾小管中发现的。AQP1 由 268 个氨基酸构成，表达于近端小管、基底外侧质膜等部位，在肾脏回收体液时发挥重要的作用，AQP1 是间皮细胞内主要的水通道蛋白，负责胸膜水的转运，对于维持胸膜腔中稳定的胸膜腔液体积发挥重要的作用，AQP1 除了作为水通道外，还可以作为氧的传送器。AQP1 参与血管发生、细胞迁移和细胞增殖等过程，AQP1 在多种肿瘤均可检测到，AQP1 表达水平高的肿瘤细胞比 AQP1 表达水平低的肿瘤细胞增殖更快。有学者进行体外细胞实验，对从胸腔积液收集到的间皮瘤细胞及 H226 细胞进行测定，用 AQP1 阻断剂将 AQP1 抑制，发现瘤细胞增殖、运动、迁移被抑制，非特异性细胞却不受影响，AQP1 体外抑制实验限制了间皮瘤的生长和转移。AQP1 过表达与间皮瘤的良好预后相关，一项对 80 例根治术的患者及 56 例保守治疗的患者进行的研究发现，AQP1 表达与患者生存期增加相关，将 AQP1 评分分界定为 50%，AQP1 评分小于 50% 和大于等于 50% 的患者的中位总生存期分别为 9.4 个月和 30.4 个月。另一项研究同样发现 AQP1 的表达与间皮瘤患者的预后相关，与 AQP1 表达缺乏的间皮瘤患者相比，AQP1 表达的上皮样间皮瘤患者生存率明显改善。

7. HMGB1　是 HMG 家族中被研究最多的成员，HMG 最先是于 1973 年由 Johns 及其同事 Goodwin、Sanders 从小牛胸腺染色质中分离出来的，2001 年 HMG 被划分为 3 种，分别是 HMGA、HMGB、HMGN。HMGB 是高度保守的蛋白质，由 HMGB1、HMGB2、HMGB3 和 HMGB4 4 个成员共同构成，HMGB1 在各种组织中广泛表达，特别是在脾和胸腺中发现高 HMGB1 水平，在骨髓和淋巴细胞中也有表达，但在骨髓中相对较高。HMGB1 在体内发挥多种功能，不仅参与 DNA 复制、修复、重组、转录等多种 DNA 活性事件，而且在维持炎症状态、诱导免疫应答和细胞生长、增殖、死亡中起重要作用，在多种肿瘤中发现 HMGB1 的表达出现上调，表明 HMGB1 与肿瘤的发生发展相关。有研究报道，与健康对照组相比，间皮瘤患者血清中 HMGB1 的浓度显著升高，同样在间皮瘤细胞系中HMGB1 的表达水平显著增高，提示 HMGB1 可能成为诊断间皮瘤的一个新标志物，同时在该研究中发现 HMGB1 可以促进间皮瘤细胞的迁移和增殖，而通过抑制 HMGB1 的表达可以对间皮瘤细胞的运动、生长产生抑制作用，证明 HMGB1 抗体可以用来抑制间皮瘤中HMGB1 的表达进而抑制间皮瘤的进展，有望为临床治疗间皮瘤提供一种新疗法。对 13 例腹膜间皮瘤患者和 45 例良性石棉相关疾病患者的血清 HMGB1 浓度进行测量，发现与良性石棉相关疾病患者相比，腹膜间皮瘤患者血清中 HMGB1 浓度显著升高，对于诊断腹膜间皮瘤具有较好的指示作用。另一项研究发现，间皮瘤患者血清中 HMGB1 的表达升高显著，该研究将间皮瘤患者、慢性石棉暴露者、良性胸腔积液患者作为研究对象，结果显示HMGB1 可以有效地区分间皮瘤患者、石棉暴露者及健康者，将血清 HMGB1 的临界值设定为 2.00ng/ml 时，在区别诊断间皮瘤患者、石棉暴露者、健康者时血清超乙酰化 HMGB1 的敏感性和特异性特别高。

8. 硫氧还蛋白-1（thioredoxin-1，TRX-1） 1964 年作为核糖核苷酸还原酶的氢供体由 Reichard 等首次发现。TRX 系统由 TRX 和相应的硫氧还蛋白还原酶（thioredoxin reductase, TR）共同构成。TRX 又包括 TRX-1、TRX-2 及睾丸特异性 TRX 系统，其中 TRX-1广泛存在于细胞核及细胞质中，TRX-2 主要定位于线粒体中。TRX-1 广泛表达于哺乳动物细胞中，具有多种多样的功能，在小鼠实验中 TRX-1 可以导致小鼠胚胎发育障碍，与过氧氧化还原酶共同减少过氧化物，TRX-1 还可以介导细胞存活，TRX-1 还通过二硫键与几种蛋白质相互作用，从而调节蛋白质功能。有研究发现与对照组相比，胸膜间皮瘤患者血清中 TRX-1 的水平显著升高，而相较于早期胸膜间皮瘤患者，晚期患者的 TRX-1 水平明显较高，并且发现 TRX-1 水平与患者的总生存期相关。对 15 例腹膜间皮瘤及 34 例与石棉相关的良性疾病的患者血清进行检测，发现与暴露于石棉但未发展为间皮瘤的患者相比，TRX-1 在间皮瘤患者血清中的表达水平显著较高，表明 TRX-1 可能用来作为诊断腹膜间皮瘤的一个血清标志物。

9. MUC1（CD227） 是黏蛋白样糖蛋白家族的成员，其基因位于染色体 1q21。MUC1是一种高分子量的糖蛋白，富含 O-连接糖基化位点，分子量为 120～225kDa，其糖基化后增加到 250～500kDa。黏蛋白最初是用来表示在腺体上皮细胞表面的黏液中的糖蛋白，后被发现其广泛存在于多种类型的黏液中，如在呼吸道、胃肠道、皮脂腺、造血细胞等上皮细胞中广泛表达。1990 年，对黏蛋白的认识有了一个重大的突破，当时从编码相同蛋白质核心的乳腺和胰腺黏蛋白中分离 cDNA 克隆，这种蛋白质的核心即为现在的 MUC1。经研究发现 MUC1 在复发性流产的孕妇中表达下降，推断 MUC1 与生殖系统有着密切的关系。还发现 MUC1 可以对管道的黏膜和上皮腔表面进行水合，发挥保护和润滑作用，MUC1可以维持上皮环境中的 pH 并稳定渗透压，MUC1 表达仅限于导管面向管腔的顶端表面，其润滑上皮表面并捕获细胞碎片，但在癌症中，MUC1 表达从限制性顶端表面改变到细胞表面。MUC1 对体外细胞系具有很强的抗粘连作用，MUC1 的过表达促进癌症进展和转移，表明 MUC1 参与了肿瘤的发生发展过程。在一项研究中，对患者血清、胸腔积液和手术切除的肿瘤组织样本进行检测，恶性间皮瘤样本的 MUC1 中位表达水平比正常间皮细胞高2～3 倍，来自间皮瘤渗出液的细胞中 MUC1 的表达显著高于具有良性反应性间皮细胞，且这种过度表达不是由基因扩增所致。有研究者采用免疫组织化学技术对 42 例腹膜间皮瘤患者组织进行检测进而判断 MUC1 对于间皮瘤预后的作用,结果显示高达 90%(38/42)的患者组织中出现了 MUC1 表达,MUC1 高表达与患者的预后差相关,提示 MUC1 可能成为判断间皮瘤预后的一个潜在指标。

10. MSLN 是一种细胞表面 GPI 锚定的糖蛋白,长度约 40kDa,其与长度约 31kDa 的巨核细胞增强因子(megakaryocyte potentiation factor,MPF)一样,均由 16 号染色体上的 MSLN 编码的 69kDa 的前体蛋白质进行切割而产生。MSLN 在细胞与细胞黏附中发挥着重要的功能。MSLN 还与癌细胞增殖相关,其沉默后,磷酸化 ERK1 和 PI3K/AKT 活性显著降低,可以降低癌细胞侵袭性,还具有抵抗凋亡的功能。已有研究发现 MSLN 在多种肿瘤中均出现表达,如间皮瘤、前列腺癌等。经研究发现采用 ELISA 可以在血液和胸腔积液中检测到被称为可溶性 MSLN 的循环形式。对 4491 例间皮瘤患者数据进行回顾性分析,其中包括了 1026 例胸膜间皮瘤患者,在 95%特异度下,MSLN 显示出 32%的敏感度,在敏感度为 95%时,特异度为 22%。在另一项研究中,对 43 例男性间皮瘤患者和 52 例男性对照者血浆中的 MSLN 及 miRNA-103a-3p 水平进行检测,发现 MSLN 对于诊断间皮瘤的特异度和敏感度分别可达 85%、74%,将 MSLN 与 miRNA-103a-3p 水平相结合进行分析后发现,对于诊断间皮瘤的特异度和敏感度分别可提高至 81%、95%。在对间皮瘤回顾性分析中,发现可溶性 MSLN 对于诊断胸膜间皮瘤具有提示作用。对 8 项研究符合条件的 579 例胸膜间皮瘤患者进行分析,进而探讨可溶性 MSLN 对于判定胸膜间皮瘤预后的价值,结果显示可溶性 MSLN 与胸膜间皮瘤组织学分级、肿瘤分期及生存率显著相关,可溶性 MSLN 的高表达与患者预后差相关。

11. WT-1 蛋白 是一种核内锌指 DNA 结合蛋白,是一种转录调节因子,参与细胞生长、分化、增殖和凋亡等过程,在多种肿瘤中均出现表达。在评估 WT-1 对肺腺癌、肺鳞癌、间皮瘤鉴别诊断价值时,对 10 例腺癌、15 例鳞癌、18 例间皮瘤渗出液进行免疫染色,WT-1 在间皮瘤渗出液中出现强烈的核染色,阳性率达 100%,但在鳞癌、腺癌中未检测到 WT-1 的表达,证明 WT-1 可以用于对间皮瘤的诊断。在评估 WT-1 作为判断间皮瘤预后指标的研究中,采用免疫组织化学技术对 31 例腹膜间皮瘤组织中 WT-1 表达进行检测,结果显示 WT-1 高表达组存活时间比低表达组明显较长,提示 WT-1 低表达与间皮瘤患者的预后差相关。对 52 例诊断为胸膜间皮瘤的患者进行回顾性分析,WT-1 在胸膜间皮瘤中表达阳性率达 78.1%,WT-1 阳性表达的患者其总体生存率显著增加,提示 WT-1 可能成为临床上判断间皮瘤预后的一种指标。

12. 平足蛋白(podoplanin,D2-40) 最早被发现于肾小球的足突细胞膜而备受关注,是一种新单克隆抗体,能与生殖细胞和生殖细胞肿瘤的一个长度约 40kDa 的抗原发生反应,并选择性识别表达于淋巴管内皮细胞的抗原。D2-40 在多种组织和细胞中表达,在淋巴细胞中稳定表达。D2-40 在多种肿瘤中均出现表达,有研究发现 D2-40 在间皮瘤、反应性渗出物和转移性腺癌中的阳性率分别为 82%、77%、0。有研究检测到 D2-40 对于诊断上皮样间皮瘤的敏感度、特异度及准确度分别为 97.2%、39.5%、67.6%。对 76 例肺癌、36 例胸膜上皮样和肉瘤样间皮瘤及 5 例慢性胸膜炎标本中 D2-40 的免疫反应性进行比较,其中上皮样间皮瘤具有强烈的免疫反应染色,阳性率达 100%,而肉瘤样间皮瘤染色结果微弱甚至不能与胸膜炎进行区分,在肺癌中仅有 36 例显示 D2-40 弱阳性。在一项研究中,将 66 例胸膜间皮瘤和 66 例肺腺癌患者作为研究对象,采用免疫组织化学等技术探讨 D2-40 在间皮瘤中的诊断作用,与正常胸膜相比,在间皮瘤患者胸膜中 D2-40 抗原水平较高,D2-40 在间皮瘤中的敏感度、特异度分别为 84.8%、95.5%,在大多数上皮样间皮瘤中可以观察到 D2-40 的免疫反应性。D2-40 对于上皮样间皮瘤诊断的敏感度和特异度较高,而在肉瘤样间皮瘤及腺癌中表达较弱甚至呈现阴性结果,提示 D2-40 可以用来对上皮样间皮瘤进行鉴别诊断。

13. OPN　大量的研究证明 OPN 在间皮瘤中表达,可能是间皮瘤诊断的重要标志物,在一项研究中,胸膜间皮瘤组患者血清 OPN 水平明显高于暴露于石棉组的非癌患者,OPN 可以用来区分间皮瘤患者和暴露于石棉组的非癌患者。有研究检测了胸膜间皮瘤、良性呼吸系统疾病及健康对照组中血清和血浆中 OPN 的表达,血清和血浆的结果均显示在上皮样间皮瘤中 OPN 的表达显著高于良性呼吸系统疾病及健康组,并且 OPN 的表达与患者的性别、年龄、石棉暴露时间等因素无显著相关性,OPN 可以较为客观地反映患者的病情,在该研究中还发现血浆 OPN 优于血清 OPN。通过检测 OPN 在 62 例胸膜间皮瘤患者中治疗前后的水平,发现在 27 例病情稳定的患者血清中 OPN 水平显著降低,在 14 例症状缓解的患者血清中无太大变化,在 16 例进行性疾病的患者血清中 OPN 表达明显上调,提示 OPN 可能成为临床上判断胸膜间皮瘤预后的重要指标。胸膜间皮瘤的标准抗癌药物之一培美曲塞(pemetrexed,PEM),临床上常用来治疗胸膜间皮瘤,在一项研究中发现 OPN 是 PEM 治疗的敏感靶点,将 OPN 敲减,PEM 可以抑制肿瘤细胞生长的能力,在经过 PEM 处理后,检测到 OPN 的表达显著下降,提示 OPN 可以作为临床上 PEM 治疗胸膜间皮瘤的有效的一个判断指标。

14. CD74　又称为恒定链,是一种跨膜糖蛋白。CD74 的配体为巨噬细胞移动抑制因子(macrophage migration inhibition factor,MIF)和 *d*-多巴胺互变异构酶(*d*-dopachrome tautomerase,*d*-DT/MIF-2)。CD74 的功能包括调节蛋白质运输及作为伴侣和细胞膜受体发挥作用,参与免疫系统的几个关键过程包括抗原呈递、B 细胞分化和炎症信号转导,在肿瘤中可以促进肿瘤细胞的增殖和存活进而促进肿瘤的生长,除此之外 CD74 还可以在免疫过程和肿瘤细胞之外发挥作用,参与炎症和纤维化介质的增殖、存活和分泌过程。CD74 在不同组织损伤及肿瘤中表达上调,如肾癌。经研究发现 CD74 可能成为间皮瘤诊断及判断预后的一个新的标志物,在一项体外细胞实验中发现在间皮细胞系中 CD74 低表达,而间皮瘤细胞中的表达水平显著高于间皮细胞中,CD74/MIF 与间皮瘤细胞的增殖凋亡相关,CD74/MIF 敲减促进了肿瘤细胞的增殖并抑制细胞凋亡。在一项研究中,检测了 CD74 在 352 例胸膜间皮瘤患者组织中的表达,CD74 的表达阳性率达 98%,其中 60% 显示中等到高表达,CD74 表达与总生存期相关,过表达可以延长患者的总生存期,CD74 较低表达的患者总生存期明显低于 CD74 高表达的患者。

15. miRNA　有研究对胸膜间皮瘤和反应性间皮细胞增殖中 miRNA 的表达进行检测,在筛选的过程中发现 miRNA-126、miRNA-143、miRNA-145 和 miRNA-652 表达均下调,差异均具有统计学意义,4 种 miRNA 联合检测的特异度和敏感度分别高达 95%、93%。

（1）miRNA-103：在研究 miRNA 在间皮瘤中诊断价值时,采用 qRT-PCR 技术对 23 例间皮瘤患者、17 例石棉暴露对照者和 25 例健康对照者进行检测,结果显示与石棉暴露对照者相比,miRNA-103 在间皮瘤患者中敏感度和特异度分别是 83%、71%,与健康对照者相比，敏感度和特异度分别为 78%、76%，提示 miRNA-103 有望成为临床诊断间皮瘤的早期灵敏指标。

（2）miRNA-103a-3p：以 43 例（28 例上皮样间皮瘤患者、6 例双相型间皮瘤患者和 5 例肉瘤样间皮瘤患者，还有 4 例未分型的患者）男性间皮瘤的患者、52 例以前暴露于石棉的男性受试者作为研究对象，收集的标本均是未接受治疗之前的血液，进而研究 miRNA-103a-3p 在诊断间皮瘤时发挥的作用，与石棉暴露对照组相比，miRNA-103a-3p 在上皮样和双相型间皮瘤中的敏感度和特异度分别为 89% 和 63%，将 miRNA-103a-3p 与 MSLN 联合，会显著提高诊断间皮瘤的敏感度和特异度，分别高达 95%、81%。

（3）miRNA-193a-3p：有研究比较了正常胸膜和间皮瘤的胸膜中 miRNA-193a-3p 表达的差异，miRNA-193a-3p 在间皮瘤标本中表达明显下降，体外实验中发现 miRNA-193a-3p 转染胸膜间皮瘤细胞会产生抑制生长、诱导凋亡和坏死的作用，上调 miRNA-193a-3p 水平将导致间皮瘤细胞中的靶基因下调，证明 miRNA-193a-3p 是胸膜间皮瘤中一种潜在的抑癌基因。

（4）miRNA-126：经研究证实，与正常组织相比，在间皮瘤中 miRNA-126 的表达发生下调，新鲜的冰冻组织和经甲醛固定的石蜡切片中均检测到 miRNA-126 的表达下调，在评估 miRNA-126 对于诊断间皮瘤的价值时，对间皮瘤患者的血清进行了检测，在间皮瘤患者的血清中 miRNA-126 表达发生下调，并且经过分析结果显示 miRNA-126 的低表达与患者预后差相关，但在该研究中发现 miRNA-126 不能区别正常对照组和肺癌患者。miRNA-126 可以通过作用于胰岛素受体底物-1 进而影响细胞的生长和增殖，有研究发现，miRNA-126 影响线粒体能量，进而对间皮瘤发挥抑制作用。miRNA-126 有望成为临床中早期诊断和治疗间皮瘤的一个潜在标志物。

（5）miRNA-34：在肿瘤中发挥着抑癌基因的作用，由 miRNA-34a、miRNA-34b、miRNA-34c 共同构成，3 个成员位于不同的染色体，miRNA-34a 位于染色体 1q36.22 上，而 miRNA-34b 和 miRNA-34c（miRNA-34b/c）位于染色体 11q23 上，miRNA-34 的 5′侧翼区域具有 P53 应答元件，进而对细胞周期停滞、凋亡和衰老发挥作用。许多研究均发现 miRNA-34b、miRNA-34c 发生甲基化而表达下调，在一项研究中检测了胸膜间皮瘤细胞系及胸膜间皮瘤，其中 miRNA-34a 的甲基化率分别达 33.3%、27.7%，而 miRNA-34b/c 的甲基化率则分别高达 100%、85.1%。将 miRNA-34b/c 强制上调后显示出了抗肿瘤的作用，体外实验证明上调 miRNA-34b/c 基因可能成为临床治疗间皮瘤的一个新手段。

（6）miRNA-31：在一项研究中，以 25 例胸膜间皮瘤组织及 20 例反应性间皮细胞增殖为研究对象，检测了 miRNA-31 在其中的表达，结果显示与反应性间皮细胞增殖相比，miRNA-31 在胸膜间皮瘤中显著降低，提示 miRNA-31 可能成为临床诊断及判断胸膜间皮瘤的一个新的标志物。在另一项研究中，发现 miRNA-31 可能与间皮瘤患者的化疗耐药性相关，该研究团队通过对实验结果分析得知 miRNA-31 的缺失可能增强间皮瘤患者对化疗的敏感性。

16. lncRNA 在调节生物过程，如细胞分化、增殖、凋亡和迁移中起着广泛的作用。lncRNA 在多种肿瘤中失调，发挥致癌作用或肿瘤抑制作用。据报道 lncRNA 在间皮瘤中出现了表达异常。

lncRNA-GAS5：生长停滞特异性转录本 5（growth arrest-specific transcript 5，GAS5）

基因是所谓的小核仁 RNA（small nucleolar RNA，snoRNA）的宿主基因，它由染色体 1q25 编码，GAS5 的命名基于在血清饥饿后引起的细胞生长停滞或雷帕霉素诱导的细胞周期停滞中表达水平升高。GAS5 最初是在生长停滞期间高水平表达的潜在肿瘤抑制基因的筛选中发现的，其在 T 细胞系和非转化淋巴细胞的生长停滞状态中起重要作用，GAS5 的沉默增加糖皮质激素受体反应基因，缩短细胞周期长度。已经证实 GAS5 在许多肿瘤中发挥抑癌作用，在乳腺癌、膀胱癌、肝癌中检测到 GAS5 表达下降，同样的结果在胸膜间皮瘤中检测到，与正常间皮细胞相比，胸膜间皮瘤细胞系中的 GAS5 表达显著较低，GAS5 上调在体外胸膜间皮瘤模型中通过抑制 Hedgehog 和 PI3K/mTOR 信号诱导生长停滞。

四、横纹肌肉瘤

横纹肌肉瘤是间叶组织起源的恶性肿瘤，是儿童中最常见的软组织肉瘤，约占所有儿童期癌症的 4.5%，它是肾母细胞瘤和神经母细胞瘤后儿童第三大常见的颅外实体瘤。每 100 万人中，横纹肌肉瘤的发病率约为 6 例，每年约有 250 例新发儿童。横纹肌肉瘤发病呈双峰分布，其高发病率年龄段为 2~6 岁及 10~18 岁。虽然大多数横纹肌肉瘤均偶发，但该疾病也与家族性综合征有关，包括利-弗劳梅尼综合征和 I 型神经纤维瘤病。横纹肌肉瘤主要包括胚胎性横纹肌肉瘤、腺泡状横纹肌肉瘤两种类型，其他类型还包括多形性横纹肌肉瘤。胚胎性横纹肌肉瘤存在于约 75% 的患者中，具有大的细胞学变异性，被认为代表肌肉形态发生的进展阶段，大约 25% 的患者存在腺泡状横纹肌肉瘤，组织学上似乎与肺实质相似，前者好发于青年，后者好发于老年。

横纹肌肉瘤发病机制尚不清楚。不同横纹肌肉瘤患者的组织学特点、遗传因素、发病部位及预后不同。胚胎性横纹肌肉瘤发病年龄较小，发展迅速，从出现症状到死亡平均时间约一年半，临床症状主要是肿块，患者出现疼痛且皮肤表面可出现红肿、局部温度升高的症状，易与炎症相混淆，肿瘤生长较快时，可伴有皮肤破溃及出血。腺泡状横纹肌肉瘤恶性程度高，常侵袭周围的神经而产生剧痛。多形性横纹肌肉瘤老年人多见，好发于肌肉部位，包括下肢及躯干部，病程长短不一，个别患者生长缓慢，病程较长，肿瘤多在肌肉内生长，边界不清，常在肌肉收缩时可被扪及，侵及皮肤时可出现红、肿、热、痛、破溃等症状。

患者的预后取决于原发性病变的部位、疾病的阶段、肿瘤的范围和组织学亚型。化疗是横纹肌肉瘤最常见的治疗方式之一，但通常癌细胞对药物的耐药性限制了其功效。

1. 转录因子激活蛋白 2β（transcription factor activator protein 2 beta，AP2β）　早期即有研究发现 AP2β 在横纹肌肉瘤中表达，在一项研究中发现，对横纹肌肉瘤进行免疫组织化学染色，其中 AP2β 检测横纹肌肉瘤的特异度和敏感度分别为 93%~94%、91%~93%。在对 AP2β 的进一步研究中发现，AP2β 对于横纹肌肉瘤的分型具有重要的指导意义，有研究报道在 20 例腺泡状横纹肌肉瘤中有 19 例出现 AP2β 的表达，而在胚胎性横纹肌肉瘤中仅有 3 例可检测到 AP2β 表达，其阳性率分别为 95%、5%，差异具有统计学意义，表明 AP2β 有助于临床判断横纹肌肉瘤的分型，将 AP2β 与胎盘钙黏素结合，检测腺泡状横纹肌肉瘤的敏感度为 90%，特异度为 97%。

2. 胎盘钙黏素　是一种钙依赖性黏附分子，主要表达于胎盘组织及上皮组织，胎盘钙黏素可以介导细胞间的黏附、保持细胞的极性、维持组织结构稳定等。在一项研究中检测了横纹肌肉瘤中胎盘钙黏素的表达，其中在腺泡状横纹肌肉瘤中胎盘钙黏素的表达阳性率高达 95%（19/20），而在胚胎性横纹肌肉瘤中阳性率仅为 13.6%（8/59）。在 Thuault S 等的研究中，胎盘钙黏素在腺泡状横纹肌肉瘤中表达，且在该实验中证实胎盘钙黏素表达下调通过抑制平滑肌肉瘤细胞的转化、迁移和侵袭能力对腺泡状横纹肌肉瘤细胞发挥作用。

3. 配对盒蛋白 5（paired-box domain 5，PAX5） 是 PAX 转录因子家族的成员，已知 PAX5 在多种肿瘤中出现表达，尤其在 B 细胞恶性肿瘤中发挥重要的作用。现有研究发现 PAX5 在横纹肌肉瘤中出现表达，采用 PAX5 抗体对 55 例胚胎性横纹肌肉瘤、51 例腺泡状横纹肌肉瘤、22 例神经母细胞瘤、18 例肾母细胞瘤、11 例尤因肉瘤、8 例淋巴母细胞性淋巴瘤、6 例肝母细胞瘤和 3 例粒细胞肉瘤中 PAX5 的表达进行检测，结果显示在 55 例胚胎性横纹肌肉瘤中 PAX5 的表达率为 0，而在腺泡状横纹肌肉瘤中 PAX5 的表达阳性率达 67%（34/51）。同样在另一项研究中检测了 PAX5 在横纹肌肉瘤中的表达，在所有的胚胎性横纹肌肉瘤中 PAX5 表达阴性，而在腺泡状横纹肌肉瘤中阳性率为 60%。这些研究证明 PAX5 可能在指导横纹肌肉瘤的分型中发挥重要的作用。

4. 成肌蛋白（myogenin，MyoG） 是肌肉调节因子（myogenin regulator factor，MRF）成员之一，在对横纹肌肉瘤及其他类型的肿瘤进行检测的研究中发现，MyoG 在横纹肌肉瘤中的阳性表达率为 66.7%，在胚胎性横纹肌肉瘤、腺泡状横纹肌肉瘤中阳性率分别为 50%、100%，而在淋巴瘤、尤因肉瘤中不表达或者低表达，MyoG 与横纹肌肉瘤恶性程度及预后相关，MyoG 表达水平越高，恶性程度越高，预后更差。对 48 例腺泡状横纹肌肉瘤、20 例胚胎性横纹肌肉瘤中 MyoG 的核染色进行检测，显示 MyoG 在腺泡状横纹肌肉瘤和胚胎性横纹肌肉瘤中表达强度不同，在大部分腺泡状横纹肌肉瘤中核染色出现强阳性（75%～100%），但在胚胎性横纹肌肉瘤中 MyoG 核染色为弱阳性（0～25%），提示 MyoG 对于鉴别诊断腺泡状横纹肌肉瘤与胚胎性横纹肌肉瘤有指导意义。

5. Cav 含有一组 3 种不同的支架蛋白，分别为 Cav-1、Cav-2 和 Cav-3，其显示出独特的发夹构象，在骨骼肌中，Cav-1 和 Cav-3 均有表达。特别是，Cav-1 表达于卫星细胞，代表静止储备元素的集合，Cav-1 及 Cav-2 还与脂肪细胞分化有关，而 Cav-3 在肌肉组织中表达最高，在培养的骨骼肌成肌细胞分化过程中被诱导。已有研究证实，Cav-3 是高级别分化横纹肌肉瘤的敏感标志，对正常人组织、横纹肌肉瘤和其他类型肿瘤中 Cav-3 的表达进行检测，结果显示在正常组织中，Cav-3 仅存在于心脏和骨骼肌细胞中，偶尔存在于动脉平滑肌细胞和前列腺基质细胞中，而其他类型细胞中 Cav-3 则为阴性，在横纹肌肉瘤中 Cav-3 的阳性率高达 88%（21/24）。有研究者评估了横纹肌肉瘤组织及不同类型人横纹肌肉瘤细胞系中 Cav-1 的表达水平，分析得知 Cav-1 主要在胚胎性横纹肌肉瘤中表达，这一结果通过体外人横纹肌肉瘤细胞系中的转录物和蛋白质分析进一步得到证明，表明 Cav-1 有望成为横纹肌肉瘤诊断的有价值的标志物。有报道 Cav-1 主要表达于胚胎性横纹肌肉瘤中，有学者对 Cav-1 在腺泡状横纹肌肉瘤中的表达进行了检测，以横纹肌肉瘤患者的组织及人横纹肌肉瘤细胞系为研究对象，结果显示 Cav-1 在腺泡状横纹肌肉瘤中不表达或低表达，在组织和细胞系中出现相同的结果。为验证 Cav-1 在腺泡状横纹肌肉瘤中的作用，研究者进行了体外实验，在实验中发现 Cav-1 的过度表达对腺泡状横纹肌肉瘤细胞的致瘤性产生抑制作用。

6. CD133 已经被建议作为多种肿瘤的标志物，如乳腺癌、结肠癌等，有研究报道，

CD133 在横纹肌肉瘤细胞系中表达上调,CD133 阳性的横纹肌肉瘤细胞更具耐药性和致瘤性,对 CD133 的表达与患者生存之间的相关性进行分析,结果显示 CD133 不表达或者表达水平较低的胚胎性横纹肌肉瘤患者的生存率约为 75%,CD133 高表达的患者的生存率明显较差,小于 50%,表明 CD133 是诊断横纹肌肉瘤潜在的标志物,可能提示横纹肌肉瘤患者预后不良。

7. EGFR 在癌症中发挥重要的作用。研究者早在 1996 年便在横纹肌肉瘤细胞中检测到了 EGFR 的表达,在一项研究中进一步检测了横纹肌肉瘤中 EGFR 的表达,并与患者组织学亚型和临床特征相关联,在该研究中 47% 的横纹肌肉瘤患者出现 EGFR 的表达,其中胚胎性横纹肌肉瘤和腺泡状横纹肌肉瘤中的表达率分别为 76%、16%,EGFR 的表达与胚胎横纹肌肉瘤之间存在显著相关性,经分析得知 EGFR 的表达与患者的肿瘤分期无相关性,但与横纹肌肉瘤分型密切相关。

8. IGF-2 与 IGF-1R 结合,通过胰岛素受体底物的磷酸化激活细胞内信号转导,进一步使导致细胞生长和增殖的 PI3K-AKT 途径激活。有大量研究对横纹肌肉瘤中 IGF-2 的表达进行了检测,结果显示在横纹肌肉瘤组织中 IGF-2 过表达,与正常骨骼肌相比,横纹肌肉瘤患者 IGF-2 转录增加至 100 倍。有研究者通过 qPCR 技术对 25 例横纹肌肉瘤样本(9 例腺泡状横纹肌肉瘤和 16 例胚胎性横纹肌肉瘤)中 IGF-2 基因的表达进行检测,其中在 80% 的样品中观察到 IGF-2 过表达,并且通过分析发现 IGF-2 在横纹肌肉瘤生物学中发挥重要作用。同样有研究证实,与胸膜肺母细胞瘤相比,IGF-2 在横纹肌肉瘤中过表达,过表达率高达 90.5%。

胰岛素样生长因子结合蛋白 2 (insulin-like growth factor-binding protein 2,IGFBP2)是第二大丰富的 IGFBP,在胎儿发育过程中广泛表达,IGFBP 可以结合胰岛素样生长因子,从而调节这些生长因子发挥作用。IGFBP2 在多种生理病理过程中发挥作用,与葡萄糖调节、胰岛素敏感性和肥胖相关,有研究报道已在多种肿瘤中检测到 IGFBP2 表达水平升高,表明 IGFBP2 可能参与肿瘤生长和侵袭的调控。有学者对 IGFBP2 与小儿横纹肌肉瘤发生发展及严重程度之间的相关性进行探讨,在横纹肌肉瘤细胞系的体外和体内实验中获得的数据表明,IGFPB2 是一种在横纹肌肉瘤进展、增殖和侵袭中发挥重要作用的蛋白质,将 IGFBP2 沉默后,横纹肌肉瘤细胞的细胞周期进程、迁移和侵袭能力均受到干扰,对非转移性与转移性横纹肌肉瘤患者 IGFBP2 水平进行比较,发现转移性肿瘤患者的 IGFBP2 水平显著较高,提示高 IGFBP2 表达水平与小儿横纹肌肉瘤的肿瘤严重程度显著相关。

9. GPC3 由 Pilia G 等于 1996 年首次发现并命名。其基因位于染色体 Xq26 上,编码 60kDa 的细胞表面蛋白。GPC3 是一种细胞膜表面的硫酸乙酰糖蛋白,被认为在调节生长和分化方面具有高度依赖性和组织依赖性。已有研究发现 GPC3 对于肝癌的检测具有高度特异性,另一项研究证实了 GPC3 表达于横纹肌肉瘤中,在该研究中对胚胎性和腺泡状横纹肌肉瘤及其他类型的软组织肉瘤进行检测,其中在横纹肌肉瘤样品中 GPC3 的阳性率达 34.7%(74/213),但在所有其他肉瘤样品中表达为阴性或可忽略不计,由于 GPC3 在大多数正常成人组织中不存在,因此 GPC3 可能是临床诊断和靶向治疗横纹肌肉瘤的潜在候选者。

10. 细胞色素 P450(cytochrome P450,CYP) 是参与内源和外源化合物如药物、环境污染物及膳食成分的组成型和诱导型酶代谢的多基因家族,CYP 在药物代谢酶中的过表达，被认为是实体瘤化学耐药的主要机制之一，不仅如此，CYP 还可能参与潜在的致（促）癌物质和有毒物质的激活，CYP1、CYP2 和 CYP3 是参与药物代谢的主要 CYP 家族成员，在肝脏中高度表达；CYP 也可表达于肝脏以外的组织中，如肾、脑、肺、皮肤、乳腺等中，CYP 在肿瘤中的局部表达对于肿瘤的治疗是重要的，因为在肿瘤中表达的 CYP 可能参与化疗药物的活化和/或灭活。有研究对 CYP1A1、CYP1A2、CYP1B1、CYP2E1、CYP2W1、CYP3A4 和 CYP3A5 在儿童横纹肌肉瘤组织和癌旁正常组织中的 mRNA 表达模式进行了检测，其中 CYP1A1 和 CYP1A2 的表达水平较低，无统计学意义；而 CYP1B1 在正常组织和肿瘤组织中均高水平表达；CYP3A4 和 CYP3A5 在肿瘤组织中的表达与正常组织样品相比，表现出较高水平的表达；CYP2W1 mRNA 和/或蛋白主要在肿瘤中表达，阳性率为61%（8/13）。这对于临床诊断横纹肌肉瘤具有重要的指导意义。

11. 鸟嘌呤核苷酸交换因子 T（guanine nucleotide exchange factor T，GEFT） 也称为 p63RhoGEF 或 ARHGEF25，属于 Rho 鸟嘌呤核苷酸交换因子（guanine nucleotide exchange factor，GEF）家族成员之一，可在脑、心脏和肌肉中高度表达。对 45 例横纹肌肉瘤患者和 36 例正常对照者进行免疫组织化学染色进而研究横纹肌肉瘤潜在的生物学标志物，在该实验中正常对照组的 GEFT 表达率为 13.89%（5/36），GEFT 过表达率为 0（0/36），在横纹肌肉瘤组织中 GEFT 表达率为 93.33%（42/45），过表达率为 68.89%（31/45），通过进一步的分析发现 GEFT 过表达与晚期临床分期、淋巴结转移和远处转移显著相关，对其中38 例横纹肌肉瘤患者进行随访，发现与 GEFT 高表达的患者相比，GEFT 低表达的患者总生存期较长，预后较好。

12. miRNA

（1）miRNA-206：在一项研究中，评估了使用肌肉特异性 miRNA 如 miRNA-1、miRNA-133a、miRNA-133b 和 miRNA-206 作为横纹肌肉瘤生物标志物的可行性，与非肿瘤患者相比，在横纹肌肉瘤样本中 miRNA-206 表达水平较高，同样在横纹肌肉瘤细胞系中 miRNA-206 的表达水平显著高于其他肿瘤细胞系，进一步分析发现血清 miRNA-206 表达水平在区分横纹肌肉瘤和非横纹肌肉瘤时敏感度为 100%，特异度为 91.3%，提示我们miRNA-206 在横纹肌肉瘤诊断中具有重要的意义。

（2）miRNA-378：有研究使用深度测序技术检测了腺泡状横纹肌肉瘤、胚胎性横纹肌肉瘤及正常骨骼肌中的 685 种 miRNA 的表达，与正常骨骼肌相比，腺泡状横纹肌肉瘤和胚胎性横纹肌肉瘤中的 97 种 miRNA 显著失调，在这 97 种 miRNA 中，79 种（81.4%）miRNA 经过处理后在横纹肌肉瘤中以较低的水平表达，而 18 种（18.6%）miRNA 以较高水平表达，其中 miRNA-378 家族成员在横纹肌肉瘤组织和细胞系中显著降低，经过验证miRNA-378a-3p 的结果与测序结果一致，在横纹肌肉瘤中 miRNA-378a-3p 表达下调。在体外实验中发现 miRNA-378a-3p 过表达可以抑制 IGF-1R 表达，miRNA-378a-3p 高水平表达可以促进横纹肌肉瘤细胞的程序性死亡，抑制细胞迁移，表明 miRNA-378a-3p 可以作为横纹肌肉瘤中的肿瘤抑制因子。

（3）miRNA-203：为了检测 miRNA-203 在横纹肌肉瘤中的表达状态，分别对两个横纹肌肉瘤细胞系 RD 和 RH30 细胞进行了检测，发现与正常骨骼肌细胞系相比，RD 和 RH30细胞中 miRNA-203 表达较低，进一步对 10 例正常骨骼肌组织和 22 例横纹肌肉瘤组织进行检查，横纹肌肉瘤活检组织中的 miRNA-203 水平显著低于正常骨骼肌组织，miRNA-203

在横纹肌肉瘤细胞和活检组织中的下调提示其可能作为肿瘤抑制因子发挥作用，该实验还证实 miRNA-203 可以通过抑制肿瘤细胞的增殖抑制横纹肌肉瘤细胞的迁移和侵袭。

五、脂 肪 肉 瘤

脂肪肉瘤是一种罕见的恶性肿瘤，属常见的软组织肉瘤之一。软组织肉瘤年发病例数约为 10 390 例，每年约有 3680 例死亡病例。脂肪肉瘤分别占所有肢体及腹膜后软组织肉瘤的 24% 和 45%，脂肪肉瘤是腹膜后软组织肉瘤最常见的类型，其次是平滑肌肉瘤。脂肪肉瘤是一种恶性间充质肿瘤，其由具有不同程度的细胞异型性的生脂组织生成，可能包括非脂肪肉瘤细胞。脂肪肉瘤是具有不同临床特征的异质性疾病，可以细分为 4 个重要的组织学亚型，即高分化脂肪肉瘤/非典型性脂肪瘤、去分化脂肪肉瘤、黏液样脂肪肉瘤/圆细胞型脂肪肉瘤、多形性脂肪肉瘤，分别占脂肪肉瘤的 40%～45%、5%、30%～35%、15% 以下，其中高分化脂肪肉瘤是最为常见的类型。由于恶性程度不同，各亚型的病死率也不同，高分化脂肪肉瘤和黏液样脂肪肉瘤被认为级别低、转移率低，其预后最好，因此高分化脂肪肉瘤和黏液样脂肪肉瘤的患者死亡率仅为 11%，去分化脂肪肉瘤、圆细胞型脂肪肉瘤和多形性脂肪肉瘤通常被归类为高级别肿瘤，去分化脂肪肉瘤的疾病相关死亡率为 28%、圆细胞型脂肪肉瘤为 21%、多形性脂肪肉瘤为 35%～50%。

多形性脂肪肉瘤在发病早期症状较隐匿，无明显的症状和体征，根据生长速度和原发部位，脂肪肉瘤可以达到非常大的尺寸时仍然无症状。脂肪肉瘤患者多在肿瘤体积较大时被发现或者体检时意外查出，肿瘤体积增大可产生压迫症状，压迫到胃肠道时可产生厌食、恶心、腹胀、腹泻、排便困难等症状，压迫膀胱时可产生尿频、尿急，压迫肾脏可导致肾积水。对于脂肪肉瘤的诊断现在常用 MRI 和 CT 扫描及病理学活检。脂肪肉瘤的治疗主要是手术，广泛切除是中等级至高等级的脂肪肉瘤的标准，大多数研究者推荐切除边缘至少 10mm 的邻近正常脂肪或肌肉组织，与切除术后放疗相比，截肢术并不能提高生存率，但对于慢性感染、严重疼痛或导致严重功能障碍的淋巴水肿患者可能是非常必要的。

尽管脂肪肉瘤的诊断和治疗方面取得了进展，但由于局部复发或转移，脂肪肉瘤仍然有高死亡率。腹膜后高分化脂肪肉瘤无转移潜力，然而它们可以转化成高级别去分化脂肪肉瘤，并且具有高复发倾向，去分化脂肪肉瘤在腹膜后的进展比高分化脂肪肉瘤更快。黏液样脂肪肉瘤主要发生在肢体的深部软组织中，在大腿肌肉组织中具有复发倾向，腹膜后黏液样脂肪肉瘤是罕见的，患者一般比高分化脂肪肉瘤/去分化脂肪肉瘤患者年轻。这些肿瘤经常复发，约 1/3 的患者发生远处转移和死亡，转移到骨和肺的概率几乎相等。多形性脂肪肉瘤是高级别脂肪肉瘤，多发生在下肢，约占 47%，其他部位较为少见，如上肢、躯干或腹膜后所占的比例分别约为 18%、14%、7%，与其他脂肪肉瘤亚型相比生长更快，局部复发率、转移率及总体肿瘤相关死亡率高。

1. MDM2 是一种原癌基因，位于染色体 12q14.3—q15，其编码的蛋白质常由 491 个氨基酸残基构成。MDM4 是 MDM2 基因家族的第二个成员，MDM4 有时称为 MDMX 或 HDM4，最早通过放射性标记的 P53 蛋白筛选小鼠 cDNA 表达文库时将蛋白质产物作为新型 P53 结合蛋白被发现。MDM4 基因位于人染色体 1q32，编码含有 490 个氨基酸残基的蛋白质。P53 在激活几个负责 DNA 修复、细胞周期阻滞、抗血管生成、凋亡和自噬的基因中发挥重要的作用，而有研究发现 MDM2 蛋白负性调节 P53 反式激活，因此 MDM2

的异常表达可能在人类肿瘤中发挥重要的作用。之前有报道称 MDM2 免疫染色在其他软组织肿瘤中鉴别高分化脂肪肉瘤-非典型性脂肪瘤/去分化脂肪肉瘤的敏感度和特异度均较高，其中敏感度高达 97%。有研究对 MDM2 过表达是否是一种诊断脂肪肉瘤有用的辅助诊断进行了进一步研究，以 49 例高分化脂肪肉瘤、5 例去分化脂肪肉瘤、23 例黏液样脂肪肉瘤、25 例良性脂肪瘤、75 例其他类型肉瘤为研究对象进行了检测，结果显示在高分化脂肪肉瘤中 MDM2 扩增表达率为 98%（48/49），5 例去分化脂肪肉瘤中均出现表达，在任何良性脂肪瘤中均未检测到 MDM2 扩增，该研究证实 MDM2 扩增检测是高分化脂肪肉瘤/非典型性脂肪瘤和去分化脂肪肉瘤诊断中有用的辅助手段。在一项研究中，对 50 例去分化脂肪肉瘤中的 MDM2 进行了检测，其中在 49 例患者中检测到 MDM2 扩增，28 例检测到 MDM2 低水平扩增，21 例检测到 MDM2 高水平扩增，与 MDM2 低水平扩增相比，高水平扩增与无复发生存较差相关，提示 MDM2 对于鉴别诊断去分化脂肪肉瘤及判断患者预后具有重要的临床意义。

2. CDK4　是细胞周期 G_1 期重要的调控分子，在细胞周期中具有重要的功能。CDK4（INK4）-视黄细胞瘤（Rb）通路的 CDK4/6 抑制剂通过控制 G_1 期（前 DNA 合成）到 S 期（DNA 合成）细胞周期检查点来调节细胞增殖，CDK4/6 通过与 D 型细胞周期蛋白结合并调节 Rb 的磷酸化状态，介导从 G_1 期到 S 期的转变，未磷酸化的 Rb 结合并抑制 E2 家族（E2F）转录因子的功能；磷酸化后，Rb 从 E2F 转录因子中解离，使其能够参与 DNA 复制和细胞分裂。当 CDK4 出现异常时，常常参与肿瘤的发展过程。有研究对 44 例高分化脂肪肉瘤/非典型性脂肪瘤、61 例去分化脂肪肉瘤、49 例良性脂肪肿瘤和 405 例非高分化脂肪肉瘤-非典型性脂肪瘤/去分化脂肪肉瘤共 559 例软组织肿瘤中 CDK4 的表达进行了检测，结果显示在高分化脂肪肉瘤-非典型性脂肪瘤/去分化脂肪肉瘤中 CDK4 的表达阳性率达 92%，CDK4 免疫染色在高分化脂肪肉瘤-非典型性脂肪瘤/去分化脂肪肉瘤中的敏感度和特异度均较高，其中特异度高达 95%。在另一项研究中，采用免疫组织化学技术对 129 例石蜡包埋的肿瘤（19 例高分化脂肪肉瘤、10 例去分化脂肪肉瘤、17 例良性脂肪肿瘤及 83 例其他类型肿瘤）组织中 CDK4 的表达进行检测，结果显示与良性脂肪肿瘤相比，CDK4 检测高分化脂肪肉瘤的敏感度和特异度分别可达 68.4% 和 88.2%，与其他类型肿瘤相比，CDK4 检测去分化脂肪肉瘤的敏感度和特异度分别为 70% 和 96.3%，提示我们 CDK4 有望成为临床诊断高分化脂肪肉瘤、去分化脂肪肉瘤的重要标志物。

3. NY-ESO-1　是由 CTAG1B 基因编码，从食管鳞状细胞癌患者血清中鉴定的癌-睾丸抗原。NY-ESO-1 是高度免疫原性的癌-睾丸抗原，存在于各种恶性肿瘤中，包括黑色素瘤、肉瘤和癌。有研究对 38 例黏液样脂肪肉瘤/圆细胞型脂肪肉瘤、20 例脂肪瘤、12 例高分化脂肪肉瘤及 68 例其他类型的软组织肉瘤中 NY-ESO-1 的表达进行了检测，结果显示在黏液样脂肪肉瘤/圆细胞型脂肪肉瘤中 NY-ESO-1 的阳性率为 95%（36/38），而且在其中绝大多数阳性病例中表现出了强阳性，所占比例高达 94%（34/36），但在非黏液样脂肪肉瘤/圆细胞型脂肪肉瘤中 NY-ESO-1 不发生表达。同样在另一项研究中，对 NY-ESO-1 在脂肪肉瘤各亚型中的表达进行了检测，采用实时定量 PCR 技术对 15 例冰冻的脂肪肉瘤（8 例黏液样脂肪肉瘤/圆细胞型脂肪肉瘤、3 例去分化脂肪肉瘤和 4 例高分化脂肪肉瘤，以及 1 例睾丸样品作为 CTAG1B 表达的阳性对照）及采用免疫组织化学技术对 44 例石蜡包埋的脂肪肉瘤（18 例黏液样脂肪肉瘤/圆细胞型脂肪肉瘤、10 例去分化脂肪肉瘤、6 例多形性脂肪肉瘤和 10 例高分化脂肪肉瘤）中 NY-ESO-1 的表达进行检测，结果显示在黏液样脂肪肉瘤/圆细胞型脂肪肉瘤中的表达阳性率高达 88%（7/8）和 89%（16/18），而在其他类型脂肪肉瘤中低表达或者不表达。通过研究发现，NY-ESO-1 不仅在黏液样脂肪肉瘤中高表达，而且与患者的肿瘤大小、组织学分级、临床分期呈正相关，NY-ESO-1 高表达患者的预后较低表达的患者差，是不良预后的危险因素。

4. 成纤维细胞生长因子受体 2（fibroblast growth factor receptor 2，FGFR2） 是 FGFR 家族成员之一，FGFR 家族还包括成员 FGFR1、FGFR3、FGFR4、FGFR5 和 FGFR6，分别由不同的基因编码。FGFR 参与了肿瘤的发生发展，在肿瘤中 FGFR 出现三类改变，分别为基因扩增、功能获得性基因编码突变和基因融合。FGFR2 基因位于人染色体 10q26，全长 120kb，由 21 个外显子和 20 个内含子构成。FGFR2 基因在上皮细胞中编码 FGFR2b，在间充质细胞中编码 FGFR2c，FGFR2 与 FGF 结合进而发挥作用，FGFR2 在体内具有重要的功能，它们参与了骨骼发育、腺体发育、肢体形成、皮肤形成及多种器官的形成。FGFR2 在不同类型肿瘤中发挥的作用各不相同，如在乳腺癌中发挥促癌作用，在前列腺癌中具有抑癌作用。在一项对 FGFR 信号在黏液样脂肪肉瘤中的潜在作用及使用 FGFR 抑制剂作为该肿瘤的新型靶向治疗方法的研究中发现，较正常脂肪组织相比，冷冻保存与甲醛固定肿瘤样品中均检测到 FGFR2 基因表达的明显上调，在黏液样脂肪肉瘤细胞中同样检测到 FGFR2 的阳性表达，体外实验中发现 FGFR 与肿瘤细胞的增殖、凋亡、迁移相关，抑制 FGFR 的表达后可降低细胞的增殖能力、诱导细胞凋亡及抑制细胞的迁移，表明 FGFR 在黏液样脂肪肉瘤中发挥促癌作用。

5. DNA 损伤诱导转录因子 3（DNA damage-inducible transcript 3，DDIT3） 也称作生长抑制和 DNA 损伤诱导基因 153（growth arrest and DNA damage-inducible gene 153，GADD153）、C/EBPzeta 及 C/EBP 同源蛋白（C/EBP homologous protein，CHOP）。DDIT3 是 C/EBP 家族转录因子的成员，位于染色体 12q13.1—q13.2，人的蛋白质包括 169 个氨基酸残基，长度为 29kDa，在细胞增殖和分化中起作用。报道称细胞发生应激或 DNA 损伤时会出现强烈的表达，进一步的研究发现 DDIT3 参与了肿瘤的发生发展。对 8 例黏液样脂肪肉瘤、12 例其他类型肉瘤和 18 例具有黏液样分化的肿瘤中 DDIT3 的表达进行了检测，8 例黏液样脂肪肉瘤中 DDIT3 基因断裂阳性率达 100%，而 12 例其他类型肉瘤中不表达。在黏液样脂肪肉瘤/圆细胞型脂肪肉瘤中，FUS（以前称为 TLS）和 DDIT3（以前称为 CHOP）之间的基因融合，表达的融合蛋白由整个 DDIT3 与拼接因子 FUS 组成，FUS-DDIT3 融合蛋白的表达是黏液样脂肪肉瘤/圆细胞型脂肪肉瘤发展所必需的，有研究发现其可以引发转基因小鼠脂肪肉瘤，在人体中具有驱动黏液样脂肪肉瘤/圆细胞型脂肪肉瘤发生的作用，FUS-CHOP 是黏液样脂肪肉瘤/圆细胞型脂肪肉瘤中的标志性融合基因，具有特异性，可以作为黏液样脂肪肉瘤/圆细胞型脂肪肉瘤诊断和鉴别诊断的标志物。

6. HSP90 是一种分子伴侣，普遍存在于真核和原核生物中，人 HSP90 主要有 4 种亚型，分别是位于细胞质中的 HSP90α 和 HSP90β、内质网中的 Grp94 及线粒体基质内的 TRAP1。HSP90 在蛋白质的激活与成熟过程中发挥重要的作用，也参与了肿瘤的发生发展。有研究者采用免疫组织化学技术对 32 例黏液纤维肉瘤和 29 例黏液样脂肪肉瘤进行了检测，结果显示黏液纤维肉瘤中仅有 4 例 HSP90 表达阳性，而在黏液样脂肪肉瘤病例中 HSP90 的表达率高达 100%，并且表达呈强阳性。有研究发现，用 HSP90 抑制剂 17-DMAG 对黏液样脂肪肉瘤细胞进行处理，导致细胞死亡，用 17-DMAG 对黏液样脂肪肉瘤裸鼠进行干预，导致大量坏死，肿瘤细胞和小血管广泛凝血性坏死，肿瘤组织中出血。在一项研究中，对抑制 HSP90 是否可以作为脂肪肉瘤的新型潜在治疗策略进行了评估，在体外实验中采用 HSP90 抑制剂 NVP-AUY922 对黏液样脂肪肉瘤细胞系 MLS402、MLS1765 及未分化的脂肪肉瘤细胞系 SW872 分别进行处理，结果显示 24h 和 48h 后，MLS402 细胞凋亡反应率分别为 56.4% 和 74.3%，MLS1765 细胞则分别为 42.8% 和 54.8%，在 SW872 细胞中，仅检测到 6.6% 和 12.9% 的凋亡反应，提示 AUY922 对黏液样脂肪肉瘤细胞系的治疗效果比未分化的脂肪肉瘤细胞系更敏感。以上研究提示 HSP90 有望成为临床治疗黏液样脂肪肉瘤的靶点。

7. 黑色素瘤优先表达的抗原（preferentially expressed antigen of melanoma，PRAME）是富含亮氨酸重复序列（leucine-rich repeat，LRR）的蛋白质。人类 PRAME 的编码基因位于染色体 22q11.22 的反向链上，延伸超过约 12kb 区域。PRAME 是癌-睾丸抗原，主要表达于睾丸组织，在其他正常成人组织中不表达或者低表达，但在多种癌细胞中以高水平表达。通过实时定量 PCR 技术对 8 例黏液样脂肪肉瘤/圆细胞型脂肪肉瘤样品中 PRAME 基因的表达进行检测，其中 6 例样本 PRAME 的表达水平较高，2 例表达较低，采用免疫组织化学技术对 37 例黏液样脂肪肉瘤/圆细胞型脂肪肉瘤中 PRAME 的表达进行检测，结果显示 PRAME 在黏液样脂肪肉瘤/圆细胞型脂肪肉瘤中的阳性表达率达 100%（37/37）。在一项研究中，对脂肪肉瘤和正常脂肪组织样品中的基因表达谱进行了比较，以进一步确定黏液样脂肪肉瘤的新预后标志物和治疗靶标，实验结果显示，相较于正常组织，PRAME 在黏液样脂肪肉瘤中的表达显著升高，不仅如此，PRAME 在黏液样脂肪肉瘤中的表达水平也显著高于其他脂肪肉瘤亚型，93 例黏液样脂肪肉瘤中 PRAME 的表达阳性率达 90%（84/93），PRAME 与肿瘤坏死、组织学分级、肿瘤分期呈正相关，PRAME 的表达与患者的预后密切相关，高 PRAME 表达是不良预后的重要危险因素。

8. SDC1　又称为 CD138，是黏结蛋白聚糖家族成员之一，该家族由 4 个主要存在于细胞表面的跨膜硫酸乙酰肝素蛋白聚糖组成。黏结蛋白聚糖在生物过程中发挥重要的作用，参与生长和分化，细胞的扩散、黏附、迁移，细胞骨架组织及血管发生。编码 SDC1 的基因位于人 2 号染色体，由 5 个外显子组成，SDC1 是成人组织上皮细胞基底外侧表面黏结蛋白聚糖的主要成分，发育过程中由间质细胞瞬时表达，淋巴细胞分化阶段也有不同程度的发生，报道称其在调节某些肿瘤（包括乳腺癌和骨髓瘤）的发生发展中也发挥重要作用。在以高分化脂肪肉瘤、去分化脂肪肉瘤、脂肪瘤及正常皮下脂肪组织作为研究对象的实验中，使用 qRT-PCR 技术检测 SDC1 在组织中的表达，结果显示与正常的脂肪组织及脂肪瘤组织相比，在高分化脂肪肉瘤和去分化脂肪肉瘤病例中检测到 SDC1 的过表达，进一步对高分化脂肪肉瘤与去分化脂肪肉瘤进行比较，发现 SDC1 的表达水平在去分化脂肪肉瘤中显著高于高分化脂肪肉瘤，在体外实验中，将 SDC1 抑制后活细胞数显著降低，表明 SDC1 在细胞增殖中发挥重要的作用，在脂肪肉瘤中发挥促癌作用。

9. HMGA2　在胚胎期间表达，正常成年组织中不表达或者低表达，许多报道中提出 HMGA2 在许多肿瘤中过表达，有研究对脂肪肉瘤中 HMGA2 的表达进行了检测，研究对象包含了去分化脂肪肉瘤和高分化脂肪肉瘤/非典型性脂肪瘤，结果表明 HMGA2 扩增率在高分化脂肪肉瘤/非典型性脂肪瘤组织中为 95.3%，在去分化脂肪肉瘤中为 75%，表明 HMGA2 的扩增与高分化脂肪肉瘤/非典型性脂肪瘤显著相关，HMGA2 的扩增还与肿瘤大小及组织学分级相关。为了研究 HMGA2 基因在非典型性脂肪瘤细胞中的作用,采用病毒转染对 HMGA2 进行抑制,结果显示 HMGA2 阳性表达的瘤细胞生长受到显著的抑制并且凋亡加速,但 HMGA2 阴性的瘤细胞无明显的影响,这可能为高分化脂肪肉瘤/非典型性脂肪瘤提供了一种有效的治疗方法。

10. 羧肽酶 M(carboxypeptidase M,CPM) 是通过 GPI 锚连接到外膜的细胞外肽酶,CPM 在不同器官中广泛表达,但表达水平不同,仅由某些分化细胞表达,CPM 基因位于染色体 12q15,至少跨越 11 个外显子,长度约为 112.6kb。有证据表明 CPM 在细胞凋亡、脂肪形成和肿瘤中发挥了重要的作用。在高分化脂肪肉瘤中,CPM 基因与致癌基因 MDM2 共同扩增。在一项研究中,对 138 例脂肪肉瘤和 17 例正常组织中 CPM 的表达进行了检测,结果显示其中 32 例高分化脂肪肉瘤/非典型性脂肪瘤均具有 MDM2 和/或 CPM 的扩增,而在其他肿瘤和正常组织中未检测到 CPM 扩增。通过对 86 例脂肪肉瘤中 CPM 的表达进行检测,结果显示,78%(39/50)的高分化脂肪肉瘤/去分化脂肪肉瘤患者样本中 CPM 基因发生增益/扩增,通过免疫组织化学显示,与良性脂肪瘤和正常脂肪组织相比,高分化脂肪肉瘤/去分化脂肪肉瘤样品中的 CPM 蛋白水平显著增高,表明 CPM 可能是临床诊断高分化脂肪肉瘤/非典型性脂肪瘤及去分化脂肪肉瘤的一种特异标志物。

11. 激活蛋白 1(activator protein-1,AP1) 是由 JUN、FOS、ATF 和 MAF 蛋白家族成员组成的二聚复合物,其中 Jun 又包括 c-Jun、JunB 和 JunD。c-Jun 是 AP-1 家族最有效的转录激活剂,它也是调控胚胎发育、细胞增殖和凋亡过程中多种途径的下游效应子。有研究报道,在高分化脂肪肉瘤/非典型性脂肪瘤中 Jun 扩增率为 16.7%,与此相比在去分化脂肪肉瘤中扩增率为 60.5%,显著高于其他类型脂肪肉瘤,Jun 扩增与患者的预后也存在相关性,Jun 扩增与患者无复发生存期较短相关。经过研究发现在去分化脂肪肉瘤及高分化脂肪肉瘤中 c-Jun 表达率分别为 91%、59%,并且证实 c-Jun 扩增在脂肪肉瘤中发挥致癌作用。在一项研究中进一步探讨了 c-Jun 在去分化脂肪肉瘤中发挥的作用,在该实验中通过干扰 RNA 抑制 c-Jun 的表达,检测到 c-Jun 抑制后可以引起脂肪肉瘤细胞系中的 G_1 细胞周期停滞,同时去分化脂肪肉瘤细胞在体内外增殖能力及侵袭转移显著受到抑制。

12. Gankyrin 也称为 p28GANK、p28 和 PSMD10,最初于 1998 年被鉴定并且是 26S 蛋白酶体调节亚基的 p28 组分,大小为 25kDa,该蛋白质由 226 个氨基酸残基构成,包含两个典型的结构域,分别是视网膜母细胞瘤 Rb 识别基序和 7 个锚蛋白重复序列,其编码基因位于人染色体 Xq22.3,高度保守,在肿瘤中发挥致癌作用,Gankyrin 可与各种蛋白质,如 MDM2、CDK4、视网膜母细胞瘤蛋白、NF-κB 和 RhoGDI 等相互作用,增强细胞增殖、促进细胞周期等。据报道,与正常健康者组织相比,Gankyrin 表达在多种肿瘤中明显升高,与肿瘤患者预后密切相关。通过实验发现,在高分化脂肪肉瘤和去分化脂肪肉瘤组织中癌蛋白 Gankyrin 显著高水平表达,对由高分化脂肪肉瘤和去分化脂肪肉瘤构成的标本进一步分析,发现 Gankyrin 的表达水平与高分化脂肪肉瘤和去分化脂肪肉瘤的复发转移可能存在相关性,高分化脂肪肉瘤和去分化脂肪肉瘤患者中 Gankyrin 高表达组较低表达组的生存率显著降低,在体外实验中抑制 Gankyrin 的表达,去分化脂肪肉瘤细胞的增殖、集落形成和迁移能力明显降低,在小鼠实验中,抑制 Gankyrin 的表达会使小鼠体内肿瘤体积缩小,因此 Gankyrin 可能成为临床治疗去分化脂肪肉瘤的一个新靶点。

13. 同源盒蛋白 C13(Homeobox,HOXC13) 是 HOX 家族的 Abd-B 类,在毛囊形成

和毛发生长调节过程中发挥重要作用。HOX 基因家族包括 HOX A、HOX B、HOX C、HOX D，分别位于染色体 7p15.3、17q21.3、12q13.3、2q31，HOX 基因是包括脊椎动物在内的多种生物体的正常胚胎发育过程中重要的转录因子。HOXC13 基因转录产物 mRNA 长度为 2.4kb，其蛋白质具有高度保守的性质，HOXC13 由 2 个外显子和 1 个内含子构成。已发现 HOXC13 异常表达参与了肿瘤的发生发展，在一项研究中，对脂肪细胞肿瘤包括脂肪瘤、高分化脂肪肉瘤、去分化脂肪肉瘤、多形性脂肪肉瘤和黏液样脂肪肉瘤中 HOXC13 的表达进行了评估，结果显示在黏液样脂肪肉瘤与多形性脂肪肉瘤中 HOXC13 表达较低，在所有脂肪瘤样品中 HOXC13 表达阴性，而在高分化脂肪肉瘤、去分化脂肪肉瘤中检测到 HOXC13 表达水平较高，且强表达率分别为 61%、44%，表明 HOXC13 过表达与高分化脂肪肉瘤和去分化脂肪肉瘤组织亚型显著相关。

14. miRNA 有研究发现 miRNA 在鉴别脂肪肉瘤类型中发挥重要的指示作用，在该研究中发现在具有大圆形细胞成分的脂肪肉瘤中，miRNA-17 的表达及其他 miRNA-17 家族成员如 miRNA-20a 和 miRNA-106a 的表达高于具有小圆形细胞成分的脂肪肉瘤、正常脂肪和其他脂肪肉瘤亚型，同样在该研究中发现，miRNA-143、miRNA-145、miRNA-144 和 miRNA-451 在正常脂肪组织中表达水平较高，在脂肪瘤中表达稍下调，而在肉瘤中显著下调，这 4 种 miRNA 的表达与恶性程度相关，与较恶性脂肪肉瘤亚型相比，在高分化脂肪肉瘤中具有相对高的表达，进一步在体外实验中发现，miRNA-143、miRNA-145、miRNA-144 和 miRNA-451 在去分化脂肪肉瘤及黏液样脂肪肉瘤细胞系中低表达或不表达，其中 miRNA-145 与 miRNA-451 的过表达显著降低细胞增殖，不仅如此，在 miRNA-145 和 miRNA-451 过表达细胞中，G_1 百分比降低，S-G_2-M 部分细胞百分比略有升高，表明 miRNA-145 与 miRNA-451 可以影响细胞周期，诱导脂肪肉瘤细胞凋亡。

（1）miRNA-155：一项研究筛选了在人肿瘤和正常脂肪标本中测定的 miRNA 表达谱，其中与正常脂肪组织和脂肪瘤相比，在高分化脂肪肉瘤/去分化脂肪肉瘤样品中 miRNA-155 显著升高，高表达率达 85%（50/59），同样在细胞系中发现，与脂肪细胞相比，在去分化脂肪肉瘤细胞系中 miRNA-155 高水平表达，在体外实验中将 miRNA-155 敲减后，去分化脂肪肉瘤细胞的生长受抑制、克隆能力降低、集落形成减少，表明 miRNA-155 在去分化脂肪肉瘤中具有致癌作用。在另一项研究中，对去分化脂肪肉瘤中 miRNA-155 的表达进行了进一步的研究，结果显示与对照组相比，去分化脂肪肉瘤患者的血浆中 miRNA-155 水平显著升高，是正常组水平的 3.9 倍，重要的是，脂肪肉瘤其他亚组患者的血浆水平与正常对照组中未检测到 miRNA-155 明显差异，提示我们 miRNA-155 对于诊断去分化脂肪肉瘤具有特异性，通过进一步的分析证实 miRNA-155 对于去分化脂肪肉瘤是一种具有高诊断价值的非侵入性生物标志物。

（2）miRNA-135b：有研究对 miRNA-135b 在黏液样脂肪肉瘤中的表达进行了研究，与邻近的正常组织相比，黏液样脂肪肉瘤患者肿瘤组织中 miRNA-135b 表达水平升高，三种黏液样脂肪肉瘤细胞系的 miRNA-135b 表达水平也明显高于脂肪组织来源的间充质干细胞，miRNA-135b 表达水平增加对细胞的生长及迁移不产生影响，可以显著促进黏液样脂肪肉瘤细胞系的侵袭能力，在该研究中发现血小板反应蛋白 2（thrombospondin 2，THBS2）是 miRNA-135b 在黏液样脂肪肉瘤中的作用靶点，其中 THBS2 的沉默显著增强了黏液样脂肪肉瘤细胞的侵袭能力，而 miRNA-135b 抑制 THBS2 的表达，该研究揭示了

miRNA-135b/THBS2 在黏液样脂肪肉瘤中的重要作用，提示我们 miRNA-135b 不仅对临床诊断黏液样脂肪肉瘤具有重要的指示作用，而且可能成为治疗的分子靶点。

（3）miRNA-26a-2：对高分化脂肪肉瘤/去分化脂肪肉瘤及黏液样脂肪肉瘤/圆细胞型脂肪肉瘤样本进行检测，发现 miRNA-26a-2 在高分化脂肪肉瘤/去分化脂肪肉瘤及黏液样脂肪肉瘤/圆细胞型脂肪肉瘤中的水平显著高于正常脂肪组织，其中在去分化脂肪肉瘤中水平升高更显著，对 miRNA-26a-2 与患者临床特征之间的相关性进行了分析，其中 miRNA-26a-2 的表达水平与年龄、临床等无显著相关性，但 miRNA-26a-2 表达水平较高的脂肪肉瘤患者其预后较差，将 miRNA-26a-2 敲减后，抑制了脂肪肉瘤细胞的增殖、分化、迁移等能力，提示 miRNA-26a-2 在脂肪肉瘤中发挥促癌作用，在该实验中进一步探讨了 miRNA-26a-2 的靶蛋白，经鉴定染色体缩合和含 BTB 结构域的蛋白质 1 的调节因子（regulator of chromosome condensation and BTB domain-containing protein 1，RCBTB1）是 miRNA-26a-2 的作用靶点，RCBTB1 的过表达可以使脂肪肉瘤细胞的凋亡应激更易感，miRNA-26a-2 可以通过调节 RCBTB1 在脂肪肉瘤中的表达发挥作用，提示 miRNA-26a-2 是人脂肪肉瘤的新型治疗靶点。

六、平滑肌肉瘤

平滑肌肉瘤是常见的软组织肉瘤之一，在腹膜后发生率最高，仅次于脂肪肉瘤，据估计发病率占所有新诊断的软组织肉瘤的 10%～20%，与其他软组织肿/肉瘤一致，随着年龄的增长，平滑肌肉瘤发病率也在增加。

平滑肌肉瘤已经确定的发病因素很少，但与 EB 病毒感染、获得性免疫缺陷综合征及肾脏、心脏和肝移植显著相关，且与 EB 病毒感染相关的平滑肌肉瘤多见于儿童和青年人。与其他软组织肉瘤一样，平滑肌肉瘤的临床表现通常与肿瘤的位置相关。

检查方法包括软组织肿瘤中的 MRI 和腹膜后病变的 CT 检查，而病理组织检查主要用于手术切除后进行诊断。手术切除术是所有局限性软组织肉瘤患者的基石治疗；放射治疗在软组织肉瘤的治疗中可以改善局部控制、保留功能、降低局部复发率，但不能改善总体生存率，平滑肌肉瘤有血道转移的倾向，需要系统控制。对于不能完全切除而发生全身转移的平滑肌肉瘤患者实行姑息治疗，目的是减小肿瘤体积、缓解症状、改善生活质量和延长生存期。有研究报道，根据平滑肌肉瘤的部位、大小和分期，平滑肌肉瘤的 5 年生存率为 15%～60%。

子宫平滑肌肉瘤是子宫肉瘤最常见的类型，大多数为高度恶性，复发和进展风险高，总体生存期与分期相关，Ⅰ期 5 年生存率估计值为 76%，Ⅱ期为 60%，Ⅲ期为 45%，Ⅳ期为 29%。任何成像技术无明显表现或病理特征，因此需要通过肿瘤标本的组织学检查进行诊断，子宫平滑肌肉瘤的诊断必须至少包括以下 3 个标准中的 2 个：弥漫性核不典型、活跃的病理性核分裂象和凝固性坏死。子宫平滑肌肉瘤主要采用手术治疗，对于非转移性平滑肌肉瘤患者的标准手术治疗是全腹部子宫切除术与双侧输卵管卵巢切除术，若患者为非绝经前妇女，可以考虑简单的子宫切除术即保留卵巢术，因放化疗效果不佳，一般不推荐使用。

原发性腹膜后平滑肌肉瘤是指起源于腹膜后的平滑肌组织的平滑肌肉瘤，包括血管平滑肌、胚胎残余平滑肌、精索等组织，发病率低，但在腹膜后肿瘤及平滑肌肉瘤中常见。

腹膜后平滑肌肉瘤好发于中老年男性，年龄在 40~70 岁。因腹膜后平滑肌肉瘤较深，早期临床症状不明显，起病隐匿，出现症状时大多数已经是晚期，多为腹膜无痛性巨大肿块，且侵犯其他脏器。腹膜后平滑肌肉瘤的治疗方法主要是手术切除，但完全切除难度较大，因此容易发生复发。

血管平滑肌肉瘤是一种罕见的平滑肌肉瘤，仅占 5%。常见于静脉血管而不是动脉血管，下腔静脉最常见，超过 50% 的血管平滑肌肉瘤发生在下腔静脉中。血管平滑肌肉瘤常常发生远处转移，转移率高达 50%，其中肺和肝是最常转移的部位。血管平滑肌肉瘤患者的 5 年生存率为 31%~62%，10 年生存率低至 22%。血管平滑肌肉瘤患者的主要治疗方式是手术切除，但治疗效果不确定。目前研究发现及分析表明，蒽环类药物/异环磷酰胺治疗方案可能具有一定的益处，但疗效需要进一步研究确定。

四肢软组织平滑肌肉瘤在临床上非常少见，四肢深部软组织平滑肌肉瘤主要来源于血管平滑肌。有研究发现平滑肌肉瘤在儿童中少见，但好发于中老年。四肢软组织平滑肌肉瘤早期临床症状不明显，患者多无异常感觉，到晚期肿瘤体积增大后可能产生压迫症状，患者就诊多是因为无意中发现肿块。临床诊断常采用 X 线、CT 等手段，但都缺乏特异性改变，造成早期诊断非常困难。手术切除是治疗四肢软组织平滑肌肉瘤最有效的方法，但常常发生转移和复发。四肢软组织平滑肌肉瘤患者的预后较差，有研究对 42 例四肢软组织平滑肌肉瘤进行分析，2 年无病生存率为 42.3%，5 年无病生存率为 32.6%。

1. 中介体复合物亚基 12（mediator complex subunit 12，MED12）**基因**　位于染色体 Xq13，由 45 个外显子构成，长度为 25kb，含有大量 GC 重复序列。MED12 又称之为 RNA 聚合酶 II 转录调节物 12，是 CDK8 复合物的一个组成部分，是一种转录调节因子，可作为转录因子与基础 RNA 聚合酶 II 转录机制之间的桥梁。MED12 在各种组织中均有表达，其中 MED12 在肌肉、胸腺和肺组织中的表达量相较于脑和脊柱中高。MED12 参与的信号通路包括 RTK、NR 和 Wnt，MED12 还可以与某些辅助因子（如 SOX9）相互作用，参与了细胞的生长和分化。MED12 在正常状态下参与细胞生长分化的过程，在发生突变后，可能与肿瘤的发生密切相关。有研究者对 MED12 突变是否可以用作鉴别诊断子宫平滑肌肉瘤的生物标志物进行了研究，对 178 例平滑肌瘤患者和 32 例子宫平滑肌肉瘤患者中 MED12 突变进行检测，发现 74.7%（133/178）的平滑肌瘤患者有 MED12 突变，而在子宫平滑肌肉瘤患者中突变率仅为 9.4%（3/32），提示 MED12 突变可能是鉴别子宫平滑肌来源良恶性肿瘤的一个潜在标志物。

2. CD147　又称为细胞外基质金属蛋白酶诱导因子（extracellular matrix metalloproteinases，EMMPRIN），除此之外 CD147 还有别的名称，如 5A11、HT7 等，是一种跨膜糖蛋白，分子量为 50~60kDa。CD147 在造血细胞和造血干细胞中广泛表达，如白细胞、血小板和内皮细胞，CD147 在中枢神经中亦有表达，参与形成血脑屏障，在人子宫、胸腺、甲状腺、肾等部位亦有表达。CD147 是细胞外基质金属蛋白酶的有效诱导剂，是受体免疫球蛋白家族成员之一，参与免疫应答反应，其功能还包括炎症和黏附作用，涉及了多种生理和病理过程。很多研究结果显示 CD147 在不同肿瘤中表达升高，说明 CD147 参与了肿瘤的发生发展过程。在研究 CD147 对于诊断子宫平滑肌肉瘤及判断预后功能的实验中，对 22 例平滑肌瘤、5 例非典型平滑肌瘤、14 例不确定恶性潜能的平滑肌肿瘤患者及 22 例子宫平滑肌肉瘤样本中 CD147 蛋白的表达进行了检测，在平滑肌肉瘤的样本中，CD147 高表达率达 81.8%，显著高于其他类型的平滑肌源性肿瘤。同样在另一项研究中，采用了免疫组织化学技术对 19 例平滑肌瘤、52 例平滑肌瘤变异型和 32 例平滑肌肉瘤共 103 例子宫平滑肌肿瘤中 CD147 的表达进行检测，在平滑肌瘤、平滑肌瘤变异型及平滑肌肉瘤中 CD147 的阳性率分别为 15.8%（3/19）、44.2%（23/52）、87.5%（28/32），在平滑肌肉瘤中的阳性表达率显著高于其他两组，且差异具有统计学意义。提示 CD147 可能成为临床诊断和鉴别诊断子宫平滑肌肉瘤的一个可靠指标。

3. 细胞周期蛋白 B1　与 B2、B3、B4、B5、B6 五个亚型共同构成细胞周期蛋白 B，而细胞周期蛋白又是由 A、B、C、D、E、F、J、H、I、J 十类构成，细胞周期蛋白与 CDK、细胞周期蛋白依赖性激酶抑制因子 CKI 共同参与细胞周期的调节。细胞周期蛋白 B1 在诱导有丝分裂中发挥重要作用，已有研究证明，细胞周期蛋白 B1 可以与 Cdc2 结合，使细胞从 G_1/S 期发展到 G_2/M 期，进而影响有丝分裂。当细胞周期蛋白 B1 出现异常时，会导致细胞周期异常，引起病理过程，严重时会导致蛋白质的改变。随着对细胞周期蛋白 B1 认识的加深，发现细胞周期蛋白 B1 与肿瘤的发生发展密切相关。对由子宫平滑肌肉瘤、变异型平滑肌瘤、平滑肌瘤、子宫肌层样本等构成的 57 例患者组织进行常规 HE 染色及免疫组织化学染色，进而研究细胞周期蛋白 B1 在子宫平滑肌肉瘤诊断和治疗中发挥的作用，结果显示在子宫平滑肌肉瘤中细胞周期蛋白 B1 呈阳性，在变异型平滑肌瘤、平滑肌瘤和子宫肌层样本中表达呈阴性。

4. Caspase-9　在中枢神经系统正常发育过程的细胞凋亡中发挥重要的作用。有研究以 28 例子宫平滑肌肉瘤及 28 例子宫平滑肌瘤为研究对象，检测 Caspase-9 的表达，与平滑肌瘤相比，Caspase-9 在平滑肌肉瘤样组织中表达下降，且具有统计学意义。

5. CRP　随着对 CRP 的认识不断加深，发现 CRP 除了在炎症反应的急性期诱导外，在各种癌症类型的患者中表达升高，并且发现其与预后相关联。研究发现 CRP 的表达水平可能与结直肠癌发病风险相关。在一项研究中，对 CRP 判断子宫平滑肌肉瘤预后的作用进行了研究，该研究将 53 例子宫平滑肌肉瘤作为研究对象，检测了治疗前血清中 CRP 的表达，与 CRP 血清水平较低的患者相比，具有 CRP 血清高水平的患者总生存期显著降低，表明高水平的 CRP 可能是判断子宫平滑肌肉瘤患者预后的一个独立指标。

6. IMP3　是一种与许多恶性侵袭性肿瘤相关的蛋白质，常常在肿瘤中被检测到，其在良性组织中不表达。有研究对 IMP3 在平滑肌瘤和平滑肌肉瘤中的表达及诊断价值进行研究时，对来自子宫和软组织的 62 例平滑肌瘤、82 例平滑肌肉瘤和 72 例子宫变异型平滑肌瘤组织进行免疫组织化学染色，检测到在平滑肌肉瘤中 IMP3 出现 52%（43/82）的强阳性，但与组织学分级无关，在子宫和软组织中没有显示出差异性，与平滑肌肉瘤中 IMP3 的表达相比，在正常类型的平滑肌瘤中 IMP3 表达呈阴性，在子宫变异型平滑肌瘤中仅出现 3 例 IMP3 阳性表达，结果表明 IMP3 有望成为临床诊断平滑肌肉瘤的一个新型标志物。

7. 磷酸组蛋白 H3（phospho-histone H3，PHH3）　是一种新发现的核心组蛋白，参与染色质结构，在有丝分裂染色质浓缩过程中被磷酸化。抗 PHH3 免疫细胞化学是鉴定有丝分裂活性的可靠方法。Histone H3 由 H3A1、A2、A3 三种类型构成，由 15 个基因进行编码。在细胞增殖中 PHH3 升高，当发生恶性增殖时，PHH3 出现异常增高。有研究对 PHH3 在 26 例平滑肌肉瘤、16 例恶性潜能未定型平滑肌肿瘤、30 例非典型平滑肌瘤、30 例核分裂活跃型平滑肌瘤和 30 例平滑肌瘤中的表达进行检测，结果显示与恶性潜能未定型平滑肌肿瘤、非典型平滑肌瘤、核分裂活跃型平滑肌瘤和平滑肌瘤相比，平滑肌肉瘤中 PHH3 的计数值显著增高。有研究报道，在非典型平滑肌瘤、平滑肌瘤等大多数平滑肌肿瘤中 PHH3 低表达或不表达，但却在平滑肌肉瘤中呈现高表达。在另一项研究中，对 55 例平滑肌肉瘤、26 例恶性潜能未定型平滑肌瘤、18 例变异型平滑肌瘤和 12 例平滑肌瘤中 PHH3 的表达进行检测，结果与之前研究一致，平滑肌肉瘤中 PHH3 的表达明显高于其他类别肿瘤。

8. 拓扑异构酶ⅡA（topoisomerase Ⅱ A，TOP2A） 是拓扑异构酶Ⅱ的一个亚基，编码基因位于 17 号染色体，在 DNA 复制中发挥重要的作用，TOP2A 是编码调控 DNA 结构和细胞增殖的必需酶，参与 DNA 的合成、转录等过程，TOP2A 基因的变异即为该基因的扩增和缺失，在肿瘤中可以检测到异常表达的 TOP2A。目前蒽环类药物已经在临床上用来对乳腺癌进行治疗，作为蒽环类药物的作用靶点，TOP2A 可能成为一个潜在的治疗靶点，有待进一步的研究。有研究分析了 37 例子宫平滑肌肉瘤、12 例变异型平滑肌瘤、4 例恶性潜能未定型平滑肌肿瘤和 23 例平滑肌瘤组织中 TOP2A 的表达，在平滑肌肉瘤中 TOP2A 的表达显著升高，高表达率达 56.8%（21/37），并且 TOP2A 的表达水平与肿瘤的分期存在相关性，肿瘤分期越高 TOP2A 的表达水平越高。

9. CD133 分子量为 120kDa，是由 5 个跨膜结构域构成的细胞表面标志物，在多种肿瘤中表达。对 50 例经术后病理确诊为腹膜后平滑肌肉瘤的病理蜡块进行 CD133 表达的检测发现，CD133 主要表达于癌细胞膜及细胞质中，在腹膜后平滑肌肉瘤中表达阳性率高达 74%（37/50），经过进一步分析得知 CD133 的表达与肿瘤大小、组织学分级、核分裂数存在相关性，CD133 在Ⅰ级、Ⅱ级和Ⅲ级的腹膜后平滑肌肉瘤中表达阳性率分别为 53.8%（7/13）、76.7%（23/30）、100%（7/7），CD133 的表达水平与患者的术后生存时间相关，与阳性患者相比，CD133 阴性患者术后生存时间较长。

10. CREPT 也称为 RPR1B，是一种新的肿瘤相关蛋白，属于 RPR 结构域内新的蛋白质家族。人 CREPT 基因编码与 p15RS 高度相似的含有 326 个氨基酸的蛋白质。CREPT 通过促进 RNA 聚合酶Ⅱ向基因启动子的再循环，增强细胞周期蛋白 D1 的转录，促进细胞增殖，该机制以类似于染色质环的方式发生。体外实验发现，CREPT 具有促进细胞增殖的作用，CREPT 还参与细胞周期的调控，CREPT 增加后，细胞停留在 S 期的数量增多，G_1 期减少，将 CREPT 降低后，结果出现逆转，结果表明 CREPT 通过促进 G_1 期到 S 期而改变细胞周期。经证实，CREPT 在多种肿瘤中呈现高表达，如结肠癌、乳腺癌、前列腺癌等。对 71 例腹膜后平滑肌肉瘤患者的研究中发现共有 56 例（78.9%）患者组织中呈现 CREPT 阳性表达，且 CREPT 与患者组织学分级存在显著的相关性，对其中 64 例平滑肌肉瘤患者进行随访，相较于 CREPT 表达阴性的患者，CREPT 表达阳性的患者 5 年总生存率较低。

11. Bcl-2 有研究者对腹腔内和腹膜后平滑肌肉瘤的生物学特性进行了评估，对 43 例平滑肌肉瘤进行回顾性分析，60.5%（26/43）的患者出现 Bcl-2 免疫阳性反应。对 Bcl-2 在平滑肌肉瘤中常规化疗敏感性影响的研究中检测到，Bcl-2 在平滑肌肉瘤中阳性表达率为 77%，在该研究中发现，Bcl-2 家族有助于增加软组织平滑肌肉瘤化疗耐药性，Bcl-2 途径抑制剂 ABT-737 可以和多柔比星协同作用于平滑肌肉瘤细胞系，促进瘤细胞的化疗敏感性。

12. Prune 同系物 2（prune homolog 2，PRUNE2） 在成人背根神经节神经元中高度

表达，全脑、脊髓、子宫和前列腺中也表达高水平的 PRUNE2 mRNA。PRUNE2 是阿尔茨海默病的易感基因，PRUNE2 是 Rho 信号转导的重要调节因子。在一项研究中，首先以 30 例平滑肌肉瘤组织为研究对象，采用免疫组织化学技术对 PRUNE2 表达进行检测，结果显示高表达率为 36.7%（11/30），又采用相同的检测方法对 45 例平滑肌肉瘤组织进行检测，PRUNE2 的高表达率为 37.8%（17/45），通过分析得知 PRUNE2 蛋白表达与肿瘤大小相关，较小的肿瘤中 PRUNE2 蛋白表达较高，还发现 PRUNE2 蛋白表达与总生存期之间存在显著相关，高水平蛋白的患者比低水平蛋白的患者总生存期更长。研究 PRUNE2 在平滑肌肉瘤中表达的实验结果显示，与胃肠道间质瘤、前列腺癌相比，在平滑肌肉瘤组织中 PRUNE2 表达上调。提示我们 PRUNE2 有望成为诊断平滑肌肉瘤的一个标志物，还可能作为判断预后的一个独立指标。

13. 受体酪氨酸激酶样孤儿受体 2（receptor tyrosine kinase-like orphan receptor，ROR2）与 ROR1 共同属于 ROR 家族受体酪氨酸激酶成员，ROR1 和 ROR2 具有 58% 的总氨基酸同源性，两者具有相同的总体结构，特别是含有免疫球蛋白样结构域、富含半胱氨酸结构域和 Kringle 结构域的细胞外结构域，细胞内结构域含有富含丝氨酸/苏氨酸和脯氨酸的区域。在发育过程中，两种受体表现出较高的表达，特别是在四肢、心脏、脑和肺的区域。有研究表明 ROR2 在软骨形成中是必不可少的，并且在神经发生和破骨细胞发生中发挥重要的作用。通过研究发现 ROR2 与胎儿面容综合征的发生相关，在小鼠中敲除 ROR2 可以使小鼠发生类似的现象，提示 ROR2 作为细胞表面受体，调节细胞内的发育过程，并且异常表达的 ROR2 可能在细胞异常发育及肿瘤发生中发挥作用。已有研究发现 ROR2 与癌症的发生密切相关，ROR2 在不同肿瘤发挥不同的作用，可能具有双重作用，可以发挥抑制或促进癌症的作用，如 ROR2 在骨肉瘤、黑色素瘤、肾癌中发挥促癌作用，在肝细胞癌中则表现出 ROR2 低水平表达。在一项研究中，对 ROR2 在平滑肌肉瘤中发挥的作用进行了研究，实验显示平滑肌肉瘤细胞系中 ROR2 强表达，将 ROR2 敲除后，可使肿瘤侵袭能力降低，表明 ROR2 在平滑肌肉瘤中发挥促癌作用，与 ROR2 低表达或者不完全表达的患者相比，ROR2 强阳性表达的患者 5 年疾病特异性生存期缩短。

14. P53 有研究报道，P53 在子宫平滑肌瘤中不表达，但在子宫平滑肌肉瘤中 P53 表达阳性率为 41%（7/17）。采用免疫组织化学技术对 23 例子宫平滑肌肉瘤、26 例炎性肌纤维母细胞瘤组织中 P53 的表达进行检测，进而研究 P53 在鉴别诊断这两种疾病中发挥的作用，在约一半的子宫平滑肌肉瘤中出现 P53 异常染色，而在炎性肌纤维母细胞瘤中无此现象，相对于炎性肌纤维母细胞瘤，P53 异常染色在平滑肌肉瘤中具有 100% 的特异度和 70% 的敏感度。综上，提示 P53 有望成为临床诊断子宫平滑肌肉瘤的指标。

15. miRNA

（1）miRNA-152：在一项研究中，对 59 例原发性软组织肉瘤（27 例平滑肌肉瘤和 32 例未分化多形性肉瘤）和 10 例正常对照组织中 miRNA 的表达进行了检测，结果显示 miRNA-152 相较于对照组，在软组织肉瘤中表达水平显著降低，在该研究中，对 miRNA-152 与软组织肉瘤细胞系之间的关系进行了进一步的探讨，对 3 例成人软组织肉瘤来源的细胞株和正常对照间充质细胞系进行了实验，在瘤细胞中 miRNA-152 的表达水平同样出现下调，miRNA-152 转染后可以抑制细胞的增殖、诱导凋亡，表明 miRNA-152 有望成为临床治疗平滑肌肉瘤的一个新靶点。

（2）miRNA-12：有研究发现 miRNA-200c 在子宫平滑肌肉瘤的细胞系（SK-LMS-1）中表达水平显著降低，该研究中对 miRNA-200c 在平滑肌肉瘤中发挥的作用进行了研究，miRNA-200c 可以通过与 IKBKB、IL8、CDK2 等的 3'非翻译区直接相互作用，SK-LMS-1 中 miRNA-200c 出现过度表达进而对瘤细胞产生抑制作用，miRNA-200c 功能增加可使 Caspase-3/7 活性增加，对肿瘤产生抑制增殖和转移的作用，表明 miRNA-200c 在平滑肌肉瘤中发挥抑癌作用。

（贾永峰）

参 考 文 献

安琪，谷翊群，2017. PTEN 蛋白表达与中国人群前列腺癌风险相关性的 Meta 分析[J]. 生殖医学杂志，26（2）：112-119.

白琛，唐芳，骆伟，等，2016. 原发性肝癌肝动脉热灌注化疗栓塞联合 3DCRT 的初步临床研究[J]. 医学研究杂志，45（1）：150-154.

才忠喜，胡子晨，徐成振，等，2017. LncRNA MEG3 抑制食管鳞癌组织及 KYSE30 细胞[J]. 基因组学与应用生物学，36（3）：1134-1138.

蔡尚党，陈建设，娄宁，等，2016. 血清癌胚抗原、糖类抗原 199、242 及巨噬细胞抑制因子-1 表达在老年结直肠癌患者诊断中的价值[J]. 中国老年学杂志，36（14）：3474-3476.

曹圆圆，张坚，2016. 糖类抗原 CA50 和 CA242 在 101 例胰腺癌诊断中的临床应用评价[J]. 肿瘤学杂志，22（5）：430-432.

陈崇，周桃玉，温旺荣，等，2015. 家族性和三阴性乳腺癌血清中 miR-21 的表达[J]. 暨南大学学报（自然科学与医学版），36（1）：50-55，72.

陈海南，莫立根，邓腾，2016. MGMT 基因对脑胶质瘤患者启动子甲基化变化的价值研究[J]. 中国实用神经疾病杂志，19（6）：61-62.

陈俊杰，郑娜芬，叶梓莹，等，2015. miR-137 基因转染对人眼葡萄膜黑色素瘤细胞侵袭能力的影响及机制[J]. 山东医药，55（6）：18-20.

陈俊卯，刘思洋，吴景华，等，2016. 胃癌与癌旁组织中 RACK1、Src 和 Bcl-2 蛋白的表达及相关性研究[J]. 重庆医学，45（19）：2645-2647，2651.

陈蓉，2017. Galectin-3 与 CD44v6 检测运用于甲状腺癌鉴别诊断中的价值[J]. 标记免疫分析与临床，24（5）：564-567.

陈伟，戴伟钢，张常华，等，2016. LncRNA 在胃癌中的表达及其预后价值[J]. 消化肿瘤杂志（电子版），8（4）：254-261.

陈文政，刘国才，柳青峰，等，2015. GLI1 和 MMP9 在胰腺癌中的表达及临床意义的研究[J]. 辽宁医学杂志，29（4）：207-211.

陈祝华，袁科宇，钱光煜，等，2015. 胆囊癌中 PTEN 基因异常表达及甲基化的研究[J]. 浙江医学，34（6）：465-468.

程艳香，杨潇，陈干涛，2017. 宫颈癌放化疗前后 LncRNA 的表达谱变化及意义[J]. 武汉大学学报（医学版），38（2）：241-246，333.

崔静，于泳，刘超，等，2016. 肝癌组织中 miRNA-200b 表达及其与患者生存时间的关系[J]. 山东医药，56（8）：47-49.

董业峰，金春景，申娴娟，等，2016. 建立实时荧光定量 PCR 检测胃癌患者血清循环长链非编码 RNA HULC 的方法及其意义[J]. 交通医学，30（6）：561-564，568.

冯稳，吴新新，郭永军，等，2017. 结直肠癌中微卫星不稳定性与 PD-L1 表达的关系及临床意义[J]. 中国肿瘤临床，44（12）：589-593.

付德来，种铁，李和程，等，2016. Shotgun 技术筛选尿液中肾癌蛋白质标志物[J]. 现代泌尿外科杂志，21（1）：54-58.

甘婧婧，2016. DCLK1 在乳腺导管癌中的表达及预后关系[D]. 衡阳：南华大学.

葛瑜，张林，徐敬云，2016. 血清 TSGF、CA12-5、CA19-9 联合 SCC 检测在老年宫颈癌诊断中的价值[J]. 中国老年学杂志，36（21）：5358-5360.

龚代鹏，张竹青，张妍，等，2015. p-STAT3、Survivin 和 Mcl-1 蛋白在胃癌组织中的表达及意义[J]. 中华临床医师杂志（电子版），9（6）：915-920.

顾国建，顾凤华，练玲芝，2017. JAB1 在胆囊癌中的表达及临床病理意义[J]. 中国临床新医学，10（1）：9-11.

顾勤花，沈琦斌，李冬，等，2016. 血清 midkine 检测在非小细胞肺癌辅助诊断及预后评估中的价值[J]. 浙江医学，38（7）：

469-471.

国丽, 黄超, 叶美, 等, 2016. 胃癌中 P16, Survivin 和 Rb 基因甲基化状态[J]. 实用医学杂志, 32（14）：2380-2382.

韩丽萍, 刘丽雅, 孙晓慧, 等, 2017. 宫颈癌组织中 FOXP3、PD-1 及 PD-L1 蛋白的表达[J]. 郑州大学学报（医学版）, 52（1）：83-88.

韩树坤, 2015. 肿瘤标志物联合检测在胰腺癌诊断中的应用价值[J]. 中国实用医药, 10（5）：46-47.

韩懿, 劳美琼, 雷巧如, 等, 2015. 宫颈癌中长链非编码 RNA CRNDE 表达及其临床意义[J]. 中国肿瘤临床, 42（14）：705-708.

何彪, 罗海华, 苏晓文, 等, 2018. 乳腺癌患者的 HSP90α、CA153、CEA、Fer 水平变化及临床意义[J]. 当代医学, 24（13）：12-14.

何洁, 万经海, 李学记, 等, 2015. 胶质瘤中端粒酶逆转录酶启动子区突变分析及其预后意义[J]. 癌变·畸变·突变, 27（5）：361-365.

何樱, 黄维甄, 欧阳考滨, 等, 2017. LncRNA SNHG20 抑制结肠癌细胞化疗敏感性的机制[J]. 现代肿瘤医学, 25（15）：2361-2365.

何颖, 杨美玉, 匡莉, 等, 2017. 超声检查联合基质金属蛋白酶检测对甲状腺癌的诊断价值[J]. 现代肿瘤医学, 25（2）：279-282.

何永亮, 王琦玲, 成永莲, 等, 2017. 胃癌 STAT3、Survivin 和 RegⅣ的表达及其与临床病理参数间的相关性[J]. 现代医学, 45（2）：224-229.

贺旭辉, 陈勐, 彭晋修, 等, 2015. 血清 VEGF、CTGF、HIF-1αZ 和 OPN 水平与肝癌的相关性分析[J]. 世界临床医学, 9（4）：110-111.

黄爱民, 2015. 血清 CA19-9、CA50、CA12-5 和 CEA 联检对胰腺癌的诊断价值[J]. 中外医学研究, 13（24）：55-56.

黄丛秀, 宝莹娜, 郁志龙, 等, 2016. 宫颈癌患者血清 SCC CEA 表达水平的变化及临床意义[J]. 河北医学, 22（10）：1670-1672.

黄存敏, 2016. DCP 联合 AFP 对原发性肝癌的诊断价值[J]. 肝脏, 21（5）：372-374, 400.

黄冠群, 罗捷, 周如建, 等, 2015. miRNA-144 对肝癌侵袭性的影响[J]. 岭南现代临床外科, 15（2）：146-148.

黄宇璐, 范余娟, 雷嘉, 2016. 联合检测多项肿瘤标志物诊断宫颈癌的临床价值[J]. 广西医学, 38（9）：1294-1297.

简燊, 廖媛, 曾冬梅, 等, 2016. TKl、Ki-67 和 p16 在宫颈上皮内瘤变和宫颈癌中的表达及临床意义[J]. 诊断病理学杂志, 23（10）：789-791.

金露, 李一帆, 何韬, 等, 2016. MiR-15a-5p 在肾癌中的表达分析及临床意义研究[J]. 中华临床医师杂志（电子版）, 10（8）：1056-1061.

赖明广, 青海涛, 王立生, 2016. microRNA-101 和 COX-2 在结肠癌中的表达及其临床意义[J]. 实用医学杂志, 32（5）：739-742.

雷振, 张伟, 赵磊, 2016. 肝癌临床诊断中肿瘤标志物联合检测的应用价值[J]. 国际检验医学杂志, 37（15）：2182-2184.

李丹, 兰波, 康南, 等, 2016. lncRNA PCA3 高表达促进前列腺癌细胞增殖、迁移并抑制细胞凋亡[J]. 医学研究杂志, 45（6）：32-37.

李刚强, 濮亚斌, 2015. 胆囊癌患者血浆中相关 microRNA 的表达及其临床意义[J]. 中国医师杂志, 17（8）：1200-1203.

李芒会, 张利侠, 李亚娥, 2014. 肿瘤标志物检测对原发性肝癌早期诊断的分析[J]. 现代检验医学杂志, 29（3）：149-151.

李平原, 2017. 胰腺癌中自噬相关蛋白 Beclin1、LC3 和 P62 的表达及临床意义[J]. 世界最新医学信息文摘, 17（19）：50.

李启松, 史新惠, 2016. 136 例肝癌肿瘤标志物特点分析[J]. 齐齐哈尔医学院学报, 37（23）：2879-2881.

李倩, 董艳, 2017. ADA、5NT、AFU 联合检测在肝癌患者中的临床应用[J]. 临床医学文献电子杂志, 4（3）：447.

李士亭, 陶文成, 2015. 肿瘤干细胞表面标记物 CD44 在胃癌浸润和淋巴结转移中的作用[J]. 中国组织工程研究, 19（23）：3669-3673.

李世龙, 张宝, 张德江, 等, 2015. 大肠癌肿瘤标志物联合多层螺旋 CT 检查在大肠癌诊断中的意义[J]. 标记免疫分析与临床, 22（6）：531-533.

李晓红, 杨丽, 李婉澜, 等, 2015. CA50 及 CA199 在结肠癌患者中的临床应用价值[J]. 检验医学与临床, 12（21）：3248-3250.

李新星, 滕世峰, 徐楷, 等, 2017. TROP2、p-ERK1/2 和 Cyclin D1 在胆囊癌组织中的表达及临床意义[J]. 临床肝胆病杂志, 33（5）：909-914.

李艳菊, 张春莉, 杨彦玲, 等, 2017. TMPRSS2-ERG、P504S、P63 和 34βE12 在前列腺癌中表达与临床意义[J]. 延安大学学报（医学科学版）, 15（2）：22-24.

李毅力, 李映良, 梁平, 等, 2015. S100A4、SEPT7 在儿童神经胶质瘤的表达特点及临床意义[J]. 第三军医大学学报, 37（16）：1673-1676.

李瑛, 2016. 肿瘤标志物联合 TCT 与 HPV DNA 检测在宫颈癌及癌前病变中的临床意义[J]. 现代中西医结合杂志, 25（1）：92-93.

梁文涛, 2015. 胶质瘤中 ASPM 与 MGMT 表达及其临床意义[D]. 兰州: 兰州大学.

梁艳, 牛扶幼, 范海霞, 等, 2015. WWOX 及 P73 蛋白在皮肤恶性黑色素瘤中的表达及意义[J]. 中国美容医学, 24（11）: 47-51.

梁育飞, 石亮, 孙宁宁, 等, 2015. CA724、CA242 及 AFP 在肝癌 TACE 治疗前后的表达变化及临床意义[J]. 天津医药, 43
　（10）: 1183-1186.

梁月英, 林建华, 2015. 结肠癌患者血清肿瘤标志物 Imp1、p62、Koc、PTN、CCSA-2 检测及临床价值[J]. 海南医学院学报,
　21（7）: 977-980.

林剑勇, 邓益斌, 陆小婵, 2015. miRNA-449a 在肺癌组织中的表达及其检测意义[J]. 医学研究杂志, 44（1）: 63-65.

林文科, 吴吉芳, 郑志昂, 等, 2017. 多种肿瘤标志物在胰腺癌中的诊断价值及相关性研究[J]. 中国免疫学杂志, 33（1）: 120-125.

林希, 张凯, 陆艺, 等, 2017. 长链非编码 RNA HOTAIR 在乳腺癌细胞中的表达及其功能[J]. 中华实验外科杂志, 34（5）: 888.

林振吕, 郑建涛, 张琳, 2015. 微小 RNA-363-3p 对胃癌细胞增殖的影响及作用机制[J]. 中华实验外科杂志, 32（12）: 3038-3041.

刘博, 邱纯, 李鹏, 等, 2015. 靶向敲除 JARID2 基因对葡萄膜黑色素瘤细胞生长与转移的影响[J]. 上海交通大学学报（医学
　版）, 35（5）: 642-646.

刘芳, 李立安, 张欢, 等, 2015. 长链非编码 RNA HOTTIP 对宫颈癌细胞增殖、迁移及侵袭的影响[J]. 军事医学, 39（6）:
　443-447, 452.

刘锋, 谢黎明, 张志伟, 等, 2016. miRNA-124 在胃癌中的表达及临床意义[J]. 中国癌症杂志, 26（3）: 215-220.

刘光耀, 刘莉, 2017. survivin 与 c-MYC 在胃癌组织中的表达及意义[J]. 癌症进展, 15（12）: 1426-1429.

刘海青, 吕杰强, 2015. 宫颈脱落细胞中高危型人乳头瘤病毒和 k-ras、c-myc 基因表达及其与宫颈上皮内瘤变病变程度相关性
　分析[J]. 中国实用妇科与产科杂志, 31（12）: 1121-1124.

刘海青, 施晓, 杜玲, 等, 2017. 癌基因 K-ras 及 C-myc 在宫颈癌中的表达及临床意义[J]. 中国妇幼保健, 32（9）: 2007-2010.

刘兰凤, 田斌, 刘海燕, 等, 2017. 肿瘤标志物 CEA、AFP、CA19-9 和 CA72-4 的检测在消化系统恶性肿瘤中的应用[J]. 国际
　检验医学杂志, 38（5）: 596-597.

刘其佳, 尹利荣, 李洪林, 2015. 高危型 HPV 感染宫颈病变中 E6/E7 mRNA 的表达水平[J]. 天津医药, 43（2）: 186-188.

刘燕, 陆滟霞, 周敏, 等, 2016. 抑制 miRNA-101 表达对结直肠癌 SW480 细胞增殖、周期及凋亡的影响[J]. 山东医药, 56（27）:
　38-40.

陆兵, 黄玉华, 江俊, 等, 2016. RAGE、S100A8 和 S100P 在良性前列腺增生和前列腺癌组织中的表达[J]. 江苏医药, 42（5）:
　525-528, 621.

马家芳, 孔燕, 郭军, 2016. 43 例肢端型黑色素瘤 MITF 基因扩增分析及其临床意义[J]. 中华肿瘤防治杂志, 23（9）: 597-600.

马洁, 汪顺才, 朱梦琪, 等, 2015. 检测 GPC3 和 GP73 两种方法的比较及与临床的相关性[J]. 安徽医科大学学报, 50（5）:
　707-710.

马景训, 白玉洁, 丁向飞, 等, 2015. 新辅助化疗治疗结肠癌肝转移对患者血清 VEGF、CEA、CA-199 以及 CYFRA-21 水平
　的影响[J]. 临床合理用药, 8（10A）: 44-45.

么国旺, 李佳昕, 赵二鹏, 等, 2016. CA19-9 联合螺旋 CT 对胆囊癌的诊断价值[J]. 中华胰腺病杂志, 16（5）: 343-344.

牛凌卫, 申长发, 乔明州, 等, 2015. 转移抑制因子 1 在膀胱癌组织中的表达及对膀胱癌细胞增殖和凋亡的影响[J]. 中华实验
　外科杂志, 32（12）: 2983-2985.

区少兰, 2015. 关于宫颈脱落细胞中 HCCR 的表达与其意义分析[J]. 临床合理用药, 8（4）: 133-134.

潘桂兰, 黄春红, 2015. 血清相关肿瘤标记物联合检测对消化道恶性肿瘤的临床价值研究[J]. 国际检验医学杂志, 36（11）:
　1537-1539.

彭娟菲, 黄凤婷, 庄燕妍, 等, 2016. LncRNA-PVT1 对人胰腺癌细胞株 HPAF-II 增殖和凋亡的影响[J]. 胃肠病学, 21（3）:
　138-143.

祁海燕, 苏学刚, 2017. LncRNA MT1JP 对葡萄膜黑色素瘤细胞迁移和侵袭的影响[J]. 眼科新进展, 37（6）: 531-534.

仇剑, 李明山, 2015. miRNA-141 在结肠癌患者血浆及肿瘤组织中的表达及意义[J]. 中国现代普通外科进展, 18（12）: 938-941.

石岩, 秦岩, 宋磊, 等, 2016. miRNA-21 和 miRNA-134 在乳腺癌患者血清中表达情况及其临床意义[J]. 中山大学学报（医学
　科学版）, 37（6）: 875-880.

帅勇锋, 占大钱, 王小军, 等, 2016. LncRNA SNHG15 在甲状腺癌细胞中的表达及作用[J]. 中国普通外科杂志, 25（11）:
　1590-1595.

孙昌瑞, 冯林, 邓君, 等, 2015. BRCA-1 和 Myc mRNA 联合检测在乳腺癌诊断中的价值[J]. 现代肿瘤医学, 23（7）: 931-933.

覃咸雄, 孙圣荣, 2018. CK5/6、EGFR 和 E-cadhenrin 在三阴性乳腺癌中的表达及意义[J]. 解剖学研究, 40（3）: 169-173.

唐承璐，刘慧敏，吕小红，2015. 血清 YKL-40、CEA、CA-724 联合检测对结肠癌的诊断价值[J]. 中国实验诊断学，19（4）：645-646.

唐红宇，梁永，颜建辉，等，2015. 不同类型胶质瘤组织中 GFAP 与 S100β 的表达及临床意义[J]. 肿瘤药学，5（3）：189-193.

唐家泽，黄宁，程远，2016. EGFRvⅢ 与 S100A9 在人脑胶质瘤中的表达、相关性及其与预后的关系[J]. 肿瘤，36（9）：1013-1020.

唐世洪，2015. TSGF 与 AFPAFP 联合检测在肝癌诊断中的应用价值[J]. 医学信息，28（50）：61.

滕世峰，李新星，张言言，等，2017. 胆囊癌组织中 TROP2、PTEN 和 p-AKT 的表达及其临床意义[J]. 肝胆胰外科杂志，29（1）：46-50.

田玉旺，许春伟，张立英，等，2017. 恶性黑色素瘤患者肿瘤组织中 BRAF 基因突变的分子病理检测[J]. 临床与病理杂志，37（3）：585-588.

王博，唐景峰，黄永旺，等，2015. Sox2 和 Oct4 在人脑胶质瘤组织中的表达及意义[J]. 中国当代医药，22（9）：18-21.

王超奇，侯建全，2015. 前列腺癌组织 Clusterin 与 Survivin 表达与 PSA 的相关性分析[J]. 现代肿瘤医学，23（1）：77-79.

王超奇，王岩，余大海，2016. 前列腺癌组织中 OPN 和 Survivin 表达与 PSA 的相关性分析[J]. 中国实验诊断学，20（3）：392-395.

王红山，2016. miRNA-155-5p 调控胃癌细胞肿瘤生物学特征的靶点研究[J]. 中国民康医学，12（28）：38-40.

王欢，马法库，刘斌，等，2015. 结直肠癌组织中 DCLK1+/Ki67-肿瘤干细胞样细胞的形态和分布[J]. 中国组织工程研究，19（10）：1575-1579.

王甲甲，张娟，钟佳伶，等，2015. AFP、GP73 及 TSGF 联合检测对原发性肝癌的诊断价值[J]. 国际检验医学杂志，36（18）：2620-2621，2624.

王金华，郑秀，陈丽红，等，2015. 血清鳞癌相关抗原、糖类抗原 125 表达与宫颈癌临床分期的相关性[J]. 中国临床药理学杂志，31（15）：1546-1548.

王竞，杨川杰，2016. 胃癌患者血浆 microRNA-155 的表达及其临床意义[J]. 中国老年学杂志，36（14）：3590-3591.

王静，李振东，2017. 头颈部原发性黏膜恶性黑色素瘤患者 PD-L1 表达及其临床相关因素分析[J]. 现代肿瘤医学，25（4）：547-550.

王珏，张尤历，徐岷，等，2016. 长链非编码 RNA H19 对 PC 细胞增殖、侵袭及转移的影响[J]. 江苏大学学报（医学版），26（6）：475-479，483.

王君祥，姜华，褚荣涛，等，2015. 胶质瘤 IDH1 和 TP53 突变与 LOH1p/19q 的表达及意义[J]. 江苏医药，41（4）：423-425，368.

王敏，徐伶玲，蒋玉良，等，2015. 结直肠癌患者血浆中 DCLK1 的表达及意义[J]. 肿瘤，35（5）：572-578.

王强，祁晶晶，胡兰英，等，2016. 血清肿瘤标志物联合检测在胆囊癌诊断中的临床意义[J]. 国际检验医学杂志，37（1）：106-107.

王涛，杨晓群，孙娟娟，等，2015. PTEN 蛋白缺失与中国前列腺癌患者根治术后生化复发风险关系的研究[J]. 中国癌症杂志，25（8）：595-601.

王伟，彭瑞鲜，何林富，等，2016. 磁性纳米微粒介导的尿前列腺癌抗原 3 检测诊断前列腺癌的价值[J]. 现代泌尿外科杂志，21（4）：256-259.

王显艳，高峰，赵春明，等，2016. miR-140 在人胃癌组织中的表达及对 SGC-7901 胃癌细胞功能的影响[J]. 中国病理生理杂志，32（4）：651-657.

王晓开，周琳，刘春英，2017. LncRNA MEG3 在胶质瘤中的表达及其与预后的关系[J]. 辽宁中医杂志，44（7）：1356-1359.

王晓元，李曙光，赵轶峰，等，2017. 结直肠癌组织中 SLC12A5、MMP-7 表达变化及意义[J]. 山东医药，57（41）：65-67.

王一，邢庆菲，刘晓强，等，2016. miR-200c 在膀胱癌患者外周血中的表达及诊断价值的研究[J]. 中华泌尿外科杂志，37（4）：272-275.

魏东，张小文，李越华，等，2016. 脆性位点基因 WWOX 调控人胆囊癌细胞的体外增殖效应[J]. 昆明医科大学学报，37（5）：32-37.

魏方，钱立庭，蔡树华，等，2015. 血清 TGF-β、GFAP 在脑恶性胶质瘤中的表达及与预后的关系[J]. 广东医学，36（20）：3184-3186.

魏荣富，2017. 长链非编码 RNA MEG3 在非小细胞肺癌中的表达与功能[J]. 现代肿瘤医学，25（3）：398-401.

乌云斯琴，2016. 血清 CA199 和 CA242、CA12-5 检测用于胆囊癌患者诊断中的效果[J]. 中国医疗设备，31（S1）：139-140.

吴红梅，秦娟，龙兆博，2106. 甲胎蛋白阴性的肝细胞肝癌 5 例临床病理观察[J]. 临床消化病杂志，28（2）：81-84.

吴蕾，黄珮珺，王芳，等，2015. 血清 CA19-9、CEA 水平与胰腺癌预后的关系[J]. 临床与病理杂志，35（3）：395-398.

武燕，王福花，2015. 宫颈癌与血浆微小 RNA 表达谱相关性的初步研究[J]. 中国药物与临床，15（6）：762-764.

夏炜，单锦露，李清，等，2015. 多肿瘤标志物蛋白芯片检测中 AFP 在恶性肿瘤中的诊断价值[J]. 重庆医学，44（35）：

4958-4964.

夏英, 严芝强, 毕璎, 等, 2016. 长链非编码 RNA GHET1 在胃癌中的表达及其临床意义[J]. 实用医学杂志, 32（9）: 1418-1421.

谢海涛, 2017. 肿瘤标志物 CA724、CA199、CA242、CEA 联合检测在老年胃癌诊断中的应用[J]. 中国老年学杂志, 37（1）: 127-129.

谢孝川, 刘清松, 代燕波, 等, 2017. LncRNA AK093987 在结肠癌组织中的表达及其临床意义[J]. 中国肿瘤生物治疗杂志, 24（7）: 778-783.

熊阳琼, 桂明, 彭桂红, 等, 2015. 血清 CEA、CA19-9 和 MG-Ag 等联合检测对诊断胃癌的临床意义[J]. 实验与检验医学, 33（4）: 501-503.

严伟, 徐细明, 汤俊, 等, 2015. RegIV 和 CCL7 在胃癌中的表达及相关性分析[J]. 现代生物医学进展, 15（26）: 5063-5066.

颜晗, 谭丹, 谢攀, 等, 2017. 多种 lncRNA 可影响黑色素瘤的发生和发展[J]. 中南大学学报（医学版）, 42（2）: 134-138.

杨家佳, 张琳, 郑茂金, 等, 2015. 胃癌中 VEGF、NRP1 和干细胞标志物 CD44 的表达及相关性[J]. 临床与实验病理学杂志, 31（2）: 124-127, 131.

杨浚沨, 王龙强, 李海, 等, 2015. 乳腺癌循环 miRNA 生物标志物的筛选及验证[J]. 中国普通外科杂志, 24（5）: 696-700.

杨歆, 黎伯胜, 胡长江, 等, 2016. 血清中 lncRNA HOTAIR 检测方法的建立及其在结肠癌诊断中的应用价值[J]. 第三军医大学学报, 38（10）: 1148-1153.

杨彦民, 赵洪阳, 范立君, 等, 2015. 胆汁中 CEA 和 CA199 水平对诊断胆囊癌的临床意义[J]. 黑龙江医药科学, 38（1）: 106-108.

杨自国, 郭晓波, 石玉龙, 等, 2015. 胃癌淋巴结转移相关长链非编码 RNA 的鉴定及验证[J]. 中华普通外科杂志, 30（10）: 800-803.

尹红章, 章莲蓬, 2015. 宫颈癌患者血清 CYFRA21-1、TPS、CA12-5 和 CEA 表达的临床分析[J]. 现代肿瘤医学, 23（20）: 3018-3020.

喻金梅, 安云婷, 戴红春, 2016. miRNA-145 在不同宫颈组织中的表达意义[J]. 实用癌症杂志, 31（11）: 1747-1749.

袁志超, 陈健, 杨树成, 等, 2016. 胃癌 p53、nm23、cerbB-2 的表达与其预后关系分析[J]. 中国医药指南, 14（32）: 20-21.

曾颖, 康晓静, 张祥月, 等, 2016. 肢端型黑素瘤 NRAS 基因突变检测及预后分析[J]. 中华皮肤科杂志, 49（7）: 474-477.

瞿頔, 温馨, 皮静楠, 等, 2016. miRNA-363-3p 在胃癌组织中的表达及其对细胞系 HGC-27 增殖、迁移与侵袭功能的影响[J]. 基础医学与临床, 36（5）: 638-643.

张创杰, 张连峰, 周琳, 2015. 自噬相关蛋白 Beclin1、LC3 和 P62 在进展期胰腺癌中的表达及临床意义[J]. 世界华人消化杂志, 23（2）: 318-323.

张浩永, 章宏欣, 2017. 乳腺癌手术前后 EGFR 和 VEGF 表达及意义[J]. 预防医学, 29（7）: 744-747.

张劲松, 尚磊, 叶菁, 等, 2016. 幕上 IDH 突变型低级别胶质瘤 MRI 特征与病理相关研究[J]. 中华神经外科疾病研究杂志, 15（2）: 140-143.

张敏娜, 罗声栋, 胡燕, 等, 2016. 人上皮细胞黏附分子的真核表达及鉴定[J]. 国际检验医学杂志, 37（9）: 1223-1225.

张涛, 毛世华, 唐良苕, 2016. 宫颈上皮内瘤变与早期宫颈癌组织中 P16、HPV L-1 壳蛋白的表达及与 HR-HPV 载量相关性研究[J]. 实用妇产科杂志, 32（7）: 536-539.

张蔚, 刘珍, 胡晓霞, 等, 2016. 宫颈癌中异常表达 microRNA 与 HPV-16E6\E7 基因相关性分析[J]. 中华实用诊断与治疗杂志, 30（2）: 120-123.

张文娟, 张莉辉, 2017. 联合检测血清 AFP、GGT、AFU、D-D 在原发性肝癌诊断中的临床应用[J]. 中国医学创新, 14（9）: 125-128.

张永东, 2016. 血清 CA199、CA242、CA12-5 联合检测对胆囊癌患者诊断的临床价值研究[J]. 肝胆外科杂志, 24（2）: 106-110.

赵克, 赵明, 徐欣, 等, 2017. 不同级别脑胶质瘤及正常脑组织中 MGMT 与 XRCC1 基因的表达及相关性分析[J]. 中国实用神经疾病杂志, 20（1）: 43-45.

赵敏, 郭运生, 肖芳, 等, 2016. 趋化因子 1 在胃癌中的表达及其与临床病理参数的关系[J]. 中国医药导报, 13（29）: 91-93.

郑加荣, 张敏, 徐日, 等, 2015. 肿瘤标记物联合动态监测在胃癌诊断和监控治疗中的临床应用[J]. 中华临床医师杂志（电子版）, 9（3）: 382-386.

周启明, 李巍, 袁建辉, 等, 2016. TGF-β1 在黑色素瘤血清中的异常表达及其对肿瘤细胞凋亡的影响[J]. 癌变·畸变·突变, 28（5）: 348-352.

朱波, 肖亚雄, 彭宇生, 等, 2016. GPC3 和 AFP 联合检测在原发性肝癌诊断中的价值[J]. 中国肝脏病杂志（电子版）, 8（2）:

110-112.

朱惠娜，田德英，2015. 鳞状细胞癌抗原与原发性肝癌相关性研究进展[J]. 内科急危重症杂志，21（3）：235-237.

祝敏捷，孙莲芳，杨静，2017. 血清 miR-21 和 miR-10b 在早期宫颈癌患者中的表达及临床意义[J]. 现代中西医结合杂志，26
（11）：1167-1170.

庄利萍，于璐，杨倩，等，2015. HMGB1 RAGE 蛋白在肝癌中的表达及临床意义[J]. 河北医学，21（3）：377-382.

Agaram N P, Zhang L, LeLoarer F, et al, 2016. Targeted exome sequencing profiles genetic alterations in leiomyosarcoma[J]. Genes
Chromosomes Cancer, 55（2）：124-130.

Allaire A, Picard-Jean F, Bisaillon M, 2015. Immunofluorescence to monitor the cellular uptake of human lactoferrin and its associated
antiviral activity agaTnst the hepatitis C virus[J]. J vis Exp,（104）：53053.

Al-Sharaky D R, Younes S F, 2016. Sensitivity and specificity of galectin-3 and glypican-3 in follicular-patterned and other thyroid
neoplasms[J]. J Clin Diagn Res, 10（3）：EC06-10.

Altieri B, Sbiera S, Della Casa S, et al, 2017. Livin/BIRC7 expression as malignancy marker in adrenocortical tumors[J]. Oncotarget,
8（6）：9323-9338.

Ambrosini G, Adida C, Altied D C, 1997. A novel anti-apoptosis gene, survivin, expressed in cancer and Iymphoma[J]. Nat Med,
3（8）：917-921.

Andersen N F, Kristensen I B, Preiss B S, et al, 2015. Upregulation of Syndecan-1 in the bone marrow microenvironment in multiple
myeloma is associated with angiogenesis[J]. Eur J Haematol, 95（3）：211-217.

Apostolopoulos V, Stojanovska L, Gargosky S E, 2015. MUC1（CD227）: a multi-tasked molecule[J]. Cell Mol Life Sci, 72（23）：
4475-4500.

Argon A, Nart D, Veral A, 2015. The value of cytokeratin 5/6, p63 and thyroid transcription factor-1 in adenocarcinoma, squamous
cell carcinoma and non-small-cell lung cancer of the lung[J]. Turk Patoloji Derg, 31（2）：81-88.

Awasthi S, Ezelle H, Hassel B A, et al, 2015. The ErbB3-binding protein EBP1 modulates lapatinib sensitivity in prostate cancer
cells[J]. Mol Cell Biochem, 405（1-2）：177-86.

Baiocchi G, Poliseli F L, De Brot L, et al, 2016. TOP2A copy number and TOP2A expression in uterine benign smooth muscle tumours
and leiomyosarcoma[J]. J Clin Pathol, 69（10）：884-889.

Bao L, Liu H, You B, et al, 2016. Overexpression of IGFBP3 is associated with poor prognosis and tumor metastasis in nasopharyngeal
carcinoma[J]. Tumour Biol, 37（11）：15043-15052.

Beishline K, Azizkhan-Clifford J, 2015. Sp1 and the 'hallmarks of cancer'[J]. FEBS J, 282（2）：224-258.

Berrondo C, Flax J, Kucherov V, et al, 2016. Expression of the long non-coding RNA HOTAIR correlates with disease progression
in bladder cancer and is contained in bladder cancer patient urinary exosomes[J]. PLoS One, 11（1）：e0147236.

Bhardwaj M, Sen S, Chosdol K, et al, 2017. miRNA-200c and miRNA-141 as potential prognostic biomarkers and regulators of
epithelial-mesenchymal transition in eyelid sebaceous gland carcinoma[J]. Br J Ophthalmol, 101（4）：536-542.

Bibby A C, Tsim S, Kanellakis N, et al, 2016. Malignant pleural mesothelioma: an update on investigation, diagnosis and treatment[J].
Eur Respir Rev, 25（142）：472-486.

Bo H, Gong Z, Zhang W, et al, 2015. Upregulated long non-coding RNA AFAP1-AS1 expression is associated with progression and
poor prognosis of nasopharyngeal carcinoma[J]. Oncotarget, 6（24）：20404-20418.

Burnier A, Shimizu Y, Dai Y, et al, 2015. CXCL1 is elevated in the urine of bladder cancer patients[J]. Springerplus, 4：610.

Callea M, Albiges L, Gupta M, et al, 2015. Differential expression of PD-L1 between primary and metastatic sites in clear-cell renal
cell carcinoma[J]. Cancer Immunol Res, 3（10）：1158-1164.

Cánovas V, Lleonart M, Morote J, et al, 2017. The role of prostate tumor overexpressed 1 in cancer progression[J]. Oncotarget, 8
（7）：12451-12471.

Cao S B, Jin S, Cao J Y, et al, 2015. Advances in malignant peritoneal mesothelioma[J]. Int J Colorectal Dis, 30（1）：1-10.

Cao S B, Jin S, Cao J Y, et al, 2014. Colonic invasion induced by malignant peritoneal mesothelioma[J]. Int J Colorectal Dis, 29
（7）：891-892.

Cao Y H, Zhang H H, Xu H F, et al, 2015. Prognostic role of microRNA-100 in patients with bladder cancer[J]. Genet Mol Res,
14（4）：15948-15954.

Carbognin L, Pilotto S, Milella M, et al, 2015. Differential activity of nivolumab, pembrolizumab and MPDL3280A according to the tumor expression of programmed death-ligand-1（PD-L1）：sensitivity analysis of trials in melanoma，lung and genitourinary cancers[J]. PloS One，10（6）：e0130142.

Cekaite L，Eide P W，Lind G E，et al，2016. MicroRNAs as growth regulators，their function and biomarker status in colorectal cancer[J]. Oncotarget，7（6）：6476.

Chapman B V，Wald A I，Akhtar P，et al，2015. MicroRNA-363 targets myosin 1 B to reduce cellular migration in head and neck cancer[J]. BMC Cancer，15：861-870.

Che P，Yang Y，Han X，et al，2015. S100A4 promotes pancreatic cancer progression through a dual signaling pathway mediated by Src and focal adhesion kinase[J]. Sci Rep，5：8453.

Chen J Y，Wu X，Hong C Q，et al，2017. Downregulated ECRG4 is correlated with lymph node metastasis and predicts poor outcome for nasopharyngeal carcinoma patients[J]. Clin Transl Oncol，19（1）：84-90.

Chen S，Wu H，Lv N，et al，2016. LncRNA CCAT2 predicts poor prognosis and regulates growth and metastasis in small cell lung cancer[J]. Biomed Pharmacother，82：583-588.

Chen S，Zhou Y C，Chen Y，et al，2017. Expression profile of miR-501-5p in lung adenocarcinoma patients from Xuanwei area[J]. Nan Fang Yi Ke Da Xue Xue Bao，37（3）：354-359.

Chen S P，Zhang L S，Fu B S，et al，2015. Prostate tumor overexpressed 1 is a novel prognostic marker for hepatocellular carcinoma progression and overall patient survival[J]. Medicine（Baltimore），94（4）：e423.

Chen W，Zheng R，Peter P，et al，2016. Cancer statistics in China，2015[J]. CA Cancer J Clin，66（2）：115-132.

Chen Z，Yu C，Zhan L，et al，2016. LncRNA CRNDE promotes hepatic carcinoma cell proliferation，migration and invasion by suppressing miRNA-384[J]. Am J Cancer Res，6（10）：2299-2309.

Cheng B，Yang G，Jiang R，et al，2016. Cancer stem cell markers predict a poor prognosis in renal cell carcinoma：a meta-analysis[J].Oncotarget，7（40）：65862-65875.

Cheng L，Ruan Z，2015. Tim-3 and Tim-4 as the potential targets for antitumor therapy[J]. Hum Vaccin Immunother，11（10）：2458-2462.

Cheng M W，Wang L L，Hu G Y，et al，2015. Expression of microR-218 and its clinicopathological and prognostic significance in human glioma cases[J]. Asian Pac J Cancer Prev，16（5）：1839-1843.

Choueiri T K，Figueroa D J，Fay A P，et al，2015. Correlation of PD-L1 tumor expression and treatment outcomes in patients with renal cell carcinoma receiving sunitinib or pazopanib：results from COMPARZ，a randomized controlled trial[J]. Clin Cancer Res，21（5）：1071-1077.

Chow K L，Tse K Y，Cheung C L，et al，2017. The mitosis-specific marker phosphohistone-H3（PHH3）is an independent prognosticator in uterine smooth muscle tumours：an outcome-based study[J]. Histopathology，70（5）：746-755.

Chuang T D，Ho M，Khorram O，2015. The regulatory function of miRNA-200c on inflammatory and cell-cycle associated genes in SK-LMS-1，a leiomyosarcoma cell line[J]. Reprod Sci，22（5）：563-571.

Cigognetti M，Lonardi S，Fisogni S，et al，2015. BAP1（BRCA1-associated protein 1）is a highly specific marker for differentiating mesothelioma from reactive mesothelial proliferations[J]. Mod Pathol，28（8）：1043-1057.

Cioffi M，D'Alterio C，Camerlingo R，et al，2015. Identification of a distinct population of CD133（+）CXCR4（+）cancer stem cells in ovarian cancer[J]. Sci Rep，5：10357.

Costa D，Principi E，Lazzarini E，et al，2017. LCN2 overexpression in bone enhances the hematopoietic compartment via modulation of the bone marrow microenvironment[J]. J Cell Physiol. 232（11）：3077-3087.

Croce S，Chibon F，2015. MED12 and uterine smooth muscle oncogenesis：State of the art and perspectives[J]. Eur J Cancer，51（12）：1603-1610.

Cui D，Yu C H，Liu M，et al，2016. Long non-coding RNA PVT1 as a novel biomarker for diagnosis and prognosis of non-small cell lung cancer[J]. Tumour Biol，37（3）：4127-4134.

Cui M，You L，Ren X，et al，2016. Long non-coding RNA PVT1 and cancer[J]. Biochem Biophys Res Commun，471（1）：10-14.

Da C，Zhan Y，Li Y，et al，2017. The expression and significance of HOX transcript antisense RNA and epithelial-mesenchymal transition-related factors in esophageal squamous cell carcinoma[J]. Mol Med Rep，15（4）：1853-1862.

Dalpiaz O，Luef T，Seles M，et al，2017. Critical evaluation of the potential prognostic value of the pretreatment-derived neutrophil-lymphocyte ratio under consideration of C-reactive protein levels in clear cell renal cell carcinoma[J]. Br J Cancer，116

（1）：85-90.

D'Amato-Brito C，Cipriano D，Colin D J，et al，2016. Role of MIF/CD74 signaling pathway in the development of pleural mesothelioma[J]. Oncotarget，7（10）：11512-11525.

Dasgupta R，Fuchs J，Rodeberg D，2016. Rhabdomyosarcoma[J]. Semin Pediatr Surg，25（5）：276-283.

Deliu I C，Neagoe C D，Beznă M，et al，2016. Correlations between endothelial cell markers CD31，CD34 and CD105 in colorectal carcinoma[J]. Room J Morphol Embryol，57（3）：1025-1030.

Deng J，Liang Y，Liu C，et al，2015. The up-regulation of long non-coding RNA AFAP1-AS1 is associated with the poor prognosis of NSCLC patients[J]. Biomed Pharmacother，75：8-11.

Deng K，Yang L，Hu B，et al，2015. The prognostic significance of pretreatment serum CEA levels in gastric cancer：a meta-analysis including 14651 patients[J]. PloS One，10（4）：e0124151.

Deng X，Wu B，Xiao K，et al，2015. MiR-146b-5p promotes metastasis and induces epithelial-mesenchymal transition in thyroid cancer by targeting ZNRF3[J]. Cell Physiol Biochem，35（1）：71-82.

Deng Y，Xie K，Hu H，et al，2015. Expression and clinical significance of CIP2A in small cell lung cancer patients[J]. Zhonghua Zhong Liu Za Zhi，37（7）：517-520.

Dettmer M，Vogetseder A，Durso M B，et al，2013. MicroRNA expres-sion array identifies novel diagnostic markers for conventional and oncocytic follicular thyroid carcinomas[J]. J Clin Endocrinol Metab，98（1）：E1-7.

Diao Y，Guo X，Jiang L，et al，2014. MiR-203，a tumor suppressor frequently down-regulated by promoter hypermethylation in rhabdomyosarcoma[J]. J Biol Chem，289（1）：529-539.

Ding G，Zhou L，Qian Y，et al，2015. Pancreatic cancer-derived exosomes transfer miRNAs to dendritic cells and inhibit RFXAP expression via miR-212-3p[J]. Oncotarget，6（30）：29877.

Ding Y，Caberoy N B，Guo F，et al，2015. Reticulocalbin-1 facilitates microglial phagocytosis[J]. PLoS One，10（5）：e0126993.

Dong Y，Zheng X，Yang Z，et al，2016. Serum carcinoembryonic antigen，neuron-specific enolase as biomarkers for diagnosis of nonsmall cell lung cancer[J]. J Cancer Res Ther，12（Supplement）：34-36.

Dowling P，Pollard D，Larkin A，et al，2015. Abnormal levels of heterogeneous nuclear ribonucleoprotein A2B1（hnRNPA2B1）in tumour tissue and blood samples from patients diagnosed with lung cancer[J].Mol Biosyst，11（3）：743-752.

Duan B，Guo T，Sun H，et al，2017. MiR-205 as a biological marker in non-small cell lung cancer[J]. Biomed Pharmacother，91：823-830.

Fagone P，Nicoletti F，Salvatorelli L，et al，2015. Cyclin D1 and Ewing's sarcoma/PNET：a microarray analysis[J]. Acta Histochem，117（8）：824-828.

Fu W M，Lu Y F，Hu B G，et al，2016. Long noncoding RNA Hotair mediated angiogenesis in nasopharyngeal carcinoma by direct and indirect signaling pathways[J]. Oncotarget，7（4）：4712-4723.

Fujii T，Shimada K，Tatsumi Y，et al，2015. microRNA-145 promotes differentiation in human urothelial carcinoma through down-regulation of syndecan-1[J]. BMC Cancer，15：818.

Geng J，Fan J，Wang Q，et al，2017. Decreased REG1α expression suppresses growth，invasion and angiogenesis of bladder cancer[J]. Eur J Surg Oncol，43（4）：837-846.

Ghanbari R，Mosakhani N，Asadi J，et al，2015. Decreased expression of fecal miRNA-4478 and miRNA-1295b-3p in early-stage colorectal cancer[J]. Cancer Biomark，15（2）：189-195.

Gocze K，Gombos K，Kovacs K，et al，2015. microRNA expressions in HPV-induced cervical dysplasia and cancer[J]. Anticancer Res，35（1）：523-530.

Gong Z，Lu R，Xie S，et al，2016. Overexpression of pro-gastrin releasing peptide promotes the cell proliferation and progression in small cell lung cancer[J]. Biochem Biophys Res Commun，479（2）：312-318.

Gonzalez-Conchas G A，Rodriguez-Romo L，Hernandez-Barajas D，et al，2018. Epidermal growth factor receptor overexpression and outcomes in early breast cancer：A systematic review and a meta-analysis[J]. Cancer Treat Rev，62：1-8.

Grewal R K，Chetty M，Abayomi E A，et al. 2019. Use of flow cytometry in the phenotypic diagnosis of hodgkin's lymphoma[J]. Cytometry B Clin Cytom，96（2）：116-127.

Gu J J，Gao G Z，Zhang S M，2016. miRNA-218 inhibits the tumorgenesis and proliferation of glioma cells by targeting Robo1[J]. Cancer Biomark，16（3）：309-317.

Gu Y L, Lan C, Pei H, et al, 2015. Applicative value of serum CA19-9, CEA, CA12-5 and CA242 in diagnosis and prognosis for patients with Pancreatic cancer treated by concurrent chemoradiotherapy[J]. Asian Pac J Cancer Prev, 16（15）：6569-6573.

Guan H, Liang W, Xie Z, et al, 2015. Down-regulation of miRNA-144 promotes thyroid cancer cell invasion by targeting ZEB1 and ZEB2[J]. Endocrine, 48（2）：566-574.

Guo S, Yang B, Liu H, et al, 2017. Serum expression level of squamous cell carcinoma antigen, highly sensitive C-reactive protein, and CA-125 as potential biomarkers for recurrence of cervical cancer[J]. J Cancer Res Ther, 13（4）：689-692.

Hamilton E, Infante J R, 2016. Targeting CDK4/6 in patients with cancer[J]. Cancer Treat Rev, 45：129-138.

Hamilton G, Rath B, Klameth L, et al, 2015. Small cell lung cancer：Recruitment of macrophages by circulating tumor cells[J]. Oncoimmunnology, 5（3）：e1093277.

He H, Li H, Fan P, et al, 2016. Variants of human papillomaviruses 16（HPV16）in Uigur women in Xinjiang, China[J]. Infect Agent Cancer, 11（1）：44.

He H, Li W, Liyanarachchi S, et al, 2015. Genetic predisposition to papillary thyroid carcinoma：involvement of FOXE1, TSHR, and a novel lincRNA gene, PTCSC2[J]. J Clin Endocrinol Metab, 100（1）：E164-E172.

Hensley M L, Barrette B A, Baumann K, et al, 2014. Gynecologic Cancer InterGroup（GCIG）consensus review：uterine and ovarian leiomyosarcomas[J]. Int J Gynecol Cancer, 24（9 Suppl 3）：S61-66.

Henze J, Bauer S, 2013. Liposarcomas[J]. Hematol Oncol Clin North Am, 27（5）：939-955.

Hermes N, Kewitz S, Staege M S, 2016. Preferentially expressed antigen in melanoma（PRAME）and the PRAME family of leucine-rich repeat proteins[J]. Curr Cancer Drug Targets, 16（5）：400-414.

Hiraoka A, Ishimaru Y, Kawasaki H, et al, 2015. Tumor markers AFP, AFP-L3, and DCP in hepatocellular carcinoma refractory to transcatheter arterial chemoembolization[J]. Oncology, 89（3）：167-174.

Hirata H, Hinoda Y, Shahryari V, et al, 2015. Long noncoding RNA MALAT1 promotes aggressive renal cell carcinoma through Ezh2 and Interacts with miR-205[J]. Cancer Res, 75（7）：1322-1331.

Hu H, Wang G, Li C, 2017. miR-124 suppresses proliferation and invasion of nasopharyngeal carcinoma cells through the Wnt/β-catenin signaling pathway by targeting Capn4[J]. Onco Targets Ther, 10：2711-2720.

Hu X, Jiang H, Jiang X, 2017. Downregulation of lncRNA ANRIL inhibits proliferation, induces apoptosis, and enhances radiosensitivity in nasopharyngeal carcinoma cells through regulating miR-125a[J]. Cancer Biol Ther, 18（5）：331-338.

Huang C, Yu W, Wang Q, et al, 2015. Increased expression of the lncRNA PVT1 is associated with poor prognosis in pancreatic cancer patients[J]. Minerva Medica, 106（3）：143-149.

Huang D S, Wang Z, He X J, et al, 2015. Recurrent TERT promoter mutations identified in a large-scale study of multiple tumour types are associated with increased TERT expression and telomerase activation[J]. Eur J Cancer, 51（8）：969-976.

Huang D, Xu W, Xu X, et al, 2016. EMT influences the expression of CK19 in pleural effusion-derived lung cancer cells and their invasion and metastasis[J]. Oncol Lett, 12（6）：5052-5058.

Huang X, Yuan T, Liang M, et al, 2015. Exosomal miR-1290 and miR-375 as prognostic markers in castration-resistant prostate cancer[J]. Eur Urol, 67（1）：33-41.

Huang Z, Xu D, Zhang F, et al, 2016. Pro-gastrin-releasing peptide and neuron-specific enolase：useful predictors of response to chemotherapy and survival in patients with small cell lung cancer[J]. Clin Transl Oncol, 18（10）：1019-1025.

Hugo H J, Saunders C, Ramsay R G, et al, 2015. New insights on COX-2 in chronic inflammation driving breast cancer growth and metastasis[J]. J Mammary Gland Biol Neoplasia, 20（3-4）：109-119.

Infante M, Allavena P, Garlanda C, et al, 2016. Prognostic and diagnostic potential of local and circulating levels of pentraxin 3 in lung cancer patients[J]. Int J Cancer, 138（4）：983-991.

Iura K, Kohashi K, Hotokebuchi Y, et al, 2015. Cancer-testis antigens PRAME and NY-ESO-1 correlate with tumour grade and poor prognosis in myxoid liposarcoma[J]. J Pathol Clin Res, 1（3）：144-159.

Jamali Z, Aminabadi N A, Attaran R, et al, 2015. MicroRNAs as prognostic molecular signatures in human head and neck squamous cell carcinoma：a systematic review and meta-analysis[J]. Oral Oncology, 51（4）：321-331.

Jang J W, Song Y, Kim S H, et al, 2016. CD133 confers cancer stem-like cell properties by stabilizing EGFR-AKT signaling in hepatocellular carcinoma[J]. Cancer Lett, 389：1-10.

Jang S Y, Park S Y, Lee H W, et al, 2016. The combination of periostin overexpression and microvascular invasion is related to a poor prognosis for hepatocellular carcinoma[J]. Gut Liver, 10（6）: 948-954.

Janiszewska J, Szaumkessel M, Kostrzewska-Poczekaj M, et al, 2015. Global miRNA expression profiling identifies miRNA-1290 as novel potential oncomiR in laryngeal carcinoma[J]. PLoS One, 10（12）: e0144924.

Jia Y, Hu R, Li P, et al, 2018. DEC1 is required for anti-apoptotic activity of gastric cancer cells under hypoxia by promoting Survivin expression[J]. Gastric Cancer, 21（4）: 632-642.

Jiang C, Zhou L, Wang H, et al, 2016. Axl is a potential cancer prognostic marker for the migration and invasion of nasopharyngeal carcinoma[J]. Adv Clin Exp Med, 25（3）: 531-537.

Jiang K, Li W, Shang S, et al, 2016. Aberrant expression of Golgi protein 73 is indicative of a poor outcome in hepatocellular carcinoma[J]. Oncol Rep, 35（4）: 2141-4415.

Jiang S, Wang H L, Yang J, 2015. Low expression of long non-coding RNA LET inhibits carcinogenesis of cervical cancer[J]. Int J Clin Exp Pathol, 8（1）: 806-811.

Jiang X, Yan Y, Hu M, et al, 2016. Increased level of H19 long noncoding RNA promotes invasion, angiogenesis, and stemness of glioblastoma cells[J]. J Neurosurg, 124（1）: 129-136.

Jiang Y, Su Y, Zhao Y, et al, 2015. Golgi phosphoprotein3 overexpression is associated with poor survival in patients with solid tumors: a meta-analysis[J]. Int J Clin Exp Pathol, 8（9）: 10615-10624.

Johnen G, Gawrych K, Raiko I, et al, 2017. Calretinin as a blood-based biomarker for mesothelioma[J]. BMC Cancer, 17（1）: 386.

Joseph R W, Kapur P, Serie D J, et al, 2016. Clear cell renal cell carcinoma subtypes identified by BAP1 and PBRM1 expression[J]. J Urol, 195（1）: 180-187.

Jour G, Gullet A, Liu M, et al, 2016. Prognostic relevance of Fédération nationale des centres de lutte contre le cancer grade and MDM2 amplification levels in dedifferentiated liposarcoma: a study of 50 cases[J]. Mod Pathol, 28（1）: 37-47.

Kachakova D, Mitkova A, Popov E, et al, 2015. Combinations of serum prostate-specific antigen and plasma expression levels of let-7c, miR-30c, miR-141, and miR-375 as potential better diagnostic biomarkers for prostate cancer[J]. DNA Cell Biol, 34（3）: 189-200.

Kang X J, Shi X H, Chen W J, et al, 2016. Analysis of KIT mutations and c‑KIT expression in Chinese Uyghur and Han patients with melanoma[J]. Clin Exp Dermatol, 41（1）: 81-87.

Kanojia D, Nagata Y, Garg M, et al, 2015. Genomic landscape of liposarcoma[J]. Oncotarget, 6（40）: 42429-42444.

Katoh M, 2016. FGFR inhibitors: effects on cancer cells, tumor microenvironment and whole-body homeostasis（Review）[J]. Int J Mol Med, 38（1）: 3-15.

Kawai T, Tominaga S, Hiroi S, et al, 2015. Expressions of thyroid transcription factor-1, napsin a, p40, p63, CK5/6 and desmocollin-3 in non-small cell lung cancer, as revealed by imprint cytology using a malinol-based cell-transfer technique[J]. Acta Cytol, 59（6）: 457-464.

Kaya H, Demir M, Taylan M, et al, 2015. Fibulin-3 as a diagnostic biomarker in patients with malignant mesothelioma[J]. Asian Pac J Cancer Prev, 16（4）: 1403-1407.

Kefeli M, Yildiz L, Gun S, et al, 2016. EMMPRIN（CD147）expression in smooth muscle tumors of the uterus[J]. Int J Gynecol Pathol, 35（1）: 1-7.

Khanna A, Rane J K, Kivinummi K K, et al, 2015. CIP2A is a candidate therapeutic target in clinically challenging prostate cancer cell populations[J]. Oncotarget, 6（23）: 19661-19670.

Kim B H, Kim I J, Lee B J, et al, 2015. Detection of plasma BRAF（V600E）mutation is associated with lung metastasis in papillary thyroid carcinomas[J]. Yonsei Med J, 56（3）: 634-640.

Kim H J, Lee D W, Yim G W, et al, 2015. Long non-coding RNA HOTAIR is associated with human cervical cancer progression[J]. Int J Oncol, 46（2）: 521-530.

Kim J Y, Lee S H, Moon K C, et al, 2015. The Impact of PBRM1 expression as a prognostic and predictive marker in metastatic renal cell carcinoma[J]. J Urol, 194（4）: 1112-1119.

Kim M K, Jung S B, Kim J S, et al, 2014. Expression of microRNA miR-126 and miR-200c is associated with prognosis in patients with non-small cell lung cancer[J]. Virchows Arch, 465（4）: 463-471.

Kim S J, Kim Y S, Jang E D, et al, 2015. Prognostic impact and clinicopathological correlation of CD133 and ALDH1 expression in invasive breast cancer[J]. J Breast Cancer，18（4）：347-55.

Kim W T，Jeong P，Yan C，et al，2016. UBE2C cell-free RNA in urine can discriminate between bladder cancer and hematuria[J]. Oncotarget，7（36）：58193-58202.

Kim Y，Powathil G，Kang H，et al，2015. Strategies of eradicating glioma cells：a multi-scale mathematical model with MiRNA-451-AMPK-mTOR control[J]. PLoS One，10（1）：e0114370.

Klebe S，Griggs K，Cheng Y，et al，2015. Blockade of aquaporin 1 inhibits proliferation，motility，and metastatic potential of mesothelioma in vitro but not in an in vivo model[J]. Dis Markers，2015：286719.

Kobayashi K，Matsumoto H，Matsuyama H，et al，2016. Clinical significance of CD44 variant 9 expression as a prognostic indicator in bladder cancer[J]. Oncol Rep，36（5）：2852-2860.

Kobayashi T，Iwamoto Y，Takashima K，et al，2015. Deubiquitinating enzymes regulate Hes1 stability and neuronal differentiation[J]. FEBS J，282（13）：2411-2423.

Kong F，Gao F，Li H，et al，2016. CD47：a potential immunotherapy target for eliminating cancer cells[J]. Clin Transl Oncol，18（11）：1051-1055.

Kong J，Sun W，Li C，et al，2016. Long non-coding RNA LINC01133 inhibits epithelial–mesenchymal transition and metastasis in colorectal cancer by interacting with SRSF6[J]. Cancer Letters，380（2）：476-484.

Kontić M，Milovanović J，Čolović Z，et al，2015. Epidermal growth factor receptor（EGFR）expression in patients with laryngeal squamous cell carcinoma[J]. Eur Arch Otorhinolaryngol，272（2）：401-405.

Koprowski H，Herlym M，Stepiewski Z，et al，1981. Specific antigen in serum of patients with colon carcinoma[J]. Science，212（4490）：53-55.

Kovac V，Dodic-Fikfak M，Arneric N，et al，2015. Fibulin-3 as a biomarker of response to treatment in malignant mesothelioma[J]. Radiol Oncol，49（3）：279-285.

Künstlinger H，Fassunke J，Schildhaus H U，et al，2015. FGFR2 is overexpressed in myxoid liposarcoma and inhibition of FGFR signaling impairs tumor growth in vitro[J]. Oncotarget，6（24）：20215-20230.

Kurashige T，Shimamura M，Yasui K，et al，2015. Studies on expression of aldehyde dehydrogenase in normal and cancerous tissues of thyroids[J]. Horm Metab Res，47（3）：194-199.

Kushitani K，Amatya V J，Okada Y，et al，2017. Utility and pitfalls of immunohistochemistry in the differential diagnosis between epithelioid mesothelioma and poorly differentiated lung squamous cell carcinoma[J]. Histopathology，70（3）：375-384.

Lai N S，Wu D G，Fang X G，et al，2015. Sreum microRNA-210 as a potential noninvasive biomarker for the diagnosis and prognosis of glioma[J]. Br J Cancer，112（7）：1241-1246.

Lan X，Sun W，Zhang P，et al，2016. Downregulation of long noncoding RNA NONHSAT037832 in papillary thyroid carcinoma and its clinical significance[J]. Tumour Biol，37（5）：6117-6123.

Lan X，Zhang H，Wang Z，et al，2015. Genome-wide analysis of long noncoding RNA expression profile in papillary thyroid carcinoma[J]. Gene，569（1）：109-117.

Laurent T C，Moore E C，Reichard P，1964. Enzymatic synthesis of deoxyribonucleotides. IV. isolation and characterization of thioredoxin，the hydrogen donor from escherichia colib[J]. J Biol Chem，239：3436-3444.

Lee M R，Ji S Y，Mia-Jan K，et al，2015. Chemoresistance of CD133（+）colon cancer may be related with increased survivin expression[J]. Biochem Biophys Res Commun，463（3）：229-234.

Lee Y S，Lim Y S，Lee J C，et al，2015. Differential expression levels of plasma-derived miRNA-146b and miRNA-155 in papillary thyroid cancer[J]. Oral Oncol，51（1）：77-83.

Lei M，Xie W，Sun E，et al，2015. MicroRNA-21 regulates cell proliferation and migration and cross talk with PTEN and p53 in bladder cancer[J]. DNA Cell Biol，34（10）：626-632.

Li C，Zhou L，He J，et al，2016. Increased long noncoding RNA SNHG20 predicts poor prognosis in colorectal cancer[J]. BMC Cancer，16（1）：655.

Li H，Jiang X，Niu X，2017. Long non-coding RNA reprogramming（ROR）promotes cell proliferation in colorectal cancer via affecting p53[J]. Med Sci Monit，23：919-928.

Li L，Gu M，You B，et al，2016. Long non-coding RNA ROR promotes proliferation，migration and chemoresistance of nasopharyngeal carcinoma[J]. Cancer Sci，107（9）：1215-1222.

Li L，Zhang L，Zhang Y，et al，2015. Increased expression of LncRNA BANCR is associated with clinical progression and poor prognosis in gastric cancer[J]. Biomed Pharmacother，72：109-112.

Li S，Xue M，Han L，2016. Relationship between testin expression and clinicopathological characteristics in nasopharyngeal carcinoma patients[J]. Lin Chuang Er Bi Yan Hou Jing Wai Ke Za Zhi，30（4）：310-313.

Li X，Dai D，Chen B，et al，2018. Clinicopathological and prognostic significance of cancer antigen 15-3 and carcinoembryonic antigen in breast cancer：A meta-analysis including 12，993 patients[J]. Disease Markers，2018：9863092.

Li X，Yu Z，Li Y，et al，2015. The tumor suppressor miR-124 inhibits cell proliferation by targeting STAT3 and functions as a prognostic marker for postoperative NSCLC patients[J]. Int J Oncol，46（2）：798-808.

Li X P，Zhang X W，Zheng L Z，et al，2015. Expression of CD44 in pancreatic cancer and its significance[J]. Int J Clin Exp Pathol，8（6）：6724-6731.

Li Y，Chen D，Li Y，et al，2016. Oncogenic cAMP responsive element binding protein 1 is overexpressed upon loss of tumor suppressive miR-10b-5p and miR-363-3p in renal cancer[J]. Oncol Rep，35（4）：1967-1978.

Li Y，Liang L，Dai W，et al，2016. Prognostic impact of programed cell death-1（PD-1）and PD-ligand 1（PD-L1）expression in cancer cells and tumor infiltrating lymphocytes in colorectal cancer[J]. Mol Cancer，15（1）：55.

Li Z L，Ye S B，OuYang L Y，et al，2015. COX-2 promotes metastasis in nasopharyngeal carcinoma by mediating interactions between cancer cells and myeloid-derived suppressor cells[J]. Oncoimmunology，4（11）：e1044712.

Liang B，Zhong L，He Q，et al，2015. Serum dickkopf-1 as a biomarker in screening gastrointestinal cancers：a systematic review and meta-analysis[J]. Onco Targets Ther，8：3115-3122.

Lin J，Ding D，2017. The prognostic role of the cancer stem cell marker CD44 in ovarian cancer：a meta-analysis[J]. Cancer Cell Int，17：8.

Liu A H，He A B，Tong W X，et al，2016. Prognostic significance of Livin expression in nasopharyngeal carcinoma after radiotherapy[J]. Cancer Radiother，20（5）：384-390.

Liu C，Chen Z，Fang J，et al，2016. H19-derived miRNA-675 contributes to bladder cancer cell proliferation by regulating p53 activation[J]. Tumour Biol，37（1）：263-270.

Liu F T，Xue Q Z，Zhu P Q，et al，2016. Long noncoding RNA AFAP1-AS1，a potential novel biomarker to predict the clinical outcome of cancer patients：a meta-analysis[J]. Onco Targets Ther，9：4247-4254.

Liu L，Xu H X，Wang W Q，et al，2016. Serum CA12-5 is a novel predictive marker for pancreatic cancer metastasis and correlates with the metastasis-associated burden[J]. Oncotarget，7（5）：5943.

Liu L，Xu H，Wang W，et al，2015. A preoperative serum signature of CEA+/CA 125+/CA 19-9≥1000U/m L indicates poor outcome to pancreatectomy for pancreatic cancer[J]. Int J Cancer，136（9）：2216-2227.

Liu P，Zhu Y，Liu L，2015. Elevated serum CA72-4 levels predict poor prognosis in pancreatic adenocarcinoma after intensity-modulated radiation therapy[J]. Oncotarget，6（11）：9592.

Liu P，Zhu Y，Liu Y，2015. CA724 is a novel factor for predicting the unresectability in pancreatic adenocarcinoma[J]. Int J Clin Exp Pathol，8（11）：15112-15117.

Liu Q R，Li Y F，Deng Z Q，et al，2016. Prognostic significance of dickkopf-1 in gastric cancer survival：a meta-analysis[J]. Genet Test Mol Biomarkers，20（4）：170-175.

Liu W，An J，Li K，et al，2016. MiRNA-429 regulates gastric cancer cell invasiveness through ZEB proteins[J]. Tumour Biol，37（12）：15575-15581.

Liu X，Chen S，Tu J，et al，2016. HSP90 inhibits apoptosis and promotes growth by regulating HIF-1α abundance in hepatocellular carcinoma[J]. Int J Mol Med，37（3）：825-835.

Liu X J，Bai X G，Teng Y L，et al，2016. MiRNA-15a-5p regulates VEGFA in endometrial mesenchymal stem cells and contributes to the pathogenesis of endometriosis[J]. Eur Rev Med Pharmacol，20（16）：3319-3326.

Liu Y，Wei M，Li Y，et al，2017. Application of spectral crosstalk correction for improving multiplexed microRNA detection using a single excitation wavelength[J]. Anal Chem，89（6）：3430-3436.

Long J，Jiang C，Liu B，et al，2016. MicroRNA-15a-5p suppresses cancer proliferation and division in human hepatocellular carcinoma by targeting BDNF[J]. Tumor Biol，37（5）：5821-5828.

Lu C S，Shieh G S，Wang C T，et al，2016. Chemotherapeutics-induced Oct4 expression contributes to drug resistance and tumor recurrence in bladder cancer[J]. Oncotarget, 8 (9): 30844-30858.

Luo W, Ren Z, Gao S, et al, 2016. Clinical correlation of calpain-1 and glypican-3 expression with gallbladder carcinoma[J]. Oncology Letters, 11 (2): 1345-1352.

Lv S P, Wang Y, Huang L, et al, 2017. Meta-analysis of serum gastrin-releasing peptide precursor as a biomarker for diagnosis of small cell lung cancer[J]. Asian Pac J Cancer Prev, 18 (2): 391-397.

Lv W, Wang L, Lu J, et al, 2015. Long noncoding RNA KIAA0125 potentiates cell migration and invasion in gallbladder cancer[J]. Biomed Res Int, 2015: 108458.

Lyu H, Huang J, Edgerton S M, et al, 2015. Increased erbB3 promotes erbB2/neu-driven mammary tumor proliferation and co-targeting of erbB2/erbB3 receptors exhibits potent inhibitory effects on breast cancer cells[J]. Int J Clin Exp Pathol, 8 (6): 6143-6156.

M'hamdi H, Baizig N M, ELHadj O E, et al, 2016. Usefulness of IGF-1 serum levels as diagnostic marker of nasopharyngeal carcinoma[J]. Immunobiology, 221 (11): 1304-1308.

Ma F, Wang S H, Cai Q, et al, 2016. Overexpression of LncRNA AFAP1-AS1 predicts poor prognosis and promotes cells proliferation and invasion in gallbladder cancer[J]. Biomed Pharmacother, 84: 1249-1255.

Ma M, Kong X, Weng M, et al, 2015. Long non-coding RNA-LET is a positive prognostic factor and exhibits tumor-suppressive activity in gallbladder cancer[J]. Mol Carcinog, 54 (11): 1397-1406.

Ma Y, She X G, Ming Y Z, et al, 2015. MicroRNA 144 suppresses tumorigenesis of hepatocellular carcinoma by targeting AKT3[J]. Mol Med Rep, 11 (2): 1378-1383.

Machackova T, Mlcochova H, Stanik M, et al, 2016. MiRNA-429 is linked to metastasis and poor prognosis in renal cell carcinoma by affecting epithelial-mesenchymal transition[J]. Tumour Biol, 37 (11): 14653-14658.

Magro G, Brancato F, Musumeci G, et al, 2015. Cyclin D1 is a useful marker for soft tissue Ewing's sarcoma/peripheral primitive neuroectodermal tumor in children and adolescents: A comparative immunohistochemical study with rhabdomyosarcoma[J]. Acta Histochem, 117 (4-5): 460-467.

Maréchal R, Bachet J B, Calomme A, et al, 2015. Sonic hedgehog and Gli1 expression predict outcome in resected pancreatic adenocarcinoma[J]. Clin Cancer Res, 21 (5): 1215-1224.

Martínez-Fernández M, Feber A, Dueñas M, et al, 2015. Analysis of the Polycomb-related lncRNAs HOTAIR and ANRIL in bladder cancer[J]. Clin Epigenetics, 7: 109.

Massi D, Beltrami G, Mela M M, et al, 2004. Prognostic factors in soft tissue leiomyosarcoma of the extremities: a retrospective analysis of 42 cases[J]. Eur J Surg Oncol, 30 (5): 565-572.

McDougall A R, Tolcos M, Hooper S B, et al, 2015. Trop2: from development to disease[J]. Dev Dyn, 244 (2): 99-109.

Megiorni F, Cialfi S, McDowell H P, et al, 2014. Deep Sequencing the microRNA profile in rhabdomyosarcoma reveals down-regulation of miRNA-378 family members[J]. BMC Cancer, 14: 880.

Meka Pb, Jarjapu S, Nanchari SR, et al, 2015. LCN2 promoter methylation status as novel predictive marker for microvessel density and aggressive tumor phenotype in breast cancer patients[J]. Asian Pac J Cancer Prev, 16 (12): 4965-4969.

Melo-Cardenas J, Zhang Y, Zhang D D, et al, 2016. Ubiquitin-specific peptidase 22 functions and its involvement in disease[J]. Oncotarget, 7 (28): 44848-44856.

Min L, Zhao Y, Zhu S, et al, 2017. Integrated analysis identifies molecular signatures and specific prognostic factors for different gastric cancer subtypes[J]. Transl Oncol, 10 (1): 99-107.

Modur V, Joshi P, Nie D, et al, 2016. CD24 expression may play a role as a predictive indicator and a modulator of cisplatin treatment response in head and neck squamous cellular carcinoma[J]. PLoS One, 11 (6): e0156651.

Molina-Ortiz D, Camacho-Carranza R, González-Zamora J F, et al, 2014. Differential expression of cytochrome P450 enzymes in normal and tumor tissues from childhood rhabdomyosarcoma[J]. PLoS One, 9 (4): e93261.

Moody H L, Lind M J, Maher S G, 2017. MicroRNA-31 regulates chemosensitivity in malignant pleural mesothelioma[J]. Mol Ther Nucleic Acids, 8: 317-329.

Mussnich P, Rosa R, Bianco R, et al, 2015. MiRNA-199a-5p and miRNA-375 affect colon cancer cell sensitivity to cetuximab by targeting PHLPP1[J]. Expert Opin Ther Targets, 19 (8): 1017-1026.

Nakamura H, Nishimura T, 2017. History, molecular features, and clinical importance of conventional serum biomarkers in lung cancer[J]. Surg Today, 47 (9): 1037-1059.

Nakashima M, Matsui Y, Kobayashi T, et al, 2015. Urine CXCL1 as a biomarker for tumor detection and outcome prediction in bladder cancer[J]. Cancer Biomark, 15（4）: 357-364.

Nam S J, Lee C, Park J H, et al, 2015. Decreased PBRM1 expression predicts unfavorable prognosis in patients with clear cell renal cell carcinoma[J]. Urol Oncol, 33（8）: 340.e9-16.

Napolitano A, Antoine D J, Pellegrini L, et al, 2016. HMGB1 and its hyperacetylated isoform are sensitive and specific serum biomarkers to detect asbestos exposure and to identify mesothelioma patients[J]. Clin Cancer Res, 22（12）: 3087-3096.

Nguyen-Ngoc T, Bouchaab H, Adjei A A, et al, 2015. BRAF alterations as therapeutic targets in non-small-cell lung cancer[J]. J Thorac Oncol, 10（10）: 1396-1403.

Nimptsch K, Aleksandrova K, Boeing H, et al, 2015. Association of CRP genetic variants with blood concentrations of C-reactive protein and colorectal cancer risk[J]. Int J Cancer, 136（5）: 1181-1192.

Ning L, Li Z, Wei D, et al, 2017. LncRNA, NEAT1 is a prognosis biomarker and regulates cancer progression via epithelial-mesenchymal transition in clear cell renal cell carcinoma[J]. Cancer Biomark, 19（1）: 75-83.

Oh B Y, Kim K H, Chung S S, et al, 2016. Silencing the livin gene enhances the cytotoxic effects of anticancer drugs on colon cancer cells[J]. Ann Surg Treat Res, 91（6）: 273-277.

Oh H J, Park H Y, Kim K H, et al, 2016. Progastrin-releasing peptide as a diagnostic and therapeutic biomarker of small cell lung cancer[J]. J Thorac Dis, 8（9）: 2530-2537.

Pang S J, Li C C, Shen Y, et al, 2015. Value of counting positive PHH3 cells in the diagnosis of uterine smooth muscle tumors[J]. Int J Clin Exp Pathol, 8（5）: 4418-4426.

Park J H, Lee C, Suh J H, et al, 2015. Decreased ARID1A expression correlates with poor prognosis of clear cell renal cell carcinoma[J]. Hum Pathol, 46（3）: 454-460.

Patel S P, Kurzrock R, 2015. PD-L1 expression as a predictive biomarker in cancer immunotherapy[J]. Mol Cancer Ther, 14（4）: 847-856.

Pazzaglia L, Novello C, Conti A, et al, 2017. miR-152 down-regulation is associated with MET up-regulation in leiomyosarcoma and undifferentiated pleomorphic sarcoma[J]. Cell Oncol（Dordr）, 40（1）: 77-88.

Peng Y, Wang Y, Li J, et al, 2016. Utility of NSE, ProGRP and LDH in diagnosis and treatment in patients with small cell lung cancer[J]. ZhongGuo Fei Ai Za Zhi, 19（9）: 590-594.

Pickard M R, Williams G T, 2014. Regulation of apoptosis by long non-coding RNA GAS5 in breast cancer cells: implications for chemotherapy[J]. Breast Cancer Res Treat, 145（2）: 359-370.

Pron G, 2015. Prostate-Specific Antigen（PSA）-based population screening for prostate cancer: an evidence-based analysis[J]. Ont Health Technol Assess Ser, 15（10）: 1-64.

Purkait S, Miller C A, Kumar A, et al, 2017. ATRX in diffuse gliomas with its mosaic/heterogeneous expression in a subset[J]. Brain Pathology, 27（2）: 138-145.

Qi J J, Liu Y X, Lin L, 2017. High expression of long non-coding RNA ATB is associated with poor prognosis in patients with renal cell carcinoma[J]. Eur Rev Med Pharmacol Sci, 21（12）: 2835-2839.

Qiu J, Yan J, 2015. Long non-coding RNA LINC01296 is a potential prognostic biomarker in patients with colorectal cancer[J]. Tumor Biology, 36（9）: 7175-7183.

Qiu X, Zhu H, Liu S, et al, 2016. Expression and prognostic value of microRNA-26a and microRNA-148a in gastric cancer[J]. J Gastroenterol Hepatol, 32（4）: 819-827.

Qu X H, Liu J L, Zhong X W, et al, 2015. Insights into the roles of hnRNP A2/B1 and AXL in non-small cell lung cancer[J]. Oncol Lett, 10（3）: 1677-1685.

Qu Y, Zhang H, Sun W, et al, 2018. microRNA-155 promotes gastric cancer growth and invasion by negatively regulating transforming growth factor beta receptor 2[J]. Cancer Sci, 109（3）: 618-628.

Reddy O L, Shintaku P I, Moatamed N A, 2017. Programmed death-ligand 1(PD-L1)is expressed in a significant number of the uterine cervical carcinomas[J]. Diagn Pathol, 12（1）: 45.

Renganathan A, Kresoja-Rakic J, Echeverry N, et al, 2014. GAS5 long non-coding RNA in malignant pleural mesothelioma[J]. Mol Cancer, 13: 119.

Riess J W, West R, Dean M, et al, 2015. GLI1, CTNNB1 and NOTCH1 protein expression in a thymic epithelial malignancy tissue microarray [J]. Anticancer Res，35（2）：669-676.

Robertson C L，Srivastava J，Rajasekaran D，et al，2015. The role of AEG-1 in the development of liver cancer[J]. Hepat Oncol，2（3）：303-312.

Robinson B W，Musk A W，Lake R A，2005. Malignant mesothelioma[J]. Lancet，366（9483）：397-408.

Rokutan-Kurata M，Yoshizawa A，Sumiyoshi S，et al，2017. Lung adenocarcinoma with mUC4 expression is associated with smoking status，HER2 protein expression，and poor prognosis：clinicopathologic analysis of 338 cases[J]. Clin Lung Cancer，18（4）：e273-e281.

Roland C L，Boland G M，Demicco E G，et al，2016. Clinical observations and molecular variables of primary vascular leiomyosarcoma[J]. JAMA Surg，151（4）：347-354.

Rosenbaum M W，Bledsoe J R，Morales-Oyarvide V，et al，2016. PD-L1 expression in colorectal cancer is associated with microsatellite instability，BRAF mutation，medullary morphology and cytotoxic tumor-infiltrating lymphocytes[J]. Mod Pathol，29（9）：1104-1112.

Rossello A，Nuti E，Ferrini S，et al，2016. Targeting ADAM17 sheddase activity in cancer[J]. Curr Drug Targets，17（16）：1908-1927.

Rotelli M T，Di Lena M，Cavallini A，et al，2015. Fecal microRNA profile in patients with colorectal carcinoma before and after curative surgery[J]. Int J Colorectal Dis，30（7）：891-898.

Roudi R，Korourian A，Shariftabrizi A，et al，2015. Differential expression of cancer stem cell markers ALDH1 and CD133 in various lung cancer subtypes[J]. Cancer Invest，33（7）：294-302.

Roy A，Banerjee S，2015. p27 and leukemia：cell cycle and beyond[J]. J Cell Physiol，230（3）：504-509.

Rudd R M，2010. Malignant mesothelioma[J]. Br Med Bull，93：105-123.

Saâda-Bouzid E，Burel-Vandenbos F，Ranchère-Vince D，et al，2015. Prognostic value of HMGA2，CDK4，and JUN amplification in well-differentiated and dedifferentiated liposarcomas[J]. Mod Pathol，28（11）：1404-1414.

Safavi S，Järnum S，Vannas C，et al，2016. HSP90 inhibition blocks ERBB3 and RET phosphorylation in myxoid/round cell liposarcoma and causes massive cell death *in vitro* and *in vivo*[J]. Oncotarget，7（1）：433-445.

Saidi S，Popov Z，Janevska V，et al，2017. Overexpression of UHRF1 gene correlates with the major clinicopathological parameters in urinary bladder cancer[J]. Int Braz J Urol，43（2）：224-229.

Sakamoto R I，Sumida L C，Lum C A，et al，2015. Recurrent papillary thyroid carcinoma with pleural metastasis diagnosed by effusion cytology：a report of cases with clinicopathologic correlation[J]. Hawaii J Med Public Health，74（2）：51-56.

Sánchez C A，Andahur E I，Valenzuela R，et al，2016. Exosomes from bulk and stem cells from human prostate cancer have a differential microRNA content that contributes cooperatively over local and pre-metastatic niche[J]. Oncotarget，7（4）：3993.

Schaefer I M，Hornick J L，Sholl L M，et al，2017. Abnormal p53 and p16 staining patterns distinguish uterine leiomyosarcoma from inflammatory myofibroblastic tumour[J]. Histopathology，70（7）：1138-1146.

Schwab J H，Boland P J，Antonescu C，et al，2007. Spinal metastases from myxoid liposarcoma warrant screening with magnetic resonance imaging[J]. Cancer，110（8）：1815-1822.

Sedaghat S，Gheytanchi E，Asgari M，et al，2017. Expression of cancer stem cell markers OCT4 and CD133 in transitional cell carcinomas[J]. Appl Immunohistochem Mol Morphol，25（3）：196-202.

Seifi S，Seyedmajidi M，Salehinejad J，et al，2016. Immunohistochemical expression of CD56 and ALDH1 in common salivary gland tumors[J]. Iran J Otorhinolaryngol，28（89）：389-397.

Serrano C，George S，2013. Leiomyosarcoma[J]. Hematol Oncol Clin North Am，27（5）：957-974.

Shao K，Shi T，Yang Y，et al，2016. Highly expressed lncRNA CRNDE promotes cell proliferation through Wnt/β-catenin signaling in renal cell carcinoma[J]. Tumor Biology，37（12）：15997-16004.

Sheffield B S，Hwang H C，Lee A F，et al，2015. BAP1 immunohistochemistry and p16 FISH to separate benign from malignant mesothelial proliferations[J]. Am J Surg Pathol，39（7）：977-982.

Shen Y A，Wang C Y，Chuang H Y，et al，2016. CD44 and CD24 coordinate the reprogramming of nasopharyngeal carcinoma cells towards a cancer stem cell phenotype through STAT3 activation[J]. Oncotarget，7（36）：58351-58366.

Shi B，Wang Y，Yin F，2017. MALAT1/miRNA-124/Capn4 axis regulates proliferation，invasion and EMT in nasopharyngeal carcinoma cells[J]. Cancer Biol Ther，18（10）：792-800.

Shi G L，Chen Y，Sun Y，et al，2017. Significance of serum microRNAs in the auxiliary diagnosis of non-small cell lung cancer[J]. Clin

Lab，63（1）：133-140.

Shi M，Zheng J，Liu C，et al，2016. SERS assay of telomerase activity at single-cell level and colon cancer tissues via quadratic signal amplification[J]. Biosens Bioelectron，77：673-680.

Shi S J，Wang L J，Yu B，et al，2015. LncRNA-ATB promotes trastuzumab resistance and invasion-metastasis cascade in breast cancer[J]. Oncotarget，6（13）：11652-11663.

Shi Y，Li J，Liu Y，et al，2015. The long noncoding RNA SPRY4-IT1 increases the proliferation of human breast cancer cells by upregulating ZNF703 expression[J]. Mol Cancer，14：51.

Shimoji M，Shimizu S，Sato K，et al，2016. Clinical and pathologic features of lung cancer expressing programmed cell death ligand 1（PD-L1）[J]. Lung Cancer，98：69-75.

Shishodia G，Shukla S，Bharti A C，et al，2015. Alterations in microRNAs miR-21 and let-7a correlate with aberrant STAT3 signaling and downstream effects during cervical carcinogenesis[J]. Mol Cancer，14（1）：116.

Siegel R L，Miller K D，Jemal A，2015. Cancer statistics，2015[J]. CA Cancer J Clin，65（1）：5-29.

Soheili S，Asadi M H，Farsinejad A，2017. Distinctive expression pattern of OCT4 variants in different types of breast cancer[J]. Cancer Biomark，18（1）：69-76.

Sone K，Oguri T，Nakao M，et al，2017. CYFRA 21-1 as a predictive marker for non-small cell lung cancer treated with pemetrexed-based chemotherapy[J]. Anticancer Res，37（2）：935-939.

Song P P，Xia J F，Inagaki Y，et al，2016. Controversies regarding and perspectives on clinical utility of biomarkers in hepatocellular carcinoma[J]. World J Gastroenterol，22（1）：262-274.

Song X M，Wang S Z，Wang Z J，et al，2015. Serum CYFRA21-1 as an effective tumor biomarker for patients with nasopharyngeal carcinoma[J]. Neoplasma，62（1）：124-129.

Song X M，Wang Z J，Cao W J，et al，2016. The value of circulating CYFRA21-1 expression in patients with nasopharyngeal carcinoma：a study of 529 subjects[J]. Int J Clin Oncol，21（6）：1038-1045.

Steinmann S，Gali-Muhtasib H，Huebner K，et al，2015. Hsp90 inhibition by AUY922 as an effective treatment strategy against myxoid liposarcoma[J]. Cancer Lett，367（2）：147-156.

Su J，Ji X B，Xie J H，et al，2016. Expressions of angiogenesis-related factors：CD105，EphA2 and EphrinA1 in laryngeal squamous cell carcinoma and clinical implication[J]. Zhonghua Er Bi Yan Hou Tou Jing Wai Ke Za Zhi，51（12）：929-936.

Su S，Gao J，Wang T，et al，2015. Long non-coding RNA BANCR regulates growth and metastasis and is associated with poor prognosis in retinoblastoma[J]. Tumor Biol，36（9）：7205-7211.

Subraman V，Thiyagarajan M，Malathi N，et al，2015. OPN—revisited[J]. J Clin Diagn Res，9（6）：ZE10-3.

Sun C，Liu C，Li S，et al，2014. Overexpression of GEFT，a Rho family guanine nucleotide exchange factor，predicts poor prognosis in patients with rhabdomyosarcoma[J]. Int J Clin Exp Pathol，7（4）：1606-1615.

Sun D K，Wang L，Wang J M，et al，2015. Serum dickkopf-1 levels as a clinical and prognostic factor in patients with bladder cancer[J]. Genet Mol Res，14（4）：18181-18187.

Sun Q，Liu T，Zhang T，et al，2015. MiRNA-101 sensitizes human nasopharyngeal carcinoma cells to radiation by targeting stathmin 1[J]. Mol Med Rep，11（5）：3330-3336.

Sun X，Du P，Yuan W，et al，2015. Long non-coding RNA HOTAIR regulates cyclin J via inhibition of microRNA-205 expression in bladder cancer[J]. Cell Death Dis，6：e1907.

Tan L，Qin H，Piao Y，et al，2015. Expression and clinical significance of MTDH and VEGF in triple-negative breast cancer[J]. Zhonghua Zhong liu Za Zhi，37（11）：827-832.

Tang Y，Fang W，Zhang Y，et al，2015. The association between PD-L1 and EGFR status and the prognostic value of PD-L1 in advanced non-small cell lung cancer patients treated with EGFR-TKIs[J]. Oncotarget，6（16）：14209-14219.

Teng J A，Wu S G，Chen J X，et al，2016. The activation of ERK1/2 and JNK MAPK signaling by insulin/IGF-1 is responsible for the development of colon cancer with type 2 diabetes mellitus[J]. PLoS One，11（2）：e0149822.

Thapa B，Walkiewicz M，Murone C，et al，2016. Calretinin but not caveolin-1 correlates with tumour histology and survival in malignant mesothelioma[J]. Pathology，48（7）：660-665.

Tian L，Zeng R，Wang X，et al，2017. Prognostic significance of soluble mesothelin in malignant pleural mesothelioma：a meta-analysis[J]. Oncotarget，8（28）：46425-46435.

Tian R, Liu T, Qiao L, et al, 2015. Decreased serum microRNA-206 level predicts unfavorable prognosis in patients with melanoma[J]. Int J Clin Exp Pathol, 8（3）: 3097-3103.

Titov S E, Ivanov M K, Karpinskaya E V, et al, 2016. miRNA profiling, detection of BRAF V600E mutation and RET-PTC1 translocation in patients from Novosibirsk oblast（Russia）with different types of thyroid tumors[J]. BMC Cancer, 16（1）: 201.

Tomasetti M, Nocchi L, Staffolani S, et al, 2014. MicroRNA-126 suppresses mesothelioma malignancy by targeting IRS1 and interfering with the mitochondrial function[J]. Antioxid Redox Signal, 21（15）: 2109-2125.

Tu Z, Chen Q, Zhang J T, et al, 2016. CFTR is a potential marker for nasopharyngeal carcinoma prognosis and metastasis[J]. Oncotarget, 7（47）: 76955-76965.

Tu Z, Xie S, Xiong M, et al, 2017. CXCR4 is involved in CD133-induced EMT in non-small cell lung cancer[J]. Int J Oncol, 50（2）: 504-514.

Tusong H, Maolaluerban N, Guan J, et al, 2017. Functional analysis of serum microRNAs miRNA-21 and miRNA-106a in renal cell carcinoma[J]. Cancer Biomark, 18（1）: 79-85.

Ueno T, Toyooka S, Fukazawa T, et al, 2014. Preclinical evaluation of microRNA-34b/c delivery for malignant pleural mesothelioma[J]. Acta Med Okayama, 68（1）: 23-26.

Valiño-Rivas L, Baeza-Bermejillo C, Gonzalez-Lafuente L, et al, 2015. CD74 in Kidney Disease[J]. Front Immunol, 6: 483.

Venkatramani R, Triche T J, Wang L, et al, 2015. Insulin-like growth factor 2 gene expression molecularly differentiates pleuropulmonary blastoma and embryonal rhabdomyosarcoma[J]. J Pediatr Hematol Oncol, 37（6）: e356-360.

Vijay A, Ram L, 2015. Retroperitoneal liposarcoma: a comprehensive review[J]. Am J Clin Oncol, 38（2）: 213-219.

Villaruz L C, Socinski M A, Abberbock S, et al, 2015. Clinicopathologic features and outcomes of patients with lung adenocarcinomas harboring BRAF mutations in the lung cancer mutation consortium[J]. Cancer, 121（3）: 448-456.

Wang B, Li M, Wu Z, et al, 2015. Associations between SOX2 and miRNA-200b expression with the clinicopathological characteristics and prognosis of patients with glioma[J]. Exp Ther Med, 10（1）: 88-96.

Wang C, Cheng L, 2017. Gankyrin as a potential therapeutic target for cancer[J]. Invest New Drugs, 35（5）: 655-661.

Wang F, Jiang C, Sun Q, et al, 2016. Downregulation of miR-429 and inhibition of cell migration and invasion in nasopharyngeal carcinoma[J]. Mol Med Rep, 13（4）: 3236-3242.

Wang H, Ma K, 2015. Association between MDM2 rs769412 and rs937283 polymorphisms with alcohol drinking and laryngeal carcinoma risk[J]. Int J Clin Exp Pathol, 8（6）: 7436-7440.

Wang J, Kang M, Qin Y T, et al, 2015. Sp1 is over-expressed in nasopharyngeal cancer and is a poor prognostic indicator for patients receiving radiotherapy[J]. Int J Clin Exp Pathol, 8（6）: 6936-6943.

Wang J, Mei F, Gao X, et al, 2016. Identification of genes involved in Epstein-Barr virus-associated nasopharyngeal carcinoma[J]. Oncol Lett, 12（4）: 2375-2380.

Wang J, Wu Y, Gao W, et al, 2017. Identification and characterization of CD133+CD44+ cancer stem cells from human laryngeal squamous cell carcinoma cell lines[J]. J Cancer, 8（3）: 497-506.

Wang J, Yang B, Pei S, et al, 2015. Expressions and correlations of Survivin, Ki67 and p53 in laryngeal squamous cell carcinoma[J]. Lin Chung Er Bi Yan Hou Tou Jing Wai Ke Za Zhi, 29（17）: 1545-1548.

Wang L, Zhang Y, Lv W, et al, 2015. Long non-coding RNA Linc-ITGB1 knockdown inhibits cell migration and invasion in GBC-SD/M and GBC-SD gallbladder cancer cell lines[J]. Chem Biol Drug Des, 86（5）: 1064-1071.

Wang M, Wang Q, Peng W J, et al, 2017. Testin is a tumor suppressor in non-small cell lung cancer[J]. Oncol Rep, 37（2）: 1027-1035.

Wang P, Wu T, Zhou H, et al, 2016. Long noncoding RNA NEAT1 promotes laryngeal squamous cell cancer through regulating miRNA-107/CDK6 pathway[J]. J Exp Clin Cancer Res, 35: 22.

Wang Q, Qin J, Chen A, et al, 2015. Downregulation of microRNA-145 is associated with aggressive progression and poor prognosis in human cervical cancer[J]. Tumour Biol, 36（5）: 3703-3708.

Wang S H, Wu X C, Zhang M D, et al, 2016. Long noncoding RNA H19 contributes to gallbladder cancer cell proliferation by modulated miRNA-194-5p targeting AKT2[J]. Tumour Biol, 37（7）: 9721-9730.

Wang S H, Wu X C, Zhang M D, et al, 2016. Upregulation of H19 indicates a poor prognosis in gallbladder carcinoma and promotes epithelial-mesenchymal transition[J]. Am J Cancer Res, 6（1）: 15-26.

Wang X, Xu L, Wu Q, et al, 2017. Inhibition of LDHA deliver potential anticancer performance in renal cell carcinoma[J]. Urol Int,

99（2）：237-244.

Wang X, Zhang Y, Hu M, et al, 2017. Prognostic and predictive value of thyroid transcription factor-1, CD56, P40 and other clinical characteristics in small cell lung cancer patients[J]. ZhongGuo Fei Ai Za Zhi, 20（8）：522-527.

Wang Y, Wang Y, Li J, et al, 2015. CRNDE, a long-noncoding RNA, promotes glioma cell growth and invasion through mTOR signaling[J]. Cancer Letters, 367（2）：122-128.

Wang Y, Wei T, Xiong J, et al, 2015. Association between genetic polymorphisms in the promoter regions of Let-7 and risk of papillary thyroid carcinoma[J]. Medicine, 94（43）：e1879.

Wei H, Fang N, Guo L, et al, 2015. Meta-analysis of the association between RASSF1A gene promoter methylation and non-small cell lung cancer[J]. ZhongGuo Fei Ai Za Zhi, 18（7）：443-450.

Wei L, Mao M, Liu H, 2016. Droplet digital PCR and qRT-PCR to detect circulating miRNA-21 in laryngeal squamous cell carcinoma and pre-malignant laryngeal lesions[J]. Acta Otolaryngol, 136（9）：923-932.

Wei Z W, Xia G K, Wu Y, et al, 2015. CXCL1 promotes tumor growth through VEGF pathway activation and is associated with inferior survival in gastric cancer[J]. Cancer Lett, 359（2）：335-343.

Wentzensen N, Fetterman B, Castle P E, et al, 2015. p16/Ki-67 dual stain cytology for detection of cervical precancer in HPV-positive women[J]. J Natl Cancer Inst, 107（12）：djv257.

Williams M, Kirschner M B, Cheng Y Y, et al, 2015. MiRNA-193a-3p is a potential tumor suppressor in malignant pleural mesothelioma[J]. Oncotarget, 6（27）：23480-23495.

Witkiewicz A K, McMillan E A, Balaji U, et al, 2015. Whole-exome sequencing of pancreatic cancer defines genetic diversity and therapeutic targets[J]. Nat Commun, 6：6744.

Wu C F, Tan G H, Ma C C, et al, 2013. The non-coding RNA llme23 drives the malignant property of human melanoma cells[J]. J Genet Genomics, 40（4）：179-188.

Wu W, Liu D, Hou W, et al, 2015. Effect of RNA interference of CD59 gene on proliferation of non-small cell lung cancer cell line GLC-P *in vitro*[J]. Nan Fang Yi Ke Da Xue Xue Bao, 35（6）：903-906.

Xiao Z M, Wang X Y, Wang A M, 2015. Periostin induces chemoresistance in colon cancer cells through activation of the PI3K/Akt/survivin pathway[J]. Biotechnol Appl Biochem, 62（3）：401-406.

Xiong J, Liu Y, Jiang L, et al, 2016. High expression of long non-coding RNA lncRNA-ATB is correlated with metastases and promotes cell migration and invasion in renal cell carcinoma[J]. Jpn J Clin Oncol, 46（4）：378-384.

Xu J, Yong M, Li J, et al, 2015. High level of CFTR expression is associated with tumor aggression and knockdown of CFTR suppresses proliferation of ovarian cancer in vitro and in vivo[J]. Oncol Rep, 33（5）：2227-2234.

Xu J, Zhang W, Lv Q, et al, 2015. Overexpression of miRNA-21 promotes the proliferation and migration of cervical cancer cells via the inhibition of PTEN[J]. Oncol Rep, 33（6）：3108-3116.

Xu L, Wang L, Yun X J, 2016. The diagnostic value of serum CEA, NSE and MMP-9 for on-small cell lung cancer[J]. Open Med （Wars）, 11（1）：59-62.

Xu N, Shao M M, Zhang H T, et al, 2015. Aldehyde dehydrogenase 1（ALDH1）expression is associated with a poor prognosis of bladder cancer[J]. Cancer Epidemiol, 39（3）：375-381.

Xu S, Gu G, Ni Q, et al, 2015. The expression of AEG-1 and Cyclin D1 in human bladder urothelial carcinoma and their clinicopathological significance[J]. Int J Clin Exp Med, 8（11）：21222-21228.

Xue M, Pang H, Li X, et al, 2016. Long non-coding RNA urothelial cancer-associated 1 promotes bladder cancer cell migration and invasion by way of the hsa-miRNA-145-ZEB1/2-FSCN1 pathway[J]. Cancer Sci, 107（1）：18-27.

Yaman B, Nart D, Ekren P K, et al, 2015. Expression of p63, TTF-1 and naspin in non-small cell lung carcinoma and their effect on the prognosis and differential diagnosis[J]. Turk Patoloji Derg, 31（3）：163-174.

Yan L, Dan X, Bao C, et al, 2015. MicroRNA-135b, a HSF1 target, promotes tumor invasion and metastasis by regulating RECK and EVI5 in hepatocellular carcinoma[J].Oncotarget, 6（4）：2421-2433.

Yan L, Yao Y, Wang L H, et al, 2015. Detection of CK19, LUNX, and KS1/4 mRNA expression in the peripheral blood for diagnosis of micrometastases in patients with non-small cell lung cancer and their clinical implications[J]. Genet Mol Res, 14（4）：15090-15095.

Yan Y, Zuo X, Wei D, 2015. Concise review：emerging role of CD44 in cancer stem cells：A promising biomarker and therapeutic target[J]. Stem Cells Transl Med, 4（9）: 1033-1043.

Yang G, Deng Q, Fan W, et al, 2017. Cyclooxygenase-2 expression is positively associated with lymph node metastasis in nasopharyngeal carcinoma[J]. PLoS One, 12（3）: e0173641.

Yang J C, Chang A E, Baker A R, et al, 1998. Randomized prospective study of the benefit of adjuvant radiation therapy in the treatment of soft tissue sarcomas of the extremity[J]. J Clin Oncol, 16（1）: 197-203.

Yang J Q, Liang Z, Wu M, et al, 2015. Expression of p27 and PTEN and clinical characteristics in early laryngeal squamous cell carcinoma and their correlation with recurrence[J]. Int J Clin Exp Pathol, 8（5）: 5715-5720.

Yang L, Long Y, Li C, et al, 2015. Genome-wide analysis of long noncoding RNA profile in human gastric epithelial cell response to helicobacter pylori[J]. Jpn J Infect Dis, 68（1）: 63-66.

Yang M L, Tian J L, Guo X, et al, 2016. Long noncoding RNA are aberrantly expressed in human papillary thyroid carcinoma[J]. Oncol Lett, 12（1）: 544-552.

Yang Q, Lin H, Wu S, et al, 2015. Prostate tumor overexpressed 1(PTOV1)is a novel prognostic marker for nasopharyngeal carcinoma progression and poor survival outcomes[J]. PLoS One, 10（8）: e0136448.

Ye Chen, She-Gan Gao, Jian-Min Chen, et al, 2015. Serum CA242, CA199, CA12-5, CEA, and TSGF are biomarkers for the efficacy and prognosis of cryoablation in pancreatic cancer patients[J]. Cell Biochem Biophys, 71（3）: 1287-1291.

Ye W, Chen C, Gao Y, et al, 2017. Overexpression of SLC34A2 is an independent prognostic indicator in bladder cancer and its depletion suppresses tumor growth via decreasing c-Myc expression and transcriptional activity[J]. Cell Death Dis, 8（2）: e2581.

Yin L K, Sun X Q, Mou D Z, 2015. Value of combined detection of serum CEA, CA72-4, CA19-9 and TSGF in the diagnosis of gastric cancer[J]. Asian Pac J Cancer Prev, 16（9）: 3867-3870.

Yoshimura K, Inoue Y, Mori K, et al, 2017. Distinct prognostic roles and heterogeneity of TTF1 copy number and TTF1 protein expression in non-small cell lung cancer[J]. Genes Chromosomes Cancer, 56（7）: 570-581.

You B, Shan Y, Shi S, et al, 2015. Effects of ADAM10 upregulation on progression, migration, and prognosis of nasopharyngeal carcinoma[J]. Cancer Sci, 106（11）: 1506-1514.

You Y, Yang W, Qin X, et al, 2015. ECRG4 acts as a tumor suppressor and as a determinant of chemotherapy resistance in human nasopharyngeal carcinoma[J]. Cell Oncol（Dordr）, 38（3）: 205-214.

Young R J, Urban D, Angel C, et al, 2015. Frequency and prognostic significance of p16（INK4A）protein overexpression and transcriptionally active human papillomavirus infection in laryngeal squamous cell carcinoma[J]. Br J Cancer, 112（6）: 1098-1104.

Yu J P, Xu X G, Ma R J, et al, 2015. Development of a clinical chemiluminescent immunoassay for serum GPC3 and simultaneous measurements alone with AFP and CK19 in diagnosis of hepatocellular carcinoma[J]. J Clin Lab Anal, 29（2）: 85-93.

Yu J Q, Zhou Q, Zhu H, et al, 2015. Overexpression of astrocyte elevated gene-1（AEG-1）in cervical cancer and its correlation with angiogenesis[J]. Asian Pac J Cancer Prev, 16（6）: 2277-2281.

Yuan H, Xin S, Huang Y, et al, 2017. Downregulation of PDCD4 by miRNA-21 suppresses tumor transformation and proliferation in a nude mouse renal cancer model[J]. Oncol Lett, 14（3）: 3371-3378.

Zaragosi L E, Dadone B, Michiels J F, et al, 2015. Syndecan-1 regulates adipogenesis: new insights in dedifferentiated liposarcoma tumorigenesis[J]. Carcinogenesis, 36（1）: 32-40.

Zeng Z, Bo H, Gong Z, et al, 2016. AFAP1-AS1, a long noncoding RNA upregulated in lung cancer and promotes invasion and metastasis[J]. Tumour Biol, 37（1）: 729-737.

Zhan Y, Liu Y, Wang C, et al, 2016. Increased expression of SUMO1P3 predicts poor prognosis and promotes tumor growth and metastasis in bladder cancer[J]. Oncotarget, 7（13）: 16038-16048.

Zhang C, Yuan X, Zhang Y, 2016. The co-expression of GPER and Gankyrin in ovarian endometriosis and its correlation with the rASRM stages[J]. Arch Gynecol Obstet, 293（1）: 133-141.

Zhang H H, Qi F, Cao Y H, et al, 2015. Expression and clinical significance of microRNA-21, maspin and vascular endothelial growth factor-C in bladder cancer[J]. Oncol Lett, 10（4）: 2610-2616.

Zhang H M, Yang F Q, Chen S J, et al, 2015. Upregulation of long non-coding RNA MALAT1 correlates with tumor progression and poor prognosis in clear cell renal cell carcinoma[J]. Tumour Biol, 36（4）: 2947-2955.

Zhang J F, Sun Z S, Zhang Q F, et al, 2016. Expression of long noncoding RNA STCAT3 in gastric cancer tissues and its effect on malignant phenotype of gastric cancer cells[J]. Zhonghua Yi Xue Za Zhi, 96（46）: 3735-3740.

Zhang L，Krausz T，DeMay R M，2015. A pilot study of galectin-3，HBME-1，and p27 triple immunostaining pattern for diagnosis of indeterminate thyroid nodules in cytology with correlation to histology[J]. Appl Immunohistochem Mol Morphol，23（7）：481-490.

Zhang L，Liu D，Li L，et al，2017. The important role of circulating CYFRA21-1 in metastasis diagnosis and prognostic value compared with carcinoembryonic antigen and neuron-specific enolase in lung cancer patients[J]. BMC Cancer，17（1）：96.

Zhang L，Zhan X，Yan D，et al，2016. Circulating MicroRNA-21 is involved in lymph node metastasis in cervical cancer by targeting RASA1[J]. Int J Gynecol Cancer，26（5）：810-816.

Zhang T，Lu Y，Ye Q，et al，2015. An evaluation and recommendation of the optimal methodologies to detect RET gene rearrangements in papillary thyroid carcinoma[J]. Genes Chromosomes Cancer，54（3）：168-176.

Zhang X，Ke X，Pu Q，et al，2016. MicroRNA-410 acts as oncogene in NSCLC through downregulating SLC34A2 via activating Wnt/β-catenin pathway[J]. Oncotarget，7（12）：14569-14585.

Zhang X，Tang J，Zhi X，et al，2015. miRNA-874 functions as a tumor suppressor by inhibiting angiogenesis through STAT3/VEGF-a pathway in gastric cancer[J]. Oncotarget，6（3）：1605.

Zhang X W，Liu N，Chen S，et al，2015. High microRNA-23a expression in laryngeal squamous cell carcinoma is associated with poor patient prognosis[J]. Diagn Pathol，10：22.

Zhang X W，Liu N，Chen S，et al，2015. Upregulation of microRNA-23a regulates proliferation and apoptosis by targeting APAF-1 in laryngeal carcinoma[J]. Oncol Lett，10（1）：410-416.

Zhang Y，Guo X，Li Z，et al，2015. A systematic investigation based on microRNA-mediated gene regulatory network reveals that dysregulation of microRNA-19a/Cyclin D1 axis confers an oncogenic potential and a worse prognosis in human hepatocellular carcinoma[J]. RNA Biol，12（6）：643-657.

Zhang Y，Wang R，Li Y，et al，2015. Negative thyroid transcription factor 1 expression defines an unfavorable subgroup of lung adenocarcinomas[J]. J Thorac Oncol，10（10）：1444-1450.

Zhang Y，Yang J，Li H，et al，2015. Tumor markers CA19-9，CA242 and CEA in the diagnosis of pancreatic cancer：a meta-analysis[J]. Int J Clin Exp Med，8（7）：11683-11691.

Zhang Z，Zhang G，Kong C，2016. FOXM1 participates in PLK1-regulated cell cycle progression in renal cell cancer cells[J]. Oncol Lett，11（4）：2685-2691.

Zhang Z Z，Shen Z Y，Shen Y Y，et al，2015. HOTAIR long noncoding RNA promotes gastric cancer metastasis through suppression of poly r（C）-binding protein（PCBP）1[J]. Mol Cancer Ther，14（5）：1162-1170.

Zhao J，Xing N，2014. Identification of γ-synuclein as a stage-specific marker in bladder cancer by immunohistochemistry[J]. Med Sci Monit，20：2550-2555.

Zhao W，Yu H，Han Z，et al，2015. Clinical significance of joint detection of serum CEA，SCCA，and bFGF in the diagnosis of lung cancer[J]. Int J Clin Exp Pathol，8（8）：9506-9511.

Zhao X，Liu F，Zhang Y，et al，2016. Prognostic and clinicopathological significance of Gankyrin overexpression in cancers：evidence from a meta-analysis[J]. Onco Targets Ther，9：1961-1968.

Zhao X L，Zhao Z H，Xu W C，et al，2015. Increased expression of SPRY4-IT1 predicts poor prognosis and promotes tumor growth and metastasis in bladder cancer[J]. Int J Clin Exp Pathol，8（2）：1954-1960.

Zhao Y，Ma J，Fan Y，et al，2018. TGF‐β transactivates EGFR and facilitates breast cancer migration and invasion through canonical Smad3 and ERK/Sp1 signaling pathways[J]. Mol Oncol，12（3）：305-321.

Zheng H，Guo X，Tian Q，et al，2015. Distinct role of Tim-3 in systemic lupus erythematosus and clear cell renal cell carcinoma[J]. Int J Clin Exp Med，8（5）：7029-7038.

Zheng H T，Wang M，Jiang L X，et al，2016. BRAF-Activated long noncoding RNA modulates papillary thyroid carcinoma cell proliferation through regulating thyroid stimulating hormone receptor[J]. Cancer Res Treat，48（2）：698-707.

Zhi Q，Wang Y，Wang X，et al，2016. Predictive and prognostic value of preoperative serum tumor markers in resectable adenosqamous lung carcinoma[J]. Oncotarget，7（40）：64798-64809.

Zhong Z，Zhang F，Yin S C，2015. Effects of TESTIN gene expression on proliferation and migration of the 5-8F nasopharyngeal carcinoma cell line[J]. Asian Pac J Cancer Prev，16（6）：2555-2559.

Zhou D，Zhou Y，Li C，et al，2018. Silencing of B7-H4 suppresses the tumorigenicity of the MGC-803 human gastric cancer cell line and promotes cell apoptosis via the mitochondrial signaling pathway[J]. Int J Oncol, 52（4）: 1267-1276.

Zhou M, Wang Z, Yao Y, et al, 2017. Neuron-specific enolase and response to initial therapy are important prognostic factors in patients with small cell lung cancer[J]. Clin Transl Oncol, 19（7）: 865-873.

Zhou X, Ye F, Yin C, et al, 2015. The interaction between MiRNA-141 and lncRNA-H19 in regulating cell proliferation and migration in gastric cancer[J]. Cell Physiol Biochem, 36（4）: 1440-1452.

Zhu X P, Mou K J, Xu Q F, et al, 2015. Microarray analysis of the aberrant microRNA expression pattern in gliomas of different grades[J]. Oncol Rep, 34（1）: 318-324.

Zou J, Xu Y, 2016. MicroRNA-140 inhibits cell proliferation in gastric cancer cell line HGC-27 by suppressing SOX4[J]. Med Sci Monit, 22: 2243-2252.

Zou Z W, Ma C, Medoro L, et al, 2016. LncRNA ANRIL is up-regulated in nasopharyngeal carcinoma and promotes the cancer progression via increasing proliferation, reprograming cell glucose metabolism and inducing side-population stem-like cancer cells[J]. Oncotarget, 7（38）: 61741-61754.

第四章 肿瘤标志物常用检测方法

1. 放射免疫分析（radioimmunoassay，RIA） 又称竞争性饱和分析法，是一种较为经典的免疫分析方法，历经几十年的发展，是根据放射性核素分析的敏感性和抗原-抗体反应的特异性建立起来的，是临床上应用最广泛的免疫分析方法之一。1960 年由美国化学家 Berson 和 Yalow 在研究胰岛素及其抗体时创建，是以放射性同位素 I 为标记物的微量分析法，其最小检出量为 1μg/L，可检测范围为 10～50μg/L，在分析化学史上有划时代的意义。RIA 基本原理是将已知定量的特异性非标记抗原（Ag）与特异性同位素标记的抗原（Ag*），在某些特定条件下对特异性抗体（Ab）的竞争结合反应。如果在反应系统中加入待测物质，则待测物质会与标记抗原竞争性地与特异性抗体结合，随着待测物质加入越多，标记物-特异性复合物的量会减少，放射性强度测定就越低。生物体中的微量物质的定量测定就是基于这一原理。高敏感度、操作简单、特异性强、用样量少等是 RIA 的优点。在测试样品时加入标记的同位素示踪物，放射性极低，一般不会对实验者造成损伤。但该方法信噪比远高于酶免疫分析法（enzyme immunoassay，EIA），且半衰期短、费用高，使其应用受到限制，而且 RIA 只能测得有免疫活性的物质，对于有生物活性但丢失免疫活性的物质则很难测出，因此 RIA 结果与生物测定结果可能不一致。其次生物试剂稳定性较差，有效期短，需要有一套标准的质量控制体系来保证结果的可靠性。由于 RIA 中被测物与标准物是竞争性结合关系，所以二者都不能全部参与反应，测得的值是相对量。

2. 免疫放射测定（immunoradiometric assay，IRMA） 是由 Miles 及 Heles 于 1968 年改进的双位免疫结合法，在 RIA 的基础上改进发展起来的核素标记免疫测定，其特点是将核素标记后的抗体直接与待检抗原反应。IRMA 包括两种，一种为单位点 IRMA：抗原为小分子抗原，且只有一个抗原决定簇。另一种为双位点 IRMA：又称双抗体夹心法，抗原有两个抗原决定簇，所用的两种抗体在与同一抗原结合时互不干扰。双位点 IRMA 又分为三种：①正向两步法：待测抗原与固相抗体相结合后，再与标记抗体结合，然后去除未结合的标记抗体，测定固相抗体-抗原-标记抗体复合物的放射性计数。②反向两步法：首先将待测抗原与标记抗体结合，然后再与固相抗体结合，去除未结合的标记抗体之后，测定固相抗体-抗原-标记抗体复合物的放射性计数。③一步法：也称为同时加样法。是将待测抗原与固相抗体和标记抗体同时反应，去除未结合的标记抗体，然后测量标记抗体复合物-抗原-固相抗体的放射性计数。

无论是单位点还是双位点 IRMA，所测复合物的放射性最终与待检抗原的量呈正比例关系。IRMA 在免疫检验中得到了广泛应用。与 RIA 的异同点如下：①标记的物质不同。RIA 标记的是抗原，IRMA 则标记的是抗体。抗原种类多且化学结构复杂，标记时不同的核素需要不同的标记方法。抗体多是蛋白质，较有利于碘化标记，标记方法基本相似。标记抗体的比活性高，可大大提高检测敏感度。②反应模式不同。IRMA 是一种非竞争结合，剂量反应曲线呈正相关线性关系，RIA 为竞争抑制，测得放射量与分析物呈反比。③反应速度与底物的浓度呈正比关系，IRMA 中抗体的量是过量的，RIA 中抗体是微量的，IRMA 中没有竞争性结合反应，因此反应速度要快于 RIA。④特异性在比位点 IRMA 中，一般是应用于针对不同位点的单克隆抗体,其交叉反应率要低于多克隆抗体的 RIA。⑤标准曲线的工作浓度不同,RIA 的范围为 2～3 个数量级,而 IRMA 可超过 3 个数量级。⑥分析误差:RIA 反应中所加入的抗体及标记抗原均为定量,上样误差可显著影响测定结果。IRMA 在反应中所加入的标记抗体是过量的,只有待检标本的上样误差才可影响检测结果,因此 IRMA 的误差较小。⑦RIA 可以测定不同分子量的物质,双位点 IRMA 只能测定有 2 个以上抗原决定簇的物质,与 RIA 相同,临床上用于各种标志物的检测,包括激素类和酶类等。

3. 化学发光免疫分析法(chemiluminescence immunoassay,CLIA)　是根据化学反应产生的辐射光的强度或发光总量来确定物质含量的一种有效的分析方法,是根据 RIA 的基本原理,结合了高灵敏的化学发光技术与高特异性的免疫反应建立的化学发光技术。CLIA 与 RIA 是公认的肿瘤标志物及各种激素最精确和成熟的检测方法,检测技术与方法也已被熟练地掌握。与 RIA 比较,CLIA 有多方面优越性:其具有荧光的特异性,不需要激发光,因此可避免荧光分析中激发光杂散光的影响,故敏感性很高,且线性范围宽;具有高特异度和高亲和力,可以吸附更多抗原或抗体;可避免放射分析中存在的环境污染和健康危害;仪器操作简单、方法稳定快速、试剂价格低、试剂稳定性好、试剂有效期长(6～18 个月)、分析时间短、应用范围广(用于各种抗原、半抗原、抗体、激素及酶等的检测分析技术)等。而它的缺点是化学发光通常是瞬间产生的,发光峰值迅速衰减;且易受温度和 pH 等因素的影响等,制约了该方法的进一步使用。CLIA 基本原理为发光物质作为标记物替代放射性核素或酶,在一定反应条件下,发光物质在一定介质中发生氧化反应释放大量的自由能,生成处于激发态的中间体,该中间体由最低振动能级回到稳定的基态,各个能级振动时产生辐射的同时产生能量,应用能检测发光信号的特殊测量仪器对发出的光量子进行定量分析,通过计算机处理系统转换成复合物的浓度数值,以定量的形式检测出抗原及抗体的实际含量情况。

4. 免疫荧光分析法(immunofluorescence assay,IFA)　是将免疫学与荧光标记技术结合用以研究特异蛋白质抗原在细胞内分布情况的一项检测技术。IFA 使用具有强荧光的试剂或荧光生成试剂对待测物进行标记,由于荧光显微镜可显现荧光素所发的荧光,荧光素经激发光照射而发生较强的荧光,可观察到荧光所在的细胞或者组织,通过定量技术测定待检物具体含量,可对抗原进行定性分析及细胞定位。Coons 最先将异氰酸荧光素用于标记抗体检测抗原,观察抗原在组织内的分布,提出了用免疫荧光技术检查组织内抗原的方法。但由于当时荧光素合成及质量方面存在一定问题,且受到非特异性荧光干扰,未能广泛应用。其后有研究者合成了异硫氰酸荧光素,该荧光素具有性质稳定且毒性小等优点。其基本原理为先将荧光基团标记在已知的抗原或抗体上,根据抗原-抗体反应,再用这种荧光抗体(或抗原)作为探针检测细胞或组织内的相应抗原(或抗体)。所形成的抗原-抗体复合物上附着荧光素,荧光素受照射而发出荧光,在荧光显微镜下观察细胞或组织上的荧光,可实现对抗原或抗体的定位,同时进行定量测定。

IFA 的优点如下:①可靠性高:由于 IFA 是利用抗原-抗体的特异性结合特点,将荧光素标记的抗体(或抗原)在特定的条件下与抗原(或抗体)反应,在一定条件下(紫外光/蓝紫光照射),抗原(或抗体)所在处则会发出特异性荧光,因此这样检验出的抗原(或抗体)必然是与抗体(或抗原)相对应的,也就提高了结果的可靠性。②速度快:IFA 是建立于血清学反应的抗原-抗体结合阶段上,所以相较于一般血清学方法试验时间显著缩短，1～2h 即可完成常规操作，对一些疾病（传染病等）的快速诊断意义非凡。③敏感度高：但凡可在显微镜下观察到的样品，无论数量多少，通常可予以检测。④适用范围广：可用于检测抗原、抗体，适用于体内外试验，相较于一般的血清学方法，IFA 对特异性抗原或抗体反应定位在细胞水平。

但是因为荧光标记物的激发光谱及发射光谱斯托克斯（Stokes）位移偏小，在检测发射光谱时常常受到激发光谱的影响。此外，有些有机荧光化合物的激发波长较短，使得一些共存物和体液等自发产生较强的荧光。这些都将会造成荧光免疫分析法的背景较高。

5. 时间分辨荧光免疫分析（time-resolved fluoroimmunoassay，TRFIA）　由 Pettersson 和 Eskola 等创立，是一种非同位素免疫分析技术，具有精度高、大样本测定速度快、自动化等优点。与 ELISA 相比，敏感度和准确度较高；与 PCR 相比，特异度较高。TRFIA 利用具有特征荧光的镧系元素，如铕（Eu）、铽（Tb）、钕（Nd）等标记抗原或抗体，基于镧系元素螯合物的发光特性，通过时间分辨技术进行荧光测量，并检测波长及时间这两个参数进行信号鉴别，可消除其他非特异性荧光造成的干扰，显著提高分析的敏感度。基本原理是使用稀土离子（三价）及其螯合物作为示踪物，代替同位素、酶、荧光素及其他化学发光物质等，通过标记抗原、抗体、激素、多肽、蛋白质、核酸探针和生物细胞，在免疫反应后，待测物形成的复合物上带有镧系元素，通常情况下应用的是铕元素。通过激发镧系元素发荧光，在反应完成后，将"荧光增强剂"加入到反应体系以增强荧光强度。并且上述激发可以重复，从而可以大大增加信号的强度，直到当荧光衰减到非常低的水平时反应终止。通过分析检测仪检测反应产物中的荧光强度，并且基于产物的荧光强度与相对荧光强度的比率来分析判断反应体系中待测物的浓度，实现定量分析。在通常的荧光测量中，由于待测物中可能存在多种荧光成分，背景荧光大多来自待测物中的胶体颗粒和溶剂分子引起的散射光及血清中蛋白质和其他化合物，其所发出的非特异性荧光强度大、干扰强，因此限制了荧光分析法大规模的使用，而 TRFIA 则巧妙地利用了镧系元素特有的荧光特性。相较于传统荧光的荧光衰变时间，镧系离子螯合物要高于传统荧光 100 倍以上，激发光与发射光之间的斯托克斯位移高达 290nm，普通荧光素的斯托克斯位移仅为 28nm。这近乎彻底消除了背景荧光造成的干扰，然后通过时间延迟及波长分辨率，解决了强特异性荧光和背景荧光（因而称之为时间分辨）的问题，使干扰几乎为零。TRFIA 的优点为敏感度高（为 RIA 的 100～1000 倍）、操作简单便利、标准曲线范围较宽、样品无自然荧光干扰、没有放射性污染、示踪物稳定、有多标记等。Petterson 等首先将 TRFIA 应用于 hCG 测定，随后用于 CEA、AFP 等多种肿瘤标志物的检测。

6. EIA　是结合了酶催化作用的高效性与抗原-抗体特异性反应的一种技术。用酶作为示踪物催化底物显色来进行定量分析。用辣根过氧化物酶、碱性磷酸酶和半乳糖苷酶等标记抗体/抗原，酶标记抗原/抗体后形成酶标记物，既保留了酶的高度催化活力，又有抗原/抗体的免疫活性。当酶与待测样品中相应的抗原/抗体发生反应时，可形成酶-抗原/抗体复合物。然后通过复合物上标记的酶与底物发生呈色反应，并应用紫外分光光度计进行含量测定，酶与待测样品中抗原/抗体的量及反应颜色的深度均呈正比关系，由此对待测样品进行定性、定量分析。EIA 优点是敏感度较高，可达 pg/ml 水平，酶标记物性能稳定保存期长，测试设备简单、操作简便、不污染环境。缺点是酶的活性不稳定，易受酸碱度、反应的温度及溶液中离子浓度等因素的影响，线性范围不够宽，可供实验选择的呈色反应体系较少等，种种因素都制约了它的应用。EIA 分为 ELISA 和酶免疫组织化学技术，ELISA 用于检测可溶性抗原/抗体，酶免疫组织化学技术用于检测细胞表面或者组织上的抗原。

7. ELISA 1971 年瑞典学者 Engvall 和 Perlman 首次报道建立的一种生物活性物质微量测定新技术，以其准确性高、检测速度快、敏感度高、价格低廉、特异性好、操作易标准化、结果便于保存等优点，在食品安全检测、生命科学各领域得到广泛应用，也是实验室酶免疫测定技术中最常用的检测方法。其基本原理为先将已知的抗体或抗原与酶分子共价结合，此种结合既不改变抗体和抗原免疫学反应的特异性，也不影响酶本身的生物学活性。利用了抗原或抗体与酶以共价键连接的方式形成酶结合物，而这种酶结合物仍不丢失其酶学活性及免疫学活性。抗原或抗体能物理性地附着在固相载体表面，并保持免疫学活性。在酶结合物和相应抗原或抗体结合之后，在酶的催化作用下，底物可使其所含的供氢体由无色的还原型变成有色的氧化型，在加入底物之后，可根据反应颜色的变化来判断是否存在免疫反应，而且颜色变化的深浅与待测样本中相应抗体或抗原的含量成正比，由此进行定性或定量分析。ELISA 技术的关键是抗原或抗体是否能物理性地附着在固相载体表面，并保持免疫学活性，即固相化过程。固相化是 ELISA 操作的前提条件，可以提供固体反应场所、对待测标本进行分离，有效提高检测敏感性。抗原和抗体均可用 ELISA 加以测定，基于标本的具体情况、试剂的来源及检测条件，有很多检测方法供其选择，包括直接法、间接法、双抗体夹心法、抑制性测定法、竞争法、桥联法 6 种。测定相应抗体常用的方法是间接法，之所以称其为间接法，是因为其通过酶标记的抗抗体（抗人免疫球蛋白抗体）来测定与固相抗原结合的待检抗体。整个实验操作过程要严格规范化，对于标本的处理要避免细菌污染和溶血的发生；选用高质量的试剂；剂量要准确，操作技术应熟练化。对于结果的判读，出现假阳性的原因有如下几点：①试剂或样品可能被污染，由于孔之间的溅洒出现交叉污染，所以实验过程更换试剂应当小心操作；②酶标板清洗不彻底，保证洗板前所有剩余抗体溶液都被倒掉；③抗体量过多导致非特异性结合，应该按照说明书使用。ELISA 可以用于各种肿瘤标志物的检测，还可进行一些疾病的普查等。

8. 免疫组织化学技术（immunohistochemistry technique，IHC） 又称免疫细胞化学技术，指带显色剂（荧光素、酶、同位素、金属离子等）标记的特异性抗体在组织细胞原位通过抗体-抗原反应和显示剂的呈色反应，对组织或细胞中的某种成分进行定性、定位、定量的一种技术。该技术巧妙地结合了免疫学的特异性和组织化学的可见性，通过显微镜的显像和放大作用，在细胞甚至是亚微结构水平检测各种蛋白质、酶、激素及受体等。常用的荧光素有异硫氰酸，常用的酶有辣根过氧化物酶、碱性磷酸酶等，辣根过氧化物酶以过氧化氢（H_2O_2）为受氢体，还原型 3,3′二氨基联苯胺（DAB）为供氢体催化氧化还原反应，形成棕黄色的氧化型 DAB，在光学显微镜下观察分析。IHC 在许多领域的应用范围比较广，但也有局限性，组织细胞内的待测物质要有抗原性，而且需要有一定浓度才可检出，检出的免疫反应阳性蛋白不能确定是细胞新合成的还是通过细胞间运输而来的，因此，结果可能会出现假阳性。IHC 阳性的结果应该背景干净，阳性细胞定位正确（即在细胞质、细胞膜或是细胞核），间质清晰。结果出现假阳性可能有以下几种原因：①抗体浓度太高，稀释度不够；②缓冲液 pH 不准确，洗涤不彻底；③抗体与多种抗原有交叉反应；④使用已变色的呈色底物溶液；⑤H_2O_2 浓度过高，呈色速度过快；⑥内源性酶显色。结果出现假阴性可能有以下几种原因：①染色过程及使用的试剂未完全按照操作步骤进行；②抗体的浓度太低；③孵育的时间太短，需根据具体的实验步骤操作；④固定、包埋的温度高，导致抗原丢失，一般常为62℃；⑤染色步骤不正确；⑥染色过程中切片过于干燥。良好的结果背景应该是干净的，某些情况可以出现背景着色，如内源性的过氧化物酶没有被完全阻断、蛋白质封闭时间不够或所用血清溶血、脱蜡不够彻底、抗体稀释不足浓度过高、黏附剂太厚、PBS冲洗不够充分、底物显色时间过久等。IHC的操作过程也会出现一些问题，最常见的为脱片，主要原因可能是组织固定时间较短、脱水不够彻底、透明不够充分，其次为组织切片过厚或者有折叠导致变厚，还可能为过度的热抗原修复处理或抗原修复液的pH偏高，以及操作过程中冲洗方法不正确等。IHC有特异性强、敏感性高、定位准确、形态功能与代谢相结合、操作简便易行、方法步骤统一固定、结果容易观察、价格低廉、切片易于保存、可进行半定量和定量分析等多个优点。缺点有需要精准把握标本的贮存、固定的时间和固定液的类型、抗原强度、抗体型号等。IHC的方法分为免疫酶法、免疫荧光法、免疫电镜法、免疫金银染色法等多种。免疫酶法以操作简单、结果准确等多个优点而被广泛应用，有以下几种操作方法：①直接法，也称为一步法，也就是将酶标记在特异抗体上，优点是方法操作简便，缺点是需要标记所有抗体；②间接法，包括二步法和三步法，二步法是将酶标记在第二抗体上，该方法的优点是敏感度较直接法高3～4倍，且不必标记每种一抗，只需标记某一种底物的二抗即可，但特异度较低，三步法是将酶直接标记于复合物上。IHC广泛应用于病理学领域，借助于IHC，可以提高病理诊断的准确性，通过检测细胞骨架抗原如CK、Vimentin、Desmin、GFAP，功能产物如NSE、CgA，表型标志物膜抗原如LCA、EMA及各种淋巴细胞表型，胚胎期抗原CEA、AFP等来确定肿瘤来源及类型。有些激素受体如ER、PR及细胞生长因子可以判断疾病的预后、指导肿瘤患者的治疗。癌基因蛋白P53、Bcl-2、Cer-b-B-2可帮助研究肿瘤的发生发展过程。Ki67、PCNA可以检测肿瘤的增殖活性，对肿瘤的增殖分化情况判断具有参考价值。nm23-H、CD44V6、MMP等可估计肿瘤的转移潜能。层粘连蛋白和Ⅵ型胶原蛋白可用于判断基膜是否完整，协助判定肿瘤有无浸润，确定分期。但在实际病理诊断过程中，正常细胞有时也会分泌某些蛋白质，我们不可能通过检测一种抗体就对肿瘤做出诊断，常选取一组抗体进行全面分析，即免疫组织化学套餐，如肝细胞癌的诊断及鉴别诊断需要检测Hep-Par-1、AFP、CD34、GPC-3、CK8、CK18、CK7、CK19、CK高、CK低、CA19-9、CK20；甲状腺的恶性肿瘤需检测Tg、TTF-1、Syn、CgA、Calcitonin、CEA、MC、Galectin-3、CK19、CK高等。

9. FISH 是20世纪80年代在已有的放射性原位杂交技术的基础上发展起来的一种荧光标记取代同位素标记的非放射性DNA分子原位杂交技术。其基本原理为利用核酸分子单链之间有互补的碱基序列，将DNA或者RNA探针用已知的生物素或地高辛等荧光物质标记，再将标记了荧光信号的探针与组织、细胞或染色体中待检的核酸互补配对结合成专一的核酸杂交分子，通过荧光检测系统将待测核酸在组织、细胞或染色体上的位置显示出来，并对其进行定性、定位、相对定量的分析。FISH的基本操作步骤包括样本准备、杂交体系准备、探针和标本的变性及杂交、杂交后洗涤、荧光显微镜结果分析。FISH技术已较多应用于肿瘤学进行基因定位、融合基因检测及基因扩增等，还可应用于产前诊断、细胞遗传学等领域，对一些染色体数目异常和结构异常的诊断有重要价值。FISH技术的优点首先为荧光试剂和探针经济、安全，对环境及操作人员不会产生危害；其次探针稳定可以长期保存，一次标记后在适宜条件下保存可于两年内使用，操作简便；再次是高效，可快速得到实验结果、特异性好、定位准确、敏感性高；最后是标本来源丰富，可用于检测多种来源的标本，如间期细胞、分化或未分化细胞、分裂中期细胞，死亡或存活的细胞，以及新鲜、冷冻或石蜡包埋标本及穿刺物等。FISH 最大的特点是可用不同颜色的荧光素标记探针，这样可以对不同来源的 DNA 同时进行定位和分析，也可以同时在玻片和悬液中显示中期和间期染色体数量或结构的变化；FISH 可定位长度为 1kb 的 DNA 序列，敏感度较高；FISH 计分系统更客观，有非肿瘤细胞的基因信号可作为参照。缺点是不能达到完全杂交，尤其是在较短的 cDNA 探针时效率明显降低，成本较高，切片计分所需的时间较长，需要荧光显微镜，显色切片难以保存和复习。

10. PCR　美国学者 Mullis 发明，PCR 是一种用于放大扩增特定的 DNA 片段的分子生物学技术，可看作是生物体外基因扩增系统，能快速、特异地扩增目的 DNA 片段。PCR扩增体系包括：①模板（template），基因组、质粒 DNA、细菌、组织样品等；②引物（primer），确定扩增目的序列的特异性及产物的长度；③DNA 聚合酶（DNA Polymerase），PCR 反应进行的推动机器，保证扩增效率及保真性；④脱氧核苷，DNA 的基本组成元件，包括 dATP、dGTP、dCTP、dTTP；⑤缓冲液（buffer），维持体系的酸碱度和离子强度，保证 DNA 聚合酶活性最佳。其次为 Mg^{2+}、K^+ 和增强剂。其基本原理为利用 DNA 半保留复制原则，DNA分子体外不同温度下可变性和复性的性质，95℃时变性解链成为单链，60℃时引物与单链互补结合（按碱基配对原则），再将温度调至 DNA 聚合酶最适反应温度 72℃，引物 DNA聚合酶作用下顺延单链模板延伸为双链 DNA。每一循环扩增分为三个步骤，且每个步骤的转换都需要温度的改变加以控制：①模板 DNA 的变性。模板 DNA 在 90～94℃时，模板 DNA 双链或经过 PCR 扩增形成的双链解离成为单链，以便与引物结合。②DNA 模板与引物的退火（复性）。经加热变性使得模板 DNA 成单链后，引物与 DNA 单链模板在 50～55℃时互补序列配对结合。③引物的延伸。以 4 种单脱氧核苷酸为原料，靶序列为模板，在耐高温的 Taq DNA 聚合酶催化作用下，按照碱基互补配对原则及半保留复制原则，合成一条与模板 DNA 互补的复制链。每次热循环周期里合成的 DNA 片段都可作为下一个循环周期的模板，此循环如此反复进行，所以 PCR 产物是以指数方式扩增的。PCR 的优势如下：①可以将微量的 DNA 大幅增加，循环一次需要 2～4min，将目的基因扩增几百倍仅需 2～3h。②敏感度高：PCR 的产物是以指数方式递增的，能将 pg 量级扩增到 μg 水平。③特异性强：PCR 反应结果的关键是引物的序列及其与模板的特异性结合，因此最大限度地提高扩增效率和特异性是引物设计过程中最重要的原则，同时尽可能避免易形成二级结构的模板序列区域，长度一般控制在 18～30 个碱基之间。④操作简便易行：检测基因组中只含有数个拷贝模板序列。⑤纯度要求低、目的性强。缺点是由于引物和底物的不断消耗，DNA 聚合酶的活性下降，所以每次循环都需添加 DNA 聚合酶，不仅成本较高，且操作较烦琐。在实际操作过程中，应注意以下事项：①避免试剂的污染；②在最适合的反应条件下进行；③设置各种对照组，包括空白对照、阴性对照和阳性对照，空白对照为在反应体系中除去反应模板，阴性对照即反应体系中用不相关的基因片段取代目的模板，阳性对照即反应体系中使用能够成功进行特异性扩增的模板。PCR 是一种体外特异性 DNA 序列的酶合成方法，多用于血液系统恶性肿瘤如淋巴瘤、白血病等的染色体易位的研究。同时 PCR 可检测 DNA 和 RNA 病毒，最常用于 HPV、HBV、HCV、EBV 等，还可检测活化的 ras 基因、抑癌基因及与遗传有关的癌基因等。PCR 技术对肿瘤早期诊断及预后检测有十分重要的价值，并为恶性肿瘤的发生机制提供了研究方向。

11. 流式细胞术（flow cytometry，FCM）　可以非常高速率地对粒子的物理和化学性质进行多参数分析，是一种新兴的激光技术。流式细胞仪主要组成分为 4 部分，即液流系统、光学系统、电子系统和计算机系统。在鞘液的包裹和推动下，经荧光染料标记过的细胞或其他微粒悬浮在流体缓冲液中，被排列成单排，并通过激光束和电子检测装置发送，产生荧光信号和散射光，荧光强度表示该细胞成分的量，经光电倍增管和探测器转变为电脉冲，以参数的方式显示出来进行分析。待检细胞标记的荧光染料受刺激后产生荧光信号，荧光染料不同所产生的波长不同，选择适合的通透性滤片可将散射光和荧光信号区分开，进入不同的光电倍增管。FCM 最大的特点是在细胞及超微结构和功能不被破坏的情况下，通过荧光探针的协助，从分子水平上对细胞进行定量分析和纯化分选，且特异性和敏感性高。FCM 可以方便地实时测量细胞特征，包括细胞大小、细胞计数和细胞周期，速率为每秒 10 万个细胞。FCM 广泛应用于蛋白质表达分析，蛋白质翻译后修饰，细胞周期分析，细胞增殖、细胞死亡、细胞凋亡分析及细胞分选。FCM 以其快速、精准的优点目前也大量被应用于临床及法医学领域，凡是能被荧光染料标记的微粒或物质均能够利用 FCM 进行检测，包括细菌、微生物等。荧光染料主要是对 DNA、RNA 进行标记，可以体现代谢活性及蛋白质的探针反应情况，以此将自身的发射特性充分显现出来。FCM 常用的荧光染料有有机小分子、蛋白-小分子偶联物、荧光蛋白、核酸染料等。有机小分子染料有异硫氰酸荧光素（FITC）、德克萨斯红（TexasRed）等，优点是容易标记且标记的抗体性状很稳定，以及具有非常一致的发射光谱；缺点则是光谱偏移（50~100nm）较小，荧光易淬灭。荧光蛋白类有 PE、APC、PerCP，优点是稳定性好，荧光强度高，以及具有一致的发射光谱；缺点是分子量较大，不容易标记。蛋白-小分子偶联物有能量复合传递染料 PE（Cy5、Cy7）、APC-Cy7、PE-TxRD。常用的核酸染料有碘化丙啶（PI），嵌入到双链 DNA 和 RNA 碱基对中，对碱基没有特异性选择，需要用 RNase 处理细胞以排除 RNA 对 DNA 荧光定量产生的影响，不能穿透正常细胞膜，大多用于鉴定死细胞；4′,6-二脒基-2-苯基吲哚（DAPI）可以结合双链 DNA 小槽，特异性比 PI 高，可以穿透正常细胞膜，变异系数小于其他染料，是一种理想的 DNA 定量染料。FCM 的主要缺点是需要单细胞悬液来分析实体组织。FCM 对样本的要求有以下几点：①根据细胞样本的不同分类进行处理，如分别进行洗涤或酶消化处理，尽量除去细胞中的杂质，使细胞形成单个状态；②血液样本需要保证悬浮细胞的新鲜性，避免因样本变性影响检测结果；③实体肿物组织需要对其进行解离，制作成单细胞悬液；④石蜡组织需要先切片，然后脱蜡再制作成单细胞悬液，单细胞悬液细胞数量一般需要达到 1 万以上。过去流式细胞仪诊断经典霍奇金淋巴瘤时难以分离 RS 细胞，因为它们混合在炎症的背景中，主要由 T 细胞、B 细胞、嗜酸性粒细胞和浆细胞组成。一些研究已经尝试使用流式细胞术在淋巴结的细针抽吸或组织活检中鉴定 RS 细胞以确认或补充诊断中的免疫组织化学染色，可以更快速地诊断淋巴瘤亚型，特别是在具有典型免疫表型特征的情况下。对于荧光染色过程要严格把控温度、pH、染料浓度及固定剂等因素。与基于成像的筛选相比，FCM 具有以下优点：①可以物理性地分离细胞并一次性分析来自异质细胞群的一个细胞，而不需要开发用于数据分析的复杂分割算法。②该技术不仅是筛选悬浮细胞的最佳选择，而且还可以从板上分离细胞后进行筛选。因此，FCM 正迅速成为一种药物筛选的平台。对于需要骨髓移植的患者，FCM 可以有效地分辨出造血祖细胞及造血干细胞数目，快速精准地确定骨髓移植时机及进行术后有效跟踪，大幅提升了移植的成功率。FCM可用于血小板分析、白血病及淋巴瘤免疫分型、网织红细胞分析、阵发性睡眠性血红蛋白尿症（PNH）诊断、AIDS诊断与治疗和疗效评价。FCM还可对DNA进行精确定量，从而及时对癌前疾病及其发展趋势做出评估，有助于对癌变进行早期诊断及治疗评判。

12. 生物芯片（biochip）　是生命科学发展中又一项具有革命性突破的技术。生物芯片是指通过微加工及微电子技术，利用分子间相互特异性识别作用，将核酸、糖类、蛋白质、组织、细胞及其他生物样品等生物大分子有序地在固相载体表面形成高密度二维分子点阵，然后与待测生物样品中已标记的靶分子杂交，通过微型分析系统，实现对待测样品高效、快速、准确、大信息量地检测。生物芯片技术源自核酸分子杂交技术与半导体电子技术，将探针分子如cDNA、多肽、抗体等固定于玻璃片、塑料片、尼龙膜等支持物上，其后与带有荧光标记的DNA或蛋白质等小分子进行杂交，通过特定的仪器如激光共聚焦荧光检测系统扫描检测杂交信号强度获得待测样品分子的序列和数量信息。随着电子技术和生物技术的结合和发展，生物芯片技术在国内外迅速发展成为一项高新技术，广泛应用于生物、食品、医学和环境科学等领域。主要优点为高通量、高集成、微型化，可减少试剂用量和反应液体积，提高反应速率，还具有自动化的优点，能降低成本，保证质量。生物芯片可在医学、环境、农业、军事等各领域广泛应用。

生物芯片技术根据芯片固化材料的差异及检测信号的不同，分为基因芯片（gene chip）、蛋白质芯片（protein chip）、组织芯片（tissue chip）和细胞芯片。基因芯片又可称为DNA微阵列（DNA microarray）或DNA芯片（DNA chip），是生物芯片技术中最早进入应用领域也是发展最为成熟的一项技术。基因芯片的原理是利用碱基互补原则，将大量的已知序列的寡核苷酸或cDNA按微阵列方式固定在固相支持物上，然后与标记的样品中核酸片段进行杂交，通过检测杂交信号强度获得待测样品分子的序列和数量信息。基因芯片的制备方法主要有两大类，一类是原位合成型DNA微阵列，适用于制备寡核苷酸芯片；另一类是点样型DNA微阵列，较多用于制备大片段的DNA分子探针芯片。蛋白质芯片也称为蛋白质微阵列（protein microarray），是在基因芯片基础之上发展起来，以蛋白质为检测目的和手段的一种生物芯片技术。基本原理是以蛋白质或多肽等一些非核酸分子作为配基，利用分子间特异结合的自然属性，将其有序地固定在固相载体的表面形成微阵列，待测分子与配基分子在芯片表面形成分子复合物，通过对此复合物的检测来实现探测、识别及纯化蛋白质等目的。检测探针包括特定蛋白质的抗体或受体，结合一些离子的化学基团、酶类、免疫复合物等。制备时为了防止蛋白质空间结构的变化，经常使用直接点样法。基因芯片仅能检测DNA、RNA核酸水平的改变，而蛋白质芯片的优势是可检测蛋白质水平的改变情况，临床上对于疾病的诊断，须利用蛋白质芯片检测到相应致病基因表达出的致病蛋白质后，方能确诊。蛋白质芯片操作程序上较基因芯片更简单，成本也更低，临床上用于幽门螺杆菌抗体的检测、性传播疾病免疫诊断、孕期唐氏综合征的筛查等。组织芯片也称组织微阵列（tissue microarray），是将几十到几千个不同个体的标本组织按照一定的规则顺序整齐地排列在固相载体上所形成的组织微阵列，被认为是基因芯片技术的拓展。组织芯片最大的优点是可以同时检测大量组织标本，极大地提高了效率，一次性实验可得到大量的数据信息，并减少由于人为及实验条件不同导致的误差。目前，组织芯片应用于对肿瘤发生发展及预后的研究、生物试剂的测试、病原体检测等领域。

（刘　霞，刘　洋）

参 考 文 献

范金坪，2009. 生物芯片技术及其应用研究[J]. 中国医学物理学杂志，26（2）：1115-1117，1136.

顾军，刘作易，张春秀，等，2007. 细胞芯片的研究进展[J]. 细胞与分子免疫学杂志，23（3）：288-290.

刘媛，吴丽娟，刘毓刚，等，2011.流式细胞术干/祖细胞分类计数在自体造血干细胞移植治疗恶性血液系统疾病中的应用[J].
国际检验医学杂志，32（20）：2310-2312.

Aisagbonhi O，DeLelys M，Hartford N，et al，2017. Utility of flow cytometry in diagnosing hematologic malignancy in tonsillar
tissue[J]. Int J Surg Pathol，25（5）：406-413.

Allaire A，Picard-Jean F，Bisaillon M，2015. Immunofluorescence to monitor the cellular uptake of human lactoferrin and its associated
antiviral activity against the hepatitis C virus[J]. J Vis Exp，（104）：53053.

Arakawa H，Maeda M，Tsuji A，1979. Chemiluminescence enzyme immunoassay of cortisol using peroxidase as label[J]. Anal
Biochem，97（2）：248-254.

Bakdash A，Kumar S，Gautam K A，et al，2018. Use of flow cytometry in forensic medicine：Current scenario and future prospects[J].
J Forensic Leg Med，60：42-44.

Barta P，Janousek J，Zilkova K，et al，2017. In vitro evaluation of concentration，labeling effectiveness and stability for I-labeled
radioimmunoassay ligand using real-time detection technology[J]. J Labelled Comp Radiopharm，60（1）：80-86.

Chang Y T，Yeh Y S，Ma C J，et al，2017. Optimization of a multigene biochip for detection of relapsed and early relapsed colorectal
cancer[J]. J Surg Res，220：427-437.

Chudecka-Głaz A，Cymbaluk-Płoska A，Luterek-Puszyńska K，et al，2016. Diagnostic usefulness of the risk of ovarian malignancy
algorithm using the electrochemiluminescence immunoassay for HE4 and the chemiluminescence microparticle immunoassay for
CA12-5[J]. Oncol Lett，12（5）：3101-3114.

Coons A H，Kaplan M H，1950. Localization of antigen in tissue cells；improvements in a method for the detection of antigen by means
of fluorescent antibody[J]. J Exp Med，91（1）：1-13.

Ding M，Kaspersson K，Murray D，2017. High-throughput flow cytometry for drug discovery：principles，applications，and case
studies[J]. Drug Discov，22（12）：1-7.

Engvall E，Perlmann P，1971. Enzyme-linked immunosorbent assay（ELISA）. Quantitative assay of immunoglobulin G[J].
Immunochemistry，8（9）：871-874.

Fukuoka K，Yanagisawa T，Suzuki T，et al，2016. Human chorionic gonadotropin detection in cerebrospinal fluid of patients with a
germinoma and its prognostic significance：assessment by using a highly sensitive enzyme immunoassay[J]. J Neurosurg Pediatr，
18（5）：573-577.

Gall J G，Pardue M L，1969. Formation and detection of RNA-DNA hybrid molecules in cytological preparations[J]. Proc Natl Acad
Sci U S A，63（2）：378-383.

Gewal R K，Chetty M，Abayomi E A，et al，2019. Use of flow cytometry in the phenotypic diagnosis of hodgkin's lymphoma[J].
Cytometry B Clin Cytom，96（2）：116-127.

Huang Z，Zhai X M，Wang H，et al，2018. Simultaneous quantitation of carbohydrate antigen 125 and carcinoembryonic antigen in
human serum via time-resolved fluoroimmunoassay[J].Clin Chim Acta，483：222-226.

Hübener C，Bidlingmaier M，Wu Z，et al，2017. Human placental growth hormone in ectopic pregnancy：Detection in maternal blood，
immunohistochemistry and potential clinical implication[J]. Growth Horm IGF Res，37：13-18.

Ichinose M，Miki K，Furihata C，et al，1982. Radioimmunoassay of group II pepsinogen in human serum[J]. Clin Chim Acta，122
（1）：61-69.

Ichinose M，Miki K，Furihata C，et al，1982. Radioimmunoassay of serum group I and group II pepsinogens in normal controls and
patients with various disorders[J]. Clin Chim Acta，126（2）：183-191.

Liu J W，Zhao J J，Li S，et al，2017. A novel microchip electrophoresis-based chemiluminescence immunoassay for the detection of alpha-fetoprotein in human serum[J]. Talanta, 165（1）: 107-111.

Lovgren T, Hemmila I, Pettersson K, et al, 1984. Determination of hormones by time-resolved fluoroimmunoassay[J]. Talanta, 31（10 Pt 2）: 909-916.

Mao Q, Liu X H, Chen C C, et al, 2018. A dual-label time-resolved fluorescence immunoassay for the simultaneous determination of carcinoembryonic antigen and squamous cell carcinoma antigen[J]. Biotechnol Appl Biochem, 65（6）: 816-821.

Mirapurkar S, Samuel G, Borkute S D, et al, 2012. Enhancing effect of human thyroid stimulating hormone（hTSH）monoclonal antibody in the hTSH immunoradiometric assay（IRMA）system[J]. J Immunoassay Immunochem, 33（3）: 325-336.

Mullis K, Faloona F, Scharf S, et al, 1986. Specific enzymatic amplification of DNA in vitro: the polymerase chain reaction[J]. Cold Spring Harb Symp Quant Biol, 51 Pt 1: 263-273.

Pettersson K, Siitari H, Hemmila I, et al, 1983. Time-resolved fluoroimmunoassay of human choriogonadotropin[J]. Clin Chem, 29（1）: 60-64.

Poli C, Laurichesse M, Rostan O, et al, 2016. Comparison of two enzymatic immunoassays, high resolution mass spectrometry method and radioimmunoassay for the quantification of human plasma histamine[J]. J Pharm Biomed Anal, 118（25）: 307-314.

Riggs J L, Seiwald R J, Burckhalter J H, et al, 1958. Isothiocyanate compounds as fluorescent labeling agents for immune serum[J]. Am J Pathol, 34（6）: 1081-1097.

Sallam K M, 2017. Preparation and development of solid phase radioimmunoassay system for determination of cortisol[J]. J Immunoassay Immunochem, 38（5）: 471-486.

Shim C, Chong R, Lee J H, 2017. Enzyme-free chemiluminescence immunoassay for the determination of thyroid stimulating hormone[J]. Talanta, 171: 229-235.

Skelley D S, Brown L P, Besch P K, 1973. Radioimmunoassay[J]. Clin Chem, 19（2）: 146-186.

Skog O, Ingvast S, Korsgren O, 2014. Evaluation of RT-PCR and immunohistochemistry as tools for detection of enterovirus in the human pancreas and islets of Langerhans[J]. J Clin Virol, 61（2）: 242-247.

Tangyuenyong S, Nambo Y, Nagaoka K, et al, 2017. Sensitive radioimmunoassay of total thyroxine（T4）in horses using a simple extraction method[J]. J Vet Med Sci, 79（7）: 1294-1300.

Van Bockstal M, Floris G, Galant C, et al, 2018. A plea for appraisal and appreciation of immunohistochemistry in the assessment of prognostic and predictive markers in invasive breast cancer[J]. Breast, 37（2）: 52-55.

Xu T, Zhang H, Li X, et al, 2015. Enzyme-triggered tyramine-enzyme repeats on prussian blue-gold hybrid nanostructures for highly sensitive electrochemical immunoassay of tissue polypeptide antigen[J]. Biosens Bioelectron, 73: 167-173.

Yoshida S, Kurokohchi K, Arima K, et al, 2002. Clinical significance of lens culinaris agglutinin-reactive fraction of serum alpha-fetoprotein in patients with hepatocellular carcinoma[J]. Int J Oncol, 20（2）: 305-309.

Zhou L J, Lv Z Q, Shao J, et al, 2016. Detection of human epididymis protein 4（HE4）in human serum samples using a specific monoclonal antibody-based sandwich enzyme-linked immunosorbent assay（ELISA）[J]. J Clin Lab Anal, 30（5）: 581-589.

第五章 展　望

随着 2000 年人类基因组草图的完成，人们对于"基因"的认识已经上升到了一个新的阶段，肿瘤生物标志物的研究出现爆发式增长。研究者在详细对比癌细胞基因组与正常人类基因组后，发现了大量体细胞突变。分子生物学检测方法在肿瘤诊断中的应用促进了肿瘤分子诊断学的产生。

一、肿瘤分子诊断的发展态势与方向

一方面，应用现有的 DNA 分析技术，可进行分子诊断的疾病的病种不断地扩大；另一方面，关于肿瘤发病的分子基础的研究更为深入。这不仅在 DNA 水平上阐明了肿瘤的分子缺陷，而且进一步从转录和翻译水平探索肿瘤发生的分子病理学。

肿瘤分子诊断的发展历史揭示了其发展方向：①肿瘤分子诊断的内容从传统的 DNA 诊断演变为核酸及其表达产物（mRNA、蛋白质）的综合诊断。②肿瘤分子诊断的策略从利用单一技术的诊断（分子杂交、PCR 等）发展到多项技术有机组合的联合诊断。③肿瘤分子诊断的方法从定性诊断到半定量和定量诊断；核酸标记技术，特别是荧光标记技术的发展，以及荧光定量 PCR 技术等变得越来越成熟。④肿瘤分子诊断的前沿技术是蛋白质组学检测，可分为蛋白质分离技术和蛋白质鉴定技术。蛋白质分离技术是以双相凝胶电泳为主，蛋白质鉴定技术以质谱技术、生物信息学为主。⑤肿瘤分子诊断的应用从治疗性诊断发展到预测、预防性分析评价。

随着后基因组学的研究越来越深入，分子诊断技术不断更新，胚胎学、妇产科学、生殖生理学、传染病学等学科与仪器分析技术相互交叉和渗透，人们对生物大分子与疾病之间关系的理解日益深入，肿瘤分子诊断将向高效、准确、灵敏和非侵入性的方向发展，由于其自身强大的潜力和技术优势，以及蛋白质组学发展带来的重大革命，肿瘤分子诊断将成为医学诊断领域内的主题，并极大地推动现代医学乃至生命科学领域的发展。

二、肿瘤分子诊断现阶段面临的问题与挑战

肿瘤分子诊断的问题主要在于准确性、稳定性和复杂性方面。我国的分子诊断技术起步较晚，目前只是开展了一些项目，没有形成规模化和标准化，质量控制还不够成熟，某些项目检测技术还不够完善，监管体系有一定的局限性，使得肿瘤分子诊断的应用还存在一定的障碍。但是，由于肿瘤分子诊断的潜力和技术优势，经过不断发展、更新，必将会对肿瘤的早期诊断、疗效监测及预后评估发挥越来越重要的作用。

原癌基因的激活和抑癌基因的失活诱导信号转导途径发生一系列的改变，最终促进肿瘤的发生和发展。大量的肿瘤相关标志物对很多肿瘤都发挥类似的作用。例如，EGFR 的表达与激活促进癌细胞增殖，P16 失活将诱导肿瘤细胞周期停滞，VEGF 的表达上调促进肿瘤间质血管新生，MMP 的表达促进癌细胞转移等。这些现象存在于多种实体瘤中，包括前列腺癌、胆管癌、胰腺癌、肾癌、卵巢癌、胶质瘤等，然而筛选并发现每一种肿瘤特异的标志物非常困难，这也是我们面对的挑战，需要我们做出更大的努力。

肿瘤的发生和发展是一个多基因和多因素参与的复杂过程，其中会有各种蛋白质相互

调控、相互影响及各种因素相互促进、相互抑制。因此，我们不能仅从单一的标志物去诊断或了解肿瘤，必须从多角度、多方面综合考虑。目前，虽然已经发现和研究了大量的分子标志物，已有不少文献报道了将分子标志物单个或组合应用于肿瘤的分子诊断、疗效判断、预后评估等，但这些分子标志物很少有被批准正式进入临床应用，主要原因是这些候选分子标志物的分析方法及其结果评判难以标准化。因此，我们面临的挑战是如何使肿瘤分子标志物的检测方法和结果判断规范化和标准化。

三、对现有问题解决方法的思考

首先，应制订一系列严格的标准以提高分子诊断技术在实践应用中的可操作性、可重复性和可信性。可从以下三个方面着手。

1. 加强肿瘤分子诊断的质量控制　建立肿瘤分子诊断的标准操作规范（standard operating procedure，SOP）。SOP 的定义是为有效地实施和完成某一临床研究中每项工作所拟定的标准和详细的书面规程。SOP 是以文件的形式对临床实验室中的质量进行连续而恰当的控制。我们有必要为可能会影响测定结果的每个步骤编写标准操作程序，包括检测或校准计划、管理性程序、技术性程序、项目操作程序和记录表格等。

2. 建立肿瘤分子诊断的标准化实验室　分子诊断实验室开展的项目主要采用 PCR 技术、测序技术、变性高效液相色谱（DHPLC）技术、杂交技术、蛋白质组学检测技术和芯片技术等。建立标准化的示范实验室，可以确保各技术在各实验室应用的规范与稳定。卫生部医政司已对临床 PCR 实验室制定了建设标准（《医疗机构临床基因扩增检验实验室管理办法》），并且通过组织验收来对实验室进行规范管理。规范性实验室应以相关规定为模板，制订测序诊断质量保证、DHPLC 诊断质量保证、蛋白质组学诊断质量保证、生物芯片诊断质量保证等体系，并在此基础上建立标准化临床测序分析示范实验室、标准化临床 DHPLC 分析示范实验室、标准化临床蛋白质组示范实验室和标准化临床芯片工作示范实验室等。

3. 建立分子诊断项目室内质量控制和室间质量评价系统　由于诊断结果对肿瘤的治疗起到至关重要的作用，因此诊断结果的真实性评价显得格外重要。室内质量控制和室间质量评价系统可用来监控临床诊断实验室的诊断结果。建立有效的肿瘤分子诊断质量保证体系是分子诊断质量控制的一个重要目标。另外一个重要的目标是工作程序的标准化，首先是使标本采集程序标准化，其次是测定方法的标准化，最后是室内质量控制和室间质量评价标准化。在临床分子诊断中，室间质量评价是对室内质量控制的补充，是临床分子诊断标准化进程中一个不可或缺的部分。很多分子诊断技术缺乏参考方法，检测技术多样，室间质量评价的实施将有力地促进临床分子诊断的标准化。

其次，应加强对临床相关工作者细胞生物学、分子遗传学、肿瘤治疗学等多学科知识的培训，使病理医师能熟练运用分子诊断技术给临床医师提供个性化的诊断信息，亦可使临床医师能理解病理医师提供的信息并熟练运用到临床诊疗中。

最后，需要建立一个网络资源共享平台，有利于病理诊断信息和临床诊疗信息在病理医师和临床医师间的交流，甚至包括科研院所和医药生物公司人员的交流，以促进基础和临床间研究成果的双向转化，让更多的基础研究成果尽快进入临床，让更多临床样本和数据服务于基础研究。

从总体上说，我国的肿瘤分子诊断水平已可比肩国际水平，但是从局部的视角来看，依旧存在着很多的弊端和局限，我们只有建立完善的肿瘤分子诊断质量控制体系，在肿瘤分子诊断的问题上予以充分重视和关注，才能迎来其更快的进步。

（丁　枫）

参 考 文 献

杜金荣，2005. 病理技术的新进展[J]. 黑龙江医学，（4）：241-243.

李金明，2003. 临床分子诊断质量保证的重要性[J]. 中华检验医学杂志，（11）：7-8.

李寅，2018. 分子病理诊断的现状与思考[J]. 世界最新医学信息文摘，18（65）：39-41.

王文勇，2010. 免疫细胞（组织）化学和分子病理学技术[M]. 西安：第四军医大学出版社.

邢菁华，张洵君，2017. 当代体外诊断历史变迁与分析展望[J]. 中国医疗器械杂志，41（6）：428-431.

余英豪，2006. 肿瘤分子病理学临床应用基本问题[J]. 实用肿瘤杂志，（3）：203-205.

Wan J C M，Massie C，Garcia-Corbacho J，et al，2017. Liquid biopsies come of age：towards implementation of circulating tumour DNA[J]. Nat Rev Cancer，17（4）：223-238.

Yamamoto H，Imai K，2015. Microsatellite instability：an update[J]. Arch Toxicol，89（6）：899-921.

Yu T，Guo F，Yu Y，et al，2017. Fusobacterium nucleatum promotes chemoresistance to colorectal cancer by modulating autophagy[J]. Cell，170（3）：548-563.

Zhang H X，Liu O S，Deng C，et al，2018. Genome-wide gene expression profiling of tongue squamous cell carcinoma by RNA-seq[J]. Clin Oral Investig，22（1）：209-216.

Zhong L，Liu Y T，Wang K，et al，2018. Biomarkers：paving stones on the road towards the personalized precision medicine for oral squamous cell carcinoma[J]. BMC Cancer，18（1）：911.